HIPPOLOGIE

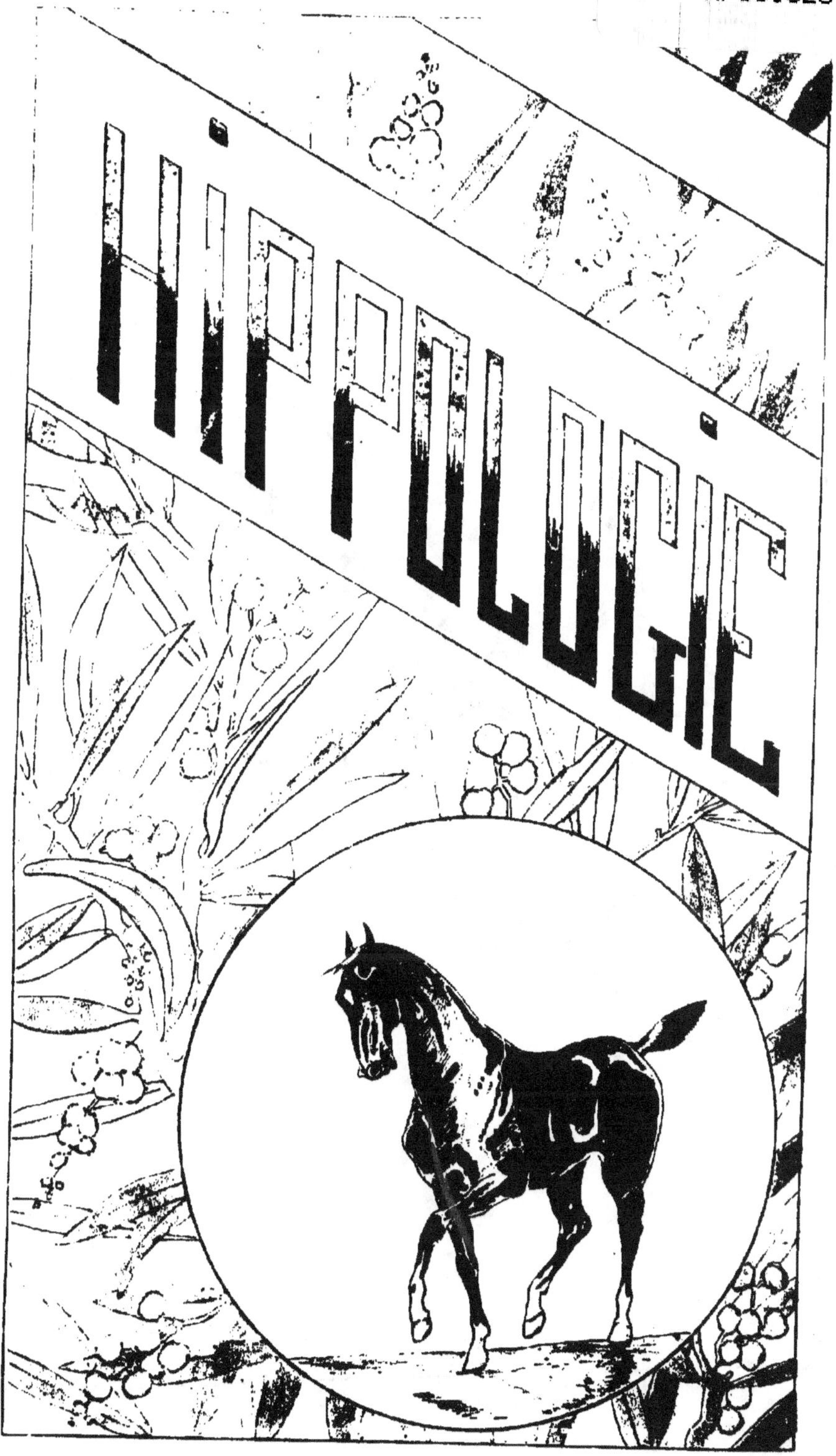

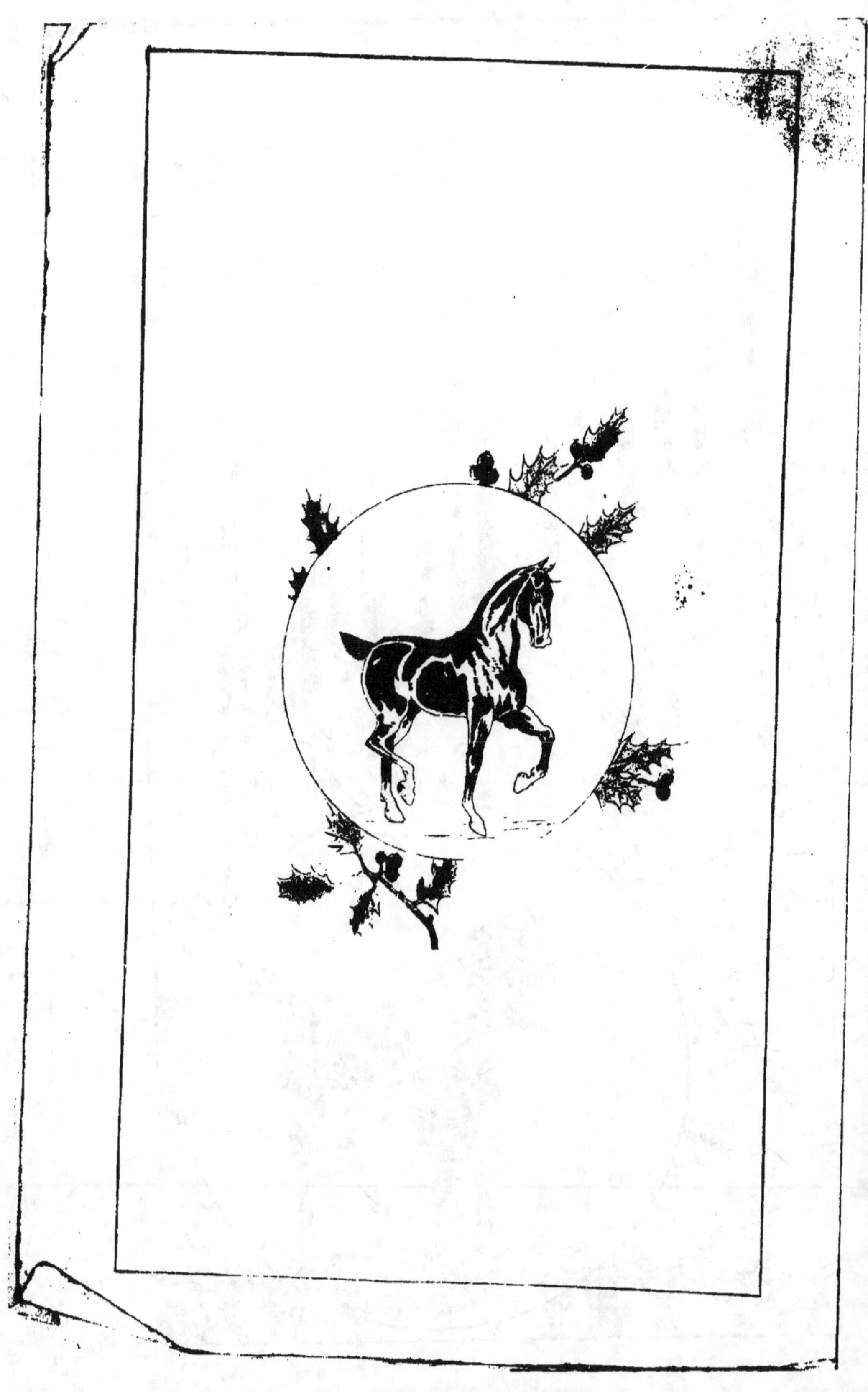

COURS

D'HIPPOLOGIE PRATIQUE

COURS
D'HIPPOLOGIE PRATIQUE

Rédigé conformément au questionnaire
adopté à l'École d'Application de Cavalerie, d'après les
dernières données scientifiques

A L'USAGE

DES OFFICIERS ET SOUS-OFFICIERS DES DIFFÉRENTES ARMES
MONTÉES, DES ÉLÈVES DES ÉCOLES MILITAIRES
ET DE TOUTES LES PERSONNES QUI S'OCCUPENT DE CHEVAUX

Par

UN OFFICIER DE CAVALERIE

SAUMUR
Imprimerie. E. ROLAND, 46. rue Saint-Jean.
1893.

AVANT-PROPOS

Depuis longtemps le cours d'hippologie de Vallon ne répond plus aux perfectionnements de l'art vétérinaire et par suite au but même que s'était proposé l'auteur : Donner aux officiers et gradés subalternes des armes à cheval le moyen d'étudier la machine animée qu'ils doivent mettre en œuvre et de la conserver en santé tout en l'utilisant dans la plus large mesure.

Quelques ouvrages récents ont cherché à combler cette lacune, mais aucun d'eux ne constitue l'œuvre rêvée par des élèves suivant un cours. Écrits chacun dans un but spécial, ils traitent d'une façon trop détaillée certaines parties au détriment des autres laissées plus ou moins dans l'ombre. C'est ainsi que MM. Alix et Cuyer ont surtout cherché à donner des planches superbes, véritable œuvre d'art, mais dont l'utilité ne se comprend que pour des gens du métier ; MM. Goubaux et Barrier ont présenté au lecteur une monographie complète de l'extérieur sans dire un mot de l'organisation ; MM. Pader et Goyau n'ont parlé que de la ferrure, enfin M. Pierre nous promène avec une compétence absolue chez tous les marchands possibles, dévoilant leurs trucs et les moyens qu'ils mettent en œuvre pour tromper leur clientèle.

Indépendamment des inconvénients que nous venons de signaler, le prix fort élevé de tous ces ouvrages dont la collection complète est indispensable pour pouvoir répondre à toutes les questions du programme suivi à l'École de Cavalerie, fait hésiter les plus studieux. En outre les recherches à faire sont toujours longues et nécessitent un temps considérable dont on ne saurait disposer, car à Saumur le vieux proverbe anglais « Times is money » est plus applicable que partout ailleurs. Alors faute de mieux on reprend son Vallon et on l'annote tant bien que mal.

Ayant subi nous-même cet ennui, nous croyons rendre un véritable service à nos camarades en mettant à leur portée le fruit d'une étude consciencieuse, puisée aux sources les plus récentes et les plus autorisées. Ils y trouveront un instrument de travail tout prêt à être employé. Nous avons respecté l'ordre suivi par le questionnaire officiel de l'école, traitant chaque question suivant l'importance qu'elle comporte afin de mettre tous ceux qui voudront bien utiliser l'ouvrage, à même de préparer vite et bien leurs interrogations d'hippologie.

L'utilité de l'ouvrage ne se borne pas aux élèves de toute catégorie suivant un cours à Saumur, les sous-officiers de toutes les armes y puiseront des renseignements utiles qu'ils ne peuvent trouver dans le petit traité réglementaire par trop succinct.

Enfin tous ceux qui de près ou de loin s'occupent du cheval ou l'utilisent, y trouveront le moyen de connaître tout ce qu'il est nécessaire de savoir lorsqu'on veut justifier sa prétention d'homme de cheval.

Du reste personne ne peut bien utiliser cet animal s'il ne connaît parfaitement les rouages et le fonctionnement de la machine qu'il est appelé à mettre en jeu.

Avant de terminer qu'il nous soit permis d'adresser tous nos remerciements à ceux que nous avons mis à contribution et dont les œuvres sont citées dans l'index bibliographique ci-contre. Peut-être trouvera-t-on que nos emprunts sont trop nombreux ? Nous répondrons que nous inspirant du mot de votre maître à tous, Napoléon, nous pensons qu'au lieu d'écrire des livres nouveaux il vaut mieux faire de bons extraits de ceux qu'on possède déjà. Or nous les avons ces livres, mais trop complets pour nous officiers. Aussi est-ce, somme toute, une série d'extraits que nous offrons à nos camarades, persuadé qu'ils nous remercieront de l'avoir composée.

OUVRAGES CONSULTÉS

CHAUVEAU. — *Anatomie comparée.*

G. COLIN. — *Physiologie comparée des animaux.*

PUECH ET TOUSSAINT. — *Précis de chirurgie vétérinaire.*

GOUBAUX ET BARRIER. — *L'extérieur du cheval.*

RICHARD (du Cantal) — *Étude du cheval.*

LITTRÉ ET ROBIN. — *Dictionnaire de médecine.*

DANGEL, vétérinaire en 1er. — *Cours de maréchalerie.*

DE CHÉZELLES. — *L'homme de cheval.*

PIERRE, vétérinaire en 1er. — *Marchand de cheval et marchand de chevaux.*

ALIX ET CUYER. — *Le cheval.*

A. RIVET. — *Guide pratique de l'acheteur de chevaux.*

J. PADER, vétérinaire en 1er. — *Précis théorique et pratique de maréchalerie.*

LENOBLE DU TEIL. — *Cours d'équitation.*

Commission d'hygiène hippique. — *Traité de maréchalerie.*

1RE PARTIE

ORGANISATION ET FONCTIONS

Première Question

L'hippologie comprend la partie des sciences naturelles
qui traite du cheval.

L'hippologie a pour but d'étudier le cheval au point
de vue de :

L'ORGANISATION (Anatomie, Physiologie).

L'EXTÉRIEUR.

L'HYGIÈNE.

LA FERRURE.

LES HARAS.

LES REMONTES.

LES MALADIES.

LES VICES RÉDHIBITOIRES.

Caractères Zoologiques du Cheval

Le genre cheval (equus) appartient aux pachydermes
(animaux à peau épaisse), famille des solipèdes (un seul
pied) onguiculés ou monosdactyles (un seul ongle).

Ce genre comprend :

LE CHEVAL proprement dit (equus caballus).

L'ANE.

LE ZÈBRE.

LE COUAGGA.

LE DAW OU ONGAGA.

L'HÉMIONNE.

L'HÉMIPPE.

On peut y ajouter :

Le mulet qui provient du croisement de l'âne et de la
jument, et

Le bardot produit du cheval et de l'ânesse.

Description sommaire des principaux tissus

Les éléments anatomiques, en se groupant, forment les
tissus.

Le corps des animaux renferme des liquides et des
solides organiques, auxquels s'adjoignent des gaz et quelques substances minérales.

**Liquides
organiques**

Les liquides, dit M. Chauveau dans son *Anatomie comparée*, sont très abondants dans l'économie animale ; non seulement ils remplissent certains systèmes de canaux ménagés pour eux, mais ils imprègnent encore toutes les parties solides du corps.

Leur importance est très grande ; sans eux les solides organiques seraient frappés de mort ; un élément privé d'humidité est un élément privé de la vie.

Ces liquides varient dans leur nature et leur composition. A part ceux qui imbibent les parties solides, il n'en est pas un qui soit complètement amorphe.

La matière organisée solide est amorphe comme dans le tissu osseux par exemple, ou bien elle se présente sous la forme de particules plus ou moins volumineuses mais toujours invisibles à l'œil nu auxquelles on donne le nom d'éléments anatomiques. Ceux-ci peuvent être ramenés à trois types principaux.

La granulation.
La cellule.
La fibre.

Granulations. — Ce sont les plus petits éléments organiques connus.

Les granulations peuvent être en suspension dans les liquides animaux, ou libres entre les autres éléments organiques, ou bien encore enfermées dans des cellules.

Leur nature n'est pas toujours identique. — Elles sont PROTÉIQUES OU GRAISSEUSES. On les appelle PIGMENTAIRES quand elles présentent une coloration brune.

CELLULES. — La cellule est l'élément anatomique par excellence. Elle vit comme un organisme entier ; se nourrit, grandit, se multiplie, absorbe, secrète, se meut, etc., etc. C'est un être microscopique mais complet.

La forme de la cellule varie beaucoup ; il en est de même de son volume et de sa nature ainsi que de son mode de multiplication.

« Certaines cellules ne sont que temporaires, d'autres, « au contraire, sont permanentes. Alors elles se déve- « loppent, vivent et meurent de plusieurs manières. Tantôt

« elles s'usent par le contact des corps étrangers, comme
« à la surface de la peau ; tantôt elles se liquéfient, comme
« dans certaines glandes ; tantôt enfin elles subissent la
« dégénérescence graisseuse qui les mène insensiblement
« à une destruction complète.

Les cellules permanentes sont :

Le *globule rouge* en suspension dans le sang.

Le *globule blanc* qui nage dans le sang, la lymphe, le
chyle, et les espaces du tissu conjonctif.

La *cellule connective*.

La *cellule adipeuse* mêlée au tissu conjonctif et remplie
de graisse.

La *cellule médullaire* élément principal de la moelle
des os.

La *cellule cartilagineuse* dépourvue de membrane d'enveloppe et qui forme seule les cartilages de l'économie.

La *cellule osseuse* qui secrète la substance fondamentale
solide du tissu osseux.

La *cellule contractile* qui forme la base du tissu musculaire.

La *cellule nerveuse* spéciale aux centres encéphalo-
rachidiens et aux ganglions des nerfs cerébraux-spinaux et
sympathiques.

La *cellule épithéliale* que l'on trouve à la surface des
membranes tégumentaires, des cavités séreuses, des
canaux vasculaires, etc.

FIBRES. — La fibre est un élément allongé, variable
dans sa composition et ses dimensions.

La vitalité des fibres diffère entièrement de celle des
cellules. Une fois formées, elles se bornent à se nourrir ;
on ignore si elles sont susceptibles de se reproduire par
elles-mêmes.

La fibre connective, très fine, formant des faisceaux dans
le tissu conjonctif ou éparse au milieu d'une substance
fondamentale, comme dans les fibro-cartilages.

C'est elle qui constitue les organes les plus solides de
l'économie animale (ligaments, tendons etc.)

La fibre élastique homogène dans toute sa masse et

qui forme certains organes (ligament cervical, tunique abdominale).

La fibre musculaire lisse ou striée, assez grosse et jouissant de la propriété de se contracter sous l'influence des stimulants.

Lisse, elle appartient à un grand nombre de viscères ; striée elle est surtout du domaine de l'appareil locomoteur.

La fibre nerveuse, très remarquable par le cylindre continu qui en occupe l'axe, se trouve dans les centres nerveux, dans les nerfs cérébro-spinaux et dans le grand sympathique.

Les substances non organisées (gaz et matières minérales) sont habituellement en dissolution dans les liquides animaux. Leur présence est indispensable à la constitution des corps vivants.

Parfois, les matières minérales sont solides, amorphes ou cristallisées. Sous cet état, on les rencontre rarement dans les organes sains (*oreille interne*) ; mais elles se trouvent fréquemment dans les organes malades. *(Calculs)*.

Quelques tissus sont constitués par une seule espèce d'éléments :

Ce sont les *tissus simples* ; ex. les épithéliums.

Le plus grand nombre est formé par la réunion de plusieurs éléments différents : ce sont les *tissus composés* ; exemple, le tissu nerveux.

Les tissus simples ou fondamentaux sont au nombre de quatre savoir :

Les tissus de substance conjonctive
{ tissu gélatineux.
tissu conjonctif.
tissu élastique.
tissu osseux.

Les tissus de cellules
{ tissu épithélial proprement dit.
tissu glandulaire.

Le tissu musculaire
{ tissu musculaire à fibres lisses.
tissu musculaire à fibres striées.

Le tissu nerveux { Substance blanche (fibres nerveuses seules).
Substance grise (fibres et cellules nerveuses réunies.)

La substance grise appartient à l'encéphale, à la moelle et aux ganglions qu'elle forme en commun avec la substance blanche.

Cette dernière constitue entièrement les ramifications périphériques du système nerveux.

On désigne sous le nom d'organe, toute portion de l'économie ayant une forme déterminée et une fonction à remplir.

Organes.

Les organes sont constitués par les tissus, de même que ceux-ci sont formés par le groupement des éléments anatomiques.

Tous les organes des animaux sont limités par deux membranes nommées *membranes limitantes* ou *tégumentaires*, confondues l'une avec l'autre au pourtour des ouvertures naturelles. Ce sont la *peau et les muqueuses* dans la composition desquelles il entre une couche de tissu conjonctif et un épithélium.

Les organes peuvent être *pleins* ou *creux*.

Parmi les premiers un certain nombre remplissent le rôle de support : tels sont les organes formés par le tissu conjonctif, et en particulier les *cartilages* et les *os*.

D'autres sont chargés de produire les mouvements : ce sont les MUSCLES. L'action des muscles se communique directement aux organes à mouvoir, ou bien elle se transmet par l'intermédiaire d'organes accessoires, tels que les *tendons* et les *aponévroses*.

On peut ajouter aux organes pleins, les *organes nerveux centraux*, et les *nerfs* proprement dits.

Les organes creux sont presque partout formés par une enveloppe de tissu musculaire à fibres lisses et tapissés par la membrane tégumentaire interne ou muqueuse : Ex : la vessie, l'estomac.

On peut y ajouter les vaisseaux formés par des membranes élastiques et contractiles disposées en canaux ; les glandes et enfin les membranes séreuses qui tapissent l'intérieur des cavités splanchniques, la surface des organes que ces cavités renferment, et la face interne des articulations et des gaines tendineuses.

Appareils. Les organes sont très nombreux dans l'économie animale. Aussi pour en faire une étude fructueuse les a-t-on classés méthodiquement d'après leurs affinités physiologiques. En outre, on a rassemblé dans un même groupe tous ceux qui sont préposés à la même finalité physiologique et cette collection a reçu le nom d'appareil.

Bichat a groupé les appareils d'après le but ultime de leurs fonctions et en a formé deux grandes catégories : l'une comprend les appareils dont les actes entretiennent la vie individuelle c'est-à-dire assurent la conservation de l'individu (*appareils de nutrition* et de *relation*) ; l'autre les appareils préposés à la conservation de l'espèce (*appareils de la génération.*)

Fonctions. D'après ce qui précède on peut les définir : l'action d'un organe ou d'un appareil organique.

Les fonctions relatives à la conservation de l'individu se subdivisent en deux branches savoir :

Fonctions de relation ou de la vie animale.
$$\begin{cases} \text{Locomotion.} \\ \text{Innervation.} \\ \text{Sens.} \end{cases}$$

Fonctions de nutrition ou de la vie organique.
$$\begin{cases} \text{Digestion.} \\ \text{Absorption.} \\ \text{Circulation.} \\ \text{Respiration.} \\ \text{Nutrition.} \\ \text{Sécrétions.} \end{cases}$$

Deuxième Question

Fonction de la locomotion — Des os — Modifications successives dans l'état des os — Maladies des os — Articulations (définition et classification) — Maladies des articulations.

APPAREIL DE LA LOCOMOTION

La locomotion donne au cheval la faculté de se mouvoir. Elle a pour but de déplacer le corps en totalité, comme dans les allures, ou de faire mouvoir certaines de ses parties sur les autres servant d'appui : Ex. La ruade, le cabrer.

« L'appareil de la locomotion se compose de tous les organes qui servent à l'exercice des mouvements de l'animal. C'est, à coup sûr, l'un des plus importants de l'économie, par le nombre et le volume des pièces qui le forment, et par le concours nécessaire qu'il prête à la plupart des autres appareils pour l'accomplissement des actes physiologiques auxquels ils sont préparés.

Il est constitué par deux espèces d'organes : les *os* et les *muscles*.

Les *os* durs et résistants, d'apparence pierreuse, sont de véritables leviers inertes, réunis entre eux par des *articulations* solides et mobiles qui leur permettent de jouer les uns sur les autres avec la plus grande facilité, tout en maintenant leur rapport.

Les *muscles* groupés autour des précédents et attachés sur eux, sont des organes mous qui jouissent de la propriété de se raccourcir, dans certaines conditions déterminées, et d'entrainer dans ce mouvement les os sur lesquels ils sont fixés par leurs extrémités.

Les premiers sont absolument passifs dans leur jeu. Les seconds sont les organes véritablement actifs de la locomotion, c'est-à-dire les puissances destinées à mouvoir les leviers osseux. »

(CHAUVEAU — *Anatomie comparée*.)

L'étude de l'appareil locomoteur doit donc, logiquement, comporter :

1° *L'ostéologie* ou étude des os.

2º L'*arthrologie* ou étude des articulations.
3º La *myologie* ou étude des muscles.

DES OS

Structure Les os sont formés d'un tissu propre, entouré à l'extérieur par une membrane particulière, le *périoste*. et pénétré à l'intérieur par la *moelle,* des *vaisseaux* et des *nerfs*.

Tissu propre. Les éléments du tissu propre des os sont toujours et partout les mêmes ; la texture seule varie dans la substance compacte et dans la partie spongieuse.

Il comprend une substance fondamentale, amorphe ou légèrement granulée, blanchâtre et plus ou moins opaque, selon son épaisseur.

Cette substance est creusée de cavités (*cavités osseuses*), munies de prolongements (*canalicules osseux*) dans lesquelles sont enfermées des cellules (*cellules osseuses*).

On donne aux cavités et à leur contenu le nom de *corpuscules osseux*.

Dans le tissu spongieux, les corpuscules osseux sont disséminés dans l'épaisseur de lamelles de substance fondamentale entrecroisées de manière à circonscrire de nombreux espaces médullaires.

Dans le tissu compacte, les corpuscules sont disséminés régulièrement dans l'épaisseur des lamelles osseuses disposées elles-mêmes avec régularité en couches concentriques.

PÉRIOSTE. C'est une membrane fibreuse, très vasculaire et nerveuse, qui recouvre l'os en entier, excepté au niveau des surfaces articulaires et de l'insertion des tendons et des ligaments.

Le périoste se décompose en deux couches qui ne sont pas toujours très distinctes. L'une, superficielle, est essentiellement fibreuse. L'autre, profonde, présente un réseau élastique plus serré et une quantité plus considérable de cellules et de vaisseaux. On la désigne quelquefois sous le nom de couche Ostéogène à cause de ses fonctions.

MEMBRANE MÉDULLAIRE. Une cellulosité remplit les

cavités intérieures des os sur lesquelles elle se moule. Dans le canal des os longs, elle devient plus dure et membraneuse là ou cesse le tissu osseux. C'est à cette portion qu'on a donné le nom de membrane médullaire ou périoste interne.

La matière grasse qu'elle contient se nomme *moelle* dans le canal des os longs ; *suc huileux* dans le tissu réticulé ; *suc médullaire* dans le tissu spongieux. Elle est de couleur rouge tirant sur le brun dans ce dernier tissu et jaunâtre dans les autres.

Les noms qui servent à désigner les différents os ne suivent aucune règle précise. Pour certains, la forme est indiquée (péroné-agrafe), pour d'autres on a utilisé leur ressemblance (tibia-flûte ; vomer-soc de charrue). Quelques-uns doivent leur nom à leur position (côtes, frontal) ou à leurs usages (l'axis, le pariétal).

Elle doit être envisagée :

1° relativement au plan médian du corps.

2° relativement aux autres parties du squelette.

On appelle *Plan médian* et improprement *ligne médiane*, un plan vertical, fictif, passant par le milieu du squelette qu'il divise, d'avant en arrière, en deux parties égales.

Les os situés sur ce plan sont *Impairs* ou *symétriques*.

Les os placés d'une manière régulière et en double de part et d'autre du plan médian se nomment *Pairs* ou *asymétriques*, parce que leur forme ne permet pas de les séparer en deux moitiés semblables quelque soit le sens envisagé.

Pour indiquer la situation relative d'un os, on dira par exemple, *le Radius est situé en avant du Cubitus, entre l'os du bras et le carpe.*

Elle est absolue ou relative.

La forme absolue d'un os est celle qui résulte du rapport de ses trois dimensions.

Lorsque l'une d'elles l'emporte de beaucoup sur les deux autres, l'os est *long* s'il est pourvu d'un canal médullaire, ou *allongé* s'il en manque.

Les os longs appartiennent exclusivement aux membres.
Les côtes sont des os allongés.

Un os qui offre deux dimensions beaucoup plus développées que la troisième est un os *plat* ou *large* (le pariétal). Ces os dépourvus également de canal médullaire, se rencontrent dans la tête et à la partie supérieure des membres.

L'os *court* offre à peu près le même développement dans ses trois dimensions.

Les os courts n'ont pas de canal médullaire ; ils se trouvent dans le rachis et dans quelques régions des membres.

Particularités extérieures des os.

Ces particularités qui servent à reconnaître les os entre eux se composent d'éminences et de cavités.

Eminences. Les unes concourent à former les articulations qui joignent les os entre eux et se nomment *éminences articulaires*.

Les autres destinées généralement aux insertions des ligaments et des muscles sont appelées *éminences d'implantation*.

Les éminences articulaires prennent le nom de *têtes* quand elles figurent un segment de sphère (tête du fémur, tête de l'humérus ; de *condyles* lorsqu'elles représentent un segment d'ovoïde coupé parallèlement à son grand axe (condyles du fémur).

Les éminences non articulaires reçoivent des noms très variés :

Apophyses lorsqu'elles sont volumineuses et bien détachées du reste de l'os.

Protubérances, tubérosités quand elles sont larges, arrondies et peu détachées.

Lignes, crêtes lorsqu'elles sont étroites et très allongées.

Cavités. De même que les éminences, les cavités ont été divisées en *cavités articulaires* et *non articulaires*.

Les cavités articulaires qui répondent du reste aux éminences de même nom dans les jointures osseuses, prennent le nom de *glénoïdes* quand elles sont ovalaires et peu profondes ; et celui de *cotyloïdes* quand elles sont fortement excavées.

Les cavités non articulaires servent soit à l'implantation de ligaments et de muscles, soit au passage de vaisseaux, de nerfs ou de tendons.

On les appelle *gouttières* ou *coulisses*, quand elles sont larges, profondes et lisses ; *sillons* quand elles sont longues, étroites et lisses à leur fond ; *rainures* lorsqu'elles sont étroites et rugueuses.

Sous les noms de *fosses*, *sinus*, *cellules*, *échancrures*, on désigne certaines cavités non articulaires des os.

Lorsqu'une cavité traverse un os de part en part, on lui donne le nom de *trou*. Si ce trou présente une certaine longueur, on l'appelle *conduit* ou *canal*.

Les *fentes* sont des trous longs et étroits ; les *hiatus*, des ouvertures larges et à contours irréguliers.

Enfin on désigne sous le nom d'*Empreintes*, les parties peu accidentées des os sur lesquelles s'attachent les muscles, les tendons et les ligaments.

Comme facilité de description il est nécessaire de poser en principe que :

1° Un os long se divise toujours en trois parties : Un *corps* et deux *extrémités*.

2° Un os plat présente *deux faces*, *des bords*, *des angles*.

3° Un os court offre des *faces* en nombre plus ou moins grand et des *angles* plans ou saillants.

« Des coupes faites en divers sens dans l'épaisseur des os montrent, que leur conformation intérieure varie suivant qu'ils appartiennent à la catégorie des os longs, des os plats et des os courts. La diaphyse des os longs est creusée d'une vaste cavité fusiforme ; c'est le *canal médullaire*. Ce canal n'existe pas dans les os plats et courts. Les parois du canal médullaire sont formées par un tissu osseux très condensé, à pores à peine visibles à l'œil nu, que l'on appelle *substance compacte*. Les extrémités des os longs sont entourées par une couche mince de substance compacte, et le reste de leur masse est constitué par de la *substance spongieuse*, tissu osseux creusé *d'espaces médullaires* très larges communiquant tous entre eux. Toutes ces cavités sont remplies par une substance *cellulo-graisseuse* la moelle des os.

Les os plats sont constitués par une couche de substance spongieuse comprise entre deux lames de substance compacte. Dans certains points de leur étendue, la substance spongieuse disparait et l'os se trouve formé par une seule lame de tissu compacte.

Les os courts possèdent un noyau de substance spongieuse enveloppé par une couche plus ou moins épaisse de substance compacte.

La substance compacte des os étant très résistante, on la trouve dans tous les points qui supportent de violents efforts. La substance spongieuse est très légère sous un grand volume ; aussi la trouve-t-on dans les parties renflées des os auxquelles elle donne plus d'étendue sans augmenter sensiblement leur poids »

CHAUVEAU — Anatomie comparée)

Composition chimique des os. Les os se composent chimiquement de substances organiques, osséine, graisse (provenant de la moelle), et de substances minérales, phosphate de chaux tribasique, phosphate de magnésie, carbonate de chaux, fluorure de calcium et des traces de chlorures, de carbonates alcalins et de fer.

Les proportions des principes les plus importants des os sont :

Matière organique	{	Osséine 30	} 31
	{	Graisse 1	
Substances minérales	{	Phosphate de chaux. 60	} 69
	{	Carbonate de chaux 8	
	{	Phosphate de magnésie 1	
		Total	100

Les os longs sont en général plus riches en principes minéraux que les os courts.

Les os frais contiennent pour la substance spongieuse 12 à 30 pour 100 d'eau, pour la substance compacte 3 à 7 pour 100. L'osséine et le phosphate de chaux paraissent exister dans les os à l'état de composé chimique défini et non à l'état de simple mélange.

Les os avant d'arriver à l'état sous lequel ils se présentent chez l'animal adulte, parcourent plusieurs phases successives. *Modifications successives dans l'état des os.*

Presque tous les os sont primitivement cartilagineux ; ceux de la voûte du crâne seuls se présentent d'abord sous la forme d'un tissu conjonctif fibreux.

Chez l'embryon très jeune, les os sont formés d'une *matière muqueuse* analogue à celle qui entre dans la composition de tous les autres organes ; cette matière est alors constituée par une masse de cellules dites embryonnaires. Plus tard, ils s'imprègnent de gélatine, et presque tous deviennent plus blancs, plus durs, et élastiques, c'est-à-dire cartilagineux. Certaines parties du squelette persistent dans cet état pendant toute la vie de l'animal. Ces cartilages permanents se rencontrent dans les points où la charpente osseuse doit présenter une certaine flexibilité, et sur les surfaces articulaires.

Quant aux cartilages temporaires ils présentent comme les autres une substance fondamentale amorphe dans laquelle sont semées des cellules arrondies. Mais ils subissent peu à peu des modifications qui ont pour résultat de donner aux pièces qu'ils forment la dureté et la structure du tissu osseux parfait.

L'ossification commence à la fois dans plusieurs parties du squelette, et dans chacun des os en particulier ; elle n'apparaît pas dans toute l'étendue de ceux-ci en même temps. Au contraire, dans certains points déterminés de la masse cartilagineuse ou fibreuse, on voit se développer du tissu osseux qui, en s'étendant peu à peu, finit par l'envahir complètement. Ces points s'appellent des *noyaux d'ossification*.

Lorsque le squelette est complètement développé, les divers noyaux se soudent entre eux et tous les os forment une seule pièce.

Les lois qui président à la soudure des noyaux d'ossification sont encore inconnues. Mais ce qu'on peut affirmer c'est que l'ossification n'est complète que vers l'âge de cinq ans. L'hygiène et l'alimentation peuvent du reste en hâter ou retarder l'achèvement.

L'accroissement des os s'opère par la superposition d'éléments nouveaux, tandis que dans les parties molles l'accroissement s'opère par l'interposition d'éléments neufs dans ceux qui existent déjà.

Cette superposition se fait d'une façon différente dans les os longs, dans les os larges et dans les os courts.

La formation du tissu osseux dans la couche profonde du périoste est très active pendant la jeunesse des animaux ; mais bientôt elle se ralentit pour cesser complétement dans l'âge avancé.

Si les phénomènes d'accroissement n'étaient pas contre-balancés par des phénomènes d'absorption, les os longs acquerraient une épaisseur et un poids énormes. Mais, dans la première période de la vie, à mesure que des couches nouvelles s'appliquent à la surface de l'os, les couches anciennes disparaissent.

Cette absorption forme le canal médullaire et établit une juste proportion entre le volume et le poids du squelette.

Lorsque le squelette est complétement formé, le mouvement de résorption est égal au mouvement d'apposition pendant la période adulte. Le poids et la composition de l'os ne changent pas. Plus tard, le mouvement de résorption l'emporte sur la force de formation qui, dans la vieillesse, est complétement supprimée. La matière organique des os se raréfie ; ceux-ci perdent de leur élasticité et deviennent très fragiles.

Ce qui précède explique pourquoi les tares dures sont plus fréquentes chez les jeunes sujets que chez les adultes et pourquoi les fractures sont plus nombreuses chez les vieux animaux.

Les os larges n'ont généralement qu'un seul noyau d'ossification placé au centre. Ils s'accroissent alors par l'extension de ce noyau qui envahit peu à peu la masse de l'os en rayonnant du centre vers la périphérie. Leur épaisseur augmente par la formation de couches sous-périostiques et par le développement du tissu spongieux entre leurs deux lames compactes.

Les os courts s'accroissent, en épaisseur, par l'ossifi-

cation progressive de la couche ostéogène du périoste ;
en longueur par l'ossification des cartilages.

Les expériences qui consistent à nourrir les jeunes
animaux avec de la garance et à examiner ensuite leur
système osseux ont prouvé depuis longtemps la nutrition
des os. Quand les os ont cessé de croître, la nutrition
devient moins active mais elle ne s'en continue pas moins.
L'abondance des vaisseaux qui portent le sang sur tous
les points du tissu osseux suffit, à elle seule, pour prouver
l'existence d'un mouvement nutritif dans ces organes.

En résumé les os forment :

1° des leviers dont les muscles sont les puissances ;

2° des cavités protectrices pour les viscères et pour
les sens ;

3° des matériaux pour une structure à la fois solide
et mobile ;

4° par cette structure une charpente qui détermine les
proportions et la forme du corps.

RACHITISME Perturbation de la nutrition des tissus qui **Maladies des os.**
survenant dans le jeune âge, en arrête ou en trouble le développement. Elle se manifeste à l'extérieur par la déformation du
système osseux.

Les os en général, mais surtout les os longs sont infiltrés
d'une grande quantité de sang noir. Ce sang est épanché dans
le canal médullaire, dans le tissu spongieux, sous le périoste et
même jusqu'entre les lamelles du tissu compacte, qui sont
forcées de s'écarter les unes des autres.

Ce développement incomplet est du à ce que la cartilagéine de
la vie fœtale ne se transforme pas en osséine.

OSTÉOMALACIE. Affection rare, dans laquelle les os, et notamment les os longs, sont privés des sels et particulièrement du
phosphate calcaire entrant dans leur composition, ce qui leur
donne une souplesse qui les rend impropres à remplir leurs
fonctions.

Cette affection ne diffère de la précédente qu'en ce que la
cause agit chez l'adulte et détruit une solidité déjà établie.

On ne possède pas de moyens efficaces contre cette maladie
qui rend le cheval impropre à tout service.

OSTÉITE. Inflammation du tissu osseux. Elle est plus commune
dans le bas âge que chez les adultes et attaque plus spécialement
les os spongieux, les os courts du carpe et du tarse, le corps des
vertèbres, les extrémités articulaires des os longs. Elle se
manifeste à la suite de causes externes, de plaies, de contusions ;

ou bien par des causes internes, telles qu'une collection purulente dans le voisinage d'un os, une affection rhumatismale etc.

La maladie peut se terminer par résolution, induration, suppuration (carie) ou par gangrène (nécrose).

PÉRIOSTÉITE. Inflammation du périoste.

PÉRIOSTOSE. Tuméfaction du périoste accompagnée souvent de nécrose des lames superficielles de l'os. Elle a ordinairement son siège sur les os larges. Souvent elle s'ossifie à la longue et se convertit en exostose. Parfois elle dégénère en ulcère long à guérir. Quelquefois enfin elle reste stationnaire.

MÉDULLITE. Inflammation de la moelle des os.

FRACTURE. Solution de continuité des os et des cartilages.

Les fractures peuvent être *complètes* ou *incomplètes, simples* ou *comminutives*, suivant que les fragments osseux sont plus ou moins nettement divisés.

Quand la fracture est comminutive, les os sont pour ainsi dire broyés.

Les os des membres en sont plus souvent affectés que ceux qui forment les cavités splanchniques, et cela par suite du rôle actif qu'ils ont à remplir comme organes principaux de l'appareil de support et de locomotion.

En outre les rayons inférieurs des membres sont plus exposés que les rayons supérieurs. Aussi les fractures des phalanges sont-elles les plus fréquentes. Les rayons supérieurs ne sont fracturés que par des coups de pied.

FÊLURE. Fracture longitudinale des os longs. Cette fracture se remet très bien tandis que la précédente est incurable et entraîne l'abattage de l'animal lorsqu'elle se produit aux membres.

EXOSTOSE. Tumeur osseuse qui se développe à la surface d'un os avec la substance duquel elle se confond. L'exostose provient d'un déchirement du périoste. Nous y reviendrons à propos des tares dures.

CARIE. La carie, confondue de toute antiquité avec beaucoup d'autres altérations du système osseux, et particulièrement avec la nécrose, a été d'abord distinguée de cette dernière sous la dénomination de *carie humide* par opposition à la *carie sèche* qui servit à désigner la nécrose jusqu'au jour où Louis démontra les différences qui existent entre ces deux maladies.

Dans la carie la portion d'os malade continue de vivre ; elle suppure, sert de base à des végétations de mauvaise nature et tend à s'accroître.

La carie peut être superficielle ou profonde. Dans ce dernier cas elle amène la fistule.

La carie, dit Ollier, est une inflammation suppurée du tissu osseux à marche lente et généralement progressive, sans tendance franche à la guérison. Elle se développe sous l'influence d'une cause interne, caractérisée par des processus régressifs qui accompagnent les processus inflammatoires, entretiennent la suppuration et amènent une destruction successive des parties envahies, sous la forme de sequestres plus ou moins volumineux.

En résumé, c'est une *ostéite* ulcéreuse caractérisée par la dégénérescence graisseuse des cellules renfermées dans les corpuscules osseux.

Les causes sont, en général, les contusions, plaies, fractures, plaies articulaires avec dénudation des os et en général toutes les causes susceptibles de déterminer l'Inflammation du tissu osseux. Elle complique le clou de rue, le javart, se montre dans le mal de garrot et le mal de taupe.

Mais pour que la carie fasse son apparition, il faut une prédisposition du sujet par suite d'inflammation chronique des os.

Elle se développe généralement dans le tissu spongieux des os, rarement dans le tissu compact.

« Chez le cheval la carie succède également à la dénudation « de la 3° phalange dans le cas de fourbure ; à l'inflammation « suppurative des membranes podophylleuses et veloutées à la « suite des bleimes, foulures, seimes, kéraphyllocèles, brûlures « ou javart. »

H. BOULEY.

La carie peut envahir tous les os ; parmi ceux qui sont le plus fréquemment atteints il faut citer dit Bouley la 3° phalange en première ligne ; puis le sommet des apophyses vertébrales du garrot (mal de garrot) ; la première et la deuxième vertèbre cervicales (mal de taupe) ; les extrémités des rayons osseux qui concourent à former celles des articulations des membres où l'arthrite est la plus fréquente, en raison de leur situation et de leur mode de fonctionnement, telles que le jarret, le genou, le boulet, les maxillaires et enfin les côtes.

La carie, suivant sa nature, est dite *dure* ou *molle*. La différence tient au degré de destruction du tissu osseux dont la résistance est variable.

La carie se distingue de la nécrose en ce que dans le premier cas le tissu osseux est friable, ramolli et se laisse facilement pénétrer par une sonde alors qu'en cas de nécrose on se heurte à un corps dur et résistant, le *sequestre*. Comme traitement on emploie les injections de teinture d'iode, de liqueur de Villate, de solutions de nitrate d'argent, de chlorure de zinc, etc., etc.

La cautérisation au fer rouge ou par des caustiques chimiques et l'évidement à la rugine ou l'ablation de l'os atteint.

Nécrose. Etat d'un os ou portion d'os privée de vie. La nécrose est aux os ce que la gangrène est aux parties molles. La partie d'un os nécrosée n'est plus qu'un corps étranger analogue à l'eschare gangréneuse, et dont la séparation, devenue nécessaire, s'opère soit naturellement soit par le praticien.

La portion nécrosée prend le nom de *séquestre*. Si la nécrose est bornée à quelques lames osseuses superficielles, la séparation de ces lames nécrosées se nomme *exfoliation*.

La nécrose est causée par l'obstruction des vaisseaux de l'os.

« Cette oblitération est souvent consécutive à un état morbide ; « elle en constitue pour ainsi dire le reliquat ou la terminaison « plutôt qu'une maladie distincte.   (PUECH ET TOUSSAINT).

La nécrose s'observe à la suite de cautérisations, de fractures accompagnées d'esquilles, d'extirpations de tumeurs osseuses.

Les os compacts contenant moins de vaisseaux sont plus sujets à la nécrose que les autres. Cet accident se remaque, par suite, plus fréquemment chez les animaux âgés que chez les jeunes.

Articulations — Les différentes pièces qui constituent la charpente du cheval sont unies entre elles par des liens variés, de manière à pouvoir jouer les unes sur les autres. De cette union résultent les *articulations* ou *jointures articulaires*.

Pour former les articulations les os se correspondent par des points déterminés de leur périphérie, auxquels on a donné le nom de *surfaces articulaires*.

Toute articulation est donc essentiellement constituée par deux surfaces osseuses opposées, simples ou complexes, moulées l'une sur l'autre.

Celles-ci sont tantôt contiguës, indépendantes et très mobiles ; tantôt continues entre elles, à l'aide d'une substance cartilagineuse qui les condamne à des mouvements très bornés ; tantôt réunies l'une à l'autre par un fibro-cartilage dont l'élasticité permet le déplacement des pièces osseuses en contact.

Dans le premier cas, les articulations prennent le nom de *diarthroses* ou *articulations mobiles*.

Dans le deuxième cas, elles s'appellent *synarthroses*, *sutures* ou *articulations immobiles*.

Dans le troisième cas, ce sont des *amphiarthroses* ou *articulations mixtes*, ainsi nommées parce qu'elles participent à la fois des deux premières catégories : des synarthroses, par la continuité établie entre les surfaces articulaires ; des diarthroses, par l'étendue des mouvements dont elles permettent l'exécution :

On peut y considérer :

1° Les *surfaces osseuses* contiguës qui les forment.

Ces surfaces dépourvues d'aspérités, glissent très facilement sur les surfaces opposées. Suivant leurs formes on les nomme *facettes, têtes, condyles, cotyles, glènes, poulies*. Souvent elles sont creusées d'une ou plusieurs *fossettes synoviales* ou à insertion ligamenteuse.

2° Les *cartilages d'encroûtement*. On désigne sous ce nom des lames de substance cartilagineuse appliquées comme un vernis sur les surfaces articulaires, auxquelles elles adhèrent fortement par leur face profonde ; leur face libre offre un brillant et un poli remarquables.

Ils sont élastiques, d'un blanc nacré, résistants. Leur présence est indispensable dans les articulations mobiles. Quand ils sont usés, résorbés ou ossifiés à la suite de certaines maladies articulaires, les mouvements deviennent douloureux, très difficiles, souvent même impossibles.

. Ils favorisent, par leur poli, le glissement et le déplacement des pièces osseuses.

Ils amortissent par leur souplesse et leur élasticité, les secousses violentes auxquelles sont exposées les articulations.

Ils s'opposent à l'usure et à la déformation des surfaces articulaires.

3° Les *fibro-cartilages articulaires* chargés de compléter les articulations quand leurs abouts ne sont pas disposés pour s'adapter réciproquement l'un sur l'autre.

Ces fibro-cartilages sont de deux sortes : les uns se présentent sous la forme de bourrelets circulaires pour matelasser certaines cavités ou boucher des échancrures qui pourraient les interrompre. Ils augmentent la profondeur de ces excavations et protègent leurs contours contre la violence des chocs.

On en trouve un exemple dans l'articulation coxofémorale. Les autres sont interposés entre les surfaces articulaires quand elles ne s'emboîtent pas exactement l'une dans l'autre, lorsque par exemple, elles sont toutes deux convexes comme les tubérosités latérales du tibia qui doivent répondre aux condyles du fémur. La coaptation est rendue complète par l'interposition entre chaque condyle et chaque surface tibiale correspondante d'un fibro-cartilage en forme de croissant nommé *ménisque*.

Dans d'autres jointures, dit Chauveau, ces fibro-cartilages interarticulaires représentent des disques ou des lentilles doubles. Il en résulte des diarthroses doubles. Ex. Articulation temporo-maxillaire.

4° *Les ligaments*. Liens qui unissent entre elles les surfaces contiguës.

Ces liens sont en tissu fibreux tantôt blanc tantôt jaune.

Les ligaments blancs sont d'une blancheur nacrée et inextensibles. Ils peuvent être *périphériques* ou *intérarticulaires*. Les premiers sont *funiculaires* ou *membraniformes* ; les seconds toujours funiculaires.

Les ligaments funiculaires constituent des liens courts en formes de cordes ou de bandelettes. Les autres entourent souvent l'articulation comme un manchon.

Les ligaments jaunes sont très élastiques ce qui leur permet de ramener mécaniquement dans leur position habituelle les leviers osseux momentanément déplacés. Ces ligaments, auxiliaires des puissances musculaires, sont destinés à faire équilibre, d'une façon permanente, au poids de certaines parties du corps qui tendent sans cesse à tomber vers le sol (ligament cervical).

5° *Les capsules synoviales*: Elles sont formées de membranes minces chargées de secréter la synovie. La synovie est un fluide visqueux, incolore ou légèrement coloré en jaune analogue à l'huile. Elle n'en a pourtant pas la composition car l'analyse chimique ne révèle aucun corps gras. C'est l'albumine qu'elle renferme qui lui donne sa viscosité et qui la rend propre à lubréfier les surfaces articulaires. Son rôle dans l'économie est identique à celui des corps gras employés pour graisser les rouages des machines.

Les mouvements dont les diarthroses sont le siège se divisent en sept catégories principales :

Le glissement simple.
La flexion.
L'extension.
L'adduction.
L'abduction.
La circumduction.
La rotation.

Il y a cinq genres d'articulations diarthrodiales.

L'enarthrose (tête dans une cavité) — Ex. articulation coxo-fémorale.

La *charnière parfaite* (poulies et gorges s'emboîtant) — Ex. articulation tibio-tarsienne.

La *charnière imparfaite* qui permet l'extension et la flexion comme la précédente et de plus quelques mouvements accessoires (rotation ou inclinaison latérale) — Ex. articulation fémoro-tibiale.

L'*articulation pivotante* qui permet un seul mouvement, la rotation. Ex. articulation axoïdo-atloïdienne.

La *diarthrose-planiforme* qui ne permet que le glissement — Ex. articulation carpo-métacarpienne.

Les sutures sont des articulations qui n'existent que Synarthroses. dans le jeune âge et disparaissent presque toutes chez l'adulte.

Elles appartiennent presque exclusivement aux os de la tête.

Ces os se correspondent par leurs bords ou leurs angles qui présentent à cet effet des surfaces de contact tantôt rugueuses, tantôt taillées en biseau, tantôt découpées en dentelures profondes et sinueuses ; tantôt enfin l'un des os s'enfonce dans un sillon creusé dans l'autre.

Un tissu fibreux les unit étroitement et le périoste, passant d'un os sur l'autre, augmente encore leur juxtaposition.

Par suite les mouvements de ces articulations sont très limités. A peine sensibles chez le poulain ils sont nuls chez l'adulte.

On distingue quatre espèces de sutures.

1° La suture *vraie* ou *dentée* — Ex. les deux pièces du pariétal.

2° La suture *écailleuse* formée par deux os taillés en large biseau — Ex. les articulations pariéto-temporales.

3° La suture *harmonique* ou par *juxtaposition* formée par l'union de deux os à surface plane ou rugueuse. — Ex. les articulations occipito-temporales.

4° La suture *en mortaise* ou *en soc de charrue.* — Ex. articulations sphéno-frontales ou maxillo-nasales.

Amphiarthroses. Elles sont à peu près analogues aux diarthroses mais revêtues d'une mince couche cartilagineuse plus ou moins rugueuse sans atteindre cependant les anfractuosités des synarthroses.

Leur union est assurée par le fibro-cartilage assurant la continuité entre les surfaces articulaires et des ligaments rubanés périphériques.

Le seul mouvement permis par ces articulations est la bascule dont l'étendue dépend de l'épaisseur du fibro-cartilage intermédiaire.

L'articulation des vertèbres entre elles est le seul et le plus remarquable exemple d'amphiarthrose.

Enfin on peut y ajouter l'articulation *accidentelle, anormale* ou *contre nature* appelée aussi *pseudarthrose* ou fausse articulation.

Cette articulation s'établit soit entre les deux fragments d'une fracture non consolidée, soit entre l'extrémité d'un os luxé non réduit et la partie non articulaire de l'os voisin, avec laquelle elle est venue se mettre en contact. Dans le premier cas l'articulation est dite *surnuméraire.* Dans le second cas, c'est une *articulation supplémentaire ;* l'os luxé se creuse ; il se forme une nouvelle cavité qu'entoure un bourrelet d'abord fibreux, puis osseux, et que revêt le périoste.

Maladies Les articulations peuvent être affectées par des maladies dont les principales sont :

L'ENTORSE — LA LUXATION — L'ARTHRITE — L'HYDARTROSE — LA SYNOVITE — L'ANKILOSE.

2

Entorse. On désigne ainsi des tiraillements plus ou moins violents, des distensions plus ou moins fortes des ligaments et des parties molles des articulations sans changement de rapport des os.

Cet accident causé par des efforts violents prend en langage courant et par métonymie le nom d'effort.

Les articulations à mouvements limités sont moins fréquemment le siège d'entorses que celles jouissant de mouvements étendus comme les jointures des membres et spécialement le boul t.

En thèse générale, toutes les fois qu'une cause violente exercée sur une articulation aura pour effet d'exagérer ses mouvements dans un sens ou dans un autre, au-delà des limites physiologiques, de telle sorte que les ligaments qui assujettissent les pièces osseuses éprouvent des tiraillements ou des distensions forcées il y aura entorse. C'est ce qui arrive quand l'animal fait des efforts énergiques pour dégager un de ses membres pris sous une stalle, dans une ornière etc ; d'autrefois un faux appui à une allure vive, des glissades sur la neige, la glace, le verglas, une chute brusque sur le sol alors que les articulations sont fléchies comme dans le s ut d'un obstacle dans le train l'animal se recevant à faux.

Les entorses, d'après Boulcy, donnent souvent lieu à des tumeurs osseuses du boulet qui nécessitent le feu. L'entorse est donc grave surtout pour les poulains à l'entraînement.

Les principales entorses comprennent :

L'écart-d'épaule assez rare bien qu'on ait une tendance à placer dans l'épaule le siège de beaucoup de boiteries qu'on ne peut découvrir ailleurs.

L'entorse de l'épaule est caractérisée par une gêne extrême dans les mouvements de cette région, ce qui limite l'action des rayons supérieurs du membre et fait dire que le cheval a les *épaules froides, qu'il est près des épaules*, qu'il a les *épaules chevillées*. En outre le membre malade *fauche. L'écart de cuisse — Allonge ou entorse coxo-fémorale —* est produite par une distension de l'appareil ligamenteux ou musculaire de cette articulation.

Ces écarts sont encore plus rares que les précédents.

L'*entorse dorso-lombaire* désignée aussi sous le nom d'effort de reins, tour de reins, tour de bateau (en raison du balancement de l'arrière-main pendant la marche).

L'*effort de boulet* est amené par une distension des ligaments de l'articulation du boulet dont la résistance est vaincue dans le sens latéral.

Les chevaux bouletés, droits sur leurs boulets y sont prédisposés.

Luxation. Lésion consistant dans le changement de rapport permanent des extrémités articulaires.

Parmi les luxations observées jusqu'ici, on peut citer :
La luxation de la mâchoire inférieure — Rare
— d° — atloïdo-occipitale (quand le cheval tire fortement au renard) la mort est instantanée.
— d° — Axoïdo-atloïdienne — mortelle.
— d° — Scapulo-humérale — rare — (causée par une glissade, une chute — se complique fréquemment de la fracture de la cavité glénoïde).
— d° — Huméro-radicale — (chute, coup).
— d° — Coxo-fémorale — Chute violente aux allures vives.
— d° — De la rotule — Excessivement rare en raison de l'extrême solidité de cette articulation — Mais ce qui est assez fréquent et ce qu'on a souvent dénommé improprement luxation, c'est un arrêt persistant de la rotule sur l'espèce d'entablement que la trochlée fémorale présente à sa partie supérieure.

Cet accident entraîne une boiterie tout à fait significative :

« Fémur et tibia, tibia et metatarse semblent
« ne former qu'un seul rayon rigide, et le pied
« ne pouvant être soulevé du sol, le mouvement
« de progression du corps entraîne la flexion
« mécanique des phalanges qui se mettent en
« position parallèle au sol.

(PUECH et TOUSSAINT.)

L'arrêt rotulien se montre surtout dans le jeune âge et jusqu'à 4 ou 5 ans.

On peut citer en outre, la luxation du jarret qui est rare et celle du boulet causée par l'engagement d'un pied dans une ornière, des rails de passage à niveau, sous une stalle etc. etc. Cet accident toujours grave est peu fréquent.

Arthrite. On nomme ainsi l'inflammation des articulations. L'arthrite est aiguë ou chronique. Elle apparaît quelquefois d'emblée chez les jeunes chevaux et dans ce cas on la dit congénitale.

L'arthrite aiguë peut être *traumatique* ou *rhumatismale*.

Elle est traumatique quand elle est déterminée par des violences extérieures (contusions, coups de pied etc.); par suite d'entorses, abcès, fistules, nécrose ou carie.

Dans la seconde catégorie on range celles qui succèdent aux rhumatismes ou à certaines maladies contagieuses comme la gourme, l'infection purulente etc. etc.

L'arthrite se manifeste par la chaleur et la douleur au début ; puis l'animal hésite à s'appuyer. Il ne le fait qu'en pince et fléchit le membre presque aussitôt comme convulsivement. Au toucher le cheval manifeste une douleur très vive.

Comme toutes les maladies articulaires, l'arthrite évolue lentement.

Ses terminaisons sont la résolution, la suppuration, l'ankylose, l'état chronique ou la mort.

La résolution est fréquente. La suppuration se manifeste quand le traumatisme a provoqué l'arthrite en ouvrant l'articulation.

Traitement. S'il y a plaie, il faut en opérer l'occlusion pour éviter le contact de l'air.

Emploi de l'eau froide sous forme de bains, lotions, douches, irrigations continues Révulsifs (sinapismes et vésicants).

En cas de suppuration, ponctionner l'abcès le plutôt possible pour prévenir les décollements, fusées purulentes etc. etc.

Elle est caractérisée par l'accumulation, dans une cavité articulaire, d'un liquide synovial limpide transformé ainsi par l'inflammation de la synoviale intéressée.

L'extension de la synoviale provoque une hernie sur les points les moins résistants ; elle forme ainsi sous la peau des tumeurs molles plus ou moins volumineuses qu'on nomme *ressigons* (petites vessies).

Cette maladie affecte surtout les chevaux lymphatiques, vieux ou fatigués.

Elle envahit les articulations très mobiles et pourvues d'une synoviale très étendue.

Les points d'élection les plus fréquents sont le jarret, le genou, le grasset et les articulations inférieures.

L'hydarthrose peut être motivée par des traumatismes, un froid humide ou faire suite à des maladies graves et contagieuses (rhumatismes, morve, dourine, peripneumonie, etc., etc.

Les principaux symptômes sont : l'augmentation de volume et la déformation de la région atteinte. Les saillies osseuses sont effacées et la synoviale articulaire fait saillie sous la peau dans les points où aucun organe ne s'oppose à son expansion.

La tuméfaction se manifeste tantôt dans le sens de l'extension (grasset) tantôt dans le sens de la flexion (jarret, genou). Son volume varie avec l'intensité ou l'ancienneté du mal et la position du membre.

Quelquefois l'hydarthrose ancienne se traduit par une induration circonscrite adhérente ou mobile.

Cette maladie dure très longtemps et tend à persister indéfiniment

On la traite par les astringents, les vesicants, la cautérisation au fer rouge et la ponction au trocart capillaire.

Les mélanges de craie et de vinaigre, de terre glaise et de vinaigre, des solutions de sels de fer ou de cuivre, les douches et les bains produisent quelquefois de bons effets mais ils sont passagers.

On peut obtenir une demi-résolution de la tumeur à l'aide de massages, frictions sèches, bandes de flanelle ou de caoutchouc. Mais le moyen curatif par excellence est le feu en pointes fines et pénétrantes.

L'hydartrose du genou se nomme *Vessigon articulaire* du genou.

L'hydartrose du grasset se nomme *Vessigon rotulien*.

L'hydartrose du jarret se nomme *Vessigon articulaire du jarret*.

« L'hydarthrose du jarret est caractérisée par l'hydropisie de
« la synoviale tibio-astragalienne qui donne lieu à la formation
« de trois tumeurs dont le siège est fixe, mais dont le volume et
« la dureté sont susceptibles d'éprouver des changements. Ces
« trois tumeurs sont placées l'une à la face antérieure du jarret,
« les deux autres occupent les faces latérales. La première
« située au pli du jarret et un peu en dedans, forme une bosse
« plus ou moins volumineuse, molle et dépressible quand le
« membre est levé. tendue et résistante quand le membre est
« à l'appui. Les deux autres tumeurs articulaires sont situées
« dans le creux du jarret, entre le tibia et le tendon du
» perforant en arrière et au-dessus des ligaments latéraux.

« Elles sont arrondies ou ovalaires et offrent un volume
« variable depuis une noix jusqu'à une tête d'enfant, l'interne
« étant ordinairement la plus grosse.

« On les rencontre simultanément, mais quelquefois l'externe
« manque.

« Toutefois il est de règle de voir toujours coexister un
« vessigon articulaire latéral avec le vessigon antérieur, et la
« pression exercée sur l'un d'eux exagère le volume de l'autre
« ce qui tient à la communication, large et facile, des diverticu-
« lums synoviaux entre eux. La possibilité de faire gónfler
« l'une de ces tumeurs en comprimant l'autre, permet de
« différencier les vessigons articulaires et tendineux. »

PUECH & TOUSSAINT.

L'hydarthrose du jarret est bien moins grave que les lésions osseuses de cette région (Voir les tares dures).

L'hydartrose du boulet ou molette articulaire siège sur les parties latérales du boulet, entre l'os principal du canon et le ligament suspenseur du boulet.

Par synovite on entend généralement l'inflammation des membranes synoviales en général. Mais comme la synovite articulaire et l'arthrite ne constituent qu'une seule et même maladie, il est plus exact de désigner sous le nom de synovite l'inflammation des gaines synoviales tendineuses.

Ces dernières se développent sur le trajet des tendons dont elles servent à faciliter le glissement. On les rencontre toujours sur les points où les cordes tendineuses ont des mouvements étendus.

Leur forme est tantôt celle d'un manchon dans lequel passe le tendon (genou-jarret) ; tantôt celle d'un sac clos ne touchant au tendon que par une seule face.

La synovite peut être aiguë ou chronique.

La première est d'une gravité exceptionnelle en raison du voisinage des synoviales articulaires et du voisinage du tendon.

Cette affection est due à des causes traumatiques (coups, embarrures, atteintes, froissements, tiraillements par suite d'efforts exagérés) ou la complication d'une affection locale ou générale (rhumatismes, maladies contagieuses).

L'affection commence généralement par un membre antérieur souvent le gauche, et affecte presque toujours la grande gaine sésamoïdienne.

La boiterie est intense et les symptômes inflammatoires très marqués ; la région prend un aspect empâté ; tout relief s'efface ; la chaleur est considérable et la douleur très vive.

Cette maladie se traite comme l'arthrite.

La synovite chronique n'est autre que l'hydropisie des synoviales tendineuses. Elle détermine des tumeurs qui font saillie partout où la synoviale est moins soutenue et qu'on désigne sous le nom de *molettes* ou *vessigons tendineux*.

Le vessigon tendineux du genou est dû à l'hydropisie de la gaine carpienne.

Le vessigon tendineux du jarret a reçu suivant sa place trois noms différents :

1° *Vessigon tarsien* (hydropisie de la gaine tarsienne) C'est le plus fréquent.
Il peut occuper soit le creux du jarret, soit se loger entre la corde du jarret et le perforant. Ce vessigon dit M. Boulet est susceptible d'acquérir des dimensions énormes ; il est d'ailleurs presque toujours plus volumineux que le vessigon articulaire.

2° *Vessigon calcanéen* est situé en avant et au-dessus du calcanéum.

3° *Vessigon cunéen* situé à la face interne du tarse. On pourrait confondre ce vessigon avec l'éparvin (voir tares dures), mais sa consistance molle et son point d'élection situé un peu en avant de l'endroit où se développe l'éparvin suffit à éviter toute confusion.

Les molettes tendineuses ne sont pas autre chose qu'une

dilatation de la grande gaine sésamoïdienne. Elles sont très fréquentes

Ankylose. Diminution ou impossibilité absolue des mouvements d'une articulation naturellement mobile. L'ankylose est *vraie* ou *fausse*; elle est vraie, lorsqu'il y a soudure des extrémités articulaires entre elles ; elle est fausse lorsqu'elle résulte d'une adhérence des feuillets de la membrane synoviale ou d'une simple sécheresse de cette membrane, ou de la rigidité des faisceaux ligamenteux et des muscles qui avoisinent l'articulation intéressée.

L'ankylose peut être *extracapsulaire* quand elle est produite par des altérations survenues en dehors de l'articulation (rétraction des ligaments et aponévroses ; *intracapsulaire* quand les changements surviennent dans l'articulation même. Dans ce dernier cas elle est *membraneuse* ou *osseuse* suivant la nature des adhérences établies entre les surfaces articulaires.

Troisième Question

Squelette — Définition — Division — Os du crâne — Hyoïde — Os de la face.
Rachis — Os qui le composent — Sa division — Du Thorax — Des membres.

SQUELETTE

L'ensemble des os placés dans leurs rapports naturels, constitue le *squelette*.

Le squelette sera dit *naturel* si les os sont maintenus en place par les ligaments qui réunissent naturellement les diverses pièces osseuses. Il s'appellera squelette *artificiel*, si les ligaments ont été détruits et remplacés par des liens étrangers à l'organisation (fils de fer, laiton etc., etc.)

Le squelette se divise en *tronc* et *membres*.

Le *tronc* comprend, sur la ligne médiane, le *rachis* ou *colonne vertébrale*, tige flexible mesurant toute la longueur de l'animal et composée d'une série de pièces distinctes articulées les unes à la suite des autres. Cette tige supporte antérieurement la *tête*, renflement pyramidal qui résulte lui-même de l'assemblage d'un grand nombre de petits os.

De chaque côté de la partie moyenne du rachis, on voit se détacher les arcs osseux appelés *côtes* qui viennent s'appuyer directement ou indirectement, par leur extrémité inférieure, sur un os unique le *sternum*. Ces arcs osseux circonscrivent ainsi le *thorax*, cavité spacieuse destinée à loger les principaux organes de la respiration et de la circulation.

Les *membres* au nombre de quatre, sont les colonnes qui supportent le tronc.

On les distingue habituellement en *antérieurs* et *postérieurs* mais il est plus exact de les appeler *membres thoraciques et abdominaux*. Chacun d'eux représente une colonne brisée en plusieurs rayons qui s'appuient les uns sur les autres en formant des angles plus ou moins ouverts.

Tête. La tête est une grosse pyramide osseuse quadrangulaire, renversée, formée d'un grand nombre d'os, distincts les uns des autres seulement chez les poulains.

Bien avant que ceux-ci soient parvenus à l'âge adulte, les os de la tête se soudent ensemble, pour la plupart et ne peuvent plus être séparés.

On divise la tête en deux parties : le *crâne* et la *face*.

CRANE. Partie supérieure de la tête comprend sept os plats dont cinq sont impairs.

OCCIPITAL (partie postérieure de la tête.)	Protubérance occipitale externe. Tubérosité cervicale. Trou occipital. Apophyse basilaire.
PARIÉTAL (Plafond de la boîte cranienne)	Deux faces l'une interne, l'autre externe. Quatre bords un supérieur, un inférieur, deux latéraux.
FRONTAL (Concourt à former la voûte crânienne et une partie de la face)	Apophyse orbitaire. Arcade orbitaire. Trou sourcilier.

Sphénoïde. Os en forme de coin situé en arrière du crâne, entre l'occipital, l'éthmoïde, les palatins, le vomer, les ptérygoïdiens, le frontal et les temporaux.

Ethmoïde. En forme de crible, situé profondément sur la limite du crâne et de la face, est enclavé entre le frontal, le sphénoïde, le vomer, les palatins et les maxillaires supérieurs.

Et un seul pair :

Temporal. Les temporaux closent latéralement la cavité crânienne et s'articulent avec l'occipital, le pariétal, le frontal, le sphénoïde, le zygomatique, le maxillaire inférieur et l'hyoïde.

Chacun d'eux est divisé en deux parties qui ne sont jamais soudées : l'une forme la *partie écailleuse* (tempe) ; l'autre la portion *pétrée* (rocher) contient les organes de l'ouïe.

Face. La face beaucoup plus étendue que le crâne se compose des deux *mâchoires*. La mâchoire supérieure traversée dans sa longueur par les cavités nasales est formée de dix-neuf os larges, dont un seul le *vomer* est impair.

Les os pairs sont :

Le grand sus-maxillaire. C'est le plus grand os de la mâchoire supérieure. On y remarque *l'épine sus-maxillaire* et les *alvéoles* des dents molaires.

Le petit sus-maxillaire, intermaxillaire ou *os incisif* occupe l'extrémité inférieure de la tête et porte les alvéoles des incisives.

Les os palatins forment la voûte du palais.

Les ptérygoïdiens (les plus petits os de la face).

Les zygomatiques articulés avec le maxillaire supérieur, le lacrymal et le frontal.

Les lacrymaux situés sous les orbites qu'ils concourent à former.

Les sus-nasaux situés à la face antérieure de la tête et de forme triangulaire.

Les cornets supérieurs et inférieurs. Ils sont au nombre de deux de chaque côté et représentent deux colonnes osseuses irrégulières plus larges en haut qu'en bas, comprimées dans le sens latéral, creuses intérieurement, couchées verticalement et côte à côte sur la paroi externe de la fosse nasale, qu'ils divisent en trois *méats* ou gouttières.

Os impair, allongé de haut en bas, aplati d'un côté à l'autre, étendu, sur la ligne médiane, du corps du sphénoïde à l'os intermaxillaire. Il tire son nom de vomer (soc de charrue) dont il a la forme.

LA MACHOIRE INFÉRIEURE est formée d'un seul os le maxillaire. Cet os considérable s'unit aux temporaux par diarthrose. Il se compose de deux branches symétriques écartées de manière à laisser entre elles un espace dit *intra-maxillaire* en forme de V.

Ces deux branches soudées chez l'adulte, constituent, chez le fœtus, deux pièces distinctes. Elles sont réunies par le *corps* de l'os.

Dans les branches on remarque les alvéoles des dents molaires, le bord refoulé (partie postérieure servant de base aux ganaches), et l'espace interdentaire inférieur ou *barres*.

Le corps présente les alvéoles des incisives inférieures au nombre de six.

Hyoïde. L'hyoïde constitue un petit appareil ostéo-cartilagineux spécial qui sert de support à la langue et au pharynx.

Il est situé entre les branches du maxillaire inférieur et suspendu à la base du crâne, dans une direction oblique de haut en bas et d'arrière en avant.

L'appareil hyoïdien résulte de l'assemblage de sept pièces distinctes disposées en trois séries : une médiane appelée *corps* ; deux latérales forment deux *branches* quasi-parallèles, à l'extrémité desquelles le corps est articulé.

Rachis. La colonne vertébrale constitue la pièce essentielle du tronc.

Elle protège la moelle épinière, soutient le thorax et les organes principaux qu'il renferme. Cette pièce articulée antérieurement avec la tête, terminée en pointe à son extrémité postérieure, est formée par l'assemblage d'un nombre assez considérable d'os courts impairs et tubéreux appelés *vertèbres*. Ces os quoique tous construits sur un type uniforme, ne présentent pas néanmoins la même configuration dans tous les points de la tige rachidienne. Les différences qu'ils présentent sous ce rapport ont permis d'en former cinq groupes principaux qui sont en les énumérant d'avant en arrière.

1º La région cervicale (sept vertèbres.)
2º La région dorsale (dix-huit vertèbres.)
3º La région lombaire (six vertèbres.)
4º La région sacrée (cinq vertèbres.)
5º La région coccygienne (de quinze à dix-huit vertèbres.)

Caractères communs des vertèbres — Elles comprennent toutes un *corps* ou partie spinale ; trois *éminences* ou *apophyses* dont deux latérales ou *transverses* et une supérieure *épineuse* ; enfin un canal intérieur qui loge la moelle épinière.

RÉGION CERVICALE — Les vertèbres qu'on y rencontre sont les plus longues et les plus épaisses de toutes. Leur *tête* fort bien détachée de la masse de l'os décrit une courbe très brève. La *cavité postérieure* trop spacieuse pour loger la tête est complétée par un fibro-cartilage très épais. L'*apophyse épineuse* est à peine saillante. Les *apophyses transverses* très développées sont inclinées en bas : on les désigne encore sous le nom d'*apophyses trachéliennes* à cause de leurs rapports avec la trachée. Les *échancrures* sont larges et profondes et forment avec celles des vertèbres précédentes le *trou de conjugaison* (passage des vaisseaux et nerfs de la moelle.

La première vertèbre se nomme *Atlas*. Elle présente un grand diamètre transversal, un trou vertébral très grand, un corps peu épais. La face intra-rachidienne forme en arrière une surface articulaire recevant l'apophyse odontoïde de l'axis. La tête manque dans l'atlas et est remplacée par deux facettes concaves répondant aux condyles de l'occipital.

La deuxième s'appelle *Axis*. Elle est remarquable par sa longueur. Sa tête est remplacée par une apophyse antérieure, conique, dite odontoïde.

L'apophyse épineuse est très puissante ; les transverses sont peu développées.

Les 3ᵉ, 4ᵉ, 5ᵉ, et 6ᵉ vertèbres diminuent progressivement de longueur et augmentent d'épaisseur.

La septième vertèbre se nomme *proéminente* en raison de son apophyse épineuse très développée.

Région dorsale. Dans les vertèbres dorsales, le corps, très court, est pourvu en avant, d'une *tête* large, peu saillante, et, en arrière, d'une *cavité* peu profonde. L'*apophyse épineuse,* très haute, comprimée d'un côté à l'autre, s'incline en arrière et se termine par un sommet renflé. Les *apophyses transverses* dirigées obliquement en dehors et en haut, portent à leur face externe une facette diarthrodiale plane qui répond à la tubérosité de la côte.

Aucune des dix-huit vertèbres dorsales ne s'éloigne

beaucoup du type que nous venons de décrire, on peut, cependant, formuler les règles suivantes :

1° Le diamètre vertical des *corps vertébraux* augmente progressivement d'avant en arrière. Leur diamètre latéral, qui détermine celui du canal rachidien, va, au contraire, en diminuant de la 1ʳᵉ vertèbre à la 10ᵉ après quoi il va en augmentant jusqu'à la dernière.

2° Les *cavités intervertébrales* destinées à la réception de la tête des côtes diminuent de profondeur et d'étendue de la première à la dernière.

3° Les *apophyses épineuses* les plus longues appartiennent aux 3ᵉ, 4ᵉ et 5ᵉ vertèbres ; celles qui suivent s'abaissent graduellement jusqu'à la 18ᵉ.

4° Les *apophyses transverses* et la largeur de leur facette diarthrodiale diminuent d'avant en arrière.

Région lombaire. Un peu plus longues et plus larges que les vertèbres dorsales, auxquelles elles ressemblent par la disposition de leurs corps, ces vertèbres sont caractérisées :

1° Par des *apophyses épineuses* courtes, minces, larges, légèrement inclinées en avant.

2° Par des *apophyses transverses* énormément développées, aplaties de dessus en dessous et dirigées horizontalement en dehors. Ce sont de véritables côtes avortées et soudées aux vertèbres.

3° Par des *apophyses articulaires antérieures* saillantes.

4° Par des *apophyses articulaires postérieures* très proéminentes et arrondies en forme de demi-gond.

Région sacrée. Le sacrum résulte de la soudure intime de cinq vertèbres.

Il présente une *face supérieure* formée par les apophyses épineuses des vertèbres sacrées et qu'on appelle *épine sus-sacrée*. Ces apophyses unies par leur base sont isolées dans le reste de leur étendue ; elles s'inclinent toutes en arrière. Une *face inférieure*, lisse, offrant des traces de la séparation primitive des vertèbres. Un *canal central* suite du canal rachidien. Cet os est aplati de dessus en dessous, triangulaire et décrit d'avant en arrière une légère courbure à concavité inférieure. Il s'articule en avant avec la dernière vertèbre lombaire, en arrière avec le premier os coccygien, sur les côtés avec les coxaux.

Région coccygienne ou *coccyx*. Elle comprend de 15 à 18 vertèbres dégénérées qui s'amincissent graduellement de la première à la dernière.

Le thorax représente une cage conoïde, allongée d'avant en arrière, suspendue sous les vertèbres de la région dorsale et destinée à contenir les principaux organes de la respiration et de la circulation. Il se compose des arcs osseux nommés *côtes* au nombre de dix-huit de chaque côté, et d'une pièce impaire, le *sternum*, qui sert de point d'appui direct ou indirect à l'extrémité inférieure des côtes.

Sternum. Pièce ostéo-cartilagineuse, le sternum comprend une *face supérieure* formant le plancher de la cavité thoracique, une *face inférieure* taillée comme la carène d'un vaisseau et composée de deux plans inclinés l'un vers l'autre. Chacun de ces plans comprend deux parties, l'une *supérieure*, l'autre *inférieure*. La première présente huit cavités diarthrodiales qui reçoivent l'extrémité inférieure des cartilages des vraies côtes. La partie inférieure offre aux muscles pectoraux une large surface d'insertion.

L'extrémité *antérieure* du sternum constitue le *prolongement trachélien ; la postérieure* aplatie de dessus en dessous forme une large palette cartilagineuse appelée appendice xiphoïde.

Côtes. Les côtes placées à peu près parallèlement entre elles, sont séparées par un espace appelé *intervalle intercostal*. Attachées par leur extrémité supérieure, aux vertèbres de la région dorsale, ces os se terminent, à leur extrémité inférieure, par un prolongement élastique et flexible nommé *cartilage costal* au moyen duquel ils se rattachent directement ou indirectement au sternum.

La côte est un os allongé, très spongieux, asymétrique, oblique de haut en bas et d'avant en arrière, aplati d'un côté à l'autre, courbé en arc et tordu sur lui-même, de telle façon que ses deux extrémités ne peuvent reposer à la fois sur un plan horizontal. On y distingue une *partie moyenne* et deux *extrémités*, dont la supérieure porte deux éminences, une *tête* et une *tubérosité*, qui servent à l'appui de la côte sur le rachis.

Chaque côte s'articule par sa tête et sa tubérosité, avec deux vertèbres dorsales ; la tête est reçue dans la cavité articulaire intervertébrale ; la tubérosité répond par sa facette, à l'apophyse transverse de la vertèbre postérieure.

L'*extrémité inférieure* est renflée et creusée d'une cavité peu profonde irrégulière à son fond et répondant à l'extrémité supérieure du cartilage costal.

Le *cartilage costal* est une pièce cylindroïde, légèrement comprimée d'un côté à l'autre, arrondie et lisse sur ses faces et sur ses bords.

Dans le jeune âge, les prolongements costaux sont entièrement formés de substance cartilagineuse ; mais ils ne tardent pas à être envahis par l'ossification et chez l'adulte ils sont déjà transformés en une substance spongieuse, à larges aréoles, qui reste entourée, pendant toute la vie de l'animal d'une légère couche de cartilage.

Les côtes se divisent en deux grandes catégories les *côtes sternales* ou vraies côtes au nombre de huit (les huit premières) s'articulent directement avec le sternum. Les côtes *asternales* ou fausses côtes s'appuient les unes sur les autres. Le cartilage de la première fausse côte s'unit, d'une manière étroite au dernier cartilage sternal et c'est par l'intermédiaire de celui-ci que toutes les côtes asternales prennent un appui indirect sur le sternum.

Les côtes sternales ont une direction presque verticale pour faciliter l'appui des membres antérieurs. Les fausses côtes permettent, par leur mode d'attache, la respiration et le développement du fœtus chez la jument.

Membres antérieurs. Le membre antérieur se compose de quatre régions : l'*épaule*, le *bras*, l'*avant-bras*, et le *pied antérieur*.

Epaule. L'épaule a pour base le *scapulum*. Os plat et triangulaire prolongé à son bord supérieur par un cartilage flexible, articulé en bas avec l'humérus, appliqué contre le plan latéral du thorax, dans une direction oblique de haut en bas et d'arrière en avant. La face supérieure est partagée par l'*acromion* en deux fosses d'inégale largeur.

L'acromion est une crète très saillante plus élevée dans sa partie centrale et s'abaissant aux deux extrémités.

HUMÉRUS. L'humérus est un os long, pair, situé entre le scapulum et les os de l'avant-bras, dans une direction oblique de haut en bas et d'avant en arrière. Il comprend un corps et deux extrémités, l'une supérieure, l'autre inférieure. La première, très volumineuse porte trois grosses éminences, une postérieure, une externe et l'autre interne. La première constitue la *tête* de l'humérus et répond à la cavité glénoïde du scapulum.

L'extrémité inférieure porte une surface articulaire qui répond au radius et au cubitus. Au dessus et en arrière de cette surface articulaire existe une fosse large et profonde dite *olécrânienne* parce qu'elle loge le bec de l'olécrâne dans les mouvements d'extension de l'avant-bras.

L'AVANT-BRAS a pour base deux os, le *radius* et le *cubitus* soudés de très bonne heure en une seule pièce.

LE RADIUS légèrement coudé en arc présente une face antérieure parfaitement lisse et une postérieure un peu concave d'une extrémité à l'autre. L'extrémité supérieure est plus grosse que l'inférieure.

Elle forme une surface articulaire répondant à l'extrémité inférieure de l'humérus.

LE CUBITUS, os allongé en forme de pyramide triangulaire renversée est appliqué contre la face postérieure du radius auquel il est soudé.

Son extrémité supérieure comprend tout ce qui dépasse la surface articulaire du radius. Elle constitue une énorme apophyse nommée olécrâne, aplatie d'un côté à l'autre et terminée par un prolongement saillant appelé *bec de l'olécrâne*.

PIED ANTÉRIEUR. Il comprend le *carpe*, le *métacarpe* et les *phalanges*.

Le carpe (poignet) comprend chez le cheval sept ou huit os disposés sur deux rangées superposées ; la supérieure en comprend toujours quatre désignés par 1er 2e 3e 4e en allant de dehors en dedans. La région inférieure en possède trois ou quatre. Dans la rangée supérieure le premier est situé au dessus et en arrière du carpe ce qui lui a valu le nom d'os *suscarpien* ou *crochu*.

Les os de la rangée inférieure forment par leur ensemble deux larges surfaces diarthrodiales.

Le *métacarpe* se compose de trois os dits métacarpiens accolés parallèlement les uns aux autres. Le plus volumineux est dit métacarpien *principal*, les deux autres *rudimentaires* l'un externe l'autre interne.

Le métacarpien principal est long, cylindroïde et placé verticalement entre le carpe et la région digitée.

Les métacarpiens rudimentaires se composent d'une partie moyenne prismatique et triangulaire et de deux extrémités l'une supérieure la plus grosse, qui porte le nom de tête, l'autre terminée par un petit renflement le *bouton*, qui n'est jamais soudé avec l'os principal.

Les métacarpiens rudimentaires s'arrêtent au quart inférieur de l'os principal.

Phalanges. Le cheval n'a qu'un seul doigt composé de trois parties savoir :

La 1re phalange (os du paturon) complétée par les *grands sésamoïdes* (au nombre de deux placés à la partie supérieure et postérieure du paturon).

La 2e phalange (os de la couronne) appelée aussi phalangine.

La 3e phalange (os du pied) auquel s'ajoute un os accessoire le petit *sésamoïde* ou os *naviculaire* (en forme de navette de tisserand. Cette 3e phalange se nomme aussi phalangette. Nous la décrirons plus en détail en étudiant le pied dont elle forme la base."

Membres postérieurs. Chacun d'eux se décompose en quatre parties : le *bassin*, la *cuisse*, la *jambe*, le *pied*.

Bassin. Cavité osseuse formée par l'union du sacrum avec deux pièces latérales, les *coxaux*.

Le COXAL (hanche) appelé aussi os iliaque est de forme très irrégulière, plat et pair, dirigé obliquement de haut en bas et d'avant en arrière.

Rétréci dans sa partie moyenne où il présente en dehors, la cavité *cotyloïde*, il s'élargit dans sa partie antérieure qui s'appuie sur le sacrum et dans sa partie postérieure qui s'infléchit en dedans pour s'unir, sur la ligne médiane à l'os du côté opposé. Dans le fœtus le coxal forme trois pièces distinctes réunies dans le centre de la cavité cotyloïde par du cartilage. Ces trois pièces se nomment *Ilium, Pubis, Ischium.*

La première située en avant forme la pointe de la hanche, la seconde est en dessous, la troisième forme la pointe de la fesse.

Dans la jeunesse les coxaux possèdent une grande épaisseur par suite de l'abondance du tissu spongieux. A mesure que l'animal avance en âge, les lames de tissu compact augmentent d'épaisseur et se rapprochent l'une de l'autre pendant que le tissu spongieux se raréfie.

Bassin. Le bassin est une sorte d'arrière-cavité en forme de cône qui prolonge la cavité abdominale dont nous parlerons plus loin et se trouve au-dessous du sacrum et des premières vertèbres coccygiennes.

Le bassin des solipèdes présente quatre faces et deux orifices appelés *détroits.* Le *détroit antérieur* est presque circulaire, surtout chez la jument. Le *détroit postérieur*, situé au fond de la cavité pelvienne, livre passage au rectum et aux organes génitaux.

Le bassin de la jument l'emporte sur celui du cheval par toutes ses dimensions. Cette différence est surtout accentuée dans les diamètres transversaux. Les deux cavités cotyloïdes sont très écartées. Cette disposition est nécessaire pour la gestation et le part.

FÉMUR. Os long, pair, situé dans une direction oblique de haut en bas et d'arrière en avant, entre le coxal et l'os principal de la jambe. Il est irrégulièrement cylindrique et présente un corps et deux extrémités.

L'extrémité supérieure aplatie sensiblement d'avant en arrière porte en dedans une tête articulaire reçue dans la cavité cotyloïde du coxal, en dehors une grande éminence le *trochanter*, et en arrière la fosse *trochantérienne.*

L'extrémité inférieure présente deux *condyles* et une *trochlée*, large poulie sur laquelle glisse la rotule.

JAMBE comprend trois os ; le *tibia*, le *péroné*, la *rotule*.

Tibia os long, prismatique, plus gros à l'extrémité supérieure qu'à celle opposée, est situé entre le fémur et l'astragale, dans une direction oblique de haut en bas et d'avant en arrière. Il constitue la pièce principale de la jambe, son extrémité supérieure est formée par trois tubérosités, une antérieure et deux latérales, dont l'une externe et l'autre interne.

La tubérosité externe répond à la tête du péroné. La face supérieure des deux tubérosités latérales est occupée par deux larges surfaces articulaires irrégulières et ondulées, qui répondent aux condyles du fémur par l'intermédiaire de deux fibro-cartilages en forme de ménisque interposés entre les deux rayons osseux. Elles sont séparées l'une de l'autre par l'*épine tibiale*, éminence conique, divisée en deux parties latérales par une rainure d'insertion.

L'extrémité inférieure aplatie d'avant en arrière, présente une surface articulaire moulée sur la poulie de l'astragale.

Péroné. Petit os avorté, allongé et styloïde, situé en dehors du tibia, étendu de l'extrémité supérieure de cet os à la moitié ou au tiers inférieur de son corps. Son extrémité supérieure se nomme *tête* du péroné. L'extrémité inférieure se termine en pointe mousse.

Rotule. Petit os court et très compact, situé en avant de la trochlée fémorale, annexé au tibia auquel il est attaché par trois ligaments extrêmement solides.

Pied postérieur. Il comprend trois sections le *tarse*, le *métatarse*, la *région digitée*.

Os du tarse. Ce sont des os courts, très compactes, au nombre de six ou sept situés entre l'extrémité inférieure du tibia et l'extrémité supérieure des métatarsiens et disposés, comme ceux du carpe, en deux rangées. l'une supérieure, l'autre inférieure.

La première ne comprend que deux os l'*astragale* et le *calcanéum*.

La rangée inférieure est formée en dehors par le *cuboïde* seulement ; en dedans et en avant elle se subdivise en deux rangées secondaires dont la supérieure est constituée par le *scaphoïde* et l'inférieure par le grand et le *petit cunéiformes*. Ce dernier est quelquefois partagé en deux, le tarse comporte alors sept os.

Métatarse analogue au métacarpe. Signalons seulement le métatarsien principal plus long que le même métacarpien et à peu près régulièrement cylindrique. Des deux métatarsiens rudimentaires, l'externe est toujours le plus gros sinon le plus long. Leur longueur égale à peu près les trois quarts de celle du métatarsien principal.

Phalanges identiques à celles des membres antérieurs.

« Les colonnes brisées que représentent les membres, « sont destinées non seulement à supporter le corps « pendant la station mais encore à le transporter « pendant la marche. Cette double destination entraine « des différences entre les membres antérieurs et « postérieurs.

« Les membres de devant plus rapprochés que les « postérieurs du centre de gravité, supportent une plus « grande partie du poids du corps. Ils doivent, par consé- « quent, être surtout disposés pour remplir le rôle d'organes « de soutien. En effet les quatre rayons principaux qui « composent chacun d'eux quoique fléchis ou disposés à « se fléchir en sens inverse les uns des autres, opposent à « la pression du poids du tronc, qui tend constamment à « les affaisser, des obstacles purement mécaniques. . . . .

« Ainsi le poids du corps se transmet à l'omoplate « d'abord, puis à l'humérus et de là sur le radius, pour être « reporté en dernier lieu sur les différentes pièces qui « composent le pied. Or, l'humérus forme avec l'omoplate « un angle ouvert en arrière, et avec les os de l'avant-bras « un autre angle ouvert en avant ; le poids du corps presse

« continuellement sur ces angles en provoquant leur ferme-
« ture. Mais celle-ci est empéchée par l'action combinée
« de deux puissances musculaires : le biceps et les exten-
« seurs de l'avant-bras. L'avant-bras, le carpe et le
« métacarpe, affectant une direction verticale, supportent
« d'eux-mêmes la pression du poids du corps sans avoir
« besoin d'être aidés par des muscles. Quant à la région
« digitée qui forme avec le métacarpien principal un troi-
« sième angle ouvert en avant, la nature a créé, pour le
« soutenir, de solides liens mécaniques, inertes ou contrac-
« tiles.

« Les membres antérieurs sont encore des agents de
« transport ; en effet ils peuvent soulever le tronc par la
« détente de leurs rayons osseux et entamer le terrain par
« la projection en avant de leur extrémité libre.

« Les membres postérieurs sont disposés moins favo-
« rablement que ceux de devant pour remplir l'office de
« colonne de soutien, car leurs rayons osseux sont pour la
« plupart dans un état permanent de flexion ..... Mais ils
« sont admirablement conformés pour servir d'agents de
« locomotion. Le moindre redressement de ces rayons
« inclinés pousse en avant la masse du corps, et cette
« impulsion est transmise à peu près intégralement au
« tronc, en raison de l'union très intime du bassin avec la
« colonne vertébrale. »   . CHAUVEAU.

La région digitée dans les membres postérieurs se fléchit
en arrière comme dans les membres de devant ; mais les
os sont plus longs et plus forts et celui du pied est ovale,
tandis que dans les membres antérieurs il présente une
forme arrondie

Cette différence dans les os des pieds s'explique parfaitement par les fonctions que les uns et les autres doivent
remplir. Les pieds postérieurs destinés principalement à
pincer le sol pour projeter plus facilement la masse en avant
doivent, en effet, avoir leur pince plus allongée ; tandis que
la forme plus arrondie des pieds antérieurs, destinés à
soutenir la masse, fournit un appui plus solide et plus
certain.

Si nous considérons maintenant l'ensemble de la direction des rayons articulaires des membres antérieurs et postérieurs, nous verrons qu'ils forment des angles opposés les uns aux autres et que cette opposition existe toute dans l'intérêt de la progression.

En effet, lorsque l'angle formé par le fémur et le coxal s'ouvre, l'angle formé par l'épaule et le bras opère aussi son extension, mais en sens inverse, de sorte que les colonnes antérieures et postérieures se trouvent éloignées l'une de l'autre. Le cheval peut embrasser du terrain.

Plus les rayons supérieurs des membres seront longs, plus l'écartement sera grand, et l'espace embrassé considérable, car le chemin parcouru par les rayons articulaires pendant l'extension sera plus grand.

Remarquons en outre que les membres antérieurs n'offrent plus d'angles articulaires depuis le bras jusqu'au boulet, tandis que dans les postérieurs on en trouve un second, formé par la jambe et le canon et dont les actions se passent dans le même sens que celui du coxo-fémoral ; d'où il résulte que la somme des arcs de cercle décrits par les rayons des membres postérieurs est beaucoup plus considérable que celle des antérieurs.

Il existe également une différence dans le nombre d'articulations qui se fléchissent en arrière dans la région inférieure des membres. Dans les membres postérieurs, la plupart des angles articulaires ont été ménagés pour chasser la masse soit horizontalement, soit verticalement ; aussi n'ont-ils que leur région digitée qui se fléchisse en arrière. Les membres antérieurs, au contraire sont disposés pour éviter la flexion qui aurait lieu nécessairement si les colonnes étaient brisées, lorsque le poids du corps augmenté par la vitesse pèserait sur elles. Toutes leurs articulations à partir du genou se fléchissent en arrière, sans nul doute pour éviter les obstacles qu'ils sont exposés à rencontrer sur le sol.

Enfin il y a lieu de remarquer que la possibilité de se déplacer latéralement ne réside, pour tous les membres, que dans leur région supérieure et dans une seule articulation. Cette disposition est admirable car le rayon d'action se trouvant ainsi allongé, l'articulation a moins de mouvements à subir, et peut conserver par cela même plus de solidité.

Si cette faculté de mouvements arthroïdaux avait été placée plus bas dans les membres il eût fallu pour embrasser le même espace une mobilité beaucoup plus grande et cela au détriment de la force de résistance des membres

Comme conclusion nous pouvons dire que tout, dans la machine chevaline, est disposé pour la solidité et la vitesse.

Quatrième Question

Correspondance du squelette du cheval avec celui de l'homme.

Pour le tronc analogie complète.
Pour les membres.
L'épaule du cheval correspond à l'épaule de l'homme (scapulum et clavicule).
Le bras, l'avant-bras et le coude du cheval correspondent exactement aux mêmes parties de l'homme.
L'os du carpe (genou du cheval) au poignet humain.
Le métacarpe (os du canon) aux métacarpiens.
La région digitée (paturon, couronne, pied) aux phalanges.
Le coxal à l'os du bassin.
Le tibia à la jambe.
La rotule (grasset) à la rotule de l'homme (genou).
Le tarse (jarret) à la cheville.
Le calcanéum au talon.
Le métatarse aux os métatarsiens.
La région digitée aux phalanges.

Cinquième Question

DES MUSCLES

Division — Classification — Attaches — Structure — Contractilité musculaire — Ses conditions — Effets des muscles sur les os — Annexes des muscles — Maladies.

Les muscles sont des organes mous, remarquables par leur couleur rouge plus ou moins foncée. Cette coloration varie avec les espéces, et, dans chaque espèce suivant la région, l'âge et l'état de santé des animaux. Ce sont les puissances chargées de faire mouvoir les leviers osseux et leurs articulations ; ils jouissent de la propriété de se contracter sous l'action d'un stimulant.

On distingue des muscles *lisses* et des muscles *striés*.

Les premièrs sont soustraits à l'influence de la volonté ; ils appartiennent aux organes de la vie végétative (plans musculaires de l'estomac, de l'intestin). Aussi les désigne-t-on encore sous le nom de muscles *intérieurs* ou de la *vie organique*.

Les muscles striés diffèrent des premiers en ce que (le tissu charnu du cœur excepté) ils se contractent sous l'influence de la volonté, surtout en rapport avec l'exécution des fonctions de relation ils sont désignés parfois muscles *extérieurs* et de la *vie animale*. Ces muscles s'attachent presque tous sur le squelette et représentent les agents actifs du mouvement de la charpente osseuse.

La section du nerf moteur qui se rend à un muscle strié ou toute autre cause susceptible d'enrayer l'action de ce muscle, paralyse la région ainsi soustraite à l'influence nerveuse.

Le volume respectif des muscles est très variable. Quant au poids de la masse totale de ces organes, il varie suivant l'espèce, l'âge, le sexe et l'état de santé ; en moyenne il représente près de la moitié du poids total du corps.

Les muscles, comme les os, peuvent être *longs*, *larges* ou *courts*.

Les muscles longs sont le plus souvent *fusiformes*,

quelquefois *coniques*, rarement *cylindriques*, *prismatiques* ou *aplatis* en bandelettes minces.

Les muscles larges s'étalent sous la peau, ou autour des grandes cavité du tronc qu'ils concourent à former et à séparer l'une de l'autre. Il en est d'*elliptiques*, de *quadrilatères*, de *triangulaires*, de *trapézoïdes* etc.

Les muscles courts se rencontrent principalement autour des os courts ou à la périphérie des articulations qui sont cachées profondément sous d'énormes masses musculaires.

Comme direction, les muscles peuvent être *rectilignes*, *curvilignes* ou *circulaires*, *infléchis* quand l'axe principal se contourne sur une poulie osseuse pour changer de direction, *plats*, *concaves* ; par rapport au fil à plomb ils ont une direction *verticale*, *horizontale* ou *oblique*.

On désigne sous le nom *d'attache* ou *insertion fixe* ou encore *d'origine*, le point du muscle qui reste le plus habituellement fixe pendant que cet organe se raccourcit. On appelle *attache* ou *insertion mobile* ou encore *terminaison*, celui qui répond au levier déplacé par la contraction musculaire. On rencontre souvent des muscles dont les deux insertions sont alternativement ou fixes ou mobiles.

L'insertion fixe est souvent confondue avec celle d'autres muscles : l'insertion mobile est généralement indépendante.

Les muscles s'attachent quelquefois directement sur les os par les extrémités de leurs fibres charnues ; mais le plus souvent, ils se fixent sur ces leviers inertes par l'intermédiaire d'un tendon ou d'une aponévrose dont le volume est moins considérable que celui des fibres charnues.

Sans cette dernière disposition, la surface du squelette n'aurait pas été suffisamment étendue pour donner insertion à tous les muscles.

De plus l'harmonie des formes ne fait qu'y gagner.

Les muscles se mettent en rapport entre eux d'une manière plus ou moins intime. Tantôt ils adhèrent fortement les uns aux autres, tantôt ils se trouvent isolés par des interstices qui sont remplis de graisse et de tissu conjonctif.

Structure des muscles striés. Ils se composent du tissu musculaire proprement dit, de tissu conjonctif sous la forme de lamelles délicates, d'aponévroses ou de tendons, de vaisseaux et de nerfs.

Le *tissu musculaire* se compose de faisceaux prismatiques qu'il est possible de diviser et de subdiviser en faisceaux de plus en plus petits jusqu'à ce qu'on soit arrivé à la *fibre musculaire* ou *faisceau primitif.*

La fibre comprend une *enveloppe*, membrane très mince, de nature élastique et un contenu ou substance musculaire qu'on ne peut isoler qu'après l'avoir soumise à l'action de certains réactifs.

Tendons. Les tendons sont des cordons d'un blanc nacré, arrondis ou aplatis, fixés sur les extrémités des muscles longs. Ces organes se composent de faisceaux de fibrilles connectives, tapissés par une couche de cellules aplaties. Les faisceaux affectent une direction parallèle, et sont réunis les uns aux autres par des gaines de tissu conjonctif lâche.

Aponévroses. Les aponévroses appartiennent presque exclusivement aux muscles larges : elles sont formées de plusieurs plans de fibres parallèles et non entre-croisées dans leur partie moyenne ; mais les faisceaux fibreux se nattent d'une façon plus ou moins inextricable à leur superficie.

Vaisseaux et nerfs. Le tissu musculaire reçoit beaucoup de sang ; mais il en arrive très peu à l'élément fibreux. Les artères sont grosses, nombreuses et accompagnées chacune par deux veines. Les vaisseaux lymphatiques des muscles sont peu nombreux. Leur existence n'a pas encore été démontrée dans les tendons, les aponévroses et les membranes synoviales.

Les nerfs émanent du centre cérébro-spinal. A leur extrémité ils présentent un petit renflement appelé *plaque motrice terminale.*

Contractilité musculaire. On appelle ainsi la propriété

que possèdent les muscles de se raccourcir sous l'influence d'un excitant naturel ou artificiel.

La contraction musculaire est le phénomène qui résulte de la mise en jeu de cette propriété. Les muscles en état de contraction sont le siège de phénomènes physiques et chimiques. C'est ainsi qu'ils changent de forme et de consistance et qu'ils produisent une quantité relativement abondante d'acide carbonique. On a remarqué que pendant la contraction les fibres musculaires se raccourcissent en augmentant de volume, comme un tube de caoutchouc abandonné à lui-même après a été étiré ; la striation transversale devient en outre plus serrée.

Un muscle qui se contracte se raccourcit ; ses deux extrémités se rapprochent si elles sont libres, ou l'une d'elles se rapproche de l'autre, si cette dernière est fixée à un point immobile.

L'étendue du raccourcissement d'un muscle varie suivant qu'il est entièrement libre ou qu'il a une résistance à vaincre. On fixe la limite moyenne du raccourcissement au quart environ de la longueur des fibres musculaires. Dès lors il est facile d'admettre que le mouvement engendré par la contraction d'un muscle sera d'autant plus grand que ses fibres seront plus longues. Il faut du reste, dans cette appréciation, tenir compte de la densité et de l'énergie de la fibre ainsi que de l'intensité des excitations qui provoquent la contractilité.

Comme chaque fibre représente une force indépendante dans son action, on peut juger de la puissance d'un muscle par le nombre de ses fibres, ou autrement dit par son volume.

Les muscles sont souvent aidés dans leur action par des conditions mécaniques particulières, telles que la disposition des leviers sur lesquels ils agissent, la direction des fibres musculaires sur ces leviers, et enfin par la présence de lamelles ou de cordes élastiques.

Usages des muscles. Il y a des muscles *fléchisseurs, extenseurs, abducteurs, adducteurs, rotateurs,* etc.,

etc. c'est-à-dire pour tous les mouvements dont les articulations sont le centre.

On les dit *congénères* lorsqu'ils concourent au même mouvement et *antagonistes* lorsqu'ils président à des mouvements opposés.

Les muscles *rectilignes* ont pour effet immédiat de rapprocher les pièces osseuses sur lesquelles ils s'attachent.

Le premier résultat obtenu par la contraction d'un muscle *curviligne* est le redressement de ses fibres composantes : après quoi il peut agir sur les leviers osseux, comme les muscles rectilignes s'il n'a pas épuisé tout son pouvoir contractile.

Lorsque le muscle est tout à fait circulaire, il n'a d'autre action que de resserrer l'ouverture qu'il circonscrit.

Quant aux muscles *infléchis* on ne peut calculer leur action qu'à partir de leur point de réflexion ; ils fonctionnent comme si ce point représentait leur origine.

Conditions de la
contraction
musculaire.Depuis longtemps les physiologistes ont démontré que le muscle ne peut agir sans une *excitation*, l'influence *nerveuse* et l'action du *sang artériel*.

Cette stimulation peut provenir de l'encéphale ou de la moelle épinière, résulter de la volonté ou d'une action réflexe inconsciente ; elle peut s'exercer sur le nerf ou directement sur le muscle, être une action physique, chimique etc., etc.

Volontaire ou involontaire un muscle ne se contracte jamais sans y être sollicité : le cœur se contracte par suite du contact du sang, les plans musculaires de l'estomac et de l'intestin par l'action des aliments.

L'excitation met donc en jeu l'action musculaire ; elle la règle et lui assigne ses limites.

Le nerf est donc, pour le muscle, le conducteur de l'excitation motrice volontaire ou réflexe. Par son influence sur la circulation et sur les phénomènes de nutrition dans la fibre, il la maintient à l'état où le muscle peut conserver sa propriété contractile, mais il ne la donne pas au muscle. Celui-ci la possède par lui-même. La contractilité survit à l'extinction de l'action nerveuse car elle s'exerce sans elle quand le muscle est stimulé par l'électricité ou par un autre agent physique ou chimique.

L'influence du sang artériel a été démontrée par la ligature de l'aorte postérieure qui entraine la paralysie complète des membres postérieurs.

Quand l'irritabilité s'est éteinte dans les muscles d'un cadavre, ceux-ci éprouvent une tension particulière, une sorte de contraction de nature spéciale, qu'on appelle la *raideur cadavérique*. Elle se manifeste un certain temps après la mort, plus ou moins vite suivant la température ambiante et le genre de mort ; elle est plus prompte dans les temps froids que dans les temps chauds, chez les animaux vigoureux que chez ceux épuisés par les maladies.

Elle se prolonge jusqu'au moment où la putréfaction s'empare des tissus.

La direction des muscles relativement aux leviers qu'ils doivent mouvoir est, en général, très désavantageuse puisqu'elle est presque toujours parallèle à celle des leviers osseux. Mais la nature a diminué ce parallélisme.

1° Par le renflement des extrémités articulaires.

2° Par le développement d'éminences plus ou moins saillantes (olécrane, trochanter).

3° Par la présence de sésamoïdes ou poulies de renvoi (la rotule, les sésamoïdes de la région digitée, l'os crochu).

Les leviers sur lesquels agissent les puissances musculaires appartiennent aux trois genres établis en mécanique.

Parmi ces leviers, celui du premier genre est en général le levier d'extension, celui du troisième le levier de la flexion ; le levier du second genre est assez rare.

Dans presque tous, le bras de la puissance est fort court et celui de la résistance très-étendu, d'où il résulte :

1° Que la puissance est dans des conditions très désavantageuses au profit de la vitesse qui est favorisée ;

2° Qu'il faut une grande force pour vaincre une faible résistance ;

3° Qu'une contraction d'une étendue minime produit un mouvement très considérable.

En dynamique animale, le levier est l'os sur lequel le

muscle s'insère ; le point d'appui se trouve à une extrémité de l'os ou à une articulation qui devient le centre du mouvement, le point autour duquel l'extrémité opposée du rayon représentant la résistance décrit un arc de cercle, et la puissance est à l'insertion du muscle.

Le levier du premier genre (point fixe au milieu) se rencontre avons-nous dit dans presque tous les mouvements d'extension. *Exemples* — Lorsque la tête s'étend sur l'atlas, cette première vertèbre représente le point d'appui ; la résistance se trouve à la partie antérieure de la tête et la puissance est représentée principalement par le muscle dorso-occipital.

L'avant-bras sur le bras, le fémur sur le coxal, le canon postérieur sur le jarret, lorsque le membre ne pose pas à terre, opèrent leur extension par un levier du premier genre.

Le levier du second genre se rencontre principalement dans les régions des membres qui réclament beaucoup de force, lorsque le corps repose ou chemine sur elles. Aussi les os qui constituent ces leviers sont-ils pourvus d'un prolongement ou d'os auxiliaires qui favorisent l'action de la puissance, laquelle s'exerce presque perpendiculairement sur eux.

Le jarret du cheval en est un exemple remarquable dans son extension lorsque le membre est à terre. La résistance se trouve au tibia, la puissance réside dans l'action des muscles bifémoro-calcanéens, qui se passe sur la tête du calcanéum et le point d'appui est au sol.

L'avant-bras sur le bras, le fémur sur le coxal et l'action des fléchisseurs du pied sur le boulet, lorsque le membre est à l'appui, se meuvent par un levier du deuxième genre (point fixe à une extrémité).

Le levier du 3e genre (puissance au milieu), ayant toujours, dans la machine animale, sa puissance très rapprochée du point d'appui, est beaucoup plus favorable à la vitesse qu'à la force. Aussi le trouve-t-on principalement dans la flexion des membres. La résistance n'est constituée dans ce cas que par le poids des rayons à déplacer.

Dans la flexion du jarret, le point d'appui existe à l'articulation tibio-tarsienne ; la résistance à la partie inférieure du membre, et la puissance au point d'insertion du muscle tibio-pré-métatarsien.

La mâchoire mobile (dans son action sur les aliments) agit par un levier du 3e genre.

L'extension du bras sur l'épaule, lorsque le membre est en l'air, et l'ouverture de leur angle articulaire, qui est opérée par la pression de la portion tendineuse du coraco-cubital sur le sommet de l'angle, présente le même genre de levier.

Toutes les flexions de la colonne vertébrale subissent la même loi.

Les mouvements de flexion et d'extension des membres ont lieu successivement mais avec une telle rapidité qu'au premier aperçu on pourrait croire qu'ils sont simultanés. Ainsi, dans les membres antérieurs, la flexion de la région digitée, lorsque le membre se porte en avant, a lieu avant celle du genou, et ainsi des charnières supérieures. L'extension commence ensuite en sens inverse.

L'épaule se relève et le membre, encore fléchi, est porté en avant ; mais lorsque la partie inférieure de l'épaule est près d'arriver à la fin de sa course, le bras s'étend à son tour et, presqu'en même temps, toute la région inférieure du membre est rapidement déployée par l'action successive des extenseurs.

Les membres abdominaux s'étendent et se raccourcissent suivant un mécanisme analogue. Leur flexion a lieu simultanément ou suit de très près la flexion des membres antérieurs, dans les combinaisons latérales. Mais comme les angles articulaires des membres antérieurs et postérieurs sont opposés les uns aux autres, il arrive, dans l'éxécution des allures, que ces mêmes membres latéraux s'écartent ou se rapprochent plus ou moins les uns des autres.

Dans les combinaisons diagonales, la flexion des membres postérieurs a lieu en même temps ou suit de très près l'extension des membres antérieurs, selon l'allure, de sorte que leur transport s'effectue dans le même sens. Cela tient à ce que les allures naturelles régulières, s'opèrent toujours en diagonale.

Annexes
des muscles. On désigne sous ce nom 1° les aponévroses d'enveloppe ou de contention ; 2° les bourses séreuses ou muqueuses ; 3° les gaines et les synoviales tendineuses.

Aponévroses de contention — Ce sont des feuillets de tissu fibreux blanc, qui enveloppent en commun tous les muscles d'une même région ou de plusieurs régions adjacentes, principalement ceux des rayons inférieurs des membres où ces feuillets représentent des espèces de cylindres creux. Elles sont destinées à maintenir les muscles dans leur position et à les soutenir pendant leur contraction.

Bourses séreuses — Petites cavités pleines d'un liquide séreux ou filant. On les rencontre dans les points où les muscles glissent sur des surfaces résistantes.

Gaines et synoviales tendineuses — On appelle gaines tendineuses des coulisses de glissement moitié osseuses, moitié fibreuses, quelquefois exclusivement fibreuses, dans lesquelles passent les tendons, lorsqu'ils se réfléchissent pour changer de direction ou lorsqu'ils glissent sur des articulations mobiles.

Les synoviales tendineuses sont des membranes séreuses qui tapissent les gaines tendineuses et les tendons dans les points où ces deux parties se correspondent. Elles secrètent une humeur synoviale tout à fait semblable à celle des articulations.

Lorsqu'elles enveloppent presque complètement le tendon pour se porter ensuite sur les parois de la gaine qui le contient, elles sont dites *vaginales*.

Principaux
muscles. Sans vouloir exposer la nomenclature et le rôle de tous les muscles que possède le cheval, il est cependant nécessaire d'en citer quelques-uns dont les fonctions ne doivent pas être ignorées d'un homme de cheval.

TÊTE. *Le temporo-maxillaire* agit sur la mâchoire inférieure, principalement en la rapprochant de la supérieure...

Le zygomato-maxillaire. S'étend de toute la crête

4

zygomatique à la surface ainsi qu'au rebord externe et postérieur de la partie large du maxillaire. Ce muscle est l'agent principal de la mastication.

Le labial. Disposé circulairement, il forme la substance principale des lèvres. Ses usages sont très variés. Il dilate les naseaux et fait opérer aux lèvres toutes leurs fonctions.

ENCOLURE. Le plus important est le *mastoïdo-huméral* (pair).

Quand il a son point d'origine au bras, la tête est attirée obliquement et en bas, si une seule des branches du muscle se contracte ; mais si les deux branches agissent, la tête se baisse. Au contraire lorsque ce muscle a son point d'origine au *temporal* et alors son insertion à *l'humérus*, il fait lever les membres antérieurs successivement si les deux branches du muscle se contractent l'une après l'autre, et simultanément, comme dans le saut, si les deux branches se contractent en même temps.

TRONC. Le plus remarquable est *l'ilio-spinal*, pair, qui s'étend de l'ilium aux dernières vertèbres cervicales. Les points où il s'attache sont tous deux mobiles. Si l'on considère le point d'origine à l'ilium, l'animal, en contractant ce muscle, enlève son avant-main (cabrer). Si au contraire, l'origine est aux vertèbres cervicales, c'est l'arrière-main qui s'enlève. Si une seule de ses branches se contracte, il incline la colonne vertébrale soit à droite soit à gauche.

Le *sterno-pubien* a ses attaches au sternum et au pubis. Il est le principal antagoniste de l'ilio-spinal. Quand il se contracte, il rapproche l'arrière-main de l'avant-main ou inversement.

Il joue aussi son rôle dans le saut et dans la ruade, en ramenant l'arrière-main sur le sol. Il contribue, en outre, à former une des parois de l'abdomen.

Le *grand dentelé* ou *costo-sous-scapulaire*, s'attache d'un côté aux côtes sternales et de l'autre à la partie postérieure du scapulum.

C'est un muscle large, aplati, dont le bord inférieur forme des dents (d'où son nom) et doublé d'une forte aponévrose.

Il joue le rôle de ligament suspenseur du tronc. Il

concourt au mouvement de l'épaule si son point d'origine est aux côtes et il a son rôle dans l'inspiration si son origine est au scapulum.

Tous les muscles de l'abdomen sont revêtus d'une vaste expansion de tissu fibreux, jaune, élastique nommée *tunique abdominale* qui a pour effet de s'opposer à une expansion exagérée des viscères. Elle est renforcée sur sa partie la plus faible, c'est-à-dire sur la ligne médiane inférieure par un cordon fibreux nommée *ligne blanche* qui va de l'appendice xyphoïde au pubis.

Le *diaphragme* est un large muscle placé entre les cavités thoracique et abdominale. Il est composé d'une partie périphérique et charnue et d'une centrale aponévrotique. Il s'attache à la jonction des côtes sternales avec leurs cartilages. Supérieurement, il présente deux faisceaux charnus appelés *piliers* qui s'attachent par de forts tendons ; le droit, au corps des cinq premières vertèbres lombaires, le gauche aux deux premières seulement.

Le diaphragme offre trois ouvertures : l'une, presque centrale, livre passage à la veine cave postérieure ; l'autre un peu supérieure est destinée au passage de l'œsophage ; enfin la troisième, située sous le corps des vertèbres, est celle par laquelle l'aorte postérieure pénètre dans l'abdomen. Ce muscle sépare les deux grandes cavités splanchniques et contribue à la respiration.

Membres. Les principaux sont aux membres antérieurs.

1° *Le costo-sous-scapulaire* déjà cité.

2° *Le mastoïdo-huméral* déjà cité.

3° *Le dorso-huméral.* C'est à proprement parler l'antagoniste du précédent ; il s'attache d'un côté aux apophyses épineuses des premières vertèbres lombaires et des vertèbres dorsales ; de l'autre à la tubérosité interne de l'humérus. C'est le releveur de l'épaule.

L'avant-bras n'exécute que des mouvements d'extension et de flexion. Les muscles extenseurs viennent du scapulum ou de l'humérus et s'insèrent à l'olécrane. Les fléchisseurs se trouvent en avant, et parmi eux le plus important est le *coraco-radial* ou long fléchisseur de l'avant-bras. Ce muscle passe devant l'articulation de l'humérus et du scapulum qu'il contribue à soutenir. Il a son origine à l'apophyse coracoïde du scapulum et son insertion à l'extrémité supérieure du radius.

Dans la région digitée, les extenseurs ont l'origine à l'humérus et au radius et se terminent par un tendon aplati qui passe sur le genou et vient se terminer au paturon et à l'os du pied. Les fléchisseurs de cette partie sont au nombre de deux et se trouvent en arrière. Ce sont le *perforé* ou fléchisseur superficiel des phalanges et le *perforant* ou fléchisseur profond des mêmes parties. Le perforé s'attache par son point fixe à l'extrémité inférieure de l'humérus à une éminence nommée *épicondyle*.

Il traverse, en arrière du genou, la gaine carpienne (c'est une arcade jetée entre l'os crochu et la partie interne du genou). Il passe derrière le canon et se termine en deux branches à l'os de la couronne après avoir passé sur les grands sésamoïdes qui lui servent de poulie de renvoi.

Le perforant suit la même direction que le perforé mais en dessous.

Il a plusieurs points fixes (radius — cubitus — épicondyle). Ce tendon passe derrière le genou et le canon, traverse le perforé et se termine à la crête semi-lunaire de l'os du pied en passant derrière les grands et le petit sésamoïdes.

Croupe — Ces muscles sont au nombre de trois. On les nomme *fessiers*. Ils occupent la partie supérieure de l'ilium et prennent leur origine à la face externe de cet os et se terminent au fémur.

Leur but est d'étendre la cuisse et de lui imprimer un mouvement de rotation en dehors lorsque leur origine est au coxal. Mais si leur insertion est à cet os, ils agissent sur le bassin et le font basculer sur la cuisse.

Cuisse — Les muscles de la cuisse forment autour du fémur des masses considérables divisées en 3 régions : antérieure, postérieure, interne.

La région antérieure comprend plusieurs muscles descendant de l'ilium et produisant soit l'extension de la jambe, soit la flexion de la cuisse ; ils font équilibre à la partie du poids du corps qui pèse sur les membres postérieurs.

La région postérieure est formée de muscles nommés *ischio-tibiaux* qui naissent de la tubérosité ischiale et se terminent à la partie supérieure de la jambe dont ils opèrent la flexion.

Dans le cabrer ces muscles contribuent à faire basculer le coxal autour du fémur.

Les muscles de la région interne ont leur origine aux parties inférieures du coxal et se terminent soit au fémur, soit au tibia. Ils ont pour usage de ramener la cuisse en dedans.

Les muscles de la jambe ont une grande analogie avec ceux de l'avant-bras. Les uns situés à la partie antérieure sont fléchisseurs du jarret et extenseurs des phalanges. Les autres situés à la partie postérieure sont extenseurs du jarret et fléchisseurs des phalanges.

Les plus importants sont les jumeaux ou *bi-fémoro calcanéens*

Le perforant et le perforé appartiennent par leurs tendons à la région digitée.

Le perforé a son origine au fémur ; il passe sur la pointe du calcanéum, descend le long du canon et vient s'insérer à la couronne. Ce muscle n'a pas tant pour effet de fléchir l'articulation du pied que d'empêcher le jarret de se fléchir à l'excès.

Le perforant a son origine derrière le tibia. Son tendon passe dans la coulisse formée par le calcanéum, à la face interne du jarret. Il traverse ensuite la gaîne tarsienne. Le perforant et le perforé se comportent ensuite comme dans les membres antérieurs.

Les fléchisseurs de la région digitée ne pouvant, dans la station, se trouver dans un état de contraction incessant qui serait nécessité par le soutien du corps, sont soulagés par le ligament suspenseur du boulet qui s'étend du carpe ou du tarse au grand sésamoïde et au paturon.

PARALYSIE. Dans la plupart des cas où le mot paralysie est employé, il désigne en réalité l'abolition ou la diminution de la *motricité* volontaire ou involontaire, se manifestant par la cessation des contractions des muscles de la vie animale ou de la vie végétative ; mais on peut constater, à l'aide de l'électricité, que la *contractilité* n'a point cessé pour cela. C'est donc à tort que l'on dit qu'il y a diminution ou abolition de la contractilité dans la paralysie.

Elle diminue, il est vrai, à la longue, mais par suite des troubles de la nutrition qui surviennent dans les muscles privés d'exercice.

Il n'y a de connu, en fait de paralysie par perte de la contractilité que celle qu'on observe dans les atrophies musculaires assez avancées pour que la disparition des fibres musculaires soit presque complète.

La paralysie du mouvement est appelée *hémiplégie* quand elle effecte une moitié latérale du corps ; *paraplégie* quand elle intéresse les membres abdominaux.

La paralysie est dite *locale* quand elle n'affecte que certains muscles des organes locomoteurs. La paralysie des organes de la sensibilité peut se borner à un seul nerf (amaurose etc. etc.)

On traite la paralysie par des vésicatoires, des sétons, des douches et surtout par l'électricité.

ANESTHÉSIE. On désigne ainsi la privation ou l'affaiblissement de la sensibilité en général ou de la sensibilité d'un organe en particulier produite par le chloroforme, l'éther, le froid, sur les éléments nerveux.

On emploie l'anesthésie dans certaines opérations douloureuses pour éviter des souffrances au sujet et assurer son immobilité.

L'anesthésie asphyxique est une paralysie de la sensibilité qui survient dans tous les genres d'asphyxie.

TÉTANOS. Maladie caractérisée par la rigidité, la tension convulsive d'un plus ou moins grand nombre de muscles, et quelquefois de tous les muscles soumis à l'empire de la volonté ; état de crampe ou de convulsion qui se maintient pendant un laps de temps indéfini et produit une immobilité absolue que personne ne peut vaincre. On ignore quels sont le siège et la nature intime de la maladie.

Le tétanos peut être général, affecter la partie antérieure ou postérieure du corps, le courber sur un côté ou n'intéresser que les muscles de la mâchoire.

Le tétanos peut être causé par un refroidissement subit coïncidant avec l'existence de plaies ou de blessures graves. Il se termine le plus généralement par la mort, les progrès du tétanos rendant impossibles les mouvements des organes respiratoires et des muscles de la déglutition.

On ne connaît pas de traitement efficace ; cependant l'emploi des courants électriques a été employé avec succès.

Généralement on place les chevaux atteints de cette maladie dans une écurie obscure et on essaie de soutenir leurs forces avec des barbotages et du lait.

Sixième Question

INNERVATION

Appareil — Système nerveux — Encéphale — Moelle épinière — Nerfs – Propriétés générales du système nerveux — Système du grand sympathique — Maladies.

Les diverses fonctions de l'organisme ne s'enchaînent les unes aux autres, ne se mettent en harmonie entre elles et ne s'effectuent que par suite d'une action régulatrice qui les domine et les tient, relativement à elle, dans une dépendance intime. Cette action qu'on appelle l'*innervation* résulte de l'activité spéciale du système nerveux. Elle s'exerce à l'aide du système nerveux qu'on peut diviser en deux grandes sections : le système nerveux *cérébro-spinal* et le système nerveux *ganglionnaire* ou du grand sympathique.

L'appareil du système nerveux cérébro-spinal ou de la vie animale comprend une partie centrale et une partie périphérique.

La première représente une tige très allongée, logée dans le canal rachidien, renflée à son extrémité antérieure qui occupe la cavité crânienne. On lui donne le nom d'*axe cérébro-spinal* ou *encéphalo-rachidien*.

La seconde comprend une double rangée de rameaux qui s'échappent latéralement de la tige centrale et vont se distribuer dans toutes les parties du corps ; ces branches constituent les nerfs.

L'axe proprement dit ou partie logée dans le canal rachidien forme la *moelle épinière*. C'est un gros cordon blanc terminé en pointe à son extrémité postérieure, donnant naissance à chaque trou de conjugaison des vertèbres, à une des branches nerveuses dont l'ensemble représente la partie périphérique de l'appareil d'innervation.

Quant à l'extrémité renflée, renfermée dans la boite crânienne, elle prend le nom d'*encéphale*.

ENCÉPHALE. Il représente une masse ovoïde, allongée

d'avant en arrière et très légèrement déprimée de dessus en dessous.

Vu supérieurement il présente en arrière un pédoncule blanc, prolongement de la moelle épinière, et un lobe impair de couleur grise le *cervelet*. En avant de ce dernier on voit deux autres lobes séparés du premier par une profonde scissure transversale. Isolés l'un de l'autre par une fissure longitudinale, ces deux lobes constituent le *cerveau* ou mieux les *hémisphères cérébraux*. Si on regarde l'encéphale en dessous, on voit que le pédoncule se prolonge en dessous du cervelet et pénètre dans les hémisphères derrière deux gros cordons blancs (nerfs optiques). Ce prolongement se nomme *isthme encéphalique* ou *mésocéphale*, parce qu'il sert de lien aux trois renflements qui forment la masse de l'encéphale.

L'isthme ou moelle allongée est séparée à peu près au milieu de sa face inférieure par un épais faisceau de fibres constituant la *protubérance annulaire*. Tout ce qui est en arrière de ce faisceau appartient au bulbe rachidien. Ce qui existe en avant forme les *pédoncules cérébraux*. Sa face supérieure présente les *tubercules quadrijumeaux*.

CERVELET. Il se présente sous la forme d'une masse légèrement ellipsoïde, allongée transversalement et parcouru à sa surface extérieure par un grand nombre de sillons, dont deux principaux le partagent en trois *lobes*, un *médian* et deux *latéraux*. Son plan inférieur et la face interne de ses pédoncules concourent à former le *ventricule postérieur* ou *cérébelleux*.

On trouve dans le cervelet les deux substances *grises* et *blanche* qui constituent l'axe encéphalo-rachidien. La première, enveloppe la seconde qui forme deux épais noyaux occupant le centre des lobes latéraux et se confondant sur la ligne médiane dans l'épaisseur du lobe moyen.

Ces deux noyaux sont le centre d'une fort belle arborisation désignée sous le nom d'*arbre de vie*.

CERVEAU. Partie principale de l'encéphale, près de neuf fois plus volumineux que le cervelet, le cerveau comprend les deux hémisphères cérébraux séparés par la scissure interlobaire qui fait de ces deux moitiés des organes symétriques.

Cette scissure se nomme *corps calleux*. On remarque à l'intérieur trois cavités nommées *ventricules*, un médian et deux latéraux dont le corps calleux forme la voûte.

La substance blanche du cerveau est formée par des fibres nerveuses très fines. La substance grise superficielle présente cinq ou six couches superposées.

Moelle épinière — C'est un gros cordon blanc, irrégulièrement cylindrique commençant au niveau du trou occipital, faisant suite au bulbe rachidien et se terminant vers le bord supérieur du canal sacré, par un renflement nommé queue de cheval.

A l'extérieur on y remarque sur son plan inférieur et son plan supérieur, de chaque côté, la double série des racines sensitives et motrices des nerfs rachidiens, racines implantées sur une même ligne longitudinale, à droite et à gauche du plan médian, et rassemblées en faisceaux en regard des trous de conjugaison du rachis.

Sur la ligne médiane règnent, dans toute la longueur de l'organe, deux sillons profonds et étroits l'un *supérieur*, l'autre *inférieur*. En coupant la moelle en travers on remarque un canal central intérieur et les deux sillons dont nous venons de parler l'inférieur beaucoup plus prononcé que l'autre. On constate, en outre, que chaque moitié est formée de deux cordons superposés, correspondant à la double ligne d'origine des racines supérieures et inférieures des nerfs rachidiens.

L'axe cérébro-spinal est recouvert par trois membranes qui le séparent de la cavité osseuse où il se trouve renfermé. Désignées par le nom de *méninges* et distinguées en *externe*, *moyenne*, *interne*, ces membranes sont plus connues sous les noms de *dure-mère* (fibreuse) *arachnoïde* (séreuse) et *pie-mère* (cellulo-vasculaire).

Nerfs — Les nerfs représentent la partie périphérique de l'appareil de l'innervation. Ce sont des cordons ramifiés formés par un assemblage de tubes groupés d'abord aux faisceaux primitifs rectilignes enveloppés dans une gaine de tissu conjonctif lamellaire nommé *périnèvre*. Ces faisceaux primitifs se rassemblent eux-mêmes pour donner naissance à des faisceaux secondaires maintenus par une couche de tissu conjonctif plus épais que le péri- nèvre. Enfin ces faisceaux secondaires, par leur réunion, constituent le nerf autour duquel le tissu conjonctif se condense et forme le névrilème.

Sur le trajet de certains nerfs on trouve un renflement grisâtre appelé *ganglion*.

Les nerfs se divisent également en nerfs *cérébro-spi- naux* et en nerfs *ganglionnaires*.

Les premiers émanent directement de l'axe encéphalo- rachidien et se partagent en deux groupes secondaires.

1° Les nerfs crâniens ou encéphaliques.

2° Les nerfs spinaux ou rachidiens.

Les fibres qui constituent les nerfs se distinguent par leur point d'origine et leurs propriétés en fibres à *origine supérieure* ou à *conductibilité centripète* et en fibres à origine *inférieure* ou à *conductibilité centrifuge*. Les premières présentent un ganglion sur leur trajet.

Les nerfs cérébro-spinaux, exclusivement formés de la première espèce de fibres, prennent le nom de *nerfs sensitifs*, parce qu'ils conduisent les excitations qui mettent en jeu la sensibilité du cerveau. On les distingue en nerfs de *sensibilité générale* et en nerfs des *sensations spéciales*.

Les nerfs qui ne comprennent que des fibres de la deuxième sorte s'appellent *nerfs moteurs*, parce que ce sont eux qui transportent dans les muscles l'excitation motrice spontanée née de la volonté.

Ceux qui possèdent les **2** espèces de fibres constituent les *nerfs mixtes* ce sont les plus nombreux.

Il y a douze paires de nerfs encéphaliques (une seule racine) ; quarante-deux paires de nerfs rachidiens (deux racines sortant par les trous intervertébraux).

Les paires se désignent : *cervicales, dorsales, lom- baires, sacrées, coccygiennes*.

Les centres et les cordons nerveux jouissent de trois propriétés distinctes : la sensibilité, l'excitabilité et enfin une troisième difficile à définir et d'où paraissent résulter les opérations de l'instinct et de l'intelligence. Propriétés générales du système nerveux.

La sensibilité est la propriété par laquelle certaines parties nerveuses reçoivent les impressions, les transmettent ou les perçoivent.

« La plupart des nerfs, mais non tous, les nerfs dits
« sensitifs, les nerfs mixtes, les racines supérieures des
« nerfs spinaux, les cordons supérieurs de la moelle
« épinière, le bulbe, la protubérance etc. jouissent de
« cette propriété. Au contraire les nerfs moteurs, les
« racines inférieures des nerfs spinaux, les cordons infé-
« rieurs de la moelle, le cervelet et les hémisphères
« cérébraux sont insensibles ou à peu près.

« L'excitabilité est une autre propriété par laquelle
« certaines parties nerveuses peuvent, lorsqu'elles sont
« stimulées, provoquer des mouvements ou des contrac-
« tions musculaires. Le mésocéphale, la moelle allongée,
« la moelle épinière, les nerfs mixtes, les nerfs moteurs,
« sont des parties excitables.

« Ces deux propriétés peuvent être réunies dans les
« mêmes parties ou se trouver distinctes. Ainsi, d'une
« part, le mésocéphale et le bulbe sont, à la fois sensibles
« et excitables, leur stimulation provoque de la douleur
« et des mouvements ; d'autre part les cordons inférieurs
« de la moelle et les nerfs moteurs ne sont qu'excitables,
« leur irritation provoque des mouvements, sans donner
« lieu à de la douleur ou à une sensation quelconque.

« La sensibilité dans les organes nerveux est presque
« toujours associée à l'excitabilité, car c'est par la
« première que la seconde est mise en jeu ; mais les deux
« propriétés n'en sont pas moins distinctes au fond. Ainsi,
« lorsqu'une stimulation appliquée à un nerf sensitif
« donne lieu à de la douleur et à des contractions muscu-
« laires, le nerf sensitif reçoit et transmet l'impression ;
« l'encéphale le perçoit et réagit, puis le nerf moteur
« envoie au muscle l'excitation motrice de l'encéphale.

« La propriété en vertu de laquelle s'effectuent les
« opérations de la volonté, de l'intelligence, de l'instinct,
« paraît appartenir principalement aux hémisphères céré-
« braux qui ne jouissent ni de la sensibilité, ni de l'excita-
« bilité telles qu'elles se caractérisent dans les autres
« parties nerveuses. »

Flourens dans ses recherches expérimentales sur les propriétés et les fonctions du système nerveux s'exprime ainsi : du cerveau naît la faculté par laquelle l'animal pense, veut, se souvient, juge, perçoit les sensations et commande à ses mouvements ; du cervelet dérive la faculté qui coordonne ou équilibre les mouvements de la locomotion ; des tubercules bijumeaux ou quadrijumeaux, le principe primordial de l'action du nerf optique et de la rétine ; de la moelle allongée, le principe premier moteur ou excitateur des mouvements respiratoires ; et de la moelle épinière enfin, la faculté de lier ou d'associer, en mouvements d'ensemble les contractions partielles immédiatement excitées par les nerfs dans les muscles.

L'activité du système nerveux s'exerce suivant trois modes :

1° de la circonférence au centre.

2° du centre à la périphérie.

3° dans les organes centraux eux-mêmes.

L'innervation considérée relativement au reste de l'organisme, étend son influence sur toutes les fonctions et sur tous les organes sans exception.

Système nerveux ganglionnaire ou du grand sympathiq e.

Ce système préside aux fonctions de la vie organique. Les nerfs qui le composent, forment, sur les côtés et en dessous du rachis deux longs cordons rendus moniliformes par la présence de renflements ganglionnaires, cordons à la constitution desquels concourent presque tous les nerfs cérébro-spinaux, et dont les ramifications très souvent ganglionnaires elles-mêmes, sont destinées aux viscères du cou, de la poitrine et de l'abdomen.

Bichat sépare complètement ce système du précédent auquel il accorde comme tout le monde un centre unique le cerveau, l'autre ayant autant de centres qu'il y a de ganglions ou petits cerveaux indépendants.

Ce qu'on peut affirmer c'est que de ces deux systèmes nerveux, le premier est symétrique, parce qu'il se distribue à des organes qui le sont également ; sa symétrie se retrouve partout aussi bien dans les parties périphériques que dans les masses centrales ; sa moitié droite peut quelquefois agir seule lorsque la gauche est paralysée et réciproquement.

Le second est irrégulier parce qu'il se rend à des organes qui ont ce caractère. La forme de ses *plexus*, de ses *ganglions*, et de ses *filets* offre une foule de variations ; chacun de ces renflements ganglionnaires reçoit et donne un certain nombre de filets dont quelques-uns servent à le mettre en communication avec les renflements voisins ou avec les nerfs de la vie animale ; mais il est indépendant et n'a avec l'autre que des communications anastomotiques.

Ce système de la vie organique a une structure particulière et des propriétés spéciales ; il ne sert point aux sensations ni à l'action volontaire mais préside aux actions obscures de la nutrition, des sécrétions etc. etc.

Dans les nerfs de la vie organique on rencontre les deux espèces de tubes nerveux (à conductibilité centripète et centrifuge). Mais ces tubes ne paraissent avoir que des rapports fort indirects avec le cerveau, car la volonté n'a point d'influence sur les organes qui reçoivent du grand sympathique leurs fibres nerveuses ; de plus, dans l'état de santé, les excitations développées au sein de ces organes sont toutes réfléchies par la moelle et ne provoquent en aucune façon l'activité spéciale de l'encéphale, c'est à dire ne sont point senties.

En résumé les caractères anatomiques et physiologiques spéciaux des nerfs sympathiques ne doivent pas les faire considérer comme un système indépendant du premier, car les fibres des uns et des autres ont une origine commune sur l'axe médullaire, ou plutôt celles des nerfs ganglionnaires émanent des cordons de la vie animale. Les deux systèmes n'en font qu'un ; mais l'un à la prééminence sur l'autre qu'il tient sous sa dépendance

Vertige. Cette maladie est aussi désignée sous le nom de *vertige essentiel, encephalite, apoplexie cérébrale, fièvre cérébrale*. Maladie fréquente chez le cheval. Au début l'animal a l'air hébété, les yeux fixes ; il porte la tête basse. Un état de coma profond précède toujours les accès. Au moment où ils doivent se manifester, ils sont annoncés par une augmentation de la respiration et un mouvement convulsif particulier des lèvres et des oreilles ; puis lorsqu'ils se déclarent, tout le corps de l'animal semble parcouru par des frissons, la tête est portée en haut par un mouvement lent d'élévation. C'est alors qu'une agitation continuelle et souvent convulsive succède au coma Tantôt l'animal furieux s'élance avec force en avant et frappe avec ses membres antérieurs ; tantôt il se jette en arrière en tirant sur sa longe, puis s'il vient à tomber, il éprouve, en se débattant sur le sol, une agitation convulsive.

La durée des accès peut durer de 10 à 15 minutes.

Traitement. Saignées, eau sur le crâne, purgatifs.

Le vertige peut être abdominal c'est-à-dire provoqué par une irritation de la membrane muqueuse soit de l'estomac, soit du tube intestinal avec symptômes d'irritation cérébrale.

Cette maladie est généralement annoncée et caractérisée par des douleurs abdominales coïncidant avec des symptômes comateux et vertigineux. L'animal ne voit plus, n'entend plus, les yeux sont hagards, les mouvements désordonnés, l'agitation extrême et la mort arrive vite. On ne peut espérer la guérison de cette maladie qu'autant qu'elle s'établit lentement, que les symptômes sont peu intenses et qu'elle est prise au début.

Myélite. Inflammation de la moelle épinière. Elle est produite par la même cause que toutes les inflammations en général. Ses symptômes varient suivant la partie de la moelle qui est le siège de l'inflammation.

Si celle-ci existe à la partie supérieure du prolongement rachidien, au-dessus des nerfs qui donnent le mouvement aux muscles respiratoires il en résulte un trouble de la respiration promptement funeste.

Si l'inflammation est plus bas, on observe des troubles plus ou moins prononcés dans la motilité ou la sensibilité des parties auxquelles se distribuent les nerfs émanant de la partie atteinte.

Si la lésion affecte les faisceaux antérieurs de la moelle, les mouvements sont troublés ; la sensibilité est altérée si la lésion est limitée aux faisceaux postérieurs. Le sentiment et le mouvement sont troublés à la fois, si l'inflammation affecte les uns et les autres. De là des convulsions et des spasmes tétaniques, ou des paralysies plus ou moins étendues.

Névrite. Ce nom ne désigne pas comme on pourrait le croire l'inflammation réelle des organes du système nerveux mais bien l'hypertrophie de leurs cloisons interstitielles.

Épilepsie du verbe grec saisir, parce que souvent elle surprend et vient tout à coup. On l'appelle aussi *maladie lunatique* à cause du rapport qu'on croyait exister entre les phases de la lune et les accès ; *mal caduc* parce que les malades sont renversés par terre ; *haut-mal* parce que le siège de la maladie est dans la tête. C'est une maladie chronique dont les accès intermittents sont caractérisés, tantôt par une perte subite de connaissance, des convulsions et une gêne notable de la respiration ; tantôt par des vertiges de plus ou moins grande durée.

Le point de départ organique de l'épilepsie semble être dans les lésions du bulbe rachidien. Son excitabilité anormale en est la seule cause prédisposante. Des troubles circulatoires, la présence de tumeurs solides ou fibreuses etc. suscitant cette excitabilité qui suffit dans certains cas pour provoquer l'attaque, peuvent en être aussi la cause déterminante (*Epilepsie spontanée*)

L'épilepsie était, d'après la loi de 1838 un vice rédhibitoire avec délai de 30 jours. Elle ne l'est plus aujourd'hui. Cette maladie congénitale est incurable.

Immobilité. Le siège et la nature de cette maladie ne sont pas encore déterminés. Elle est caractérisée par une réunion de symptômes indiquant une lésion dans l'appareil de l'innervation. Ces symptômes se manifestent pendant le repos, le travail et l'action de manger.

Pendant le repos, l'animal conserve les positions d'équilibre instable qu'on donne à ses extrémités : quand on croise les membres de devant ou de derrière, le cheval conserve cette attitude indéfiniment. Pendant la nuit il tire sur sa longe et cherche à se renverser. Son facies est hébété, sans expression. Dans le travail, les mouvements sont gênés, l'animal refuse de reculer ; s'il est mis en action pendant quelque temps, il méconnaît bientôt la volonté de son conducteur, s'emporte ou se livre à des mouvements désordonnés. L'action de manger est difficile l'animal prend les aliments avec indolence, il mâche pendant quelque temps, et s'arrête pour recommencer un instant après de la même manière automatique (on dit *qu'il fume la pipe*). Qu'on lui présente un seau d'eau il plonge la tête jusqu'au fond, parce qu'il ne voit pas le liquide placé devant lui. L'immobilité n'est pas incurable mais quand elle guérit, c'est généralement par les seules forces de la nature, car les ressources de l'art paraissent avoir peu de prise sur elle.

Tics. Mouvements convulsifs et anormaux dont le cheval contracte l'habitude soit de lui-même soit par imitation.

Les chevaux qui séjournent longtemps aux écuries tiquent plus que les autres.

On distingue le *tic à l'appui avec ou sans usure des dents.* Dans ce mouvement le cheval prend un point d'appui sur le corps qu'il affectionne et le ronge ou se contente de le serrer.

Certains chevaux tiqueurs arrivent à s'user complètement les dents et deviennent très difficiles à nourrir.

Le *tic en l'air* est plus rare Le cheval maintient le nez très haut et fait avec sa gorge un mouvement convulsif qui introduit de l'air dans le système digestif d'où ballonnement et coliques souvent sérieuses.

Le *tic de l'ours* consiste en une sorte de piétinement continuel d'un membre antérieur sur l'autre analogue au mouvement habituel de l'ours.

Par eux-mêmes les tics ne sont pas très dangereux, ils ont cependant des inconvénients nombreux. Les deux premiers occasionnent des coliques, amaigrissent l'animal et altèrent son économie ; le troisième fatigue inutilement les membres.

Tous les trois sont contagieux.

On a préconisé beaucoup de remèdes contre les différents tics et surtout des colliers de toute sorte. Ce traitement réussit quelques jours, puis l'animal s'accomode tant bien que mal de l'appareil et recommence à tiquer comme de plus belle.

Selon nous le meilleur remède consiste à placer le cheval atteint de cette manie dans l'impossibilité de s'y livrer soit par la mise en liberté dans un boxe à parois lisses, soit en variant très souvent son mode d'attache. Encore ces moyens réussissent avec certains animaux et restent, avec d'autres, sans efficacité.

Pour le tic de l'ours attacher avec deux chaînes qui fixent l'animal.

L'action de manger de la terre, de lécher les murs, etc. etc. peuvent être considérés comme des tics.

Les tics sont considérés comme vices rédhibitoires.

Septième Question

Du toucher — Son siège — Son utilité — Du goût —
Son siège — Son utilité — De l'odorat — Son siège — Rapport
entre le goût et l'odorat.

DU TOUCHER

Le sens du toucher est préposé à l'appréciation des
sensations tactiles, et accessoirement de celles qui résultent des variations de température.

L'appareil qui le constitue est formé par les radicules
périphériques des nerfs de la sensibilité générale, dispersées dans le tégument externe *(peau)* qui enveloppe
exactement tout le corps de l'animal, et se continue au
pourtour des ouvertures naturelles par le tégument interne
(membranes muqueuses).

La peau tout entière réprésente l'organe du toucher,
mais certaines parties privilégiées, jouent un rôle beaucoup
plus actif que les autres dans l'exercice de ce sens : Ce
sont les quatre extrémités et les lèvres.

PEAU. La peau proprement dite comprend le *derme et*
l'*épiderme.*   Peau.

« **LE DERME** forme presque la totalité de l'épaisseur
« de la membrane. Sa face interne adhère plus ou moins
« aux parties sous-jacentes par l'intermédiaire d'une
« expansion cellulo-graisseuse. Sa face externe, couverte
« par l'épiderme, est percée de trous qui livrent passage
« aux poils, ou qui versent à la surface de la peau le
« produit de secrétion des glandes sudoripares et séba-
« cées. Cette face externe présente de plus une multitude
« de petits renflements désignés sous le nom de *papilles,*
« et dans lesquelles se termine un grand nombre des
« extrémités nerveuses.

« Le derme n'a pas partout la même épaisseur ; il est
« beaucoup plus mince dans les points qui se trouvent
« protégés par leur position même contre les causes
« vulnérantes, comme le dessous du ventre, la face interne
« des membres, l'entre-deux des cuisses, etc. il est aussi

« fort peu épais au pourtour des ouvertures naturelles
« pour ménager la transition entre les deux téguments,
« et laisser à ces ouvertures toute la flexibilité dont elles
« ont besoin »

CHAUVEAU

Le derme est constitué par des faisceaux de tissu conjonctif entrecroisés solidement. Les interstices sont remplis par du tissu musculaire lisse dont la contraction détermine la *chair de poule*.

La couche *réticulaire* ou profonde est assez lâche. Elle loge le fond des follicules pileux, les glandes sudoripares et des pelotons adipeux ; la couche *papillaire* ou profonde est au contraire très serrée.

Les *papilles* (vasculaires et nerveuses) sont disposées suivant un ordre régulier en séries parallèles. Elles sont très abondantes sur les points où la peau est plus spécialement préposée au toucher (lèvres et membrane kératogène) ou dans les régions où la sensibilité est très grande (scrotum, fourreau, téguments du pénis). Leurs dimensions sont très variables.

Les glandes *sébacées* sont accolées aux follicules pileux. Chaque poil est accompagné de deux de ces glandes.

Les glandes *sudoripares* placées plus profondément que les précédentes se composent d'un tube entortillé dont la terminaison forme le canal excréteur, traverse le derme puis l'épiderme dans lequel il décrit plusieurs tours de spire.

Les *vaisseaux sanguins* forment un réseau très riche dans la couche papillaire du derme.

Les *lymphatiques* sont disposés comme les capillaires sanguins.

Les *nerfs* présentent deux réseaux superposés : l'un assez lâche dans la couche réticulaire, l'autre très serré dans la couche papillaire.

ÉPIDERME. Mince pellicule recouvrant la face superficielle du derme. Elle est privée de nerfs et de vaisseaux et formée de cellules qui se déposent sans cesse, s'aplatissent en lamelles au fur et à mesure qu'elles sont repoussées par les nouvelles et finalement sont détruites par les frottements extérieurs.

L'épiderme est également formé de deux couches très peu distinctes chez le cheval, l'une profonde, l'autre superficielle ou cornée.

La première contient le *pigment* ou matière colorante de la peau, l'autre n'en offre plus que quelques traces.

Ils comprennent les *poils* et les *productions cornées*. **Appendices tégumentaires.**

POILS. Filaments qui forment par leur ensemble le revêtement extérieur de la peau des animaux.

Chez le cheval on distingue les *crins* et les *poils proprement dits*. Ceux-ci sont courts et fins surtout dans les régions ou la peau est mince ; répandus sur toute la surface du corps ils constituent la *robe* ceux-là longs et flottants, plus gros que les premiers, occupent le sommet de la tête où ils constituent le *toupet*, le bord supérieur de l'encolure où ils forment la *crinière* et enveloppent tout l'appendice caudal. Quelques-uns forment, au bord libre des paupières les *cils* et les *tentacules* aux lèvres.

Implantés dans l'épaisseur du derme, quelquefois même dans les tissus sous-jacents, les poils comprennent :

1° Une partie libre, la *tige*.

2° Une partie cachée dans le follicule la *racine*, celle-ci renflée à sa base (*bulbe du poil*) embrasse la *papille* ou *germe du poil*.

Trois couches superposées forment le poil savoir :

L'*épiderme*, mince lamelle constituée par des cellules cornées aplaties et disposées comme les tuiles d'un toit.

La *substance corticale* formant la plus grande partie de l'épaisseur du poil et munie de granulations pigmentaires qui manquent dans les poils blancs.

La *substance médullaire* remplissant une étroite cavité, irrégulière, qui occupe le centre du poil.

Le *follicule pileux* est une étroite cavité, rétrécie à son orifice, dilatée légèrement à sa partie inférieure. C'est un simple refoulement de la peau.

Les parois des follicules des *tentacules* sont pourvues de ramifications nerveuses qui leur donnent une sensibilité excessive et en font des organes importants du toucher.

Productions cornées.

Elles comprennent pour le cheval les *châtaignes, les sabots, l'ergot.*

La châtaigne est une petite plaque cornée qu'on rencontre à la face interne de l'avant-bras, vers le tiers inférieur, et à l'extrémité supérieure de la face interne du canon postérieur.

Le sabot sera décrit avec le pied.

L'ergot est un petit appendice corné placé à la partie postérieure et inférieure du boulet.

Utilité du toucher.

Les organes que nous venons de décrire ont pour but de remplacer, pour le cheval, les doigts de l'homme et lui servent à juger les objets.

DU GOUT

Le sens du goût préside à l'appréciation des saveurs ou propriétés sapides des corps.

« Deux nerfs, la corde du tympan et le rameau lingual « de la neuvième paire, paraissent aujourdhui être les « seuls filets sensitifs préposés à l'exercice de ce sens « (Chauveau).

Ces deux nerfs se ramifient dans la muqueuse linguale qui présente, par suite, l'organe du goût.

LANGUE. C'est un organe charnu, mobile dans l'intérieur de la cavité buccale, enveloppé par la muqueuse qui tapisse cette cavité. Elle a la forme d'une pyramide triangulaire et présente par suite trois faces, trois bords et deux extrémités.

La face supérieure est hérissée d'une foule de prolongements papillaires de forme et de volume très variables.

L'extrémité postérieure ou *base* est délimitée, dans l'intérieur de la bouche, par un sillon qui contourne la base de l'épiglotte.

Deux replis formés par la membrane buccale réunissent de chaque côté la base de la langue avec le voile du palais, ce sont les *piliers postérieurs*. *L'extrémité antérieure* de la langue est tout à fait indépendante à partir du milieu de l'espace interdentaire et flotte librement, aussi la nomme-t-on *partie libre* par opposition au reste de l'organe qui reçoit le nom de *portion fixe*.

La langue se compose d'une *membrane muqueuse* qui l'enveloppe, d'un *tissu musculeux* qui forme sa masse, de *glandes labiales*, de *vaisseaux* et de *nerfs*.

Les nerfs de la gustation présentent un mode de terminaison particulier. D'après Lowen et Schwalbe, les tubes nerveux terminaux perdent leur enveloppe médullaire et réduits à leur axe, viennent se jeter dans de petites masses ellipsoïdes appelées *bulbes gustatifs*

DE L'ODORAT

Le sens de l'odorat est celui qui fait connaître les odeurs.

« Les agents actifs de ce sens sont les filets de la
« première paire encéphalique ramifiés dans la partie
« supérieure de la membrane *pituitaire*, qui représente
« ainsi avec le système de cavités qu'elle tapisse (*fosses*
« *nasales*) l'appareil de l'*olfaction*.

(CHAUVEAU)

Elles sont creusées dans l'épaisseur de la tête, au-dessus et en avant de la voûte, palatine séparées l'une de l'autre, dans le plan médian par une cloison cartilagineuse qui n'existe pas dans le squelette.

Les fosses nasales s'étendent jusqu'à l'ethmoïde, leur longueur est donc exactement mesurée par celle de la face.

La charpente osseuse des fosses nasales comprend : les *sus-nasaux*, les *sus-maxillaires*, le *frontal* et les *palatins* qui constituent le tube ; l'*ethmoïde* qui en occupe le fond ; les *cornets* appliqués sur ses parois latérales et enfin le *vomer* qui sert d'appui à la cloison cartilagineuse qui divise la cavité en deux compartiments.

Pituitaire — La pituitaire ou membrane olfactive, recouvre tout l'appareil que nous venons de décrire. En avant elle se continue avec le tégument cutané qui tapisse la face interne des ailes du nez ; en arrière, elle se confond avec la membrane interne de la cavité pharyngienne.

La Pituitaire est analogue, comme organisation, aux autres muqueuses mais sa partie vraiment olfactive est limitée à la partie supérieure de l'ethmoïde et aux volutes de cet os. L'autre portion, connue également sous le nom de *membrane de Schneider* recouvre les deux tiers inférieurs des cavités nasales.

Le nez constitue la partie antérieure des fosses nasales très développées chez le cheval destiné aux allures rapides et qui ne peut respirer par la bouche.

Mécanisme de l'olfaction. — La sensation des odeurs, résultant du contact des particules odorantes avec la partie supérieure de la pituitaire, ne peut s'effectuer qu'autant que l'air entre et circule librement dans les cavités nasales. Mais pour s'exercer dans toute sa plénitude, surtout quand les odeurs sont faibles, cette sensation exige l'action préliminaire de flairer. Le nez se porte dans différentes directions, aspire l'air bruyamment et l'amène ainsi jusque dans les replis des sinus où les inspirations ordinaires n'en font pénétrer qu'une petite quantité.

Il faut en outre, que la membrane soit humide ou recouverte d'un mucus susceptible de dissoudre les particules odorantes : si elle est sèche comme au début du coryza, l'impression des odeurs s'affaiblit ou même s'abolit totalement. Enfin il est nécessaire que les nerfs olfactifs soient intacts et que le cerveau agisse, sinon les impressions ne sont ni transmises ni perçues.

Le mécanisme de l'olfaction est très simple. Les particules portées par l'air viennent se mettre en rapport avec les papilles de la pituitaire, elles se dissolvent dans la liqueur qui les humecte et peuvent ainsi agir par contact avec les divisions nerveuses.

L'exercice de l'odorat est subordonné à certaines conditions extérieures qui rendent la sensation plus faible ou plus énergique. La température influe beaucoup à cet égard. Par les temps froids les effluves odorantes sont moins nombreuses que dans les saisons chaudes. La rosée les dissout et les fixe, puis les laisse dégager en s'évaporant ; la pluie les entraîne.

L'olfaction est beaucoup plus délicate chez les animaux que chez l'homme.

« Leur odorat est si parfait qu'ils sentent de beaucoup « plus loin qu'ils ne voient (Buffon).

L'odorat est un auxiliaire précieux du goût. L'animal flaire les aliments qu'on lui présente ou qu'il rencontre et ne prend que ceux qui lui sont bons. Il est tellement sûr de son odorat qu'il ne contrôle généralement pas les premières impressions par la gustation.

Huitième Question

De l'ouie — Appareil auditif — Phénomène de l'audition —
Son utilité — Maladies.

Définition. L'ouie est destiné à recevoir les impressions produites
par les vibrations des corps et transmises à l'air ambiant.
Ce sens permet donc à l'animal de percevoir les bruits qui
se produisent à sa portée.

Appareil. Il se compose des nerfs auditifs (8e paire encéphalique)
dont les fibrilles terminales se ramifient dans les parois
membraneuses d'un système de cavités formant l'*oreille
interne* creusée dans l'épaisseur du rocher, et mises en
relation avec l'air extérieur par deux autres diverticules
désignés sous le nom d'*oreille moyenne* et d'*oreille
externe*.

Oreille interne. Les cavités qui la constituent sont entièrement creusées
dans la portion pétrée du temporal dont la substance en
limite les parois ou *labyrinthe oss ux*. Les parties molles
qui y sont contenues prennent le nom de *labyrinthe
membraneux*. On y trouve aussi des liquides. Le labyrinthe
osseux comprend le *vestibule*, les *canaux demi-circulaires* et le *limaçon*.

Le vestibule est constitué par une petite cavité ovalaire
située au centre du rocher dans laquelle toutes les autres
parties de labyrinthe viennent déboucher.

Sur sa paroi externe se trouve la fenétre ovale bouchée
par l'étrier.

La paroi interne est percée de trous qui laissent passage
aux filets du nerf acoustique. En bas et en avant, on
observe un large orifice, origine de la rampe inférieure
du limaçon. En haut cinq petits trous, embouchures des
canaux demi-circulaires.

Ces derniers, au nombre de trois, ont la forme indiquée
par leur nom.

Ils sont désignés *supérieur*, *postérieur*, *externe*.

Le limaçon également nommé de la sorte parce qu'il
rappelle par sa forme la coquille de ce mollusque, est un

cavité spiroïde, conique enroulée autour d'un axe central dont l'extrémité vient répondre au centre de la paroi interne du tympan.

Une lame centrale dite *lame spirale* partage le limaçon en deux sections distinctes, l'une supérieure, l'autre inférieure. Cette dernière ouvre dans le vestibule ; l'autre a son origine formée par la fenêtre ronde qui la ferait communiquer avec l'oreille moyenne sans la présence d'une membrane qui l'obture.

Le labyrinthe membraneux comprend trois parties correspondant aux cavités du labyrinthe osseux. Ces membranes forment des poches non adhérentes aux parois osseuses par suite de la présence des liquides renfermés dans les deux systèmes de cavités.

« Le liquide du labyrinthe membraneux, *endolymphe*
« de Breschet, est contenu dans les ampoules et les
« tubes du vestibule et des canaux demi-circulaires
« membraneux. Il présente la limpidité et la fluidité de
« l'eau.

« Le liquide du labyrinthe osseux, *perilymphe* de
« Breschet, remplit les deux rampes du limaçon et baigne
« la surface externe du vestibule et des canaux demi-
« circulaires membraneux.   (CHAUVEAU).

Le nerf auditif se divise en deux branches l'une, la plus grosse qui atteint la base du limaçon, l'autre qui s'épanche dans le vestibule.

Appelée aussi *caisse du tympan* présente à sa paroi Oreille moyenne. externe la *membrane du tympan* et à sa paroi interne deux fenêtres dites *ovale* et *ronde* situées l'une au devant de l'autre et séparées par une petite éminence le *promontoire*. A l'intérieur la caisse contient la *chaîne des osselets* (*marteau, enclume, lenticulaire, étrier*) qui met en rapport la membrane du tympan avec la fenêtre ovale.

Cette cavité, tapissée par une membrane muqueuse très fine communique enfin avec le pharynx à l'aide de la *trompe d'Eustache*, tube cartilagineux qui amène l'air extérieur dans l'oreille moyenne.

« La muqueuse qui tapisse la trompe d'Eustache se
« prolonge dans la cavité tympanique qu'elle tapisse. En
« bas, elle se dilate, et forme la *poche gutturale*.

« Les fonctions de ces poches sont loin d'être connues.
« On ne saurait affirmer qu'elles servent au perfection-
« nement de la phonation ; leurs usages paraissent plutôt
« relatifs à l'audition.

« Quant à la trompe d'Eustache, elle sert à renouveler
« dans la caisse tympanique l'air indispensable à l'accom-
« plissement exact des phénomènes auditifs »

A. LAVOCAT.

Oreille externe. L'oreille externe est constituée par le *conduit auditif
externe* et par la *conque* ou *pavillon*.

Chez le cheval le conduit auditif externe est cylindro-
conique. Son fond est formé par la membrane du tympan.
Il est revêtu d'une membrane tégumentaire mince qui
présente des caractères intermédiaires entre la peau et les
muqueuses. Cette membrane contient un grand nombre
de glandes qui secrètent le *cérumen*.

La conque se compose d'une *charpente cartilagineuse*,
de *muscles* pour la mouvoir, d'un *coussinet graisseux*
pour faciliter les mouvements et enfin de *téguments* qui
recouvrent le tout.

Mécanisme de l'audition. L'oreille externe reçoit les ondes sonores, les rassemble
et les transmet au conduit auditif qui les condense sur la
membrane du tympan, soit directement, soit après diverses
réflexions ou inflexions sur les courbes de la conque.
Toujours oblique chez le cheval (45° environ), la membrane du tympan vibre plus ou moins suivant sa tension
et l'intensité des sons recueillis. Les vibrations produites
par cette membrane, se transmettent, d'une part à la
chaine des osselets, et de l'autre à l'air qui remplit la
cavité tympanique.

La chaine des osselets, fixée par une de ses extrémités
à la membrane du tympan, et par l'autre à la fenêtre
ovale, constitue la voie essentielle de propagation des
ondes sonores aux liquides du labyrinthe. L'air du tympan
n'est qu'une voie accessoire destinée à les propager à la
fenêtre ronde. Cette chaine agit comme un os unique,

aussi le nombre et la forme des osselets restent d'une utilité problématique. Cette utilité doit cependant exister car la nature ne fait rien sans raison.

La semelle de l'étrier transmet à son tour les vibrations aux liquides du labyrinthe. Celles-ci une fois produites dans le vestibule, le limaçon et les canaux demi-circulaires, impressionnent les ramifications du nerf auditif.

Les expériences d'Esser et de Flourens prouvent que la membrane du tympan n'est pas indispensable à l'audition. La sensibilité de l'organe augmente même dans des conditions telles que l'impression est douloureuse.

L'ouïe généralement très développée chez le cheval complète la vue qui souvent n'est pas assez perçante pour distinguer les objets à grande distance. Il arrive journellement qu'un cheval marque de l'hésitation, scande son allure, sans que son cavalier entende quoi que ce soit d'anormal. La mobilité des oreilles de l'animal indiquent cependant qu'il a entendu quelque chose. Bientôt en effet l'homme perçoit à son tour un bruit quelconque et peut constater que sa monture a ce sens plus développé que lui.

Utilité du sens de l'ouïe.

Toutes les maladies de l'oreille se manifestent par une abolition plus ou moins complète du sens de l'ouïe. La surdité n'est pas une maladie, à proprement parler ; elle n'est que le symptôme commun d'un certain nombre de lésions de l'oreille.

Maladies.

La surdité peut être l'effet d'une otite aigüe ou chronique, d'une paralysie de la terminaison ou du tronc même du nerf auditif, ou enfin d'un obstacle mécanique qui s'oppose au libre accès des sons.

Otite. Inflammation de la muqueuse de l'oreille. Elle est aigüe ou chronique. Externe quand elle ne dépasse pas le tympan. Interne quand elle affecte la caisse et la trompe d'Eustache. Cette dernière est très grave en raison des difficultés d'expulsion du pus formé. On doit en diriger la marche vers la trompe d'Eustache ou par la rupture du tympan. Il peut aussi se faire jour par suite d'une carie du temporal, ou au dedans du crâne par la carie du rocher.

Polypes. Complication fréquente d'une otite. Ils peuvent se présenter dans le conduit auditif, à la suite de petits abcès glandulaires qui accompagnent presque toujours l'otite externe ; on les voit apparaître également sur la membrane muqueuse de la caisse et même sur le rocher à la suite d'otites aigües ou chroniques qui ont détruit ou déchiré la membrane du tympan.

Neuvième Question

De la vue — Appareil — Mécanisme de la vision — Son
utilité — Myopie — Presbytie — Cécité — Maladies.

Définition.   Le sens de la vue est préposé à la perception des images extérieures rendues visibles par les rayons lumineux, leur couleur, leur forme, leur étendue, leur état de repos ou de mouvement.

Appareil.   L'appareil de ce sens est l'œil d'une façon générale. Nous retrouvons dans cet appareil comme dans tous les autres sens, une cavité destinée à recevoir les rayons lumineux ; une expansion nerveuse qui les perçoit ; un nerf qui porte au cerveau les impressions reçues.

Cet organe comprend des parties essentielles contenues dans le *globe oculaire* et des parties accessoires qui comprennent les *paupières et le corps clignotant*, l'*appareil lacrymal*, les *muscles* et la *cavité orbitaire* avec le *coussinet* et *la gaine* oculaire.

Globe de l'œil.   Le globle oculaire se compose de *membranes* et de *milieux*. Son ensemble forme une masse sphéroïdale logée dans la cavité orbitaire.

Membranes.   Ce sont des enveloppes superposées de natures diverses que l'on nomme en allant de la périphérie au centre.

1° *Sclérotique* ou cornée opaque.
2° *Cornée lucide.*
3° *Iris.*
4° *Choroïde.*
5° *Rétine.*

Sclérotique. C'est l'enveloppe la plus superficielle de l'œil. Elle est ferme, opaque, plus épaisse à la partie postérieure. Antérieurement elle présente une ouverture terminée en biseau afin de faciliter son union avec la cornée lucide. Postérieurement elle est aussi percée d'un trou livrant passage au nerf optique. Par sa face externe, cette membrane est liée aux muscles de l'œil. Par sa face interne elle est en contact avec la choroïde.

Cornée lucide. Elle prolonge antérieurement la sclérotique, dans laquelle elle s'enchasse par un biseau. Comme son nom l'indique elle est transparente afin de livrer passage aux rayons lumineux. Sa surface est légèrement en saillie sur le globe oculaire.

Iris. C'est pour ainsi dire un écran circulaire, placé en arrière de la cornée lucide. Cet écran s'attache par sa périphérie à la choroïde par l'intermédiaire du *ligament ciliaire.* A son centre, il est percé d'un trou appelé *pupille.* Deux sortes de fibres constituent l'iris ; les uns sont circulaires, les autres rayonnantes. L'ensemble de ce système permet la dilatation ou le resserrement de ce trou central et par suite règle l'admission plus ou moins grande de rayons lumineux. La face antérieure de l'iris présente des colorations variables. Lorsqu'elle est blanche, on dit que l'œil est *vairon.* La face postérieure est recouverte d'un enduit noirâtre et les bords du trou central sont tachés de points noirs qu'on nomme *grains de suie.*

Choroïde. La choroïde est une membrane située en dessous de la sclérotique. Elle est recouverte à l'intérieur dans presque toutes ses parties d'un enduit noir qui contribue, avec la face postérieure de l'iris, à former une chambre noire destinée à absorber les rayons lumineux dès qu'ils ont impressionné la *rétine.*

Cercle ciliaire. C'est un cordon circulaire qui unit l'iris à la choroïde et la cornée lucide à la sclérotique.

Procès-ciliaires. Prolongement de la choroïde. Ils viennent aboutir au cristallin.

Rétine. N'est autre que l'expansion du nerf optique. Elle est d'un blanc pâle et tapisse la partie postérieure de l'œil. C'est par elle que sont perçues les impressions que le nerf optique transmet ensuite au cerveau.

Les milieux sont : le *cristallin,* l'*humeur aqueuse,* et le *corps vitré.*

Milieux.

Le cristallin divise l'œil en deux chambres, l'une antérieure, l'autre postérieure.

La première se subdivise elle-même en deux grâce à la position de l'iris.

Le cristallin est un corps transparent, mou, ayant la forme d'une lentille bi-convexe, entouré d'une membrane dite cristalline. Il réfracte les rayons lumineux qui lui arrivent et les concentre sur la rétine. Le cristallin est

plus bombé à sa partie postérieure qu'à sa partie antérieure dans un œil sain.

On nomme réfraction, la déviation que subissent les
rayons lumineux lorsqu'il passent obliquement d'un milieu
dans un autre.

L'humeur aqueuse est un liquide transparent contenu
dans la chambre antérieure de l'œil entre la cornée lucide
et le cristallin. Elle concourt avec la cornée lucide à diriger en les réfractant les rayons lumineux sur la pupille
et par là sur le cristallin

Le corps vitré occupe la chambre postérieure de l'œil.
Il se compose de l'humeur vitrée, entourée d'une membrane dite *hyaloïde* qui la contient.

Le nerf optique naît du cerveau par deux branches
qui se réunissent et s'entrecroisent. Elles s'écartent ensuite
et viennent aboutir à chacune des cavités orbitaires où
elles s'insèrent dans le globe oculaire.

Paupières. Ce sont deux voiles membraneux mobiles
présentant à leur jonction deux angles dits l'un externe
ou *temporal*, l'autre interne ou *nasal*. La paupière supérieure présente plus d'étendue et de mobilité que la
paupière inférieure. L'extrémité de chacune est garnie de
poils nommés cils destinés à empêcher l'introduction de
corps étrangers. Extérieurement les paupières sont recouvertes par la peau. Intérieurement elles sont tapissées
d'une muqueuse nommée *conjonctive*.

Les paupières contiennent dans leur épaisseur : 1º des
muscles moteurs ; 2º près de leurs bords libres des *fibro-
cartilages* qui facilitent leur glissement sur le globe oculaire
en les maintenant tendues ; 3º Les glandes de Méïbonius
placées à la face interne des fibro-cartilages dont nous
venons de parler et qui secrètent la chassie ; 4º Un tissu
cellulaire très dense et dépourvu de graisse.

Le corps clignotant ou 3ᵉ paupière est situé à l'angle
interne de l'œil. C'est un cartilage tapissé par la muqueuse
conjonctive. Il est très mobile et peut se porter sur tous
les points de la cornée pour la débarrasser des corps
étrangers.

Parties
accessoires.

Appareil lacrymal. Il s'étend de l'arcade **orbitaire** aux fosses nasales et comprend : Les *glandes lacrymales* et leurs canaux excréteurs ; la *caroncule lacrymale* ; les *points lacrymaux* ; les *conduits lacrymaux* ; le *réservoir lacrymal* : le *canal lacrymal*.

Les glandes situées sous l'arcade orbitaire secrètent les larmes qui viennent par les canaux excréteurs, se répandent sur le globe de l'œil. Là elles sont dirigées par les paupières vers l'angle interne près d'une saillie appelée caroncule destinée à arrêter les larmes qui ne s'écoulent à l'extérieur que lorsqu'elles sont trop abondantes pour être arrêtées.

Puis les larmes entrent par les points lacrymaux dans les conduits qui les amènent au réservoir lacrymal d'où elles s'échappent par le canal lacrymal et viennent se perdre dans les fosses nasales.

Muscles. Au nombre de sept, les muscles de l'œil se nomment droits *supérieur*, inférieur, *interne*, *externe*, et trois *obliques*. Il ont leur origine au fond de l'orbite et viennent s'insérer sur le globe oculaire suivant les mouvements qu'ils doivent produire.

Le coussinet oculaire comme son nom l'indique est une couche graisseuse sur laquelle repose l'organe délicat de la vision et qui facilite les mouvements du globe.

La gaîne oculaire est un cornet fibreux qui part du fond de l'orbite et vient se fixer sur les bords de l'arcade orbitaire. Il est destiné à assurer la fixité de l'appareil de la vision qu'il renferme en entier.

On admet que la lumière se transmet un peu à la manière du son, c'est à dire par des ondulations. La vitesse de propagation est de **79592** lieues à la seconde. Les rayons visuels sont réfractés par la cornée lucide plus dense que l'air, traversent l'humeur aqueuse moins dense que la cornée lucide, mais cependant plus dense que l'air. Ceux de ces rayons qui s'arrêtent sur l'iris sont réfléchis par lui et nous donnent la couleur de l'œil. On appelle réflexion de la lumière le changement de direction qu'éprouve un rayon lumineux lorsqu'il tombe sur une surface qui ne l'absorbe pas.

Mécanisme de la vision.

Les rayons qui passent par la pupille viennent se réfracter encore en traversant le cristallin qui est plus dense que l'humeur aqueuse et ils subissent une déviation, la dernière, en passant à travers l'humeur vitrée qui est moins dense que le cristallin.

Les images viennent se produire renversées et diminuées au fond de l'œil sur la rétine qui les perçoit et les transmet au cerveau en les redressant.

La distance des objets variant, l'image varie également ; mais l'œil jouit de la propriété de se modifier pour s'accomoder à des distances différentes.

Cet ajustement se fait avec la plus grande facilité et sans que l'animal en ait conscience. Cette faculté n'est cependant pas sans limite pour une vue ordinaire. La distance de l'objet à l'œil ne doit pas être inférieure à 250 millimètres. Elle varie beaucoup plus comme distance maxima. Les myopes voient au-dessous de 250 millimètres mais pas au-delà de 6 à 8 mètres. Les presbytes n'ont pas de limite supérieure mais ils ont une limite inférieure toujours plus grande que le minima indiqué plus haut. La position la plus favorable pour bien voir un objet se nomme *distance de la vision distincte*.

L'œil est de plus *chromatique*, c'est à dire ne décompose pas les rayons lumineux comme le font les instruments d'optique à travers lesquels les objets nous paraissent bordés des couleurs du spectre solaire. En outre il est exempt de l'aberration de sphéricité grâce aux contractions de l'iris. Enfin il perçoit les objets, comme nous l'avons dit plus haut, aux différentes distances, grâce à la mobilité et à la modification de la forme du cristallin.

Utilité de la vision. Cette faculté permet à l'animal de se diriger. Son utilité est donc absolue. Un cheval borgne devient d'une conduite assez difficile ; quant au cheval aveugle il ne peut être utilisé qu'à des travaux secondaires. Le service de la selle lui devient impossible.

Défectuosités de l'œil. Elles sont au nombre de deux : la *myopie*, la *presbytie*.

Myopie. L'animal est myope lorsque les images ayant une tendance à se produire en avant de la choroïde, ne sont perçues que vaguement par la rétine. Il en résulte que ce sont les objets les plus rapprochés qui sont le mieux perçus par ces yeux, parce que l'image d'un objet rapproché se forme plus loin de la lentille et par conséquent se rapproche de la choroïde.

La myopie rare chez le cheval adulte, est fréquente chez le poulain. Elle est due, d'une façon générale, à un pouvoir réfringeant trop considérable des parties antérieures de l'œil et plus spécialement soit à une grande proéminence de la cornée lucide, soit à un excès de densité ou de convexité du cristallin.

On reconnaît la myopie à la forme bombée de la cornée lucide, et à la dilatation très grande de la pupille.

Presbytie. La presbytie est produite par le phénomène opposé à la myopie.

Les images ont une tendance à se produire au-delà de la choroïde ce qui entraine de la part de la rétine une perception vague et diffuse des objets. Seuls ceux qui sont éloignés ont une tendance à produire une image plus rapprochée et sont perçus directement. Le presbytisme est dû à un pouvoir réfringeant trop faible des diverses parties de l'œil. On le reconnaît à la faible convexité de la cornée lucide et au resserrement de la pupille.

MALADIES DE L'ŒIL

Les maladies de l'œil peuvent affecter les parties accessoires ou les parties essentielles.

Comme maladies des parties accessoires on peut citer :

Les blessures. Contusions, piqûres, déchirures, plaies. Le traitement consiste en lotions d'eau fraîche, d'eau blanche, d'eau de mauve, de tête de pavot, de graine de lin, de fleurs de sureau.

Le renversement des cils est cause d'une légère inflammation qui entraîne une sécrétion abondante de larmes et de chassie. On y remédie par l'extraction des cils, cause de l'irritation ; on combat cette dernière par des lotions à l'eau blanche.

La lippitude. Sécrétion exagérée des glandes de Meibonius. L'œil devient sale. On la traite également par des lotions émollientes.

Le renversement des paupières. Peut se produire en dedans ou en dehors. Très rare.

L'onglet. C'est une inflammation du corps clignotant. Il n'est grave qu'autant que le cartilage qui sert de base au corps clignotant est atteint de carie. On le reconnaît au larmoiement et à l'inflammation des paupières.

La conjonctivite. Inflammation de la membrane conjonctive. Cette maladie se manifeste par la rougeur de cette partie, par l'écoulement abondant de larmes et souvent aussi d'un liquide purulent. Les causes en sont diverses, (coups, introduction de corps étrangers, reverbération du soleil sur des murs blancs, poussière, lavages à l'eau sale, etc., etc.)

On la traite par des lotions. Il faut se garder de la confondre avec l'inflammation qui accompagne la fluxion périodique.

Les maladies qui affectent les parties essentielles sont :

Le nuage. C'est une tache blanche sur la cornée lucide, provenant de coups. Elle rend la vue un peu trouble et se guérit par des lotions d'eau blanche.

La taie ou albugo. C'est une tache un peu plus grave que la précédente, plus persistante également. Lorsque la tache est de dimensions restreintes on la désigne sous le nom de *petite taie.*

Le leucoma. Son aspect est analogue à celui de la taie. Mais la tache est luisante. Elle est très grave et souvent incurable.

La cataracte. On désigne ainsi l'opacité du cristallin, conséquence assez fréquente de la fluxion périodique. Lorsque la cataracte est bien confirmée, le cristallin offre une couleur blanc jaunâtre ; l'œil diminue de volume. L'opération de la cataracte consiste à vider le cristallin pour permettre aux rayons lumineux de pénétrer jusqu'au nerf optique.

L'amaurose. C'est la paralysie de la rétine ou du nerf optique. L'œil bien que privé de la faculté de voir a l'apparence d'un organe sain. On la reconnaît cependant à l'immobilité de la pupille. Suivant que tout ou partie de la rétine est paralysée, l'amaurose est complète ou incomplète. Du reste dès qu'elle a commencé à se manifester, cette maladie gagne chaque jour du terrain et finit par envahir tout l'organe. Elle est incurable.

L'Ophtalmie. On désigne sous ce nom toute affection inflammatoire du globe de l'œil, avec rougeur de la conjonctive. Les ophtalmologistes ayant assigné des noms particuliers aux inflammations de chacun des tissus qui forment l'organe de la vision, celui d'ophtalmie a été conservé pour indiquer les inflammations complexes c'est-à-dire attaquant plusieurs tissus à la fois.

Les ophtalmies externes comprennent la *blépharite* (inflammation des paupières et la *kératite*. Cette dernière est une affection dans laquelle la cornée offre diverses altérations et troubles de nutrition, à la suite de l'inflammation des membranes vasculaires de l'œil (conjonctive, choroïde et même l'iris).

Les ophtalmies internes sont les maladies des organes profonds de l'œil.

Fluxion périodique. C'est une inflammation spéciale aux solipèdes, attaquant un œil ou les deux et se manifestant par accès. Elle entraîne la perte de la vue. Les causes sont : L'hérédité, un climat humide et froid, quelquefois l'excès de travail ou l'éruption des dents. Les symptômes de cette maladie se montrent pendant les accès et hors des accès.

1º Dans les accès. Chaque accès présente trois périodes La première offre les caractères d'une ophtalmie simple. Les larmes sont abondantes, la cornée présente du centre à la circonférence de petites raies rouges et l'animal éprouve un malaise général. La durée de cette période est de trois à dix jours. Un dépôt couleur feuille morte à la partie inférieure de l'œil la caractérise.

Dans la deuxième, les humeurs de l'œil se troublent et s'épaississent, se condensent en flocons blancs, verdâtres, à la partie inférieure de la chambre antérieure de l'œil.

À la troisième période, l'inflammation amène la dissolution de ces flocons ; l'œil reprend sa transparence et la vision revient.

Ces trois périodes ne sont pas toujours bien marquées au début surtout où les phases sont moins distinctes.

2º Après les accès. Si la maladie est récente, elle n'est pas reconnaissable, voilà pourquoi elle est vice rédhibitoire. Si elle est ancienne, l'œil atteint est plus petit que l'autre, la paupière au lieu de décrire un arc de cercle régulier est brisée à l'angle nasal ; le chanfrein est dépilé.

Les humeurs ont perdu leur transparence et le cristallin est plus ou moins opaque.

L'espace compris entre les accès est variable ; il diminue à mesure que la maladie progresse. Généralement la maladie n'attaque qu'un œil à la fois ; mais le plus souvent après avoir perdu un œil, elle attaque l'autre. Elle résiste à tous les traitements et est considérée comme vice rédhibitoire.

La fluxion périodique étant essentiellement héréditaire, les étalons qui en sont atteints ne peuvent être livrés à la reproduction (Loi du 14 août 1885).

Cécité. Etat du cheval aveugle. Il marche en hésitant, il flotte comme on dit communément mais il marche. On peut en citer un (Ontario) qui a couru.

Dixième Question

De la digestion — Définition — Appareil digestif — Organes essentiels — Leur description — Organes accessoires de l'appareil digestif — Mécanisme de la digestion — Digestion des boissons.

Définition.

C'est la fonction par laquelle les boissons et aliments introduits dans le tube digestif sont transformés et rendus aptes à être absorbés.

Appareil digestif.

Cet appareil se compose d'un long tube, aux dimensions variables, replié et pourvu de distance en distance d'appendices glanduleux. Il comprend : La *bouche*, l'*arrière-bouche* ou *pharynx*, l'*œsophage*, l'*estomac*, l'*intestin* terminé par l'*anus*.

Toutes ces parties dont nous venons de faire l'énumération sont les parties essentielles de l'appareil mais les trois premières jouent plus spécialement un rôle préparatoire. C'est dans les autres que s'opère plus particulièrement la digestion proprement dite.

Chacune de ces deux grandes divisions de l'appareil digestif possède des organes annexes qui facilitent la digestion. Ce sont : pour la première section les *glandes salivaires* ; pour la deuxième le *foie*, le *pancréas* et la *rate*.

Organes préparatoires.

La *bouche* est la première cavité du canal alimentaire, siège du goût, de la salivation et de la mastication, elle est tapissée d'une muqueuse dite buccale et comprend : *les lèvres, les joues, la langue, les gencives, le palais, le voile du palais et les dents.*

Les lèvres servent à la préhension des aliments.

Les joues contribuent à les ramener sous les dents ;

Les lèvres comme les joues sont constituées par une membrane externe, la peau ; une couche moyenne musculaire et enfin une couche interne qui est la membrane buccale.

Les dents. Les incisives partagent les aliments ; les molaires les broient comme de véritables meules. Elles ne peuvent agir en même temps des deux côtés, cela tient à ce que les deux arcades molaires de la mâchoire supérieure sont plus écartées que celles de l'inférieure. Aussi quand les tables droites passent l'une sur l'autre, les tables gauches ne s'affrontent plus. D'ailleurs, lorsque les molaires fonctionnent, les incisives ne doivent pas se toucher, et réciproquement, pour éviter une usure inutile.

Le palais forme la paroi supérieure de la bouche ; il présente des sillons transversaux qui ont aussi leur rôle dans la mastication.

La langue située entre les deux branches du maxillaire comprend une partie libre et une adhérente. A la jonction de ces deux parties, se trouve le frein de la langue aux côtés duquel sont placés deux mamelons dits *barbillons*.

Le pharynx est un vestibule membraneux communiquant aux voies digestives et aériennes et tapissé d'une membrane muqueuse. Il communique par deux ouvertures supérieures avec les fosses nasales ; par deux autres avec les trompes d'Eustache (voir l'oreille) ; par une ouverture antérieure fermée par le *voile du palais*, avec la bouche ; par une ouverture postérieure avec la trachée (voie aérienne) ; plus en arrière encore par une autre ouverture avec l'œsophage (voie digestive).

L'œsophage fait suite à l'arrière-bouche. C'est un conduit musculo-membraneux, contractile, qui conduit les aliments à l'estomac. Il est placé en arrière et à gauche de la trachée et se compose de deux membranes, l'une musculaire externe qui est contractile ; l'autre muqueuse et interne qui n'est que le prolongement de celle de l'arrière-bouche. A son entrée dans la poitrine, l'œsophage occupe la partie centrale de cette cavité ; il décrit une courbure assez prononcée avant de s'ouvrir dans l'estomac.

Les organes qu'il nous reste à étudier sont renfermés dans la cavité abdominale, la plus grande des cavités splanchniques. Les parois de cette cavité sont formées ; inférieurement par des muscles, la tunique abdominale et la peau : supérieurement par les vertèbres ; antérieurement par le diaphragme. Sa partie postérieure s'appelle le *bassin* ou cavité *pelvienne*.

Les parois de cette cavité sont tapissées par une membrane séreuse dite *péritoine*, destinée à faciliter le développement et le déplacement des viscères et en même temps à assurer leur position relative. Le péritoine se prolonge postérieurement jusque dans les bourses où il prend le nom de *tunique vaginale*.

La partie du péritoine qui se continue sur l'intestin se nomme *mésentère*. L'*epiploon* est un repli de cette membrane qui flotte dans l'abdomen sous forme de lames.

L'estomac est un réservoir musculo-membraneux, contractile, compris entre l'œsophage et l'intestin. Sa capacité est de 14 à 15 litres. Il est incurvé sur lui-même, un peu étranglé dans sa partie moyenne et occupe la partie supérieure gauche de la cavité abdominale. Il s'appuie antérieurement sur le foie et le diaphragme, postérieurement sur le gros intestin. L'estomac se divise en deux sacs : le gauche qui n'est qu'un évasement de l'œsophage ; sa muqueuse est fine et souple.

La partie droite, au contraire, constitue le véritable estomac et est tapissée d'une muqueuse épaisse, ridée, spongieuse dans laquelle sont logées les glandes qui secrètent le suc gastrique.

L'estomac présente deux ouvertures. La première dite *œsophagienne* est très petite et garnie d'un sphincter disposé de telle sorte que les aliments entrent facilement dans l'estomac mais ne peuvent plus en sortir. L'autre ouverture dite *pylorique* met l'estomac en communication avec l'intestin.

L'estomac est formé de trois membranes : à l'extérieur le péritoine : au centre, une membrane fibreuse ; à l'intérieur une muqueuse.

L'intestin est un long tube replié, étroit, d'un petit diamètre dans l'intestin grêle, d'un diamètre considérable et variable dans le gros intestin.

L'intestin grêle, long de **22** mètres environ de longueur mesure 0,03 à 0,04 de diamètre. Il communique avec l'estomac par le *pylore* et comprend trois parties :

DUODÉNUM, JÉJUNUM, ILÉON

Au point de jonction des deux intestins, c'est à dire à la terminaison de l'Iléon, se trouve la valvule *Iléo-cœcale* qui empêche les aliments de revenir du gros intestin dans l'intestin grêle.

Ce dernier est, avec l'estomac, l'organe le plus spécial de la digestion.

C'est en effet, sous l'influence de la *bile* et du *suc pancréatique* que les aliments déjà transformés par l'estomac complètent leur décomposition chimique.

Le gros intestin long de **6** à **8** mètres comprend également trois parties :

1° *Le cœcum* grand sac allongé qui occupe le côté droit de l'abdomen.

2° *Le colon* qui se divise en *gros* et *petit colon*.

C'est dans le cœcum et le colon que s'achèvent l'absorption des boissons et des matières assimilables. Les aliments sortent du colon à l'état d'excréments.

3° *Le rectum* termine l'intestin et le fait communiquer avec l'extérieur par l'*anus* fermé à l'aide d'un sphincter.

Il faut citer en première ligne les *glandes salivaires*.

Comme leur nom l'indique, elles secrètent la salive. Elles sont constituées par un tissu composé de granulations, donnant naissance à de petits canaux qui se rétrécissent pour former le canal excréteur qui apporte la salive dans la bouche.

Ces glandes sont :

1° *Les parotides* situées au-dessous de l'oreille, entre l'atlas et le bord postérieur du maxillaire. Leur canal excréteur est le canal *parotidien* qui s'ouvre au niveau de la troisième dent molaire supérieure.

2° *Les maxillaires*, placées dans l'espace inter-maxillaire, viennent aboutir sur les côtés du frein de la langue auprès du barbillon.

3° *Les sous-linguales* se trouvent immédiatement au-dessous de la membrane buccale.

Les autres organes accessoires sont le *foie*, le *pancréas* et la *rate*.

Foie. C'est une glande située à droite de la cavité abdominale et appliquée contre le diaphragme. La matière qu'il secrète est la bile que le canal *cholédoque* conduit dans l'intestin grêle.

La bile provient d'une transformation, par le foie du sang qui vient de l'intestin et qui y est conduit par la *veine porte*.

Le foie produit aussi du sucre qui est emporté dans la circulation par les veines sus-hépatiques qui viennent se déverser dans le cœur.

Le pancréas situé à l'intérieur du foie et à proximité de l'estomac secrète le liquide pancréatique qui est apporté dans l'intestin grêle par le canal pancréatique. (Ce canal se confond avec le canal cholédoque en arrivant dans l'intestin grêle).

Ce liquide sert à la transformation des aliments.

La rate située entre le diaphragme et l'estomac a des fonctions qui ne sont pas très définies. On croit qu'elle modifie le sang qui arrive au foie après avoir subi son action.

Mécanisme de la digestion. Les changements que subissent les aliments dans la digestion s'opèrent par des phénomènes soit mécaniques, soit chimiques.

Les phénomènes mécaniques sont :

La préhension des aliments.

La mastication.

La déglutition.

L'accumulation dans l'estomac.

La digestion intestinale (passage des aliments dans l'intestin).

La défécation.

Les phénomènes chimiques sont :

L'insalivation.

La digestion stomacale (transformation des aliments par le suc gastrique).

La digestion intestinale (transformation des aliments par les sucs intestinaux.

Les corps simples dont se composent les aliments (oxygène, hydrogène, carbone et azote) les ont fait diviser en deux grandes catégories bien distinctes :

Aliments non azotés ou respiratoires (oxygène, hydrogène, carbone), qui concourent à la formation de la graisse et entretiennent la chaleur animale.

Aliments azotés ou plastiques (azote) qui fournissent les matériaux nécessaires à la constitution même des organes.

Les aliments saisis par le cheval à l'aide de ses lèvres et de ses incisives, sont broyés ensuite par les molaires (acte de la mastication) en même temps qu'ils sont soumis à l'action de la salive.

La salive a des actions physiques et chimiques. Par les premières, elle constitue le *bol* alimentaire c'est à dire la masse qui devra descendre dans l'œsophage et par les secondes, elle transforme certains aliments insolubles en aliments capables d'être dissous.

Les aliments ainsi agglomérés passent ensuite de la bouche dans le pharynx puis dans l'œsophage (acte de la déglutition). Ils arrivent ainsi à l'estomac.

Digestions stomacales. La présence des aliments dans l'estomac, donne lieu à des contractions de cet organe, contractions qui ont pour objet de mettre ces aliments en contact immédiat avec le suc gastrique et les repousser ensuite dans l'intestin. En même temps, la muqueuse qui tapisse le sac droit de l'estomac et qui contient les glandes gastriques excitée par la présence des aliments secréte le suc gastrique destiné à transformer les aliments azotés. Les aliments ayant ainsi subi l'action de l'estomac et du suc gastrique, sont transformés en une pâte nommée *chyme*, contenant des matières déjà digérées et d'autres non encore transformées.

Le chyme arrive dans l'intestin grêle où il chemine lentement, poussé par les contractions de ce tube et soumis à l'influence des sucs *pancréatique, biliaire* et *intestinal.*

Ces différents sucs complètent la transformation des aliments non azotés. Enfin les matières non encore digérées, arrivent dans le cœcum où elles restent longtemps soumises à un mouvement continuel puis passent dans le colon où elles s'agglomèrent en pelotes, y séjournent un certain temps et sont expulsées ensuite par le rectum et l'anus, à des intervalles variables, dans l'acte de la défécation.

Digestion des boissons. Les boissons suivent la même voie que les aliments ; mais si l'estomac est vide, elles ne font que le traverser et se rendent immédiatement au cœcum où se fait leur digestion.

Si, au contraire, l'estomac est plein d'aliments, les boissons se mélangent à eux et en facilitent la digestion

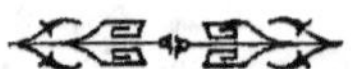

Onzième Question

Maladies de l'appareil digestif.

Les maladies affectant le tube digestif sont :

Le lampas. Inflammation de la muqueuse du palais qui devient rouge et chaude. Elle affecte les jeunes chevaux à l'époque de la dentition.

Les aphtes. Ulcérations superficielles, douloureuses, qui succèdent à la rupture de petites vésicules qui sont dévelpopées sur un point enflammé.

L'aphte se développe surtout sous l'influence des fonctions digestives.

Il est aussi le symptôme de certaines maladies comme la gourme.

Gastrite. Inflammation de la muqueuse de l'estomac. Elle se présente à l'état aigu ou chronique.

Gastralgie. Névralgie de l'estomac.

Indigestion. Trouble subit de la digestion. Les aliments ont une tendance à être expulsés du tube digestif, mais le vomissement ne pouvant se produire chez le cheval, il en résulte que l'indigestion est toujours très grave. Pour se convaincre que le cheval ne peut vomir, il suffit de lier fortement l'ouverture pylorique d'un estomac rempli d'eau. La membrane de cet organe se rompt avant que le sphincter qui ferme l'ouverture œsophagienne ait permis au liquide de sortir, quelle que soit la force de la pression exercée.

On la combat par des breuvages stimulants et des lavements. Si l'indigestion est compliquée, on a recours à des purgations ou à des saignées.

Coliques. Elles sont généralement la conséquence d'une indigestion.

L'ingestion d'eau froide ayant chaud amène souvent des coliques graves. Pour les éviter faire boire les chevaux avec la bride et marcher immédiatement, ou donner une poignée de foin à manger avant l'abreuvoir.

Les coliques sont caractérisées par des douleurs très violentes dans la région intestinale. L'animal qui en est atteint trépigne, s'agite, se roule, cherche à uriner en se campant fréquemment et regarde son ventre. On combat les coliques par des frictions, des lavements émollients et on contrarie cette tendance que le cheval a de se coucher en le promenant après avoir eu soin de le couvrir

Les injections hypodermiques d'*esérine* amènent presque toujours un résultat heureux. L'esérine est l'alcaloïde actif contenu dans la noix de Calabar. Ce produit avait été, depuis longtemps employé en cas de coliques, mais l'incertitude du dosage en rendait les effets incertains. L'isolement de l'agent actif qu'il contient a permis de régler ce dosage suivant les tempéraments et les individus et par suite d'opérer presque à coup sûr.

Péritonite. Inflammation du péritoine causée par une lésion quelconque soit intérieure, soit extérieure des viscères abdominaux. C'est une maladie très grave car l'inflammation se communique presque toujours aux organes qui enveloppent le péritoine.

Entérite. Inflammation de la muqueuse du canal intestinal. L'entérite est une des maladies les plus graves et les plus fréquentes. Les causes principales de l'entérite aigüe, indépendamment des causes externes, telles que les coups, les blessures, etc. sont l'action d'aliments de mauvaise qualité, l'avoine en trop grande quantité.

On la traite par des émollients : Graine de lin, purgations, barbotages, mashs.

Météorisme. Enflure générale de l'abdomen due à la distension du tube alimentaire par des gaz qui s'y trouvent accumulés. On le reconnaît sans peine à ce que la paroi abdominale résonne comme un tambour sous le choc du doigt. Chez le cheval cet accident est dû surtout aux fourrages verts absorbés en trop grande abondance ou quand ces fourrages ont eu un commencement de fermentation avant d'être donnés aux animaux.

Ponction de l'intestin ou entérotomie. Elle est indiquée dans le cas d'indigestion ou de l'obstruction du tube digestif quand le ballonnement résiste aux moyens ordinaires (bouchonnages, promenades, breuvages alcalins, etc) On doit la pratiquer dès que la météorisation prend un caractère inquiétant sous peine de voir apparaître des complications (asphyxie, rupture de l'estomac, déchirure de l'intestin).

Occlusion. Cette maladie est caractérisée par la présence d'un obstacle au cours régulier des matières fécales. Très grave chez le cheval. Les causes de l'occlusion intestinale dans la cavité abdominale sont très multipliées : les unes sont indépendantes de l'intestin et viennent agir du dehors pour comprimer les parois du canal ; les autres se sont développées, soit dans l'intérieur même du tube digestif, soit dans ses parois Des substances avalées peuvent jouer un rôle tout à fait analogue. Le renversement de l'intestin sans trace apparente de lésion peut également causer l'occlusion.

Entérotomie. On donne ce nom à l'opération qui consiste à faire la ponction de l'intestin des solipèdes dans le cas de pneumatose et dans l'indigestion compliquée par la présence de gaz. Ordinairement on fait la ponction dans le flanc droit ; l'instrument (bistouri ou trocart) atteint l'axe du cœcum ou la courbe pelvienne du colon.

Douzième Question

De l'absorption — Définition — Vaisseaux chylifères et lymphatiques — Parties du corps où se fait l'absorption — Mécanisme.

L'absorption est la fonction par laquelle les substances liquides ou gazeuses mises en contact avec les surfaces vivantes traversent les parois des vaisseaux sanguins et lymphatiques et pénètrent dans le torrent circulatoire.

Cette fonction n'a pas d'appareil spécial. Elle ne comporte que des vaisseaux chargés de transporter dans le sang les produits de la digestion. Ce sont :

1° *Les lymphatiques* { Chylifères. / Lymphatiques proprement dits

2° *Les veines* { Veines en général. / Veine porte.

Lymphatiques. Les lymphatiques, en général, sont des vaisseaux blancs, transparents, munis de valvules qui transportent le chyle et la lymphe de la circonférence du corps au centre.

Suivant la nature du liquide qu'ils charrient, les lymphatiques sont appelés chylifères ou lymphatiques proprement dits. Les premiers avoisinent les organes abdominaux, les seconds sont répandus dans tout l'organisme à l'exception des poils, de la corne, des cartilages, de l'épiderme et de l'épithélium.

Sur le trajet des lymphatiques se trouvent des *ganglions* (corps ovoïdes de forme et de grosseur variables).

Ces vaisseaux se composent de trois membranes : une externe alluleuse, une centrale fibreuse et la dernière, interne, séreuse. Les valvules sont formées par des replis de cette dernière.

Chylifères. Le chyle est un des produits de la digestion ; il est absorbé dans les muqueuses de l'intestin par l'extrémité des vaisseaux chylifères.

Il circule à l'intérieur de ces vaisseaux grâce aux contractions des valvules qui sont à l'intérieur, arrive ainsi dans le canal thoracique. Ce canal est en même temps le déversoir du chyle et de la lymphe qui provient des lymphatiques gauches.

Lymphatiques proprement dits. La lymphe est la partie du sang qui, exhalée des vaisseaux, n'a pas été employée dans la nutrition ou n'a pas été expulsée par des sécrétions.

Cette matière encore apte a la nutrition mais devenue inutile au point où elle se trouve, est reprise par les lymphatiques et ramenée au torrent circulatoire.

La constitution des lymphatiques est semblable à celle des chylifères.

Les lymphatiques proprement dits naissent de toutes les parties du corps et viennent se réunir en deux troncs. L'un *tronc gauche,* se réunit aux chylifères pour former le canal thoracique qui vient lui-même s'ouvrir dans le tronc veineux brachial gauche. L'autre *tronc droit* nommé *grande veine lymphatique droite* réunit la lymphe de la partie antérieure droite du corps et vient s'ouvrir dans le tronc veineux brachial droit

Veines. Les veines sont également des organes d'absorption. Mais une d'entre elles jouit d'une propriété particulière, en ce sens qu'elle concourt plus spécialement à l'absorption d'une partie de la digestion, c'est la *veine porte.*

Cette veine absorbe les produits de la digestion qui n'ont pas été pris par les chylifères. Elle traverse le foie où son contenu subit l'influence de cette glande et arrive au cœur en se déversant dans la veine cave postérieure.

En dehors des lymphatiques et des veines, les muqueuses respiratoires, les membranes séreuses et les différents tissus sont le siège d'une absorption assez active.

Absorption dans le tube digestif. L'absorption se pratique sur toute l'étendue du tube digestif mais à des degrés différents.

Dans la bouche, l'arrière-bouche et l'œsophage, les propriétés absorbantes sont nulles où à peu près.

Dans l'estomac l'absorption est très peu active et limitée à la muqueuse du sac droit.

L'intestin grêle est le centre le plus actif de l'absorption.

Le cœcum absorbe beaucoup plus que les autres parties du gros intestin.

Le chyle ne se forme que dans les chylifères. La pâte alimentaire absorbée par ces vaisseaux n'en contient que les éléments. Le travail de l'absorption commence environ une heure après le repas ; il est à son plus haut degré quatre ou cinq heures après. Un cheval ouvert en ce moment-là possède des chylifères gorgés.

« Le chyle est un liquide pultacé, légèrement opalin,
« d'une saveur sucrée et d'une odeur peu prononcée.
« Il se coagule spontanément et se partage en deux
« parties l'une solide, appelée *Caillot* ; l'autre liquide
« nommée *sérum*. Exposé au contact de l'air, le chyle
« rougit, s'il contient des globules sanguins, tandis
« qu'il conserve sa couleur, s'il est pur. Examiné au
« microscope, il laisse voir des globules d'une petitesse
« extrême, translucides, provenant des matières grasses
« émulsionnées.

« L'analyse chimique démontre que le chyle contient
« de l'eau, de l'albumine, de la fibrine, des matières
« grasses, des sels, etc. etc. (WALLON).

La quantité de chyle produite est très considérable ; elle est de onze kilogrammes en douze heures (COLIN).

Cette proportion énorme fixe nettement les idées sur l'importance et le rôle de ce produit.

L'absorption prouve en outre que le sang se renouvelle sans cesse.

La membrane muqueuse des voies respiratoires est le siège d'une absorption active. Les miasmes et les virus s'infiltrent dans l'économie par cette voie.

Les cavités fermées absorbent également d'une façon normale. Cette faculté se nomme *résorption*. Les épanchements morbides disparaissent ainsi soit naturellement, soit sous l'influence de médicaments externes (fondants) qui, appliqués sur la peau, y provoquent une inflammation dérivative.

L'absorption interstitielle s'opère dans la trame des tissus soit sur leurs propres éléments, soit sur les liquides qui les pénètrent. C'est par ce genre d'absorption que disparait l'excès de tissu adipeux dans les chevaux soumis à l'entraînement.

Mécanisme de l'absorption. L'absorption se fait en vertu des lois de l'*imbibition* et de l'*osmose*. Pour pouvoir être absorbée une substance quelconque doit être liquide, gazeuse ou dissoute. Sans cela elle ne traverse pas la tunique des vaisseaux et reste à leur surface.

Certaines circonstances ralentissent ou accélèrent l'absorption. D'une façon générale on peut dire qu'elle est en raison inverse de la quantité de sang contenue dans les vaisseaux de l'animal considéré.

En outre plus les tissus sont mous, spongieux ou vasculaires, plus l'absorption est aisée.

Treizième Question

Maladies du système lymphatique.

Elles sont au nombre de trois. La *morve*, le *farcin*, la *lymphangite*.

La morve est une maladie dont on ignore les causes exactes. Morve.

Certains vétérinaires se basant sur ce que dans tout animal morveux abattu on trouve des tubercules dans les poumons, attribuent cette maladie à un état général tuberculeux de l'animal; d'autres croient que cette affection est déterminée par l'introduction dans l'économie d'un virus analogue à celui de la fièvre typhoïde chez l'homme et qu'ils nomment *farcino-morveux*. Quoi qu'il en soit la morve est caractérisée par les symptômes suivants.

1º Un *jetage* purulent, granuleux, mélangé de stries sanguinolentes qui se fait par un naseau ou par les deux. Quand le jetage n'a lieu que par un naseau, c'est généralement par le gauche.

2º *Engorgement* et tuméfaction des ganglions lymphatiques de l'auge qui deviennent durs et adhérents.

3º La *Pituitaire* est pâle, glacée; elle présente des érosions ou des chancres.

La morve peut être aigüe ou chronique.

« Sous quelque forme qu'elle se présente, la morve est une maladie particulière aux mammifères monodactyles. Elle est virulente, contagieuse et peut s'engendrer spontanément. Elle se manifeste par des troubles fonctionnels, des altérations des liquides, des lésions des solides parfaitement décrites. C'est une maladie généralement incurable laquelle s'exprime principalement par des lésions de l'appareil respiratoire, tubercules, abcès, pneumonie lobulaire, collection purulente des sinus de la tête, destruction ulcéreuse de la membrane nasale et de celle de la trachée ; outre cela, l'état morveux se caractérise encore par une inflammation purulente des vaisseaux et des ganglions lymphatiques, par des abcès multiples dans le tissu cellullaire, des inflammations purulentes des testicules, des articulations etc., etc. Le nombre des sujets privilégiés chez lesquels la maladie s'éteint en ne donnant lieu qu'à des lésions superficielles est très restreint. Le plus souvent, le virus morveux, détermine des lésions viscérales, des lésions pulmonaires notamment ; et ces lésions sont les premières en date après l'imprégnation de l'organisme. Les autres ne viennent qu'après. Elles sont l'expression dernière de l'état morveux. »

(LITTRÉ ET ROBIN, *Dictionnaire de Médecine*)

Un cheval qui possède la glande de la morve a déjà des désordres dans les viscères. Il en est de même lorsqu'il jette. Dès qu'on voit apparaître l'ulcération, si minime soit-elle, le cheval est infailliblement morveux.

La marche de la maladie est très variable. Chez certains sujets les ulcérations apparentes sur la cloison nasale se cicatrisent, la glande et le jetage persistent ; chez d'autres, la nutrition est atteinte.

Les animaux n'ont pas d'appétit, ils maigrissent, les poils se hérissent, la peau est sèche et adhérente. D'autres fois encore l'acuité de la maladie s'accentue de jour en jour et amène une terminaison fatale et rapide. Il arrive aussi que les symptômes restent stationnaires pendant plusieurs mois, ils semblent même s'atténuer dans des proportions telles qu'on pourrait croire à la guérison. Tout à coup, sans cause apparente, un simple changement de température le plus souvent, les symptômes reprennent leur gravité première

Actuellement on reconnaît comme causes directes ou indirectes de la morve les suivantes :

1° Le travail disproportionné à la force des chevaux ou à leur nourriture.

2o Le jeune âge et le manque de résistance des chevaux que l'on met en travail sans tenir assez compte des mauvais tempéraments.

3° Les aliments de mauvaise qualité.

4o La contagion.

5° Les brusques refroidissements de la peau, les courants d'air et l'abreuvoir trop tôt après l'exercice.

La morve chronique évolue assez lentement mais elle peut devenir aigüe d'un instant à l'autre et enlever rapidement le sujet.

La morve est toujours contagieuse, même pour l'homme. Un grand nombre de cas de morve humaine sont dus à la morve chronique chevaline et la meilleure preuve c'est que le pus morveux pris à l'homme communique par inoculation la morve à l'âne et au cheval. Considérée longtemps comme incurable pour l'homme, on peut citer maintenant des cas de guérison.

La morve a produit dans les régiments de cavalerie de tels ravages qu'on s'est efforcé, de tout temps, d'atténuer ses effets par des mesures très sérieuses au point de vue de l'isolement des sujets atteints ou même simplement douteux. Les quarantaines subies par les jeunes chevaux à leur arrivée des dépôts de transition, la séparation complète pendant un certain temps des chevaux ayant pris part à des manœuvres où ils ont séjourné dans des écuries inconnues. l'interdiction de laisser pénétrer dans les écuries d'un quartier des chevaux même appartenant à l'armée avant la visite du vétérinaire de service, une infirmerie spéciale pour les malades atteints d'affections contagieuses, n'ont pas d'autre but que de lutter contre la contagion de la morve et du farcin.

Mais toutes ces mesures, complétées par la visite sanitaire hebdomadaire, ne peuvent avoir qu'un effet relatif. Aussi a-t-on salué avec joie l'apparition de la *malléine* qui permettait, au dire de ses inventeurs, de trouver immédiatement les chevaux suspects ou atteints de morve.

Devant semblable affirmation, le comité technique de la cavalerie, d'accord avec le ministre de la guerre, a chargé la commission d'hygiène hippique de procéder à des expériences très minutieuses au dépôt de transition de Montoire où la morve sévissait.

Le résultat de ces expériences a été consigné dans la note ministérielle nº 19. Bulletin Officiel du ministère de la guerre. Partie règlementaire. Année 1893, nº 2.

Nous reproduisons cette note in-extenso parce qu'elle est intéressante au plus haut point.

Note ministérielle portant que les vétérinaires militaires pourront faire usage de la malléine sur les chevaux de l'État après autorisation ministérielle.

Paris, le 29 janvier 1893.

En raison des opinions divergentes émises au cours des expériences qui ont eu lieu à Montoire sur l'emploi de la malléine comme moyen de diagnostic pour la révélation de la morve latente, et qui ont fait l'objet d'un rapport inséré ci-après, le ministre décide, sur la proposition du comité technique de la cavalerie, qu'il n'y a pas lieu de soumettre aux inoculations de malléine tous les chevaux achetés par la remonte avant de les livrer au corps.

Toutefois, les vétérinaires militaires pourront, après autorisation ministérielle, faire usage de cette substance sur les chevaux appartenant à l'État, reconnus douteux ou suspects de morve, sous la réserve expresse d'employer comme moyens de contrôle les procédés ordinaires de révélation de l'affection morveuse, en se conformant pour les inoculations, aux dispositions contenue dans l'instruction ci-annexée.

Les demandes d'autorisation devront être visées par le vétérinaire principe directeur du ressort.

INSTRUCTION

<table><tr><td style="vertical-align:top; width:140px">Précautions
opératoires.</td><td>

Lı malléine étant un moyen de diagnostic de la morve latente, il y aura lieu, pour les vétérinaires militaires, de recourir à l'emploi de cette substance pour éclairer leur diagnostic sur tous les sujets douteux ou devant être considérés comme suspects de morve et, comme tels, mis en observation.

On ne devra se servir que de malléine fournie par l'institut Pasteur. Elle s'emploie en injection sous-cutanée au milieu d'une des faces de l'encolure et à la dose déterminée par l'instruction qui accompagne chaque flacon.

Tout envoie de malléine est, d'ailleurs, accompagné d'une instruction sur le mode d'emploi.

Les indications de la malléine devant surtout ressortir de la différence entre la température ordinaire du sujet et sa plus haute température, pendant les vingt heures qui suivent l'injection, on devra, pour éviter toute erreur à cet égard, ne pas se contenter de la température du sujet prise au moment de l'injection, mais relever cette température matin et soir, pendant les deux ou trois jours qui précèdent, et se baser sur la moyenne de ces relevés pour assurer l'hyperthermie que provoquera la malléine.

Chez les chevaux fébricitants, il vaut mieux ajourner l'opération. Pour le relevé des températures, on n'emploiera que des thermomètres à maxima, étalonnes et faciles à lire. Tous les relevés d'un même animal seront faits avec le même thermomètre. Les heures des relevés seront choisies en vue d'éviter les causes susceptibles d'influencer la température normale des animaux, telles que : abreuvoir, travail, bain, etc. Le thermomètre sera laissé au moins cinq minutes dans le rectum (durée variable selon le type de l'instrument).

La seringue à injection qui servira devra être parfaitement aseptique et d'un modèle rendant facile le contrôle de la quantité de liquide injectée. Il faut éviter d'injecter de l'air.

Les relevés de température des sujets malléinés se feront chaque deux heures, à partir de la huitième heure qui suivra l'injection, et comporteront au moins six observations.

On devra noter avec soin l'état du sujet au cours de ces recherches, les symptômes généraux (abattement, anxiété, troubles respiratoires, frissons, tremblements musculaires, etc.) qu'il présentera et les caractères qu'offrira le point de l'injection (tumeur, volume, sensibilité, persistance, etc.)

Tout sujet n'ayant pas réagi à la malléine ne sera pas considéré comme indemne de morve.

Les élévations de température comprises entre 1 et 2 degrés seront considérées comme traduisant chez les sujets un état de suspicion qui devra leur faire appliquer les mesures prescrites à l'article 65 du règlement sur le service intérieur (cavalerie).

Pendant leur isolement, ils seront soumis à nouveau, tous les quinze jours à l'épreuve de la malléine.

Les sujets qui auront accusé une hyperthermie de 2 degrés au moins seront regardés comme très suspects et donneront lieu à des inoculations de contrôle — directes ou après culture sur pomme de terre — au cobaye mâle et à l'âne.

L'inoculation au cobaye sera intra-péritonéale et portera sur deux sujets au moins.

L'inoculation à l'âne aura lieu par scarifications au front ou à l'encolure.

En cas de résultats négatifs des inoculations de contrôle et en l'absence de tout symptôme clinique de morve, les animaux rentreront dans le rang, après les délais de séquestration réglementaire, tout en restant l'objet d'une surveillance spéciale

Des résultats positifs donneront lieu à l'abatage immédiat.

Si les symptômes cliniques de suspicion persistent après trois mois d'observation, les douteux seront abattus alors même que les inoculations seraient restées sans résultat.

En résumé la malléine ne donne pas de certitudes, mais seulement des présomptions.

</td></tr></table>

En conséquence, les corps où se produiront des cas de suspicion de morve sont autorisés à acheter, même à un prix supérieur à celui fixé par la décision ministérielle du 21 octobre 1886, les ânes nécessaires pour les inoculations de contrôle dont il vient d'être question Ces ânes, ainsi que les cobayes, seront payés sur les fonds de la masse d'entretien du harnachement et ferrage.

Les vétérinaires sont autorisés, en outre, à entretenir dans leur infirmerie vétérinaire un parc à cobayes.

Signé : Général LOIZILLON.

Rapport sur les expériences faites à Montoire pour établir la valeur de la malléine au point de vue de la révélation de la morve.

Paris le 31 octobre 1892.

La commission composée de MM.

> Le général *Faverot de Kerbrech*, adjoint à l'inspecteur général permanent des remontes, président,
> Le docteur Roux, professeur à l'institut Pasteur.
> Nocard, professeur à l'Ecole vétérinaire d'Alfort.
> Maurice, Charron, Foucher, vétérinaires principaux de 1re classe.
> Barret, François, Perrin, Lauraint, vétérinaires en 1er.
> Humbert, vétérinaire en 1er secrétaire

s'est réunie le 30 juin à Montoire et a commencé ses oprations le même jour.

La malléine est un produit des cultures du bacille morveux portées à une haute température et filtrées, afin de les stériliser et de les débarrasser de ce bacille. Sa propriété principale est d'avoir une action élective toute spéciale sur les lésions organiques causées par ce même bacille. *[De la Malléine Sa nature Ses propriétés.]*

Injectée sous la peau, à la région moyenne de l'encolure, à la dose de 1/4 de centimètre cube (2 centimètres cubes d'une dilution au 1/8) elle provoque, chez le cheval morveux, de la huitième à la quinzième heure, une perturbation signalée par de l'abattement, des frissons, des secousses musculaires, un œdème chaud, douloureux. plus ou moins volumineux, au niveau de l'injection, et une élévation de température rectale révélatrice de la maladie. Si l'animal est sain, la malléine ne produit aucun effet appréciable.

D'après les premières indications de M. Nocard, professeur à l'école vétérinaire d'Alfort et membre de l'académie de médecine, « si l'élévation de la température atteint ou dépasse 2 degrés, on peut affirmer que le cheval est morveux ; si elle est comprise entre 1 et 2 degrés, on doit le considérer comme suspect ; si enfin elle reste au-dessous de 1 degré, l'animal est sain ».

En effet, après des expériences qui avaient paru invariables dans leurs résultats et qui avaient été ensuite confirmées par des faits nombreux, M. Nocard avait affirmé, à la société centrale de médecine vétérinaire, que la malléine permettait d'établir avec certitude, le diagnostic de certains cas de morve, de la morve pulmonaire, la plus fréquente, qui peut rester des semaines, des mois et plus longtemps encore, sans que le vétérinaire puisse en reconnaître l'existence.

Il ajoutait que la malléine permettait également de déterminer l'étendue de la contamination d'un effectif envahi par la morve, en indiquant les morveux et les sains, et conséquemment de faire disparaître promptement la morve de cet effectif.

L'armée avait donc un intérêt de premier ordre à vérifier les propriétés révélatrices attribuées à la malléine par le savant professeur d'Alfort.

Des cas de morve s'étant manifestés à l'annexe de remonte de Montoire, M. le vétérinaire principal Charron demanda et obtint, sur la proposition du général inspecteur permanent des remontes, de faire, avec le concours de MM. les professeurs Roux et Nocard, des injections de malléine sur tous les chevaux de cette annexe. *[Première injection. Résultats.]*

Ces injections, pratiquées du 28 au 31 mai, dénoncèrent 58 morveux. 73 suspects, 97 sains et 5 non classés (on n'avait pu prendre leur température)

41 pris dans les morveux et 2 dans les suspects furent abattus et reconnus morveux à l'autopsie.

De toutes les lésions observées, les plus nombreuses consistaient en des tubercules translucides dont il sera question plus loin. Mais on constata aussi des chancres sur quelques sujets, et chez la plupart, des tubercules possédant les caractères fondamentaux du tubercule morveux, c'est-à-dire ayant un point central caséeux, avec une auréole inflammatoire, etc.

Telle était la situation sanitaire de l'annexe à l'arrivée de la commission, à Montoire.

Question à élucider. — Dans une première séance tenue le 30 juin, le président, ne prenant en considération que les intérêts matériels considérables qu'il avait à sauvegarder, a tout d'abord soumis à la commission les questions suivantes :

1º Les tubercules trouvés à l'autopsie, encore à l'état rudimentaire, gélatineux, incolores et sans inflammation dans leur voisinage, suffisent-ils pour caractériser la morve chez un sujet ne présentant aucun autre symptôme, c'est-à-dire ces tubercules indiquent-ils sûrement que l'animal était dès lors condamné à devenir morveux au sens habituel du mot ; peuvent-ils déterminer, dans un temps plus ou moins long, tous les signes connus de la morve, et comme moyen de contrôle, ces tubercules inoculés à un âne lui donnent-ils bien la morve ?

2º La présence de ces tubercules à l'état rudimentaire suffit-elle pour rendre la contagion possible ?

3º L'injection de malléine ne peut-elle en aucun cas produire chez un cheval sain ces sortes de tubercules ?

4º Certains chevaux, surtout à un âge avancé, n'ont-ils pas dans leur organisme des tubercules n'ayant aucun rapport avec la morve, mais présentant assez de ressemblance avec ceux dont il est parlé ci-dessus pour rendre une confusion possible à l'autopsie ?

5º Après l'injection de malléine, la température ne peut-elle jamais s'élever chez un sujet, sans que ce sujet ait aucun tubercule suspect, même lorsqu'il est, par exemple, déjà sous l'influence d'une affection quelconque à son début et non encore reconnue par le vétérinaire.

La commission a considéré ces questions comme un programme renfermant les principaux points à élucider, et ses travaux ont été dirigés en vue de leur donner une solution aussi complète et aussi précise que possible.

État sanitaire d'après 'examen clinique — L'examen clinique a décelé 2 animaux morveux et 6 suspects. La commission a constaté que l'état d'entretien d'un assez grand nombre de sujets laissait à désirer, mais elle n'aurait pas considéré la situation sanitaire comme très alarmante si de nombreux cas de morve n'avaient pas déjà été signalés par les trois premiers expérimentateurs.

Elle a même été étonnée que, sur un effectif contaminé depuis un temps relativement long, les manifestations ordinaires de la morve ne fussent pas plus nombreuses plus apparentes et plus significatives.

Deuxième injection. Résultats. — 8 morveux, 52 suspects, 110 sains, 20 non classés, 18 chevaux furent abattus dont 7 morveux, 6 suspects, 5 sains.

A l'autopsie 16 ont été reconnus morveux, 8 sans réserve, 8 avec certaines réserves, et 2 sains dont 1 provenant de la catégorie des morveux et de la catégorie des sains.

Lésions. Leur nature. — Les lésions avaient leur siège exclusivement dans les poumons ; elles étaient surtout constituées par des tubercules plus ou moins nombreux et très variables dans leur aspect. Certains de ces tubercules présentaient les caractères classiques de la morve. Mais chez la plupart des sujets, on a trouvé des tubercules translucides, homogènes sans point central caséeux sans zone inflammatoire périphérique, dont la nature a soulevé des contestations ou inspiré des doutes à plusieurs membres qui n'avaient jamais observé de lésions semblables.

Dans le but d'établir la signification de ces tubercules, on les inoculait directement à deux ânes. Résultat négatif.

Avec des tubercules identiques mais ne provenant pas du même cheval, quatre cultures appropriées ont été essayées à l'Institut Pasteur par M. le docteur Roux. Sur ces quatre une seule a donné une colonie de microbes morveux.

Le produit de cette culture inoculé à un cobaye a déterminé la morve chez cet animal. Trois autres cobayes, inoculés avec la même culture sont également devenus morveux. Les lésions prises sur ces derniers animaux et inoculées à l'un des deux ânes qui avaient résisté à l'inoculation directe. ont provoqué chez cet animal la morve aiguë, avec ses principaux symptômes extérieurs classiques

3 morveux, 55 suspects, 105 sains, 9 non classés.

Troisième injection. Résultats.

La commission a remarqué que les symptômes généraux (abattement, frissons, secousses musculaires) qui accompagnent ordinairement l'élévation de la température chez l'animal morveux, ont été assez prononcés lors de la première injection, mais qu'à la deuxième et à la troisième inoculation, ces symptômes étaient assez fortement atténués, comme s'il y avait eu une sorte d'accoutumance de l'organisme aux effets de la malléine.

Abatage de 31 chevaux. Résultats.

Sur 20 chevaux choisis parmi ceux qui avaient le plus fortement réagi à l'une ou à l'autre des trois injections seraient abattus, 19 ont été trouvés morveux et un déclaré sain sous réserve d'inoculations à pratiquer à 2 cobayes. L'un d'eux devint morveux et communiqua la morve classique à un âne.

Sur 11 chevaux déclarés sains par la malléine furent reconnus contaminés à l'autopsie.

RÉPONSES AUX QUESTIONS POSÉES

1re Question. — Les tubercules trouvés à l'autopsie, encore à l'état rudimentaire, gélatineux, incolores et sans inflammation dans leur voisinage, suffisent-ils pour caractériser la morve chez un sujet ne présentant aucun symptôme ?

« Oui » à l'unanimité.

Ces tubercules indiquent-ils sûrement que l'animal était dès lors condamné à devenir morveux au sens habituel du mot, et peuvent-ils déterminer, dans un temps plus ou moins long, tous les signes connus de la morve ?

A l'unanimité moins une voix : « Les chevaux porteurs de ces tubercules peuvent devenir cliniquement morveux mais ne sont pas condamnés fatalement à le devenir. »

Ces tubercules, inoculés à un âne comme moyen de contrôle, lui donnent-ils bien la morve ?

« Oui, quand les tubercules ont été l'objet d'une culture appropriée, et que les produits de ces cultures ont été inoculés au cobaye et du cobaye à l'âne.

2e Question. — La présence de ces tubercules à l'état rudimentaire suffit-elle pour rendre la contagion possible ?

A l'unanimité moins une voix : « La présence de ces tubercules suffit pour rendre la contagion possible dans certains cas »

3e Question. — L'injection de la malléine ne peut-elle, en aucun cas produire chez un cheval sain ces sortes de tubercules ?

A l'unanimité moins une voix : « L'injection de malléine est inoffensive sur les chevaux sains et incapable de produire ces tubercules. »

4e Question — Certains chevaux, surtout à un âge avancé, n'ont-ils pas dans leur organisme des tubercules n'ayant aucun rapport avec la morve, mais présentant assez de ressemblance avec ceux dont il est parlé ci-dessus pour rendre une confusion possible à l'autopsie.

R. Ces tubercules ne se rencontrent que sur les chevaux morveux.

5e Question. — Après l'injection de malléine, la température ne peut-elle jamais s'élever sur un sujet, etc. etc.

R. La température peut s'élever sur des sujets atteints d'autres affections que la morve ; il ne faut donc pas tenter les injections sur des chevaux malades ou fébricitants

CONCLUSIONS

1° La malléine est un moyen de reconnaître la morve chez le cheval mais ce moyen n'est pas sûr.

2° Au point de vue pratique, tout cheval qui, sans présenter aucun symptôme clinique, a réagi à la malléine, doit être considéré, non pas comme morveux mais comme suspect.

3° Tout cheval qui n'a pas réagi à la malléine ne doit pas être considéré comme indemne de morve.

4° Il y a lieu d'employer, dans l'armée, la malléine comme moyen de diagnostic de la morve.

Parmi les vœux émis citons le suivant :

Dans toutes les autopsies, l'examen des poumons sera fait avec une minutieuse attention ; toutes les lésions tuberculeuses, même les moins apparentes seront toujours signalées et parfaitement décrites ; les vétérinaires sont engagés à en rechercher la nature et à transmettre à la section technique de cavalerie copie de tous leurs procès-verbaux d'autopsie.

Farcin. Cette maladie qui présente beaucoup d'analogie avec la morve est caractérisée par l'éruption de tumeurs plus ou moins graves qui surviennent dans la peau, le tissu cellulaire ou dans l'appareil lymphatique. Les tumeurs peuvent être isolées ou réunies en chapelet. Au bout d'un certain temps (10 jours environ) ces tumeurs donnent écoulement à un liquide huileux et finissent par s'ulcérer

Comme la morve, le farcin existe à l'état aigu au chronique.

Le farcin est occasionné par des aliments insalubres, des écuries malsaines, le surmenage physique. Il survient quelquefois à la suite de plaies. Le farcin est très grave, contagieux et de même que la morve, considéré comme vice rédhibitoire.

Dans la première période, on le soigne en appliquant des fondants sur les tumeurs ; dans la deuxième, on cautérise les ulcères par l'application de pointes de feu pénétrantes

Lymphangite. Inflammation des vaisseaux et ganglions lymphatiques. Elle est causée surtout par des piqûres, écorchures et plaies produites par des objets imprégnés de matières virulentes. Elle se manifeste par des traînées rougeâtres qui suivent la direction des lymphatiques, et par un sentiment particulier de douleur qui ne se fait guère sentir qu'à la pression et qui est souvent le seul symptôme local de l'inflammation des lymphatiques profonds. Si les lymphatiques sont réunis en faisceaux, ou même isolés mais alors superficiels, l'engorgement des tissus ambiants fait qu'au toucher ils donnent la sensation d'un cordon noueux à contours mal délimités, douloureux à la pression. Les ganglions sont tuméfiés, enflammés et finissent par abcéder.

Quatorzième Question

De la circulation — Définition — Appareil — Cœur —
Artères - Veines — Capillaires · Tissu érectile — Système de
la Veine Porte — Mécanisme de la circulation - Influence du
travail et de l'alimentation.

La circulation est la fonction par laquelle le sang *Définition.*
est transporté du cœur dans toutes les parties du corps
et ramené de la périphérie au cœur.

Son appareil se nomme *Appareil circulatoire* et *Appareil.*
comprend :

1° UN ORGANE CENTRAL. : le *Cœur.*

2° DES VAISSEAUX
  1° *Artères* ou vaisseaux centrifuges.
  2° *Veines* ou vaisseaux centripètes.
  3° *Capillaires.*

Cœur. Le cœur est un muscle creux dont la capacité
est divisée en deux poches indépendantes par une
cloison verticale. Ces deux poches sont contractiles.
L'une, sur le trajet du sang noir, refoule le sang dans
les poumons ; l'autre, sur le trajet du sang rouge, le
chasse dans toutes les parties du corps.

Chacune de ces poches se divise en deux compartiments au moyen d'un étranglement circulaire muni
d'une soupape (valvules) permettant le passage du sang
de haut en bas, mais interdisant le mouvement inverse.

Le compartiment supérieur reçoit la partie centripète
du canal sanguin et s'appelle *oreillette.* Le compartiment
inférieur donne naissance à la partie centrifuge et se
nomme *ventricule.*

Dans l'oreillette droite aboutit la veine cave ou de
la grande circulation. Du ventricule droit par l'artère
pulmonaire ou de la petite circulation. Dans l'oreillette
gauche aboutit la veine pulmonaire ou de la petite
circulation et du ventricule gauche part l'artère aorte ou
de la grande circulation (sang rouge).

Le cœur qui affecte la forme d'un cône renversé
comprend des vaisseaux et des nerfs. Il est tapissé à
l'intérieur par des membranes séreuses et à l'extérieur
il est enveloppé par le *péricarde.*

Cet ensemble est placé dans la cavité thoracique, en

avant du diaphragme, au-dessus du sternum, au-dessous de la colonne vertébrale à laquelle il est suspendu. Chez le cheval, le grand axe du cœur mesure environ 0,26.

Artères. Ce sont des vaisseaux centrifuges, les uns à sang noir, les autres à sang rouge. Les artères procèdent du cœur par deux troncs indépendants naissant l'un du ventricule droit (artère pulmonaire à sang noir), l'autre du ventricule gauche (aorte à sang rouge).

Les artères sont des vaisseaux cylindriques constitués :

1° par une membrane celluleuse (externe)
2°   d°   fibreuse (moyenne)
3°   d°   séreuse (interne)

Elles n'ont pas de valvules, sont élastiques et restent béantes lorsqu'on les coupe. Elles s'éloignent des régions superficielles, recherchent les parties profondes et se terminent dans les muscles où elles se divisent en rameaux microscopiques qui deviennent plus tard la naissance des veines.

C'est dans le trajet de ces capillaires que le sang est transformé par le fait qu'il abandonne aux différents organes ses qualités réparatrices.

L'artère pulmonaire transporte le sang noir dans les poumons. Elle se bifurque en deux branches à l'entrée de cet organe qui est double.

TABLEAU SYNOPTIQUE DES ARTÈRES

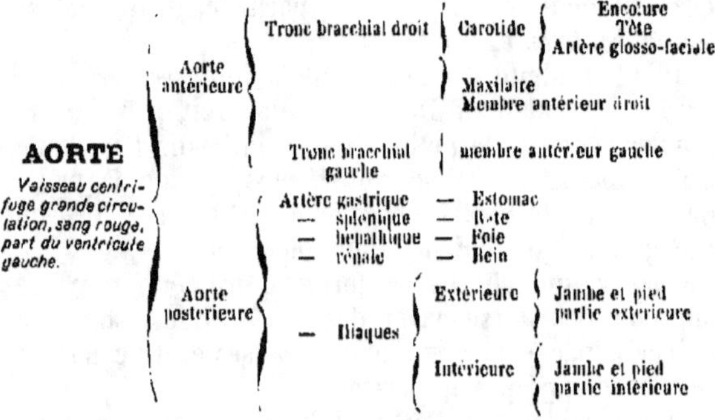

Veines. Les veines sont des vaisseaux centripètes. Les unes reviennent des poumons et charrient du sang rouge, elles aboutissent à l'oreillette gauche par la veine pulmonaire ou de la petite circulation. Les autres veines dites *veines caves* s'ouvrent dans l'oreillette droite où elles ramènent le sang noir de toutes les parties du corps.

Veine porte. Un troisième réseau celui de la masse intestinale ou de la veine porte présente une certaine indépendance puisqu'il se termine par un réseau capillaire dans le foie. Le foie met ensuite la veine porte en relation avec la veine cave.

L'intérieur des veines présente des replis qui favorisent le cours du sang en s'opposant au reflux de ce liquide sur ses pas, puisqu'elles tendent à se refermer derrière lui. Elles sont constituées par trois tuniques analogues à celles des artères, avec cette différence que la tunique moyenne est moins élastique.

TABLEAU SYNOPTIQUE DES VEINES

VEINES *De la grande circulation ou à sang noir, aboutissant dans l'oreillette droite.*	Veine cave antérieure	Jugulaires Veines des membres antérieurs et de l'ars Veine de l'Eperon.	
	Veine cave postérieure	Veines des membres postérieurs	Tronc pelvien Tronc crural
		Veines des reins Veines du foie Veines de l'intestin Veine porte.	

La veine porte amène au foie le sang fourni par les viscères digestifs.

Dans son ensemble, cette veine ressemble à un arbre complet ayant ses racines, un tronc, des branches. Les racines sont dans les viscères et les branches plongent dans le foie. Elle diffère des autres veines par l'absence de valvules.

Le sang de la veine porte, après avoir séjourné dans le foie, se rend dans la veine cave postérieure où il entre dans la circulation générale.

Tissu érectile. On nomme ainsi un amas de cellules où les artères et les veines arrivent librement.

Mécanisme de la circulation.

L'appareil de la circulation forme un réservoir continu et fermé dans lequel le sang se meut continuellement. Ce mouvement lui est donné par le cœur. Le ventricule droit envoyant le sang aux poumons, celui de gauche le renvoyant dans tout le corps. Lorsque le cœur est au repos (*Diastole*) les deux oreillettes se remplissent. Ceci fait, elles se contractent (1er mouvement de *systole*) le sang est chassé dans les ventricules d'où il est projeté ensuite dans l'aorte ou dans les artères pulmonaires par une contraction des ventricules (2e mouvement de *systole*). Il y a donc :

1° Diastole générale de l'organe.
2° Systole des oreillettes.
3° Systole des ventricules.

Dans les artères, le mouvement du sang est dû aux contractions du cœur. Dans les veines, le sang circule grâce aux valvules qui fonctionnent comme les écluses d'un canal et l'empêchent de revenir sur ses pas. Le mouvement y est par suite moins rapide que dans les artères. Enfin dans la veine porte, le sang ne circule que grâce aux contractions des parois de cette veine. La circulation y est encore plus lente.

Les contractions du cœur varient dans leur fréquence et dans leur intensité suivant les animaux et, chez le même animal, suivant les conditions dans lesquelles il se trouve. En moyenne le nombre des pulsations est de 34 à la minute. On les constate en appliquant le doigt sur les artères qui se rapprochent le plus de la surface du corps du cheval. Généralement on tâte le pouls à l'artère *glosso-faciale*.

L'influence du travail et de l'alimentation.

La circulation est accélérée par l'exercice, la station debout, la digestion et l'injection de substances excitantes. Elle est au contraire, ralentie par le repos, la station couchée. Les émotions morales influent aussi sur elle. Enfin elle ne peut être arrêtée complètement sans que la vie cesse immédiatement.

Une bonne alimentation augmente la vitesse du sang.

Quinzième Question

Accidents et maladies du système circulatoire — Hémorrhagie
— Saignée — Thrombus. — Varices — Phlébite — Anévrisme
— Maladies de cœur.

Ecoulement anormal du sang en dehors des vaisseaux rompus. Hémorrhagies.
Cette rupture est indispensable pour que l'hémorrhagie se
produise.

En effet les parois des vaisseaux sont homogènes, sans fissures
ni orifices et les globules sanguins qui, par leur couleur, font
reconnaître la présence du sang épanché dans les tissus sont des
corps solides qui ne peuvent en traverser un autre de même
nature sans que celui-ci soit perforé ou rompu. Les principes
des globules altérés devenus solubles ou dissociés peuvent bien
transsuder mais non les globules entiers.

Les hémorrhagies peuvent être *veineuses* ou *artérielles*. Les
unes et les autres sont *spontanées* ou *traumatiques*.

Les premières sont dues, soit à une rupture des capillaires
congestionnés, distendus, et dans lesquels arrive plus de sang qu'il
ne s'en écoule jusqu'à ce qu'il y ait rupture de ces minces
conduits comme dans la *pneumonie* ; soit à un dépôt de granulations graisseuses dans les parois des capillaires, ce qui diminue
leur résistance, surtout dans les tissus à éléments mous comme
le cerveau où ils sont peu soutenus (*apoplexie*) ; soit à la mortification et à l'ulcération progressive de la surface d'un tissu
morbide (*tumeurs cancéreuses*) d'où destruction et par suite
rupture des capillaires.

Dans les hémorrhagies traumatiques, le sang est vermeil et
sort par jets et par saccades, s'il provient d'une artère ; il est
d'un rouge foncé et coule par un jet continu s'il provient d'une
veine ; si des vaisseaux capillaires seuls ont été divisés, le sang
s'épanche à la surface de la plaie sans jaillir.

On arrête l'hémorrhagie veineuse par compression. L'hémorrhagie artérielle est beaucoup plus grave surtout lorsqu'elle se
produit dans des parties profondes où on ne peut aller l'arrêter
ou lorsqu'elle intéresse les artères importantes. On s'y oppose
au moyen de ligatures. Lorsque l'artère coupée est petite, la
compression ou la cautérisation suffisent pour arrêter l'hémorrhagie.

Saignée. La saignée est une opération qui consiste à pratiquer
une ouverture dans un vaisseau (veineux ou artériel) afin d'en
extraire une certaine quantité de sang.

Bien que la saignée constitue une opération très simple, elle
peut être suivie de graves accidents si on ne la pratique pas
suivant les règles de l'art.

La saignée a pour but de modérer le cours du sang en diminuant sa quantité ; par suite la marche des phénomènes inflammatoires est enrayée et souvent suspendue. Par contre on doit la proscrire dans les maladies générales éruptives (gourme) ; dans les affections typhoïdes et plus généralement dans les affections anémiques et cachectiques.

La quantité de sang à extraire varie suivant le but qu'on se propose, l'état du sujet, sa taille, son âge, les cas particuliers qui motivent la saignée.

Les instruments nécessaires sont :

Une paire de flammes.

Un bâtonnet.

Des ciseaux courbes.

Des épingles.

Un vase gradué pour recevoir le sang.

Du fil ciré ou des crins préparés.

Un seau contenant de l'eau fraîche et une éponge.

La flamme se compose essentiellement d'une tige aplatie, en acier, d'une longueur de dix centimètres environ sur dix à quinze millimètres de largeur et deux millimètres d'épaisseur. Cette tige présente près de son extrémité libre une lame de forme triangulaire qui s'en détache à angle droit et dont chaque face est partagée en deux biseaux par une arête médiane. Les dimensions de cette lame varient suivant l'épaisseur de la peau des animaux à opérer. Aussi l'instrument comporte-t-il trois lames de dimensions différentes.

Le plus souvent on pratique la saignée à la jugulaire. Dans quelques cas exceptionnels on la pratique cependant à la saphène, à la veine de l'ars, de l'éperon.

La jugulaire est choisie de préférence à cause de son volume et de sa situation qui facilite l'opération. Mais comme à la partie inférieure de l'encolure la jugulaire et la carotide rampent sur le même plan et presque bord à bord, tandis que dans le tiers supérieur la carotide est en dessous, c'est dans cette partie (gouttière de la jugulaire) qu'il convient de pratiquer la saignée pour ne pas blesser la carotide.

Un aide tient le cheval debout et couvre l'œil du côté de la jugulaire à ouvrir (c'est généralement la gauche pour plus de commodité). On évite par cette précaution que le cheval effrayé par le mouvement du bâtonnet ne rejette brusquement la tête du côté opposé.

La tête doit être tenue un peu élevée de manière à bien tendre la jugulaire et la peau qui la recouvre. En outre, la veine doit être bien éclairée. Si l'une des jugulaires présente des dilatations variqueuses provenant d'anciennes saignées, il faudra opérer plus haut ou mieux effectuer l'opération sur la veine opposée afin d'éviter un thrombus.

On prépare la veine en la comprimant avec les doigts appliqués dans la gouttière au-dessus du point où l'on se propose d'ouvrir le vaisseau.

En outre pour bien mettre la veine en évidence, on lisse le poil avec une éponge mouillée. Dans aucun cas il ne faut couper ou laisser couper les crins ce qui déprécie le cheval pour un certain temps.

Après avoir choisi la tige voulue, l'opérateur ouvre l'instrument de telle sorte que le dos de la tige forme avec l'étui un angle obtus, puis il place le pouce étendu et appliqué sur l'une des faces de la charnière ; l'index également allongé, appuie sur la face opposée.

L'étui repose sur l'entre-deux des doigts. Les trois autres doigts s'appuient l'un sur l'autre pour donner de la fixité à la main.

Le bâtonnet est placé sous le bras dont la main tient la flamme

Supposons la saignée pratiquée à la jugulaire gauche : Le chirurgien tient la flamme de la main gauche et se place de telle sorte que sa face soit tournée du côté de la tête de l'animal ; puis il applique la main gauche sur la jugulaire à peu près au tiers supérieur de l'encolure. En appuyant modérément, la veine forme sous la peau un renflement cylindrique plus ou moins accusé. Un léger mouvement de la main fait onduler le sang et permet de se rendre compte de l'état du vaisseau

L'opérateur dispose alors la tige de la flamme dans une direction exactement parallèle à celle de la veine, la lame bien perpendiculaire au vaisseau, en regard de la peau qu'elle effleure sans la toucher.

Puis il saisit de la main droite le bâtonnet placé sous le bras gauche et frappe un coup sec et mesuré sur le dos de la tige. L'habitude apprend à donner ce coup avec une force suffisante pour faire pénétrer 'a flamme convenablement, sans traverser la veine de part en part. Ainsi par exemple, quand la peau est fine, le vaisseau étroit et superficiel, la lame bien tranchante (ce qui doit toujours être), le bâtonnet lourd (ce qu'il faut éviter), on doit frapper légèrement.

Il faut que le bâtonnet fasse ressort et se relève immédiatement.

Un coup lourd en pesant sur la tige pourrait occasionner la perforation du vaisseau. Aussitôt le coup de bâtonnet, la flamme est retirée, et, si l'opération a été bien faite, un jet de sang s'échappe par l'ouverture.

Il faut éviter à tout prix l'introduction de l'air dans la jugulaire. A cet effet M. Bouley recommande, dès que le coup de flamme est donné, c'est à dire au moment où cesse la compression qui a suspendu le cours du sang dans la veine, d'appliquer instamment le bout du bâtonnet sur l'ouverture.

Si l'opération a été mal faite, le sang peut s'écouler en nappe le long des poils ; la saignée est dite *baveuse*. Ce fait se produit soit par suite d'une ouverture insuffisante, soit parce que le cheval ayant bougé les deux sections de la peau et de la veine ne concordent plus. Il faut dans le premier cas recommencer ; et dans le second s'efforcer de faire concorder les deux orifices. Enfin si l'opération est totalement manquée, le sang ne vient pas du tout et la saignée est *blanche*.

Dans une saignée correctement faite, le sang s'écoule rapidement et en jet continu dès qu'on exerce une certaine pression au-dessous du point ouvert. Cette compression se fait avec le doigt pendant qu'un aide tient le vase gradué destiné à recevoir le sang. Si le jet vient à se ralentir, on peut faire remuer les mâchoires de l'animal en lui touchant la langue, en lui introduisant un bâton ou une poignée de foin dans la bouche. Mais si l'opération a été bien réussie et si les doigts font bien leur office, ces procédés sont superflus.

Lorsque la saignée est suffisante, on applique le doigt sur la plaie pour éviter l'introduction de l'air (accident presque toujours mortel) puis on réunit les lèvres par un point de suture entortillée.

Cette suture se pratique de la façon suivante : pincer avec le pouce et l'index de la main gauche les deux lèvres de la piqûre entassée *en évitant de les tirer à soi* On doit au contraire *appuyer légèrement* sur l'encolure au moment où on enfonce l'épingle. Faute de ce soin, le sang peut s'infiltrer dans le tissu conjonctif et déterminer un thrombus ou une phlébite.

L'épingle tenue dans la main droite est alors enfoncée en transperçant d'abord la lèvre supérieure, puis la lèvre inférieure à un ou deux millimètres de leur bord libre. On peut, au besoin, se servir d'un appareil appelé *porte-épingle* dont l'usage est surtout indiqué en présence d'une peau épaisse, dure et mouillée. On fixe ensuite autour de l'épingle le lien préparé en disposant le nœud de saignée (nœud d'artificier) puis on serre modérément en évitant de tirer sur la peau. Un nœud droit consolide le tout.

Afin d'éviter une hémorrhagie où le thrombus, quelques soins complémentaires sont nécessaires. Ainsi on fixe l'animal au râtelier pendant dix à douze heures (ce laps de temps est un maximum car au bout de deux ou trois heures, l'agglutition des lèvres de la plaie veineuse est déjà effectuée).

On lui accorde un repos de deux ou trois jours pour que la plaie ait acquis un degré de consolidation suffisant.

On évite de mettre en liberté, au pâturage, un cheval qu'on vient de saigner.

L'épingle est enlevée au bout de six à huit jours si l'animal est bien portant. On la laisse tomber d'elle-même si l'animal est faible et débile.

8

La nature de la plaie cicatricielle guide, du reste, snr ce point.

On pratique quelquefois la saignée à l'*artère temporale*. Chabert la recommande en cas de vertige. Elle est du domaine exclusif de l'homme de l'art.

Saignées capillaires. 1° *Au palais.* Cette saignée était très usitée par les hippiàtres du siècle dernier pour combattre l'inappétence chez le cheval.

On l'emploie aujourd'hui dans le cas de *stomatite*, principalement à l'époque du remplacement des incisives ; car dans ce cas la muqueuse buccale est tuméfiée ; la bouche chaude et remplie d'une salive écumeuse. Cette saignée se pratiquait autrefois à l'aide d'un clou ou d'une corne de chamois ce qui déterminait parfois des ulcérations étendues et des hémorrhagies difficiles à arrêter en raison des vaisseaux nombreux qui parcourent cette région.

Les artères palato-labiales qui parcourent le palais se réunissent pour former un vaisseau unique à hauteur du 3ᵉ sillon de la muqueuse palatine. C'est donc en arrière de ce point qu'il faut pratiquer la saignée. On choisit l'intervalle entre les 4ᵉ et 5ᵉ sillons.

D'après Bouley, on doit procéder de la façon suivante :

L'opérateur se place à la droite de l'animal, saisit la langue de la main gauche, tenant de la droite le bistouri revêtu d'étoupes pour qu'il n'agisse que par sa pointe dégagée. Il l'introduit dans la bouche, le tranchant tourné vers le fond et il incise avec un petit débridement d'avant en arrière.

2° *A la couronne.* Ces saignées sont conseillées dans le cas de fourbure aigüe. La richesse des vaisseaux veineux dans la région coronaire permettrait de pratiquer la saignée en un point quelconque. Mais on doit l'éviter sur les côtés par crainte d'offenser les cartilages et d'amener de la suppuration (Javart cartilagineux). En avant, la saignée est moins dangereuse, mais la veine à ouvrir passant sur le tendon extenseur rend possible la blessure de ce dernier. Par contre, en arrière, se trouvent deux grosses veines échelonnées. On peut atteindre l'une ou l'autre sans danger aucun car ces deux veines reposent sur les bulbes renflés du coussinet plantaire.

3° *A la pince du pied.* Indiquée en cas d'*étonnement du sabot.* On la pratique après avoir fait ferrer le pied avec un fer dont la couverture est échancrée dans sa rive interne au point que la largeur restante est réduite à l'épaisseur de la paroi

Comme avantage, on peut pratiquer l'opération et faire les pansements sans déferrer.

Comme inconvénient il faut beaucoup de temps, une forge à sa disposition et le fer est peu solide.

Un autre procédé consiste à parer le pied à fond, à pratiquer à la rainette une rainure en arrière de la ligne blanche et parallèlement.

On fait ensuite une incision transversale avec la feuille de sauge.

On remet le fer en brochant dans les mêmes trous. Le pansement est maintenu par une éclisse semi-lunaire.

Un 3ᵉ procédé consiste à inciser les parties vives avec la rainette elle-même puis à appliquer un fer couvert qui maintient un pansement compressif.

Dans tous les cas, il faut éviter d'intéresser les cannelures podophylleuses pour ne pas provoquer une *cerise*.

Avant de terminer les saignées, citons encore quelques procédés permettant d'extraire du sang accumulé sur un point spécial.

Mouchetures. Elles s'emploient pour combattre les infiltrations séreuses et les œdèmes notamment des extrémités et des organes génitaux

Scarifications. Conviennent pour modérer la violence de l'inflammation dans les parties fortement engorgées et menacées de gangrène

Ventouses. Elles peuvent être *sèches* ou *scarifiées*. On nomme ventouses de petites cloches de verre ou de métal, à bords bien unis, dans lesquelles on a fait le vide et qu'on applique sur la peau.

Ce sont :

Accidents de la saignée.

La blessure de la trachée, par suite de la maladresse de l'opérateur qui donne le coup de bâtonnet trop fort.

Thrombus. Sorte de tumeur formée par l'extravasation du sang dans le tissu conjonctif qui entoure la veine. C'est le plus fréquent des accidents de saignée. Le thrombus peut se produire immédiatement si l'opération est mal faite ou être consécutif si le pansement n'est pas soigneusement fait.

Un animal atteint du thrombus doit être attaché à deux longes pour qu'il ne puisse pas se frotter On applique sur la tumeur une étoupade imbibée d'eau fraîche et maintenue en place par une large bande exerçant une certaine compression. Si ce procédé ne réussit pas, on emploie l'onguent vésicatoire. Si ce moyen est impuissant c'est que le thrombus est compliqué de phlébite.

Phlébite. Formation d'un caillot sanguin dans l'intérieur du canal veineux. Ce caillot qui d'après M. St-Cyr se forme d'une façon lentement progressive permet la circulation dans le vaisseau malade pendant un certain temps.

Durant cette période, la veine est susceptible de récupérer intégralement ses propriétés et ses fonctions physiologiques par l'absorption graduelle des caillots et l'agrandissement simultané des espaces encore ouverts à la circulation.

Il peut se faire aussi que le caillot emporté par le cours du sang aille oblitérer une branche de l'artère pulmonaire. L'oblitération du vaisseau peut être complète sur un point mais incomplète dans un autre. La circulation persiste par une veine collatérale jetée en arcade d'une extrémité à l'autre de l'oblitération.

L'obturation complète de la veine entraine, dans la paroi interne du vaisseau des oblitérations inflammatoires qui provoquent la transformation de la veine en un cordon fibreux.

Si l'inflammation envahit la tunique externe (périphlébite), il se forme un abcès qui peut déterminer l'infection purulente ou des hémorrhagies La phlébite mal soignée gagne du terrain en vieillissant.

Elle peut aller jusqu'aux veines de l'encéphale et provoque alors des phénomènes analogues à ceux du vertige ou de l'immobilité. Dans ce cas elle est mortelle.

La phlébite hémorrhagique, la plus grave de toutes, et qui peut succéder aux diverses formes que revêt cette maladie au début, est provoquée par toutes les causes qui peuvent empêcher la cicatrisation de la plaie veineuse (frottements sur la plaie, collier trop étroit, efforts de traction avant la guéri on complète, etc., etc.)

Le traitement est du ressort du vétérinaire ; mais les causes doivent être connues avec leurs graves conséquences, pour montrer l'importance des soins consécutifs à une opération qui des plus simples par elle-même peut entraîner, faute de ces précautions, la mort du sujet.

Piqûre de la carotide. Accident très rare dû à une anomalie (interversion de la veine et de l'artère dans le sillon) ou à un mauvais lieu d'élection (saignée pratiquée trop haut ou trop bas).

Introduction de l'air dans les veines. Accident très grave et presque toujours mortel. Il se produit quand on néglige de placer le doigt sur la plaie *avant de cesser la compression de la veine.*

L'entrée de l'air est indiqué par un gargouillement analogue à celui d'une bouteille qui se vide. Pour y pallier, le seul remède consiste à continuer la saignée ou même à en pratiquer une seconde du côté opposé pour que le sang entraine l'air introduit.

Varices. La varice est la dilatation anormale et permanente d'une veine. Cette dilatation disparaît par la pression, mais elle reparaît dès que la pression cesse. Elle dessine le trajet des vaisseaux et peut s'ouvrir à la suite d'un effort ce qui entraine des plaies longues à guérir Les varices sont surtout fréquentes chez les animaux astreints à des travaux pénibles de traction. La saphène est le plus souvent affectée de cette maladie

On remédie à la varice par la compression prolongée.

Anévrisme. C'est une tumeur formée par le sang artériel. La cause est due à certaines altérations des parois artérielles, altérations qui résultent soit de contusions, soit de mouvements, violents, soit encore d'une prédisposition spéciale. Les anévrismes externes peuvent être traités. Ceux qui sont internes sont incurables. On ne peut chercher qu'à arrêter leurs progrès. On appelle ruptures d'anévrismes, l'ouverture de ces tumeurs. Les ruptures d'anévrismes internes sont le plus souvent mortelles. Somme toute l'anévrisme n'est pas autre chose que la varice d'une artère.

Maladies du cœur. Péricardite. C'est l'inflammation de la membrane séreuse dite *péricarde* qui enveloppe le cœur. Elle est caractérisée par la fièvre, l'oppression et des palpitations de cœur. Elle survient le plus souvent à la suite des maladies du cœur ou de contusions intéressant le péricarde. On traite cette inflammation par des saignées et l'application de vésicatoires.

Anévrismes du cœur. On les divise en *actifs* et *passifs.* Les premiers ont une dénomination erronée puisqu'ils sont ordinairement caractérisés par un épaississement des parois du cœur, ce qui en rétrécit les cavités au lieu de les dilater. Le mot *hypertrophie* indique bien mieux la nature de cette affection qui coïncide avec une augmentation de la force contractile.

Les anévrismes passifs présentent, au contraire, un amincissement des parois du cœur, d'où résultent l'agrandissement de ses cavités et l'affaiblissement de ses fonctions.

Cardite-Endocardite. Inflammations qui affectent la première la membrane musculaire du cœur et la seconde la muqueuse qui tapisse les cavités et les valvules.

Le cheval atteint de ces maladies présente des symptômes analogues à ceux de l'emphysème pulmonaire. Il est impropre à tout service quand la maladie est un peu avancée.

Seizième Question

De la Respiration — Définition — Appareil — Organes essentiels — Organes accessoires — Mécanisme — Aération des
écuries.

La respiration est la fonction par laquelle le sang **Définition.**
veineux est mis en relation médiate avec l'air atmosphé-
rique. Cet air opère l'hématose, c'est-à-dire la transformation du sang veineux en sang artériel.

Le sang est renouvelé par l'oxygène de l'air qui vient
remplacer l'acide carbonique qui doit être éliminé.

L'appareil qui sert à l'exécution de cette fonction com- **Appareil.**
prend un organe essentiel le *poumon* et des organes
accessoires.

Poumon. Le poumon est mou, spongieux, divisé en
deux lobes logés dans chacune des deux *plèvres*. Chaque
poumon présente une surface externe moulée sur le
thorax et une surface interne qui s'appuie sur le diaphragme. La naissance du poumon se trouve derrière la
première côte. Le tissu qui constitue le poumon est rosé,
élastique, léger; il est partagé par des cloisons en une
infinité de petits lobules qui reçoivent tous un petit
rameau bronchique. Ce rameau se subdivise en petites
branches qui se terminent par des vésicules dont la paroi
très mince comprend de nombreux capillaires tant veineux qu'artériels. C'est à travers cette paroi que s'exerce
l'influence de l'air sur le sang et par suite la transformation du sang noir en sang rouge.

Les organes accessoires comprennent : les *fosses
nasales*, le *larynx*, la *trachée*, les *bronches*, le *thorax*,
les *plèvres*, le *pharynx* (pour mémoire, ce dernier
organe étant commun à la digestion et à la respiration).
Le *thymus*.

Fosses nasales. Sont au nombre de deux, l'une à droite,
l'autre à gauche. Elles sont séparées par la cloison nasale
qui s'étend de l'ethmoïde aux naseaux, chacune de ces
fosses comprend les naseaux, les cavités nasales propre-

ment dites, les sinus et l'ouverture postérieure ou gutturale.

Les *naseaux* sont des ouvertures oblondes percées au bout du nez. Elles sont circonscrites par des lèvres recouvertes d'une peau très mince dite l'une lèvre externe, l'autre lèvre interne.

La commissure supérieure présente une espèce de cul-de-sac appelé *fausse-narine*. La commissure inférieure est large et arrondie. Elle présente un trou qui est l'orifice du canal lachrymal.

Les naseaux sont cartilagineux, dilatables ; ils donnent passage à l'air.

Cavités nasales. Elles sont au nombre de deux séparées par la cloison nasale et présentent les *cornets* sur la paroi externe

Sinus. Ce sont trois cavités comprises entre certains os de la face et du crâne (voir squelette). D'après leur position on les nomme *frontal, maxillaire, sphénoïdal*.

L'intérieur des fosses nasales est tapissé par une membrane muqueuse dite *Pituitaire* dans laquelle se trouve l'expansion du nerf olfactif.

L'*ouverture gutturale* est l'orifice postérieur des fosses nasales qu'elle met en communication avec l'arrière-bouche ou pharynx.

Larynx. Le larynx est un conduit très court, cartilagineux qui donne passage à l'air et est en même temps l'organe de la voix. Son orifice supérieur s'ouvre dans le pharynx et son orifice inférieur dans la trachée. L'ouverture antérieure est fermée, lors du passage des aliments seulement, par l'*epiglotte*.

. On trouve dans le larynx des saillies dites cordes vocales et des fentes appelées *ventricules*. La partie moyenne du larynx, la *glotte* est caractérisée par une grande souplesse. Enfin le larynx se termine par une ouverture qui le met en communication avec la trachée. Le larynx se dilate suivant le sens de la colonne d'air et sa paralysie est, aux allures vives, une des causes du cornage.

Trachée. La trachée est un tube flexible, élastique, formé d'anneaux cartilagineux qui descend en suivant le bord inférieur de l'encolure, pénètre dans la poitrine et, arrivé au niveau de la base du cœur se bifurque pour former deux bronches.

Les *bronches* sont constitués par les ramifications, à l'infini, des deux troncs de la trachée, L'ensemble de ces ramifications constitue une arborisation connue sous le nom d'*arbre bronchique.*

Les dernières ramifications de cet arbre se terminent par de petits vésicules par lesquels l'air se mettant en contact médiat avec le sang le transforme. La branche gauche est plus petite que la droite

Cavité thoracique. Cette cavité contient le *poumon*, le *cœur*, l'*œsophage*, la *trachée*. Elle a pour base les côtes, le sternum, et les vertèbres dorsales. Elle est close par les muscles intercostaux sur les côtés et le *diaphragme* en arrière.

Le thorax est tapissé par deux membranes séreuses nommées les *plèvres* qui enveloppent chacune un poumon. C'est par le jeu du diaphragme et des côtes que le thorax et avec lui les poumons se dilatent.

Thymus. Le thymus (vulgairement appelé riz) est une glande paire, située dans la poitrine à la partie antérieure du sternum.

Il n'existe que chez le jeune sujet. Avec l'âge cette glande s'atrophie et disparaît.

La transformation du sang veineux en sang artériel s'opère en vertu de phénomènes qui sont les uns *physiques*, les autres *chimiques*.

Phénomènes physiques. Ce sont : l'entrée de l'air dans les poumons et sa sortie c'est-à-dire l'*inspiration* et l'*expiration* et encore, sous une autre forme, la *toux* et l'*ébrouement.*

L'inspiration n'a lieu qu'autant qu'il se produit dans la cavité thoracique un vide qui est la conséquence de la dilatation du thorax et des poumons. Cette dilatation s'opère dans le sens transversal et d'avant en arrière.

La dilatation transversale est due aux mouvements des côtes mues par les muscles inspirateurs. Cette dilatation, en raison même de la constitution des côtes est plus considérable dans la partie postérieure du thorax que dans sa partie antérieure.

La dilatation d'avant en arrière est due à la contraction du diaphragme qui tendant à se rapprocher de la forme plane, chasse les viscères en arrière. C'est ce qui explique pourquoi l'abdomen semble se dilater au moment de l'inspiration.

Le thorax se dilate, il en résulte une expansion des poumons dont la surface est en contact avec la cavité thoracique; mais pour que le vide thoracique se produise, il est nécessaire que cette cavité soit parfaitement close; ce qui n'existe pas lorsque la poitrine est mise, par une plaie pénétrante, en communication avec l'air. Le thorax, dans cette dernière situation, continue ses mouvements de contraction et de dilatation, mais le vide ne se produisant pas, les poumons ne fonctionnent plus.

L'expiration, c'est-à-dire l'expulsion de l'air des poumons, se produit par un rétrécissement du thorax qui entraîne toujours celui des poumons. De même que l'inspiration, l'expiration est due aux mouvements des côtes et du diaphragme; mais, dans ce dernier phénomène, les poumons ont un rôle plus actif que dans l'inspiration; car d'eux-mêmes et sans que le thorax ne les y sollicite, les poumons ont une tendance à rejeter l'air qui les remplit, en vertu de leur constitution élastique.

Rappelons en passant que les muscles qui déterminent l'inspiration et l'expiration, sont sous l'influence du système nerveux ganglionnaire (grand sympathique).

Le nombre des respirations (inspiration et expiration) est de 15 à 16 par minute chez le cheval adulte; mais ce nombre varie suivant l'exercice et peut aller jusqu'à 25.

Toux. La toux est produite par la sortie brusque et saccadée de l'air de la poitrine. Dans ce phénomène, le cheval fait une forte inspiration, puis il contracte violemment ses muscles expirateurs et l'air sortant précipitamment des poumons vient vibrer contre la *glotte* et le *voile du palais*.

Ebrouement. Dans l'ébrouement, l'air sort également

de la poitrine avec violence, mais il vibre contre les parois supérieures des cavités nasales.

Phénomènes chimiques. — Si l'on examine l'air aspiré et l'air expiré, on constate des modifications qui n'ont pu se produire que par l'échange de certains gaz à travers les capillaires.

POUR 100 PARTIES

L'air aspiré ou atmosphérique contient :	L'air expiré contient :
21 — oxygène.	16 — oxygène.
79 — azote.	79 + & — azote (& étant une quantité variable).
$\frac{1}{10,000}$ — acide carbonique.	En outre : Vapeur d'eau. Matières animales putrescives.
(Température ambiante)	(Température du corps : 37 à 38° centigrades).

Respiration cutanée. Le sang qui circule dans le réseau de la peau se trouve, par les capillaires, en communication médiate avec l'air. Il se produit alors, de même que dans la respiration pulmonaire, un échange de gaz et on appelle cette modification : *respiration cutanée.* Si elle est gênée l'animal en souffre.

Les écuries, créées dans une intention prophylactique, sont parfaitement susceptibles de répondre au but qui a présidé à leur création, quand elles sont construites de façon à permettre une aération suffisante et raisonnée. Il ne suffit pas qu'elles soient vastes et belles ; il faut encore que l'air, se renouvelant avec facilité, transmette aux animaux qu'elles renferment les impressions produites sur l'organisme par la chaleur et le froid, la sécheresse et l'humidité. Sans ces conditions essentielles, on fait à l'animal une existence artificielle, en dehors de laquelle il lui est bien difficile de se maintenir en santé.

En principe les écuries ne sont point destinées à dérober complètement le cheval aux influences climatériques ; elles doivent simplement modérer la vivacité des impressions qu'il en pourrait ressentir.

Pendant longtemps on a résisté à l'aération dans les écuries militaires. Il a fallu les nombreuses expériences faites par la commission d'hygiène hippique, pour prouver que nos chevaux de l'armée ont plus de santé et de vigueur dans les écuries dont les portes restent ouvertes même en hiver.

Jusqu'à ces dernières années l'aération était opérée de la façon suivante :

En été on ouvrait généralement toutes les fenêtres. L'air circulait à peu près librement si les écuries possédaient un nombre d'ouvertures suffisantes et bien disposées : mais il n'en était presque jamais ainsi. A peine, du reste, si cette condition est remplie dans les nouvelles constructions.

L'hiver, l'aération était réglée de façon à produire une température douce, chaude même, par les froids les plus rigoureux. A peine si dans la journée quelques fenêtres étaient ouvertes. Le soir, toutes étaient closes. Comme conséquence, toute communication avec l'air extérieur étant interceptée, il y avait concentration de chaleur, fermentation de matières animales et développement de gaz. Quand on pénétrait dans ces écuries, au réveil, les poumons étaient suffoqués.

Ouvrir partiellement quelques fenêtres, c'est atténuer sans les supprimer les phénomènes cités plus haut.

Quel que soit le mode d'aération adopté, même actuellement, il est un épouvantail pour tous : *les courants d'air*.

Cette sainte horreur des courants d'air emporte trop loin. D'abord il y a courants d'air et courants d'air. Ceux qui se produisent dans les régions supérieures purifient l'air et sont extrêmement favorables à la santé du cheval ; les courants inférieurs peuvent seuls être nuisibles et encore faut-il que les chevaux soient en transpiration.

Le simple bon sens condamne de pareilles idées. Il est manifeste que l'air d'un espace fermé, se renouvelant avec lenteur et difficulté, n'est pas assez excitant pour effectuer l'hématose complète et altère lentement les sources de la vie.

Tout le monde sait que la mortalité des centres ouvriers réside, en partie, dans l'insuffisance d'aération des ateliers. Eh bien le cheval est encore dans de plus mauvaises conditions puisqu'il reste attaché, dans un lieu fermé, de dix-huit à vingt heures par jour.

Comment s'étonner de sa mortalité. Avant 1836 près d'un cinquième des chevaux de cavalerie mouraient ; aujourd'hui grâce à l'adoption des écuries-docks, à l'agrandissement des anciennes écuries, à l'aération permanente, la mortalité se trouve réduite de 70 pour 1000.

M, Goyau cite un exemple frappant de l'influence de l'aération ; nous nous empressons de le reproduire.

Le dépôt de remonte de St-Lô possédait en 1853 des écuries neuves, de vieux bâtiments et un vaste hall en bois. Cette dernière écurie laissait pénétrer l'air de tous côtés, il y faisait froid en hiver.

Eh bien cette écurie était très saine et ne donnait que très peu de malades à l'infirmerie, laquelle était alimentée, à peu près exclusivement, par les écuries neuves et vieilles, ces dernières fournissant la plus forte proportion et il conclut :

L'aération active des écuries préserve le cheval des maladies.

En effet donner aux écuries une température élevée et uniforme constitue une pratique funeste : c'est mettre le cheval en serre chaude, le mettre dans l'impossibilité de supporter sans danger les intempéries. Un tel système est manifestement vicieux ; à la sortie des écuries, pour l'abreuvoir, la promenade ou un travail quelconque à l'extérieur, le cheval, surpris vivement par la brusque transition d'une chaleur énervante à un froid quelquefois très intense, peut éprouver des repercussions funestes pour sa santé.

La santé du cheval de troupe, dit encore M. Goyau, exige impérieusement qu'il reçoive toujours les impressions atmosphériques. Si la température est froide, il doit éprouver une sensation de froid et l'air extérieur doit la lui apporter. Dans des circonstances contraires, l'effet opposé doit se produire. C'est ainsi qu'on peut habituer le cheval aux variations de température et le rapprocher, en cela, du moins, de l'état de nature.

Afin d'éliminer complètement l'air vicié les ouvertures

doivent être percées au niveau des plafonds. Les cheminées d'aération et barbacanes de toutes sortes peuvent améliorer les vieux bâtements et permettre de les utiliser.

Nous terminerons en citant l'article 357 du service intérieur qui donne la meilleure méthode à appliquer car elle répond aux idées les plus récentes sur la matière.

« Quoique constamment assurée, l'aération des écuries doit varier avec l'état de l'atmosphère. Chaque capitaine commandant, après avoir pris l'avis du vétérinaire en premier, donne des ordres particuliers appropriés à la disposition intérieure des locaux, à leur orientation et aux exigences du service. *Plutôt que de faire diminuer l'aération on fait couvrir les chevaux.*

« Autant que possible, les prescriptions suivantes doivent être observées :

« En été, les portes et les fenêtres doivent être largement ouvertes, de nuit et de jour. Quand les chevaux rentrent du travail, on ferme les portes pendant une heure et demie ou deux heures, tout en évitant d'élever la température de l'écurie au point de faire transpirer les chevaux.

« En hiver, pendant les temps calmes, et toutes les fois que la température extérieure le permet, on laisse les fenêtres ouvertes, *nuit et jour.* Quand le vent souffle avec violence, les fenêtres restent fermées du côté du vent. Les fenêtres et les portes sont toujours fermées pendant une heure et demie à deux heures après la rentrée des chevaux. Enfin, quand la température s'abaisse, le capitaine commandant donne les ordres que la rigueur du froid paraît devoir exiger.

« Il faut veiller à ce que les chevaux qui rentrent isolément ne soient pas exposés aux courants d'air inférieurs et fermer, à cet effet, les portes près desquelles ils sont placés.

« En été, les chevaux sont attachés avant la nuit, hors des écuries, pour être soumis pendant une heure ou deux à l'action de l'air pur c'est ce qu'on nomme les *bains d'air.* »

Quelques-unes des prescriptions qui précèdent semblent en contradiction avec ce que nous nous avons dit plus haut. Cette contradiction n'est qu'apparente. En effet les écuries-docks, modèle adopté actuellement, permettent une aération permanente dans leur partie supérieure grâce aux persiennes qui forment les parois latérales du chapeau. La fermeture des portes évite donc les courants d'air inférieurs sans empêcher le renouvellement constant de l'air saturé d'émanations insalubres.

Dix-septième Question

Maladies des organes respiratoires.

Pousse. Vice rédhibitoire, la Pousse est considérée comme le symptôme d'un état maladif caractérisé par des mouvements irréguliers de la respiration Ces mouvements sont compatibles avec l'apparence de la santé. Chez le cheval parfaitement sain, les mouvements des côtes et des flancs concordent. Chez le cheval poussif, au contraire, l'expiration se fait en deux temps et on appelle *soubresaut, contre-temps, coup de fouet*, cet à-coup qui se produit.

L'expiration s'opère en outre d'une manière brusque et le ventre paraît éprouver un mouvement de chute. A cela se joint souvent une toux sèche, avortée et non suivie d'ébrouement.

Si la pousse est peu accusée, elle est difficile à reconnaître au repos, mais on arrive à la constater en faisant travailler l'animal aux allures vives et en l'arrêtant brusquement. L'irrégularité de la respiration est alors très accusée. La pousse est commune chez les vieux chevaux. Elle est due soit à une affection du *poumon* ou des *bronches*, soit encore à un anévrisme du cœur, ou enfin même à un état morveux. Dans la plupart des cas, elle est incurable. On la pallie par un régime spécial, suppression de foin, travail modéré, acide arsénieux, etc

Cornage. On désigne par ce mot le bruit que certains chevaux font entendre en respirant et que l'on a comparé à celui que produit une corne dans laquelle on souffle. Ce n'est pas à proprement parler une maladie mais un symptôme ou une conséquence de diverses affections de l'appareil respiratoire. Souvent le cornage survient dans les catarrhes aigus, nasal ou pulmonaire, dans la gourme, etc. ; il tient encore à l'obstruction des voies aérifères (flexion exagérée de la tête, sous-gorge trop serrée, tumeurs osseuses, polypes, etc., etc.,) et disparaît avec la cause. D'autrefois ces catarrhes étant devenus chroniques et ayant déterminé l'induration de la membrane muqueuse affectée, l'animal, quoique bien portant en apparence, reste *cornard* toute sa vie.

La paralysie de la 7e paire encéphalique et par suite des muscles du nez, les lésions des os et des cartilages de cet appareil, le causent aussi

Il en est de même des lésions et des ossifications avec épaississement des anneaux de la trachée. Quelquefois aussi le cornage tient à un corps étranger qui gêne mécaniquement la respiration, ou même à un vice de conformation ou à une paralysie avec atrophie des muscles du larynx. Le cornage est, selon la nature de ces lésions, divisé en *aigu* ou *chronique*. Ce dernier est un vice rédhibitoire.

Le cornage provenant d'un vice de conformation est héréditaire. Ex. les produits de *Mandrake*.

Les inconvénients du cornage sont trop graves pour que les praticiens n'aient pas cherché à le guérir. Les causes mêmes du mal étant mal définies la guérison devenait difficile. Les expériences ont porté sur les *aryténoïdes*. Ce sont deux petits cartilages situés en haut et en arrière du larynx et qui bouchent la trachée. Ils ont la forme d'une pyramide triangulaire un peu contournée sur elle-même et se correspondent par leur face interne. Grâce au muscle aryténoïdien ils fonctionnent comme une porte à deux battants. On avait remarqué déjà que dans le cornage l'un de ces cartilages était paralysé, d'où passage permanent pour l'air avec diminution de largeur ce qui explique le sifflement caractéristique du cornage. Les praticiens ont alors essayé l'ablation du cartilage paralysé ; mais outre les complications à redouter et les dangers de l'opération les résultats curatifs furent très incertains. Généralement le remède était pire que le mal, l'ouverture restant toujours béante le cornage s'accentuait. De plus les animaux opérés sont très susceptibles de la gorge. Maintenant on est fixé sur la cause du cornage. De chacun de ces cartilages aryténoïdes part un filet nerveux. Le gauche traverse dans son parcours une glande dont l'altération comprime le filet et paralyse la porte correspondante. D'où cornage. Par suite de l'impossibilité d'atteindre cette glande on en déduit l'incurabilité de l'affection. Avant de se prononcer sur le rôle de cette glande on a fait des expériences qui sont concluantes. La compression est bien la cause déterminante du cornage car en comprimant momentanément l'un ou l'autre filet chez un cheval sain il corne immédiatement. Dès qu'elle cesse, le cheval ne corne plus.

Gourme. La gourme est une inflammation aigüe des voies respiratoires et digestives, accompagnée d'un écoulement par les naseaux, d'abcès ou tumeurs dans l'auge et dans le tissu cellulaire qui environne le pharynx. C'est l'expression d'un état caractérisé par une tendance à la formation du pus non seulement dans l'auge mais dans tout le corps.

Les auteurs ne sont pas d'accord sur sa nature; les uns la considèrent comme une inflammation localisée sur la muqueuse respiratoire. Pour d'autres c'est une affection, *sui generis*, une crise dépurative qui peut se fixer sur diverses parties du corps sans cesser d'être la gourme.

Cette dernière opinion est actuellement la seule plausible. Elle se déclare sur les chevaux, sans distinction d'âge, mais elle atteint principalement les jeunes poulains.

La gourme affecte-t-elle nécessairement tous les chevaux?

Peut-elle se montrer plusieurs fois sur le même individu?

Nous admettons la négative pour la première question et l'affirmative pour la seconde.

Causes. Parmi les causes prédisposantes, la dentition est une des plus influentes; viennent ensuite l'émigration, la fatigue, le travail prématuré les changement brusques de régime.

(Cette cause, la plus commune pour les chevaux de l'armée, jusqu'à ces dernières années est diminuée considérablement par la création des dépôts de transition).

Les causes occasionnelles sont : l'impression d'un air froid et humide, les brouillards épais, les gaz irritants, enfin toutes les causes qui peuvent irriter la muqueuse respiratoire.

Les anciens hippiâtres admettaient la contagion; cette idée abandonnée ensuite, semble reprendre une faveur marquée d'après les observations positives de plusieurs vétérinaires.

« Les animaux sains, acclimatés, contractent la gourme par « la cohabitation avec des chevaux qui en sont affectés. »

(DONARIEIX).

On divise la gourme en *bénigne* ou *maligne* suivant l'intensité des symptômes. Quelquefois on emploie l'expression impropre de *fausse-gourme* pour désigner la récidive de la gourme.

Diagnostic. Au moment de l'apparition de la gourme, il y a une sorte de fièvre, de réaction générale caractérisée par l'abattement, la tristesse, l'inappétence. Les ganglions et le tissu cellulaire de l'auge se tuméfient. La pituitaire et la conjonctive sont gonflées.

Du 6e au 8e jour, il y a jetage par les narines. A dater de cet écoulement, l'état général paraît s'améliorer.

La tuméfaction de l'auge se termine presque toujours par suppuration. Quelquefois les symptômes ont plus d'intensité; il y a inflammation du larynx, de la trachée, des bronches; l'écoulement nasal est fort abondant et de couleur verdâtre. Les abcès de l'auge et de la parotide rendent la respiration difficile et produisent le cornage aigu qui peut être porté au plus haut degré.

La gourme se complique quelquefois en *broncho-pneumonie*, *morve*, passage à l'*état chronique*, *angine*.

Traitement. Diète, fumigations émollientes dans les fausses nasales, application de sétons au poitrail.

On favorise la maturité des abcès avec l'onguent vésicatoire, puis quand ils sont fluctuants, on les ouvre au bistouri ou au fer rouge. Dans le cas de mort imminente par asphyxie, il est indiqué de faire la trachéotomie.

Les animaux atteints de cette affection doivent être isolés des autres, logés dans des écuries chaudes et abreuvés à l'eau tiède. Applications d'huile tiède sur la gorge et dans l'auge que l'on recouvre de peau de mouton pour maintenir la chaleur.

La gourme est en général peu grave. Elle dépouille l'organisme de principes en excès qui pourraient, croit-on, être éliminés par le travail. C'est pour cette raison qu'on tend à faire travailler les jeunes chevaux sans les fatiguer.

Coryza. Inflammation de la membrane muqueuse des cavités nasales. Les symptômes sont : un jetage de nature visqueuse. Les soins consistent à placer l'animal dans une bonne écurie, à le couvrir et à lui donner des breuvages tièdes.

Angine. Inflammation de la muqueuse du pharynx et du larynx. Les principaux symptômes sont : la sensibilité de la gorge, difficulté pour avaler dans la déglutition et la transpiration; toux sèche; bouche chaude. Elle se termine ordinairement par le jetage (on la soigne comme la gourme). Dans les cas extrêmes elle donne lieu à l'opération qu'on nomme *trachéotomie.* Cette opération consiste à pratiquer une ouverture dans la trachée afin d'établir une voie artificielle pour l'introduction de l'air et prévenir ainsi l'asphyxie.

Elle est également indiquée dans le cas de cornage tellement grave que l'asphyxie est imminente. L'ouverture à faire dans la trachée peut être temporaire (inflammation intense des premières voix respiratoires, gourme, collections purulentes dans les poches gutturales, abcès dans la région parotidienne).

Au contraire dans le cas où les causes qui gênent la respiration ne peuvent disparaître (étroitesse des cavités nasales, aplatissement de la trachée à sa partie supérieure, paralysie de la glotte, etc., etc.) l'ouverture doit être permanente. On la maintient ainsi à l'aide de tubes de formes variées dont la description nous sortirait de notre cadre.

Bronchite. Inflammation de la membrane muqueuse des bronches. Elle est généralement grave. Les causes de la bronchite sont toutes celles qui peuvent produire le refoulement du sang de la périphérie vers les organes intérieurs.

La bronchite peut être plus ou moins intense, chronique ou passagère.

Les animaux qui en sont atteints ont un jetage assez accentué.

Le cheval peut avoir également la bronchite *vermineuse* produite par un ver particulier (strongle).

Pneumonie, ou fluxion de poitrine. C'est l'inflammation de la trame du tissu du poumon. Les symptômes sont : la toux, douleurs de poitrine, respiration accélérée. Elle peut être causée par un refroidissement ou par une lésion accidentelle des poumons ; mais ces causes n'ont d'effet que par suite d'une prédisposition particulière. Il est rare que la pneumonie provienne d'une cause directe.

La pneumonie aigüe se termine ou par résolution ou par gangrène ou enfin par induration.

Dans la pneumonie chronique, la lésion pulmonaire qui occupe plutôt les lobes inférieurs que les supérieurs n'envahit qu'un seul côté à la fois.

Le tubercule, au contraire, occupe le plus souvent plusieurs points d'un même poumon, sinon les deux organes. Il est plus ou moins développé suivant l'époque de son développement.

Pleurésie. Inflammation de la plèvre. Elle peut être localisée à une seule ou affecter les deux plèvres. Ses causes ordinaires sont un refroidissement subit, des boissons trop froides, tout ce qui occasionne un arrêt de transpiration et enfin les accidents.

La pleurésie est très grave et se termine souvent d'une manière funeste.

A l'autopsie on constate que la plèvre est décomposée et encombrée de caillots formés par un liquide séreux. On les nomme *omelette* de la pleurésie en raison de l'analogie d'aspect.

Hydrothorax. Il consiste dans l'accumulation de sérosité dans la poitrine. Il est généralement la suite de l'inflammation des plèvres.

Les symptômes de l'hydrothorax sont la difficulté de respirer, l'élévation exagérée des côtés, les battements du flanc ; une toux sèche et fréquente. L'essoufflement. L'hydrothorax est presque toujours mortel quel que soit le traitement employé.

Thoracentèse. Opération qui consiste à retirer du liquide de la poitrine en cas de pleurésie lorsqu'un épanchement aigu emplit la totalité de la cavité et occasionne des accidents qui mettent la vie de l'animal en danger. On la pratique également dans l'hydrothorax aigu et dans tous les épanchements séreux de la plèvre. Les appareils employés dérivent tous de celui que le docteur Dieulafoy employait pour l'homme. La piqûre étant insignifiante l'air ne peut pénétrer dans la poitrine. Le liquide est aspiré par le vide produit dans l'instrument.

Cette opération réussit quelquefois.

Maladies vieilles de poitrine. Sous cette dénomination on désigne les maladies chroniques du poumon ou de la plèvre et même des deux.

Ces maladies se reconnaissent aux symptômes suivants : Embonpoint peu prononcé, poil piqué, peau sèche, respiration difficile, toux, irrégularité dans le mouvement des flancs, fétidité de l'air expiré.

L'animal entre en sueur au moindre travail et si on le fatigue il maigrit et meurt. Les symptômes ne sont pas toujours nettement accusés ; dans un grand nombre de cas, le vétérinaire le plus habile a de la peine à asseoir son jugement. C'est surtout quand la maladie est légère, quand le cheval a été refait qu'il est très difficile de se faire une opinion. Ces maladies sont incurables ; mais on peut en ralentir les progrès par un régime convenable (barbotages, vert, travail modéré), considérées comme vices rédhibitoires pendant longtemps, elles ont été rayées de cette liste par la loi de 1884 en raison de la difficulté du diagnostic.

Emphysème pulmonaire. Une forte compression ou une contusion de la poitrine, une commotion violente du poumon peuvent produire une déchirure de ce viscère sans lésion des parois thoraciques et donner lieu à l'infiltration de l'air dans le tissu lamineux interlobulaire, accident qui survient aussi à la suite des grands efforts. L'*emphysème vésiculaire* de Laennec est une affection particulière du poumon qui consiste dans la dilatation excessive de la terminaison des canalicules pulmonaires dont quelques-uns atteignent le volume d'un grain de chènevis, finissent par se rompre et déterminent alors à la surface du poumon la formation de vésicules irrégulières ayant quelquefois la grosseur d'une noix. L'emphysème du poumon est la lésion à laquelle il faut attribuer le plus souvent la pousse du cheval. Aussi la loi de 1884 a compris cette maladie dans les vices rédhibitoires.

Coup de chaleur. Congestion sanguine et brusque du poumon qui envahit quelquefois l'intestin et même l'encéphale. Cet accident se produit chez les chevaux qui travaillent aux allures rapides (courses), à la grande chaleur et au milieu de la poussière. Saignée prompte, lotions à l'eau fraiche acidulée.

Dix-huitième Question

**De la nutrition — Définition — Mécanisme — Du sang — Sa
composition — Anémie — Pléthore.**

La nutrition disent MM. Littré et Robin est synonyme [Définition.
de vie. C'est la propriété élémentaire des corps organisés,
caractérisée par le double mouvement de combinaison et
de décomposition que présentent, sans se détruire, les
éléments anatomiques des êtres organisés. C'est la plus
générale de leurs propriétés car tous les éléments anatomiques en jouissent. Lorsque les éléments cessent de
présenter cette propriété, ils sont *morts* et se décomposent.

La nutrition est la propriété vitale élémentaire. Elle
consiste uniquement dans ce fait continu d'assimilation
et de désassimilation.

Ainsi les éléments anatomiques ont :

1° La propriété de se combiner incessamment avec les
substances qui pénètrent en eux par *endosmose*.

2° Celle d'abandonner en même temps des principes
qui disparaissent par *exosmose*.

A ces deux actes de la nutrition se rattachent deux
autres propriétés : l'*absorption* dont nous avons déjà
parlé et les *sécrétions* que nous examinerons plus loin.
Ces deux propriétés sont des cas particuliers de la nutrition ; la première se rapportant plus essentiellement à
l'endosmose, la seconde à l'exosmose.

Lorsque la nutrition se fait d'une façon anormale elle
provoque les phénomènes suivants :

1° L'*ulcération*, c'est-à-dire l'atrophie avec résorption
ou liquéfaction des éléments anatomiques. Ces phénomènes se manifestent dans tous les tissus.

2° L'*élimination* des séquestres (portions de tissus
nécrosés).

Cette fonction n'a point d'appareil spécial mais son
agent est le sang. Ce dernier recevant le *chyle* et la
lymphe constitue le liquide nutritif qui porte aux divers

organes les matériaux nécessaires à leur formation et à leur entretien. Cette fonction résulte, par le fait, de la plus grande partie de celles que nous avons déjà étudiées.

Mécanisme. Les tissus mis en contact avec le sang par les capillaires, y puisent les principes qui leur conviennent et se les approprient. C'est une loi d'affinité particulière. Ainsi, par exemple, l'albumine sert à la formation des tissus blancs ; la fibrine forme les muscles. Les produits azotés donnent la graisse. Aussi lorsqu'ils sont absorbés en trop grande quantité ou lorsqu'ils ne sont pas utilisés, il y a production anormale et excessive de graisse.

Il résulte de cet exposé rapide de la nutrition qu'il y a mouvement constant de composition et de décomposition, mouvement dont l'intensité varie avec l'exercice qui le facilite, la nourriture qui l'augmente et l'âge qui en modifie l'intensité. L'assimilation très considérable dans la période de croissance, reste normale dans l'âge adulte et s'affaiblit dans la vieillesse.

Du sang. Le sang est le liquide nourricier de toute l'économie. Il est d'un rouge vif dans les cavités gauches du cœur et les artères en général ; d'un rouge brun dans les cavités droites et les veines en général. (Voir circulation). Sa saveur est salée, sa température normale est celle du corps (38 à 40 degrés centigrades).

Comme constitution chimique on y trouve :

Fibrine — Albumine — Graisse — Sels — Métaux — Eau.

Physiquement, il se compose de deux parties :

1º La liqueur ou *plasma*,

2º Les *globules* (rouges et blancs).

Les globules rouges constituent la richesse du sang. Les blancs sont analogues à ceux du *chyle* et de la *lymphe.*

A l'état ordinaire, le sang est fluide. Soustrait à l'influence de la vie, il se transforme en une masse gélatineuse qui se sépare elle-même en deux parties : l'une liquide ou *sérum*, l'autre solide ou *caillot.*

Le sang entre pour 1/18 dans le poids total d'un animal adulte. Après avoir servi, le sang artériel éprouve des modifications qui lui font perdre ses facultés vivifiantes et sa couleur rouge. Il ne les reprend que sous l'action de l'air grâce à l'*hématose*.

A l'état de sang artériel, il est riche en globules et en fibrine ; comme sang veineux il contient une plus grande quantité d'eau et d'albumine. La bonté du sang se mesure au nombre et à la petitesse des globules. Dans le genre cheval, les races nobles affectent cette particularité à un haut degré. Il faut observer que l'alimentation fournissant les matériaux, le travail excitant la circulation, on attache beaucoup d'importance à la force impulsive donnée au sang par le cœur. Les qualités de fond paraissent devoir être attribuées plutôt à cette circulation active qu'à la respiration elle-même. La prédominance des appareils de la circulation et de la respiration se reconnaît chez l'animal à la couleur vive des muqueuses et à la finesse de la peau.

Le sang, avons-nous dit, comprend la liqueur et les globules. Ces derniers ne peuvent pénétrer les organes ; la partie liquide seule pénètre dans tout l'organisme. On croit cependant que les globules concourent à la nutrition par le fait qu'ils se transforment en liqueur. Certains auteurs prétendent que cette transformation se fait dans la rate sans du reste l'avoir prouvé.

Chaque organe reçoit de la liqueur du sang en proportion avec son degré d'activité nutritive mais nulle part les capillaires sanguins ne vont se rendre à chaque fibre. La liqueur du sang sort des vaisseaux au travers des porosités invisibles de leur paroi, s'infiltre dans l'épaisseur des tissus et baigne chacun de ces éléments, cette qualité réparatrice du sang lui est donnée par la lymphe et par les aliments.

La lymphe verse dans le sang les produits qui n'ont pas été absorbés par les organes. Les aliments introduisent dans ce sang les matières organiques, les sels et l'eau.

Surabondance de sang dans le système sanguin ou dans une partie de ce système. Par suite la pléthore est *générale* ou *locale*.

La première est caractérisée par la rougeur des muqueuses, le gonflement des vaisseaux sanguins superficiels, la dureté du pouls, une augmentation de chaleur animale, la tendance aux hémorrhagies, le vertige, etc., etc.

La pléthore locale varie dans ses symptômes suivant l'organe intéressé.

Dans la pléthore abdominale il y a surabondance du sang de la veine porte par développement exagéré des mésentères et des epiploons ou par gêne de la circulation hépatique. On combat la pléthore par l'hygiène c'est-à-dire le travail, une nourriture rafraîchissante et au besoin des saignées ou des purgatifs.

Anémie. L'opposé de la *pléthore* est l'*anémie* caractérisée par la diminution des qualités et de la quantité du sang.

Le symptôme de cet état est la faiblesse du pouls, la paleur des muqueuses. On combat l'anémie par l'hygiène c'est-à-dire une alimentation tonique et principalement par l'emploi des ferrugineux.

Dix-neuvième Question

Des sécrétions — Définitions — Sécrétions en général — Sécrétion urinaire — Appareil — Mécanisme — Rétention d'urine — Sécrétion de la peau — Rapports entre la transpiration et la sécrétion urinaire — Arrêt de transpiration.

On donne le nom de sécrétion à l'acte par lequel certains organes de l'économie forment, aux dépens du sang, des produits très variés destinés, soit à maintenir en équilibre la constitution normale de ce fluide, soit à jouer un certain rôle dans l'accomplissement des fonctions. **Définition.**

Réduite à ses phénomènes essentiels, la sécrétion a beaucoup d'analogie avec la nutrition. Elle en diffère cependant par plusieurs points. Dans la nutrition, chaque tissu attire des matériaux de même nature que les siens et leur donne la forme propre à ses divers éléments. Par la secrétion, le tissu glandulaire ne s'empare pas exclusivement de matériaux semblables aux siens. La glande fabrique aux dépens du plasma du sang des éléments semblables à ceux dont elle est déjà composée et de plus elle forme aux dépens de ce même plasma des produits nouveaux destinés à être éliminés.

Toute sécrétion est un acte complexe qui résulte du concours de trois agents : le *sang* — la *glande* — le *système nerveux.*

Rôle du sang. Le sang fournit tous les éléments. Son plasma épanché hors des vaisseaux et mis en dehors de la circulation, sert à la sécrétion comme il a servi à la nutrition. Certains de ses éléments sont séparés puis métamorphosés en un produit spécial, variable suivant l'espèce d'organe où il se forme.

Mais le sang ne contient ni mucus, ni lait, ni bile ; il serait impropre à la vie. Ces produits complexes sont le résultat du travail spécial de chacune des glandes intéressées.

Par exemple le sang agit diversement sur les glandes suivant le degré d'excitation produit par l'abondance et la rapidité de son afflux et suivant sa composition.

Rôle des glandes. « L'une des actions les plus mer-
« veilleuses de l'organisme est, sans contredit, celle qui
« forme aux dépens du même fluide un grand nombre de
« produits très différents les uns des autres par leurs
« propriétés physiques, leur constitution chimique, et le
« rôle qu'ils sont appelés à remplir dans l'accomplisse-
« sement des fonctions......

« Il est dans l'organisme un très grand nombre de
« parties qui jouissent de la faculté de sécréter. La peau,
« les muqueuses, les séreuses, le tissu cellulaire, les
« vésicules adipeuses, les glandes salivaires, le foie, le
« pancréas, les reins, les testicules, les mamelles, le
« poumon, les corps thyroïdes, le thymus, la rate, les
« capsules surrénales, sont les agents de secrétions très
« variées. »   (COLIN.)

Ces parties, qui paraissent, au premier abord, très
différentes les unes des autres par leur texture, ont toutes,
en dernière analyse, une organisation commune qui
devient évidente lorsqu'on étudie au microscope leurs
éléments essentiels.

Les rapports qui peuvent exister entre les éléments
glandulaires et les vaisseaux sanguins qui leur apportent
les matériaux de la sécrétion, varient suivant l'espèce de
glande et la disposition spéciale de ses tubes ou de ses
cellules. Mais il est prouvé qu'il n'y a nulle part de communication entre ces vaisseaux sanguins et les organes
sécréteurs. Par suite, les matériaux nécessaires pour
constituer la sécrétion ne peuvent être versés directement
dans l'intérieur des cavités glandulaires.

« Les organes sécréteurs ne sont donc, en dernière
« analyse, que des membranules minces et déliées for-
« mant de petites cavités vésiculaires ou tubuleuses. Les
« parois des vésicules ou des tubes sont les agents de
« l'élaboration des liquides, et la cavité de ces petits
« organes est destinée à recevoir les fluides modifiés,
« jusqu'au moment de leur élimination. Comme les vais-
« seaux sanguins forment de simples réseaux qui enlacent
« ou entourent les éléments glandulaires, ils se compor-
« tent à l'égard de ces parties comme ils le font pour toutes

« les autres. **Le Plasma** s'en échappe à travers des porosi-
« tés invisibles ; il vient baigner extérieurement chaque
« cellule et chaque tube glandulaire. »   (COLIN.)

Le plasma pénètre les parois des vésicules par imbibition ; puis ces parois, en vertu de leur activité propre,
le modifient et fabriquent à ses dépens des produits nouveaux.

Rôle du système nerveux. On ne peut déterminer,
d'une façon précise, comment s'exerce l'action nerveuse
sur les sécrétions, ni en quoi elle consiste ; mais il est permis d'affirmer que cette influence est d'une espèce particulière, différente de celle qui, dans les mêmes organes,
régit la nutrition, car le travail nutritif de la glande est
continu, tandis que le travail de sécrétion est très souvent
intermittent.

L'activité des organes sécréteurs, peut être *continue,* Caractères
remittente ou *intermittente.* généraux des sécrétions.

Elle est continue dans les *reins* et le *foie ; remittente*
dans les *sublinguales,* les *maxillaires,* les *sudoripares ;*
intermittente dans les *mamelles,* les *glandules* du suc
gastrique.

« Les sécrétions continues sont chargées d'un rôle de
« dépuration qui ne peut souffrir d'interruption sans
« danger pour l'organisme.

« Les sécrétions rémittentes et intermitentes sont mo-
« mentanées ou périodiques.

« En effet, il ne faut du suc gastrique que pendant la
« digestion stomacale, du lait que pendant la période où
« la mère nourrit ses petits. Les glandes qui en sont
« chargées ont besoin, pour entrer en action, d'être exci-
« tées, et d'autant plus vivement que leurs sécrétions
« doivent être plus abondantes. Ces excitations sont par-
« faitement réglées, quant à leur degré d'intensité et à
« leurs périodes de retour, d'après le rôle que les produits
« secrétés doivent remplir. La salive par exemple afflue à
« la bouche, le suc gastrique coule dans l'estomac aussi-
« tôt que les aliments parviennent à ces cavités.

« Les sécrétions, à quelque espèce qu'elles appartien-
« nent et à quelque rôle que puisse être employé leur

« produit, entretiennent entre elles des relations plus ou
« moins intimes. Elles sont, jusqu'à un certain point,
« solidaires les unes des autres, car elles prennent les
« matériaux de leur produit dans le sang, et tirent du sys-
« tème nerveux le principe de leur action. »   (COLIN).

Les glandes à sécrétion continue ne peuvent jouir
toutes à la fois d'une activité considérable. La prépondé-
rance de certaines d'entre elles n'est acquise qu'au détriment des autres. Ainsi, dès que la transpiration cutanée
augmente, la sécrétion urinaire diminue et inversement.

« Cet antagonisme entre les sécrétions normales, les
« unes relativement aux autres, se produit également
« pour les sécrétions morbides spontanées ou provoquées
« dans un but thérapeutique. Aussi est-ce d'après la
« connaissance de ce fait que, dans le traitement des
« maladies, on active une sécrétion pour en tarir une
« autre. »   (COLIN).

Suivant les âges, les sécrétions présentent des modifications sensibles dues à l'état de la nutrition générale et au
caractère particulier des fonctions. L'état du sang, modifié
par le régime, réagit également sur les sécrétions. Ainsi
le lait change à l'infini quant a sa couleur, son goût et la
proportion respective de chacun de ses éléments suivant
le caractère de l'alimentation.

Naturellement, les divers états pathologiques de l'organisme, et ceux des glandes en particulier, impriment
des modifications sensibles aux sécrétions.

Enfin les sécrétions se modifient plus ou moins suivant
la température, l'état hygrométrique de l'atmosphère, le
climat, les saisons.

SÉCRÉTION URINAIRE

Définition.   La sécrétion urinaire, l'une des plus importantes de
l'économie, sert à former l'*urine*. Elle a pour but d'éliminer la plupart des matières superflues que l'absorption
a fait pénétrer dans le système circulatoire, et les produits
résultant de la métamorphose des tissus.

Appareil.   Cet appareil joue un grand rôle dans l'économie puisqu'il est chargé d'éliminer du sang, avec l'eau en excédent

et d'autres substances accessoires, les produits azotés excrémentiels qui proviennent du mouvement vital.

L'appareil comprend :

Les *reins* qui sécrètent l'urine ;

Les *urétères* chargés de transporter ce liquide ;

La *vessie* qui lui sert de réservoir ;

Le *canal de l'urèthre* qui sert à l'expulser au dehors.

Les *reins* sont au nombre de deux, situés à droite et à gauche de la colonne vertébrale. Le droit qui affecte la forme d'un cœur de carte à jouer est plus gros que le gauche rappelant assez la forme extérieure d'un haricot.

Si l'on pratique une coupe horizontale du rein, on remarque une cavité dite *bassinet rénal* où vient se rendre l'urine secrétée dans la glande et qui sert d'origine à l'urétère.

Le rein présente à l'extérieur l'*échancrure rénale* d'où part l'urétère. Il est enveloppé d'une membrane de nature fibreuse. Le tissu propre qui le constitue est glanduleux.

Les *capsules surénales* sont placées sur le bord interne des reins.

Les *urétères* qui portent l'urine des reins dans la vessie, débouchent dans cet organe entre la tunique charnue et la membrane muqueuse. Il se compose de trois membranes l'une externe muqueuse, la centrale fibreuse et l'interne séreuse.

La *vessie* est un réservoir membraneux logé dans la cavité pelvienne où il occupe plus ou moins de place suivant la quantité d'urine qu'il contient. La vessie pleine a la forme ovoïde ; on y remarque le *cul-de-sac* en avant et le *col* en arrière qui donne naissance au canal de l'urèthre. Le sphincter met en communication le col et le canal.

Le *canal de l'urèthre* est l'excréteur définitif. Il s'étend chez le cheval de la vessie à l'extrémité libre du pénis ; chez la jument il s'arrête à la partie postérieure du vagin.

La sécrétion urinaire est continue à l'aide du rein. Mécanisme. L'urine formée descend dans le bassinet du rein, sur les urétères et arrive goutte à goutte dans la vessie. Une fois introduit dans cette poche, le liquide ne peut rétrograder.

La vessie expulse à intervalles variables l'urine qu'elle contient par la contraction de sa propre membrane et le relâchement du sphincter.

Le cheval ne peut uriner que très difficilement en marchant, aussi doit-on toujours l'arrêter lorsqu'il manifeste ce besoin en essayant de se camper.

L'urine renferme de l'eau, des sels et l'*urée*.

Rétention d'urine. On désigne ainsi l'accumulation de l'urine dans la vessie avec difficulté ou impossibilité de l'expulser. Elle est *complète* ou *incomplète*. La rétention d'urine dépend ou de la paralysie de la vessie, ou d'un obstacle au cours de l'urine comme cela arrive dans les cas de hernie de la vessie, de la pression de la matrice ou du rectum sur cet organe, de tumeurs situées dans son voisinage, de corps étrangers introduits ou développés dans sa cavité, d'inflammation ou de rétrécissement de l'urèthre; la suppression de la sueur, l'impression subite de l'eau froide appliquée extérieurement ou prise intérieurement l'animal ayant chaud; le défaut de boissons dans les grandes chaleurs, l'usage d'eaux mauvaises, la consommation immodérée de plantes âcres et de grains ou fourrages altérés et excitants, les progrès de l'âge, un coup violent sur le dos, le défaut d'exercice, la distension des parois de la vessie à la suite d'un exercice longtemps soutenu et durant lequel on n'a pas permis à l'animal de s'arrêter pour uriner.

Cette maladie est grave et peut entraîner une inflammation considérable, la gangrène ou la rupture de la vessie. Il peut aussi se former des crevasses en quelque point des voies urinaires ce qui entraîne des abcès, des fistules, des infiltrations.

Comme traitement, il faut tout d'abord expulser le liquide en excédent. On remédie ensuite à la cause de la maladie.

Calculs urinaires. Ce sont des corps de forme et de dimensions variables qui se développent dans l'un quelconque des organes de l'appareil urinaire. On les distingue par suite en *rénaux*, *urétériques*, *uréthraux* et *vésicaux* qui sont les plus fréquents.

Les substances que l'analyse y a fait découvrir sont l'acide urique, les urates de soude. de chaux, d'ammoniaque. de potasse, etc., etc. Ces principes sont unis à du mucus qui varie comme quantité et densité.

Les calculs qui se forment dans les reins déterminent la *gravelle* qui exige un traitement spécial. Les autres s'éliminant quelquefois d'eux-mêmes; mais le plus souvent ils nécessitent une opération chirurgicale la *lithotritie* qui consiste à introduire un appareil destiné à diviser le calcul pour en permet're l'expulsion.

Incontinence d'urine. Maladie inverse de la rétention. Le cheval atteint de cette maladie urine très fréquemment et sans le vouloir. Elle est due à la faiblesse du sphincter qui s'ouvre à la moindre pression du liquide ou est maintenu ouvert par la présence d'un corps étranger. Cette maladie est très grave.

Elle s'opère à l'aide de glandes situées dans l'épaisseur de la peau et qui produisent un liquide spécial. Cette exhalation plus ou moins abondante est dite *insensible* quand elle est peu appréciable et prend le nom de *sueur* lorsque son produit se répand en globules liquides à la surface de la peau.

Transpiration cutanée.

Les glandes *sudoripares* sont situées dans la couche profonde du derme et quelquefois dans le tissu cellulaire sous-jacent. Elles se composent d'un tube enroulé sur lui-même et terminé par un canal excréteur. Ces glandes sont très nombreuses.

« La transpiration cutanée, si faible qu'elle paraisse « dans les conditions ordinaires, n'en constitue pas moins « l'une des sources les plus actives des grandes déper- « ditions qu'éprouve l'organisme. » (COLIN).

Comme quantité, la transpiration cutanée varie suivant une foule de conditions dépendant de l'organisme et de conditions extérieures. La nuit elle est minime en toute saison. Dans l'eau elle est très réduite sans cesser complètement.

Le produit de la transpiration est assez complexe : il comprend de l'acide carbonique, de l'eau, des matières animales et des sels. La transpiration cutanée joue un grand rôle dans la dépuration du sang et comme maintien de l'équilibre dans la température du corps ; aussi ne peut-elle être diminuée ou supprimée sans danger pour l'organisme.

Par suite de ce double rôle, la transpiration cutanée ne peut être supprimée sans danger. Son arrêt occasionne des troubles fonctionnels très graves, incompatibles avec la vie. C'est ainsi qu'il peut provoquer la pleurésie, la pneumonie, les flux intestinaux, les hydropisies, etc., etc.

Arrêt de transpiration.

On a remarqué que lorsqu'une grande surface de la peau était par suite de brûlures ou d'autres causes privée de cette propriété, l'animal en subissait une influence fâcheuse. En rendant la totalité du corps incapable de fonctionner sous ce rapp. .t, la mort arrive rapidement.

L'arrêt de la transpiration est donc très grave. Ses causes sont : le passage subit du chaud au froid, le placement des animaux en état de sueur dans des endroits humides ; leur exposition à l'air ou au vent ; les boissons froides ayant chaud, l'inaction après des courses violentes et enfin la mauvaise méthode de laver des chevaux à l'eau lorsqu'ils sont en sueur.

La matière sébacée fournie par les glandes de ce nom a pour office d'assouplir la peau, de la revêtir d'un enduit gras propre à la préserver de l'action irritante des corps qui peuvent être en rapport avec cette membrane. Elle donne à la peau du scrotum, des lèvres de la vulve, un luisant particulier chez les solipèdes. C'est elle qui contribue, pour la plus grande part à rendre les poils lisses et souples dans l'état de santé.

Les glandes sébacées sont situées dans l'épaisseur du derme et quelquefois à sa face profonde. Quelques unes s'ouvrent dans les follicules pileux, les autres ont des ouvertures propres. Ces dernières se trouvent dans les régions dépourvues de poils.

Mélangée à des corps étrangers surtout la poussière, la matière sébacée forme le *cambouis*.

Le pansage, dit le service intérieur, a pour but de débarrasser la peau des corps étrangers qui la souillent et d'en faciliter les sécrétions.

Le pansage a lieu *une fois par jour*, autant que possible *après le travail* et *hors des écuries* chaque fois que la température le permet.

Ces nouvelles prescriptions dictées par le simple bon sens ont été très difficiles à faire pénétrer dans l'esprit des vieux officiers, habitués à ces pansages interminables du 2 novembre 1833.

Il suffit cependant de réfléchir quelques instants pour comprendre que l'animal nous ressemble sous bien des rapports. Ayant à peu près le même organisme, il éprouve les mêmes besoins.

Or personne ne s'avise d'attendre plusieurs heures

avant de se débarrasser de la sueur qui le couvre, de la poussière ou de la boue. Pourquoi donc agir autrement avec le cheval.

Du reste panser un cheval à sa rentrée du travail c'est rendre l'opération bien plus facile. La peau est moite et se débarrasse plus facilement des corps étrangers qui la souillent. Au bout de quelques heures, il s'est formé un cambouis adhérent très difficile à faire disparaître sans employer l'étrille dont l'action est toujours nuisible à la peau par suite de l'irritation qu'elle provoque. Pour justifier cette opinion je citerai le général Daumas dont l'autorité en matière de cheval ne saurait être contestée.

« Les Arabes, dit-il, prétendent que ce frottement
« continuel de l'épiderme avec l'*étrille* nuit à la santé des
« chevaux, les rend délicats, très impressionnables, et,
« par suite, incapables de supporter les fatigues de la
« guerre ou tout au moins plus sujets aux maladies. »

D'autre part, le ralentissement ou l'exaltation des fonctions d'un appareil organique amène d'autant plus de perturbation dans l'économie que ces fonctions sont plus importantes.

On doit donc respecter, dans la pratique du pansage, ce principe de physiologie.

Le pansage doit être exécuté avec une grande activité. On emploie pour cette opération :

La *brosse en chiendent* vulgairement appelée *bouchon*.

La *brosse en crins*.

Le *torchon-serviette*.

L'*éponge*.

Le *cure-pieds*.

L'*étrille* qui n'a d'autre utilité que le nettoyage de la brosse en crins.

Le *bouchon de foin* est d'un grand secours pour nettoyer un cheval mal tenu depuis un certain temps.

Enfin la paille prise à poignée dans les deux mains qui passent alternativement et en sens inverse de la tête à la croupe sèchent très vite un cheval mouillé.

Mentionnons en outre : le *couteau à chaleur* indispensable pour râcler un cheval couvert d'une sueur abondante.

Du reste le règlement ne conseille l'emploi de l'étrille qu'exceptionnellement et si le cheval a le poil trop fort.

« Si le cheval a le poil fin, ou s'il est tondu, l'emploi « de l'étrille est inutile. » (Service intérieur.)

Nous ajouterons *nuisible* car elle provoque une irritation dangereuse sur la surface de la peau. Si les chevaux sont habituellement bien tenus, ce qui doit être le cas général dans l'armée, le poil sera toujours suffisamment fin pour que l'emploi de l'étrille ne soit pas justifié.

Soulignons également cette prescription de faire le pansage dehors chaque fois que la température le permet.

En effet les écuries ont bien des causes d'infection sans qu'on les sature de poussière et de sueur. De plus l'absence des chevaux permet un nettoyage plus complet et plus facile, une aération totale. Enfin le cavalier voit bien ce qu'il fait ; lui aussi respire un air plus pur et ne s'en porte que mieux.

Il suffit pour éviter tout inconvénient du pansage à l'extérieur d'habituer les hommes à ne pas attacher un cheval en sueur dans un courant d'air, à ne pas le laisser séjourner longtemps devant un mur blanc frappé par les rayons du soleil et à opérer très lestement.

L'adoption du pansage individuel est un progrès inoui pour la cavalerie. Chaque homme en descendant de cheval panse de suite l'animal qu'il vient de monter. Comme il reprend sa liberté d'autant plus vite qu'il est plus diligent dans cette opération il a tout intérêt à travailler sans relâche. De la sorte homme et cheval se reposent le maximum de temps, les animaux sont bien mieux pansés, les cavaliers ne sont pas écœurés par un travail ennuyeux ; et la présentation des chevaux à une heure fixée par le capitaine commandant suffit pour entretenir une surveillance convenable. Si, de plus, les officiers exigent qu'on n'amène au travail que des chevaux bien tenus toute négligence est impossible. Les expériences faites jadis à la 9e brigade de cavalerie et celles qu'on peut faire chaque jour dans les régiments où on suit bien les prescriptions du règlement, sont suffisantes pour convaincre les plus chauds partisans du pansage majestueux de l'ancien régime avec ses commandements grotesques et la musique pour couronnement.

Nous n'entrerons pas dans les détails d'exécution, le service intérieur étant parfaitement rédigé sous ce rapport ; il suffit de parcourir les articles 359, 360, 361, 362, 363, 365 pour savoir comment on doit panser un cheval. Reste alors à les faire appliquer.

Vingtième Question

Des organes de la génération — Définition — Description sommaire de ces organes chez le cheval et la jument — Mécanisme de la fécondation — Castration — Soins consécutifs — Accidents qui peuvent en résulter.

Définition.

La génération est la fonction par laquelle les animaux se reproduisent.

Organes génitaux du cheval.

Le sperme, liquide générateur par les spermatozoïdes qu'il contient, est élaboré au sein des deux *testicules*, glandes globuleuses pourvues chacune d'un conduit excréteus, replié un très grand nombre de fois sur lui-même à son origine, qui forme l'*épididyme*, et dépourvu de sinuosités dans le reste de son trajet. Ce conduit a reçu le nom de *canal déférent*. Il transporte la liqueur fécondante dans les *vésicules séminales*, réservoirs à parois contractiles, où cette liqueur s'accumule et d'où elle est expulsée, lors de l'accouplement, en suivant la voie des *canaux éjaculateurs* et du *canal de l'urèthre*. Ce dernier pourvu sur son trajet de trois glandes accessoires, la *prostate*, et les glandes de *Cowper* est un canal impair, commun aux deux appareils de la génération et de la dépuration urinaire. Il est supporté par une tige érectile, le *corps caverneux*, avec lequel il forme un organe allongé, le *pénis* ou *verge*, qui dans l'acte du rapprochement des sexes, est introduit dans le vagin, au fond duquel il va porter le fluide spermatique.

La *gaine vaginale* n'est qu'un diverticule de la cavité abdominale dont la membrane séreuse (le péritoine) a fait hernie dans le trajet inguinal en passant par l'anneau inguinal supérieur, et s'est prolongée au-dessous de l'anneau inférieur, de manière à former un sac séreux enveloppé de parois membraneuses.

Les testicules sont recouverts : 1° par le *scrotum*, peau fine, sans poils, munie de glandes sébacées. 2° Par le *dartos*, tunique contractile fibro-élastique. Elle forme deux sacs, un pour chaque testicule. 3° Le tissu conjonctif sous-dartosien, adhérent à la face interne du dartos. 4° Le muscle crémaster ou tunique rythroïde qui en se contractant remonte brusquement le testicule. 5° La tunique fibreuse.

Le *pénis* ou *verge* résulte de l'accolement du corps caverneux et de la portion spongieuse du canal de l'urèthre. Il comprend une partie fixe, celle comprise entre l'arcade ischiale et les bourses et une *partie libre* formant appendice détaché, soutenu seulement par le repli cutané qui constitue le *fourreau*. Son extrémité se nomme *tête* ou *gland*. Le rebord saillant qui limite ce renflement se nomme *couronne du gland*.

Ils comprennent : la *vulve*, orifice externe de l'appareil. On y remarque *deux lèvres, deux commissures* ; le *clitoris* loge dans la commissure inférieure. Le *vagin* s'étend de la vulve à l'utérus.

L'*utérus* est l'endroit où se développe le fœtus. Il fait saillie en arrière dans le vagin. On y trouve le *museau de tanche* ou *fleur épanouie*, un corps et deux cornes.

Les trompes utérines ou *oviductes* partent de la corne utérine et aboutissent à l'ovaire.

L'*ovaire* est un organe glandulaire qui secrète l'*ovule* ou cellule femelle. L'ovule renferme à l'intérieur les *vésicules de Graaf*. Il tombe dans l'oviducte à l'époque des chaleurs

Mamelles. Les mamelles sont des glandes destinées à secréter le lait. Lorsque la jument est pleine ces glandes subissent un travail lent et progressif qui les amène à leur action complète au moment de la mise-bas. Au sevrage elles reprennent leur constitution primitive.

Rudimentaires dans la jeunesse, les mamelles se développent à l'âge où les femelles deviennent aptes à la reproduction. Elles sont au nombre de deux, accolées l'une à l'autre et placées dans la région inguinale où elles occupent la place des bourses chez le mâle.

Il résulte du contact de l'ovule avec les spermatozoïdes.

On désigne par ce nom une opération chirurgicale qui consiste à amputer les principaux organes de la reproduction (testicules du mâle, ovaires de la jument) ou seulement à les atrophier au point de les priver de toute énergie. On pratique cette opération pour modérer l'impétuosité de l'animal, le rendre plus soumis, plus docile, ou le guérir de certaines maladies affectant les parties que l'on retranche.

Mais la castration ôte beaucoup de force, de courage, d'ardeur au cheval et abrége peut-être sa carrière.

Le cheval castré se nomme *hongre*.

La castration pratiquée sur de jeunes sujets se fait avec beaucoup moins de danger que sur les adultes, mais faite trop tôt, elle a l'inconvénient de priver certaines parties d'un complet développement.

Généralement on attend que le poulain ait 16 ou 18 mois. Il est même prudent d'attendre un peu plus longtemps pour les animaux destinés au trait. En effet, le cheval hongré jeune a l'encolure effilée, sa crinière est moins garnie, sa croupe reste mince, ses poils plus longs et moins brillants, son regard moins noble.

Pour castrer un cheval, il faut choisir l'époque où la température de l'atmosphère est à peu près constante et modérée (automne et printemps). De plus l'animal doit jouir d'une santé parfaite. L'animal est soumis au repos dès la veille ; sa ration ordinaire est diminuée ; on lui donne des aliments de facile digestion. S'il est pléthorique, il faut le soumettre à une diète absolue et le saigner quelquefois.

Les testicules ne descendant dans les bourses qu'à 4 ou 5 mois, on ne peut pratiquer l'opération avant cette époque ; mais il vaut mieux, comme nous l'avons dit plus haut, opérer l'animal entre un ou deux ans.

Méthodes. — La castration peut se faire par les *casseaux*, par la *ligature*, par *torsion* et arrachement, par *râclement*, par la *cautérisation*, par l'*écrasement*, par l'*excision* simple des testicules ou par simple division du canal déférent.

Casseaux. — Ce mode de castration est très employé : il se pratique à testicules *couverts* ou *découverts*. Dans le premier cas les enveloppes qui constituent les bourses sont coupées de manière à laisser intacte la plus profonde, celle qui se trouve le plus près des testicules. Dans le second, le testicule est mis complètement à nu de manière à pouvoir exercer une compression immédiate sur le cordon.

Ces testicules se détachent d'eux-mêmes. Quant aux casseaux on peut les enlever de 36 à 48 heures après l'opération, mais pas avant de s'être assuré que la mortification des parties est complète. On ne doit pas les laisser au-delà du 3e ou 4e jour. On nettoie à l'eau tiède la plaie produite.

Le cheval est opéré couché ou debout (Travail Vinsot — Planche à bascule — Lit de paille). Les casseaux sont saupoudrés de sulfate de cuivre avant d'être appliqués. Ceux du système Vinsot sont très pratiques. Liés d'avance à une extrémité, ils sont serrés à fond par une bague glissante.

On comprime le cordon testiculaire par un lien ciré et convenablement serré. On l'exécute à testicules couverts ou découverts. Cette méthode peu employée donne presque toujours naissance à des accidents graves. *Ligature.*

Après avoir dégagé le testicule par une incision dans le sens de sa longueur, on coupe le canal déférent ; comprimant ensuite les vaisseaux et nerfs testiculaires à l'aide de pinces spéciales, on tord jusqu'à ce que le testicule se détache de lui-même. Cette méthode est simple et cause moins de douleur que toutes les autres. Elle a été pratiquée avec succès à l'école de cavalerie même sur des animaux âgés. Les chevaux sont généralement éthérisés pendant l'opération. *Torsion et Arrachement.*

Dans cette méthode, l'artère se lie d'elle-même en se repliant en dedans.

Méthodes peu employées en France. Mauvais résultats. *Raclement et Feu.*
Méthode barbare et qui ne donne généralement pas les résultats qu'on veut obtenir. *Ecrasement.*

Beaucoup de cas d'hémorrhagies. Très peu employée. *Excision simple.*

SUITES DE LA CASTRATION

Elles sont de deux sortes. Les unes presque constantes et nécessaires à la guérison, sont la douleur, l'inflammation, l'engorgement, la suppuration. Les autres, moins fréquentes ont plus de gravité. Ce sont : l'hémorrhagie, la hernie, l'inflammation de la membrane séreuse du bas-ventre ainsi que celle des intestins, le champignon, le squirrhe, la gangrène, le tétanos et l'amaurose.

L'engorgement commence ordinairement le deuxième jour après l'opération Lorsqu'il ne s'établit qu'à la partie antérieure du fourreau, il est d'un bon signe et le traitement doit se borner à lotionner la partie malade avec un liquide mucilagineux tiède.

L'engorgement est grave lorsqu'il se propage autour des plaies, sous le ventre, le long des cordons et s'il rend le train de derrière raide et douloureux. Dans ce cas, on peut craindre la péritonite ou la gangrène.

La hernie est un accident très rare à la suite de castration et ne se présente que chez les chevaux très vifs, très irritables et qui font de violents efforts pendant ou après l'opération.

La péritonite est l'inflammation du péritoine. C'est une maladie très grave qui se termine toujours par la gangrène et la mort. L'impression du froid causée par les bains froids ou des lotions froides en est une des principales causes. Les aliments indigestes et les intempéries atmosphériques peuvent aussi déterminer cette affection.

Elle s'annonce par le dégoût, une grande tristesse, l'attitude basse de la tête, la profondeur de la respiration, l'engorgement des cordons testiculaires et celui des cuisses et du ventre.

Le champignon est une espèce de squirrhe qui se manifeste à l'extrémité inférieure du cordon testiculaire. Il disparaît souvent avec la suppuration. S'il persiste, il faut en opérer l'amputation. Elle se fait avec l'écraseur linéaire Chassaignac.

Le squirrhe est un champignon qui envahit tout le cordon. Il cause toujours la mort.

L'amaurose survient aussi quelquefois et plus ou moins longtemps après la castration. La cause la plus fréquente est la grande perte de sang provoquée par une castration mal faite.

Le tétanos survient surtout après une castration faite en été.

Cette maladie, que nous avons décrite en parlant du

système nerveux, revêt ici les mêmes caractères. Elle commence généralement par les mâchoires. Puis l'immobilité gagne le dos, les lombes, l'abdomen et finalement arrête le cœur.

M. Gellé définit le tétanos : une irritation inflammatoire du système cérébro-spinal, avec ramollissement de la moelle épinière notamment sur sa région inférieure et sur les racines des nerfs locomoteurs.

On a essayé de traiter le tétanos en enterrant le cheval dans du fumier, mais il est bien difficile de soustraire l'animal au changement brusque de température.

On appelle ainsi une opération pratiquée surtout dans le Midi. Elle consiste à tordre le cordon testiculaire de façon à produire son oblitération et l'atrophie consécutive du testicule. *Bistournage.*

Cette opération désignée aussi sous le nom d'*ovariotomie* a été mise en usage vers le XVIIe siècle. Presque complètement tombée dans l'oubli, cette opération fut reprise par M. Charlier il y a une vingtaine d'années. *Castration de la jument.*

L'ovariotomie est indiquée pour les juments nymphomanes dont on ne peut rien faire. Après l'opération, elles perdent leurs vices et peuvent être utilisées.

Les chances de réussite sont d'autant plus nombreuses que la jument est plus jeune.

Comme traitement consécutif : quelques jours de repos. un régime rafraîchissant et la diète le jour de l'opération.

Comme accidents consécutifs on peut craindre les hémorrhagies, la péritonite et les abcès dans le bassin.

Le système employé par M. Degive pour tordre les cordons est à citer car elle a donné d'excellents résultats. Les ovaires ont été attirés l'un après l'autre dans le bassin et tordus avec l'écraseur linéaire. L'appareil suspenseur de l'ovaire étant très résistant chez la jument, l'écraseur seul permet d'arriver à un bon résultat sans occasionner de fatigue à l'opérateur et de douleur au sujet.

« Pour peu qu'on agisse avec une certaine lenteur, les « tissus s'écrasent de manière à prévénir tout accident « hémorrhagique.

DEGIVE. »

Chryptorchides. On nomme ainsi les chevaux dont les testicules ne sont pas descendus dans les bourses. Ils sont dits, improprement du reste, *monorchides*, quand un seul est descendu. Vulgairement ces chevaux sont appelés *pifs*, *riles*, *rois-certs*.

La plupart des auteurs attribuent ce défaut à la différence qui existe entre les dimensions du testicule et l'ouverture qu'il doit franchir.

D'autres prétendent qu'il faut attribuer le fait à la façon dont le testicule se présente pour descendre.

Quoi qu'il en soit l'hérédité paraît jouer un grand rôle ainsi.

La *Clôture* était fils d'un étalon monorchide, *Masters Waggs*.

Plusieurs autres produits de cet étalon étaient dans le même cas.

La cryptorchidie peut être *abdominale* si le testicule n'ayant pas franchi l'orifice supérieur du trajet inguinal flotte dans l'abdomen.

Dans la cryptorchide *inguinale*, le testicule a franchi en totalité ou en partie l'orifice précité et s'est engagé plus ou moins dans le canal.

Dans les deux cas la sécrétion spermatique est profondément modifiée, le fluide séminal ne renferme plus de spermatozoïdes. Aussi les cryptorchides sont-ils inféconds comme le prouve l'exemple de l'étalon *la Clôture*. Acheté par l'administration des haras, malgré l'absence des testicules apparents, cet animal a sailli à **Pompadour** quarante juments dont aucune n'a été fécondée.

Castration des cryptorchides. On opère diversement suivant que la cryptorchidie est inguinale ou abdominale.

Dans le premier cas on incise les enveloppes testiculaires et on dissèque la gaine vaginale puis on amène à soi le testicule dont l'ablation est opérée avec l'écraseur linéaire.

Dans le deuxième cas, il faut inciser le flanc, rechercher et saisir le testicule, en opérer l'ablation ; enfin opérer la suture de la plaie abdominale.

Mais cette incision du flanc présente de graves inconvénients aussi lui préfère-t-on la perforation du trajet inguinal. Cette perforation opérée on procède comme il a été dit plus haut.

« Les suites de cette castration sont semblables à celles « que l'on observe, dans les circonstances ordinaires. « Dans quelques cas pourtant l'engorgement du fourreau « prend des proportions considérables ; il s'étend sous « l'abdomen et peut même arriver entre les membres « antérieurs. Une bonne couche d'onguent vésicatoire est « le meilleur moyen d'en obtenir la résolution. »

(PUECH et TOUSSAINT).

2ME PARTIE

EXTÉRIEUR

DEUXIÈME PARTIE
EXTÉRIEUR

Vingt-et-unième Question

Définition de l'extérieur — Divisions — Régions du corps — Tête — Différentes formes — Attaches de tête — Positions qui en résultent. — Avantages et inconvénients — Position recherchée — Importance de la tête au point de vue de la locomotion.

On entend par extérieur la partie de l'hippologie qui a pour but l'étude des beautés et des défectuosités du cheval considérées au point de vue des services qu'il peut rendre.

Avant d'entrer dans cette étude, il est donc nécessaire de préciser ce qu'on entend par *beauté* et *défectuosité*.

Par beauté il faut entendre non ce qui est généralement trouvé bien au point de vue de la mode mais ce qui est qualifié *bien* ou *bon* par un homme de cheval. *Beauté* est donc synonyme de *bonté*. Il s'en suit qu'une *belle région* est une *bonne région*; qu'un *beau cheval* est un *bon cheval*, que la *beauté de l'ensemble* exige celle de *toutes les parties* ; enfin que la beauté de l'une n'entraine pas forcément celle des autres.

Parmi les beautés les unes sont *absolues*, les autres *relatives*.

Les premières doivent toujours être recherchées. Il est évident que la poitrine spacieuse, les articulations larges, les muscles denses, bien développés, les aplombs réguliers, conviennent aussi bien au cheval de selle qu'à celui destiné au trait.

Les beautés relatives dénotent au contraire l'aptitude particulière du cheval à tel ou tel service. Aussi pour le gros trait, la largeur du poitrail, les épaules massives, les membres courts, les reins larges favorisent l'action de la masse et permettent les efforts puissants indispensables pour trainer de lourds fardeaux. Dans un cheval destiné aux allures rapides, on recherchera par contre une tête légère au bout d'une encolure longue, des rayons longs et obliques, un corps plus enlevé, plus étroit.

Le mot défectuosité exprime le contraire du précédent.

Toutes les fois qu'une région ne répondra pas aux caractères que nous venons d'exposer elle sera défectueuse.

Les défectuosités peuvent être :

1° *Absolues* et alors on a devant soi un mauvais cheval qu'il faut rejeter. La côte plate qui réduit la capacité thoracique, de mauvais pieds, un ventre peu développé signe que le cheval manque de boyaux, membres grêles, articulations étroites, sont autant de défectuosités absolues.

2° *Relatives* quand elles ne peuvent nuire qu'à l'emploi du cheval à tel ou tel service. Ainsi un dos ensellé mauvais pour la selle n'a pas d'inconvénient pour le trait. Une croupe double recherchée dans un animal qu'on veut atteler, devient une défectuosité pour un cheval de selle, etc., etc. Il s'ensuit qu'une conformation jugée belle pour un service devient une défectuosité pour un autre.

3° *Congénitales* c'est-à-dire que l'animal apporte en naissant. — Ex. Le cheval brassicourt.

4° *Acquises*. Elles résultent d'un travail mal compris ; imposé trop tôt, ou prolongé au-delà des forces de l'animal. — Ex. Le cheval arqué.

Division. L'étude de l'extérieur embrasse :

1° L'*examen des différentes régions* ;

2° Les *proportions* ;

3° Les *aplombs* ;

4° La *ferrure* ;

5° Les *mouvements* ;

6° L'*âge* ;

7° Les *robes* ;

8° Le *choix du cheval et la désignation du service auquel on peut l'affecter*.

RÉGIONS DU CORPS

Pour étudier ces régions, Bourgelat divisait le cheval en *avant-main, corps* et *arrière-main*. Quelques auteurs préfèrent le partage en *tronc* et *membres*. D'autres séparent la tête du tronc et en font une partie séparée.

Toutes ces divisions peuvent être acceptées ; cependant nous choisirons la seconde parce que, à notre avis, la tête doit être confondue avec le tronc dont elle forme partie intégrante physiologiquement parlant. Les membres, au contraire, sont de simples colonnes, agents de transport ou de soutien, tout à fait indépendants du tronc.

Chacune de ces deux grandes divisions se subdivise elle-même en *régions* qu'il faut étudier à part pour plus de facilité d'abord, et ensuite afin de déterminer leurs beautés et défectuosités absolues ou relatives.

C'est ainsi que pour le *tronc* nous examinerons :

La Tête,

L'encolure,

Le Corps.

De même nous séparerons les *membres* en *antérieurs* et *postérieurs*.

TÊTE

La tête a pour base, dans son ensemble, les os du crâne et de la face.

D'une façon générale la tête a la forme d'un tronc de pyramide quadrangulaire dont la petite base, représentée par le bout du nez, occupe la partie inférieure.

On la dit *carrée* lorsque toutes les parties en sont belles. Elle caractérise les races de sang (cheval arabe et pur sang anglais) qui ont pour apanage la vigueur, l'intelligence et l'énergie. Aussi est-elle le type de beauté.

Camuse lorsque toute sa face antérieure du front au bout du nez est concave (chevaux bretons, landais, corses).

De *rhinocéros* si la concavité porte seulement sur le chanfrein. Cette dépression est souvent produite par la muserolle ou le caveçon. Elle peut être congénitale et gêne la respiration.

Busquée lorsque la face antérieure est convexe (chevaux normands, limousins, espagnols, marocains, algériens).

Moutonnée si la convexité porte seulement sur le chan-frein.

De *lièvre* lorsque la convexité est limitée au front comme chez le lièvre.

De *rielle* la courbe va de la nuque à la lèvre et donne comme forme l'idée de la boite où on renferme cet ins-trument.

Cette dénomination due au baron de Curnieu n'est qu'une variété de la tête busquée.

Pour le même auteur, la convexité de la tête dénote l'apogée de la dégénérescence et il considère l'animal qui en est pourvu comme l'*idiot* de l'espèce.

On considère également volontiers cette forme de tête comme devant entrainer le cornage et même la morve.

Ces opinions sont très exagérées. Il y a des chevaux corneurs avec toutes les formes de tête ; il suffit pour le comprendre de se reporter à ce que nous avons dit du cornage et de ses causes. En outre on rencontre des che-vaux très bons qui présentent cette particularité. Il est juste d'ajouter qu'ils ont de la tête et demandent un dressage intelligent pour ne pas devenir rétifs.

La convexité limitée au front est congénitale et remar-quable dans les descendants de Tristan qui ont tous pré-senté des difficultés au dressage mais sont devenus de très bons animaux de service.

Cette conformation dit M. Goubaux, n'est réellement défectueuse que lorsqu'elle s'accompagne d'une étroitesse véritable du crâne, du front, du chanfrein, des naseaux et de l'auge.

Dans les autres cas, elle est parfaitement conciliable avec des services qui exigent de la force ou de la vi-tesse.

De *vieille* longue, sèche et décharnée.

La tête peut encore être *longue, courte, grosse, petite, grasse*. On l'a dit de *brochet* lorsqu'elle est très allongée et se terminant par un nez très étroit. Cette dernière forme est très défectueuse bien que certaines personnes signalent comme ayant une belle tête l'animal qui *boit dans un verre*.

11

On désigne ainsi le mode d'union de la tête et de l'encolure. Cette attache a pour base les premières vertèbres cervicales (atlas-axis) ou mieux leur réunion c'est-à-dire l'articulation atloïdo-axoïdienne.

La tête est *bien attachée* quand la gouttière parotidienne est large et bien évidée. Son union avec l'encolure forme une courbe gracieuse ; ses mouvements sont faciles et étendus.

La tête bien attachée peut prendre toutes les positions nécessaires en équitation.

On la dit *mal attachée* ou *décousue* quand le sillon parotidien est trop prononcé.

Enfin elle est dite *plaquée* quand ce sillon n'existe pas ou est très peu apparent.

La position *verticale* convient aux allures très ralenties. Cette position doit être le maximum du *ramener*.

La tête placée *obliquement en avant* convient aux allures plus rapides en conservant le cheval dans la main. Tout cheval d'armes, de chasse et d'extérieur doit avoir la tête placée à 45°.

Dans la position inverse le cheval est encapuchonné, en dedans de la main. Cette attitude qui ne manque pas de gracieux pour certains chevaux est à rejeter car elle enlève tout perçant.

Lorsque le cheval tient sa tête plus ou moins horizontale il *porte au vent*. Elle devient une défense sérieuse dans l'exagération, car l'encolure reste haute.

Au galop de course le cheval met aussi la tête horizontale mais l'encolure est basse. Cette attitude favorise la vitesse.

Cette position varie tout d'abord suivant le cheval ou le service qu'on veut lui demander. En principe observer attentivement comment l'animal livré à lui-même place sa tête et se demander pourquoi. En même temps examiner avec soin le rein et les jarrets qui fourniront des indications précieuses.

Les mouvements de la tête précèdent toujours ceux du reste du corps. Placée à l'extrémité de l'encolure elle constitue, par son union avec cette dernière un balancier et un contre-poids puissant.

Il suffit d'examiner les mouvements d'un cheval en liberté pour se convaincre du fait.

Lorsque le cheval veut accélérer l'allure, la tête s'éloigne du tronc et se relève sur son axe articulaire pour se mettre dans le prolongement de l'encolure afin de rendre la respiration plus facile. Le mouvement est d'autant plus marqué que la vitesse est plus grande.

De même si le cheval veut ralentir ou s'arrêter, la tête se rapproche plus ou moins de la position verticale. Cette position prise par le contre-poids lui permet de se grandir et de surcharger l'arrière-main dont la poussée est ralentie d'abord puis supprimée complètement.

Vingt-deuxième Question

De la nuque — Mal de taupe — Du toupet — Du front — Du chanfrein — Du bout du nez — De la bouche — Dents — Barres — Palais — Canal — Langue — Gencives — Renseignements fournis par la bouche au point de vue de l'équitation.

La nuque située au sommet de la tête est limitée latéralement par les *oreilles* et les *parotides* ; en avant par le *front* ; en arrière par l'*encolure*. Elle a pour base la protubérance occipitale. La nuque doit être large ce qui correspond à un grand développement de l'encéphale, arrondie et saillante. On doit surtout rechercher *sa netteté* en raison de la gravité des blessures dont elle peut être le siège. Ces dernières nommées *mal de nuque* ou *mal de taupe* sont dues à la confection défectueuse de la têtière et surtout à l'action de tirer au renard.

Elles entraînent des phlegmons consécutifs accompagnés souvent de la névrose du ligament cervical à laquelle succède une fistule très rebelle à guérir. L'animal très sensible dans cette partie devient très difficile à brider. Quelquefois même l'inflammation atteint le canal rachidien et peut causer la mort.

Traitement. — Lotions et pansements antiseptiques.

Touffe de crins placée entre les oreilles. Chez les chevaux de sang il est fin et soyeux ; chez ceux de race commune, épais et grossier. Les chevaux Tarbes l'ont très long et composé de poils excessivement fins.

Occupe la partie supérieure de la face antérieure de la tête. Limité en arrière par la *nuque*, en avant par le *chanfrein*, de chaque côté par l'*oreille*, la *tempe*, la *salière* et l'*œil*, le front est en partie caché par les crins du toupet.

Il a pour base les pariétaux et le frontal. Le front doit être long et large.

Certains auteurs le veulent ainsi parce qu'ils prétendent que c'est l'indice de l'intelligence. Pour qu'il en soit ainsi on devrait admettre :

1° Que la largeur du front est en raison directe avec le volume de l'encéphale ;

2° Que le développement de l'intelligence est dans le même rapport.

Or rien n'est moins prouvé.

A l'école de dressage de Saumur, dit Vallon, nous avons observé que beaucoup de chevaux rétifs avaient le front bombé, étroit, rétréci vers le haut et les yeux peu éloignés des oreilles. Mais nous avons noté aussi que la rétivité se voit avec un grand développement du crâne et tous les signes de la santé et de l'énergie.

Il est certain que parmi les chevaux comme parmi les hommes, les uns sont mieux doués que les autres, mais la rétivité vient bien plus de la maladresse du dresseur que du défaut d'intelligence du dressé.

Du reste si le cheval était intelligent, il manifesterait tout d'abord cette intelligence en se débarrassant du cavalier.

Les Arabes veulent le front large. Pourquoi ?

Parce que son développement transversal indique celui des muscles rapprocheurs des mâchoires, et celui des sinus frontaux qui dépendent de l'appareil respiratoire.

Chez les poulains le front est bombé parce que les sinus n'ont pas encore acquis tout le développement qu'ils auront un jour.

La direction du front est en général liée avec celle de la tête. On le dit *droit* lorsqu'il est à peu près plan ; *concave* s'il est déprimé ; *convexe* s'il est bombé. On y rencontre quelquefois des *cornes* ; ce sont de petites éminences à peines sensibles. Les chevaux qui en sont pourvus se nomment *cornus* ; ils sont d'ailleurs très rares.

Chanfrein.

Limité en haut par le *front*, en bas par le bout du nez, et sur chacun de ses côtés, par l'*œil*, la *joue*, le *naseau*, le chanfrein a pour base les sus-naseaux, une partie des lacrymaux, des zygomatiques, des grands et petits sus-maxillaires.

Son développement étant toujours en rapport avec celui de l'appareil respiratoire, le chanfrein doit être droit et large.

Le chanfrein peut présenter des *déformations* conséquences de fractures ; des *traces de feu* qui dénotent une
maladie grave des cavités nasales sauf chez les chevaux
arabes, leurs propriétaires mettant souvent le feu à cette
partie pour combattre la gourme ou des affections légères
des premières voies respiratoires ; des *cicatrices* dues à la
muserolle et surtout au caveçon employé par des mains
inexpérimentées ; enfin des *traces de trépanation* (cicatrices anguleuses).

Le bout du nez est situé à l'extrémité inférieure du **Bout du nez.**
chanfrein entre les deux *naseaux* et au-dessus de la
lèvre supérieure.

Il a pour base l'extrémité antérieure de la cloison cartilagineuse du nez et les cartilages qui forment les ailes du
nez.

On y rencontre des poils longs et clair-semés qui aident au sens du toucher et que la toilette doit respecter ;
quelquefois des *moustaches* et des cicatrices provenant de
chutes.

La bouche occupe l'extrémité inférieure de la tête. **Bouche.**
C'est l'entrée de l'appareil digestif. On y trouve :

Les *lèvres* (supérieure et inférieure) qui servent à la
préhension des aliments et aident à la mastication. La
lèvre inférieure supporte légèrement les canons du mors
et en subit la première impression. La lèvre supérieure
est beaucoup plus développée et plus mobile que l'inférieure. Elle présente souvent des traces du *tord-nez*.

Les lèvres offrent à considérer une *face interne* tapissée par la muqueuse buccale, un *bord libre*, les *commissures*, point de réunion des deux lèvres, point d'appui du
mors de filet ou de bridon.

Les chevaux de sang ont cette région très fine ; ceux de
race commune, au contraire, ont la lèvre charnue, molle,
flasque, sans énergie. La peau est épaisse ; le système
pileux, abondant et grossier.

« Les lèvres doivent toujours être opposées l'une à
« l'autre par leur bord libre et maintenir la bouche cons-
« tamment fermée, afin d'éviter une déperdition inutile
« de salive.

« Pourtant il n'en est pas toujours ainsi, et cela parce
« que l'animal est *réné trop court*, ou que l'une des
« lèvres est paralysée. Dans le premier cas, la bouche
« reste entr'ouverte, par le fait de la position fatigante
« qu'on impose à la tête. Dans le second, il survient de
« grandes difficultés dans la préhension des aliments,
« une perte considérable de salive et la physionomie se
« dépouille de toute expression.

« Si la paralysie est *unilatérale*, l'une des lèvres est
« tirée de côté, entraînée par les muscles encore soumis
« à l'influence nerveuse. Si elle est *bilatérale*, la lèvre
« sur laquelle elle porte devient *pendante*. »

(Goubaux et Barrier).

Certains chevaux *cassent la noisette*, c'est-à-dire agitent leur lèvre inférieure d'une façon rapide et saccadée.
C'est encore avec les lèvres que les chevaux prennent les
branches du mors, mauvaise habitude qu'on fait disparaître à l'aide de la *fausse-gourmette*.

Enfin la lèvre comme le naseau, l'œil ou l'oreille est
un organe d'expression à l'aide duquel l'animal manifeste
ses impressions agréables ou douloureuses. L'étalon *re-
nifle* la jument au moment de la saillie ; le cheval gravement malade a la face *grippée*.

La commissure des lèvres doit être ni trop en avant ni
trop en arrière ; elle porte quelquefois des traces de blessures provenant d'une mauvaise embouchure ou d'une
mauvaise main.

On peut rencontrer en outre sur les lèvres des *boutons
farcineux* ou de horse-pox.

Les dents. Nous nous en occuperons en détail en parlant de l'âge. Elles sont maintenues dans leurs alvéoles
par les *gencives*, bourrelets charnus roses, épais et bien
adhérents chez les jeunes chevaux, pâles, flétries et reti-
rées chez les vieux chevaux. Quelquefois les aliments se
glissent entre les gencives et les dents, ce qui occasionne
des périostites ou des caries.

Les barres. On désigne ainsi l'espace compris entre les
molaires et les crochets pour le cheval ; entre les molaires
et les incisives pour la jument. Les barres ont pour base

le maxillaire recouvert par la muqueuse buccale. Elles doivent être moyennement arrondies.

Tranchantes elles sont trop sensibles ; arrondies elles offrent trop peu de sensibilité. On y rencontre parfois des traces de blessures produites par le mors.

Le palais sert de voûte à la bouche. Ses limites sont les *incisives*, les *molaires*, l'*espace interdentaire* et le *voile du palais*.

Palais.

La base du palais est constituée par les os palatins et ptérygoïdiens. Sa surface est striée par des sillons transversaux et d'apparence rosée. Le palais s'enflamme quelquefois au point d'empêcher les animaux de manger ; on dit généralement qu'il est atteint de *fève* ou *lampas*.

Huzard père a depuis longtemps réfuté cette opinion. Voici ce qu'il en pense :

« L'excroissance du palais, fréquente dans les jeunes chevaux et surtout beaucoup plus dans ceux des parties septentrionales de la France, à l'époque de la protrusion des dents ou immédiatement après, n'est point une maladie. Elle se dissipe peu à peu à mesure que l'animal prend des forces. Le préjugé que cette excroissance empêche les chevaux de manger ne peut avoir aucun fondement pour ceux qui étudieront le jeu des mâchoires l'une sur l'autre dans l'action de la mastication ; et, s'il parait certain qu'on trouve cette excroissance dans quelques chevaux dégoûtés, il ne serait pas difficile de se convaincre, par l'inspection de la bouche d'un plus grand nombre, qu'elle existe aussi dans beaucoup de chevaux qui ont conservé tout leur appétit.

« On doit sentir, d'après ce qui précède, combien l'opération d'emporter avec l'instrument tranchant, ou de brûler avec le cautère actuel, la portion protubérante du palais est inutile et cruelle, et combien elle est propre à empêcher les animaux de manger, plutôt qu'à faire disparaitre le dégoût.

« Cette opération, pratiquée encore aujourd'hui par « quelques empiriques, est dite celle de *brûler le lampas*. « C'est encore dans le même but qu'ils font la *saignée au « palais* avec des instruments grossiers qui peuvent oc-

« casionner des accidents (clous, cornes, etc., etc.). »

Canal.   On désigne par ce nom l'espace compris entre les deux branches du maxillaire inférieur et qui sert à loger la langue.

Le canal excréteur de la glande maxillaire (canal de Wharton) peut être enflammé par l'introduction de parcelles de fourrage. On dit que le cheval a un *painvin*. Les barbillons dont nous avons parlé dans la première partie ont pour mission de protéger l'entrée de ce canal, aussi faut-il condamner absolument les empiriques qui ont la stupidité de les couper. Ils facilitent précisément par cette ablation le mal qu'ils veulent combattre ; car le canal n'étant plus protégé est à chaque instant exposé à l'introduction de corps étrangers.

Langue.   Cet organe est préposé à la mastication, l'insalivation, la déglutition, la gustation. Logée dans le canal, elle remplit totalement la bouche lorsque les deux mâchoires coïncident.

La langue est suspendue à l'os hyoïde. Elle comprend une partie libre et une partie fixe.

L'examen de la partie libre doit être fait avec beaucoup de soin pour ne pas amener de défenses et même de blessures.

« Pour prendre la langue, l'observateur étant placé à gauche, se tenir en dehors de l'action du membre antérieur. La main gauche saisit la lèvre inférieure ou est appliquée sur la face antérieure du chanfrein pour empêcher l'animal d'avancer ; la droite est celle qui doit prendre la langue. Pour cela, le médius et l'index sont introduits entre les lèvres, au niveau de l'espace interdentaire ; ils vont à la recherche de l'organe qu'ils maintiennent ensuite entre le pouce et l'annulaire, pour l'empêcher de glisser, et l'attirent doucement hors de la bouche. »

(GOUBAUX et BARRIER).

Quelques animaux ont la mauvaise habitude de doubler leur langue, c'est-à-dire de replier la partie libre en dessous du mors. On y remédie en serrant un peu la gourmette.

Pendant le travail quelques chevaux ont la langue *pen-*

dante ; chez d'autres elle est toujours en mouvement ; on la dit alors *serpentine.*

La langue doit être *intacte* et *entière.* Les chevaux qui tirent au renard peuvent se couper partiellement la langue, ce qui rend la mastication lente et difficile, ou se la sectionner complétement, ce qui peut entrainer la mort.

On doit examiner attentivement la bouche, ce qui permet d'en déduire l'embouchure à choisir et la manière de conduire le cheval.

Renseignements fournis par la bouche.

Vingt-troisième Question

Du menton — Barbe — Auge — Oreilles — Indices qu'elles fournissent.

Menton. Le menton est situé entre la lèvre inférieure et la barbe. On y trouve la *houppe du menton*.

Barbe. La barbe est située en arrière du menton. Elle a pour base la réunion des branches du maxillaire ou apophyse *gennienne*. Suivant l'aspect de cette apophyse, la barbe est dite *tranchante* ou *arrondie*. Sans accorder à ces diverses formes une importance considérable, il y a lieu cependant d'en tenir compte pour serrer plus ou moins la gourmette, la garnir au besoin d'une bande de cuir, de drap ou mieux de caoutchouc, afin d'éviter les blessures de cette région.

La barbe présente parfois des dénudations, excoriations ou blessures provoquées par l'action immodérée de la gourmette.

Auge. L'auge est limitée en haut et en arrière par la *gorge*; en avant et en bas par la *barbe*; de chaque côté par les *ganaches*. C'est une cavité située entre les branches du maxillaire inférieur. Elle doit être large et nette. On doit examiner dans l'auge sa *sécheresse*. Les animaux mous et lymphatiques ont cette région *empâtée*. Il faut s'assurer en outre de l'état des ganglions lymphatiques. Ces ganglions deviennent en effet volumineux, douloureux et plus ou moins adhérents toutes les fois que le cheval souffre d'une maladie des voies respiratoires ou de la morve.

A l'état normal, les ganglions doivent être petits, roulants et sans adhérence.

Faire la ganache signifie brûler ou arracher les poils longs et raides, durs et abondants qui alourdissent la tête des chevaux communs.

Dans la gourme l'auge est très engorgée et le siège d'abcès souvent très considérables. En cas d'adhérence des ganglions, on dit que le cheval est *glandé*, a une glande dans l'auge. Ce symptôme doit faire ouvrir l'œil car il peut être l'indice de *morve*. Dans l'armée un cheval qui présente ce caractère est isolé de suite et traité en suspect.

L'auge peut présenter en outre des dénudations, excoriations ou cicatrices, résultat de traitements ou d'opérations.

Les oreilles sont situées à la partie supérieure et sur les côtés de la tête. En extérieur, ce qu'on entend par oreille n'est en somme que la conque auditive.

Cette région mue par des muscles nombreux peut se tourner dans tous les sens ; ce qui lui est indispensable pour bien remplir son office.

Comme longueur, elles doivent être proportionnées à la tête. La petitesse indique le sang et l'énergie. L'épaisseur est un signe de race commune. Les poils intérieurs ne doivent pas être coupés car ils ont pour but de protéger le canal auditif externe contre l'introduction des corps étrangers. Lorsqu'on fait la toilette des oreilles, il faut se borner à supprimer les grands poils situés à la base ou à l'extérieur de la conque et couper seulement au niveau du bord libre la portion de ceux de l'intérieur qui dépasse cette limite. A cet effet on réunit d'une main les deux bords de cette conque et avec l'autre on coupe à l'aide de ciseaux tout ce qui dépasse.

Les oreilles doivent être écartées, et plantées ni trop haut ce qui est l'indice d'un naturel peureux, ni trop bas.

L'oreille *hardie* est dirigée franchement en avant ; c'est celle qu'il faut rechercher.

Somme toute, l'oreille est belle quand elle est courte, bien située, dirigée en avant, nette (tord-oreille), fine, recouverte d'une peau mince et garnie de poils fins à l'intérieur de la conque.

Parmi les oreilles défectueuses on peut citer :

Le cheval *mal coiffé* ou *oreillard* ; le cheval *clabaud* dont les oreilles sont horizontales au repos et agitées pendant la marche de haut en bas ; l'oreille *plaquée* ou de *cochon* c'est-à-dire grasse, épaisse, large et retombante.

L'oreille est quelquefois *inquiète* (toujours en mouvement). C'est l'indice des chevaux très craintifs, aveugles ou tout au moins ayant mauvaise vue. En effet, ce mouvement incessant des oreilles a pour but de suppléer le sens de l'ouïe. Les maquignons désignent ces chevaux sous le nom d'*écouteux*.

L'animal qui *couche les oreilles* en arrière annonce l'intention de frapper ou de faire une défense.

Comme tares on peut citer l'*oreille cassée* (assez commune chez les chevaux de trait); l'*oreille coupée* à mi-hauteur très rare maintenant. Le cheval était dit *Moineau*, *Craps* ou *Craperé*, *Bretaud* ou *Bretaudé*. Lorque la queue est également coupée, le cheval est dit *courtaud* ou *courtaudé*.

Souvent des maréchaux brutaux mordent les chevaux aux oreilles pour les faire rester sages à la forge. Il est inutile de qualifier un tel procédé qui peut même devenir dangereux pour celui qui l'emploie. Rigot cite un homme qui eût quatre dents arrachées d'un coup de tête.

On rencontre quelquefois des *oreilles fendues*. Cette pratique employée autrefois pour les chevaux réformés, se rencontre encore en Algérie où l'Arabe fend l'oreille du poulain dans certaines circonstances. Les dénudations ou cicatrices à la base des oreilles indiquent l'emploi du tord-oreille et dénotent un cheval qui est difficile à ferrer, harnacher, etc. ou qui a subi un traitement douloureux et de longue durée.

Indices fournis par les oreilles. 1º *Sur le caractère*. Le cheval qui met les oreilles en arrière est méchant ou rétif. Celui qui les remue constamment est peureux.

2º *Sur la vue*. Le cheval myope a les oreilles fréquemment en mouvement, le cheval aveugle constamment.

3º *Sur la surdité*. Le cheval sourd tient les oreilles à peu près fixes et les tourne toujours dans le sens où il regarde.

Vingt-quatrième Question

Des parotides — Tempes — Salières — Œil — Etude de la
conjonctive — Défectuosités de l'œil -- Manière d'examiner l'œil
du cheval.

La parotide ou mieux la gouttière parotidienne n'a pas **Parotides.**
de défauts ou de qualités dans le sens absolu du mot. On
convient de la trouver belle lorsque ses dimensions conservent une moyenne convenable parce que la tète est bien
attachée. Trop grand le sillon rend l'attache de tète
décousue, trop petit la tête devient *plaquée*. Mais ce qu'il
faut regarder attentivement c'est son intégrité au point de
vue des maladies ou des tares. On peut y trouver des
tuméfactions causées soit par des tumeurs mélaniques,
soit par une altération de la glande, soit par suite d'une
altération de la veine qui la parcourt. Ces abcès peuvent
occasionner des fistules. Les maquignons cherchent
quelquefois à les dissimuler à l'aide du capuchon
ou de la bonette. Inutile d'ajouter la grossièreté de
ce subterfuge auquel un homme de cheval ne se laissera
jamais prendre. Elle est aussi, parfois, le siège de *dénu-*
dations, cicatrices, traces de feu.

Les empiriques pratiquaient anciennement la compression des glandes parotides (avives) à l'aide des tricoises.
Ils appelaient cette mutilation *battre les avives* et la pratiquaient pour combattre les coliques violentes. En fait
de guérison, ils obtenaient la *gangrène* et la mort du sujet.

La tempe a pour base le côté externe de l'articulation **Tempes.**
temporo-maxillaire. Ses limites sont la *joue* en bas et
l'*œil* et l'*oreille* en haut.

La tempe doit être *nette* et *sèche*.

Les traces de blessures qu'on y rencontre doivent appeler l'attention. En effet le cheval a pu les avoir à la
suite de coliques, d'épilepsie, de vertige en se roulant
sur le sol ; ou bien un coup violent sur cette région a
causé des eschares profonds. L'articulation peut être ouverte ; une fistule survient et l'animal ne peut plus
manger.

Généralement les premiers poils blancs, signe de vieillesse, apparaissent aux tempes. Mais de même que chez l'homme, certains animaux dans la force de l'âge peuvent présenter cette particularité. Chez les poulains c'est l'indice que la robe définitive aura des poils blancs. On dit des chevaux ainsi marqués qu'ils sont *cillés*.

Salières. Les salières sont des cavités situées au-dessus de l'œil. Ces cavités sont en général moyennement creuses. Leur profondeur s'accentue avec l'âge. Cependant les animaux issus de parents âgés présentent cette particularité dès leur enfance.

Les maquignons font disparaître l'exagération du creux en insufflant de l'air par une entaille faite avec la pointe d'un canif. On constate la supercherie en promenant le doigt sur la région. La légère pression qui en résulte produit un crépitement anormal et significatif.

Œil. Les yeux sont situés de chaque côté du *front*, au-dessus des *joues* et du *chanfrein*, au-dessous des *salières*.

Nous avons étudié l'œil au point de vue anatomique dans la première partie, nous n'y reviendrons pas.

En extérieur le bon œil est grand, bien ouvert, à fleur de tête et loin de la nuque. Les paupières sont fines, souples, très mobiles, bien fendues. De plus les yeux doivent être *éloignés* l'un de l'autre, ce qui entraîne un front large et un chanfrein développé ; *égaux* le contraire pouvant être la conséquence de la fluxion périodique ; d'une *coloration foncée* ; la *cornée* d'une lucidité très nette et moyennement convexe ; les *humeurs* limpides (dépôt de feuille morte signe de fluxion) ; l'*iris* étendu et vif dans ses mouvements (amaurose) ; la *pupille* noire ; les *larmes* limpides et peu abondantes ; les *cils* grands et bien dirigés.

Le regard, dans son ensemble, doit être vif, mobile, doux et franc.

Etude de la conjonctive. Dans de bonnes conditions la conjonctive est rosée.

Pâle elle indique l'anémie ; rouge elle dénote une maladie inflammatoire. L'étude de la conjonctive est donc un moyen efficace à employer car il donne des indications précieuses.

Au point de vue défectueux l'œil peut être :

Petit, *gras* ou de *cochon;*

Couvert petit et peu saillant avec paupières volumineuses;

Gros ou de *bœuf;*

Cave ou *creux*, chevaux usés par le travail ou très âgés ;

Cerclé, cercle blanc formé par la sclérotique, disgracieux;

Myope, trop convexe ;

Presbyte, trop concave ;

Vairon, œil très bon mais l'iris est gris perle. Cet œil est simplement disgracieux.

« Après avoir flatté l'animal, on lui applique une main sur le chanfrein pour l'empêcher d'avancer, ou bien on le saisit par la lèvre inférieure s'il a de la tendance à baisser la tête. Puis, à l'aide de l'index et du pouce de la main libre, on écarte franchement les paupières en comprimant le globe dans le fond de l'orbite. On fait alors saillir le corps clignotant, la caroncule lacrymale et l'on met à découvert une grande surface de la conjonctive. »

(GOUBAUX et BARRIER).

Si je veux examiner les yeux d'un cheval, dit Bourgelat, je le place à l'abri du grand jour, pour diminuer la quantité de rayons lumineux, et je le fais ranger de manière à m'opposer à la chute de ceux qui, tombant perpendiculairement, causeraient de la confusion. Je fais attention à ce qu'aucun objet capable de changer la couleur naturelle de l'œil, en s'y peignant, ne soit voisin de l'abri que j'ai choisi ; car il est bon de savoir que plusieurs maquignons, dans le dessein de déguiser les défauts des yeux des chevaux qu'ils vendent, font blanchir le mur vis-à-vis la porte des écuries où ils les font arrêter, pour en soumettre les yeux à la critique de l'acheteur. Je me place ensuite moi-même de manière à chercher les différents points d'où je pourrai distinguer le plus clairement toutes les portions de l'organe. Dès qu'il a été examiné dans l'obscurité on met le cheval brusquement en pleine lumière pour voir si la pupille se contracte. Il faut voir également si les yeux sont égaux, s'il n'y a pas de trace de fluxion (dépôt feuille morte, paupière anguleuse au lieu d'être arrondie).

Vingt-cinquième Question

Des joues — Des naseaux — Des ganaches.

Joue. Les joues sont situées sur la face latérale de la tète. Elles ont pour limite la *commissure des lèvres*, le *chanfrein*, l'*œil*, la *tempe*, la *ganache*, la *parotide*.

On y remarque deux parties : le *plat* (muscle masséter) et la *poche*.

A leur intersection se trouve un léger sillon que suit le canal de sténon (excréteur de la parotide).

La joue *sèche* est belle ; elle peut être *décharnée* ou *chargée*.

Le cheval qui *fait magasin* est celui qui garde des aliments accumulés entre les dents et la joue, soit par suite du mauvais état des molaires, soit par suite de paralysie des joues. Ce défaut se manifeste à l'extérieur par un gonflement irrégulier.

Le canal de sténon peut être perforé. Une plaie existe alors à l'extérieur et la salive s'échappe.

La joue peut enfin présenter des traces de séton indiquant que l'animal a été traité pour une maladie des yeux ou des cavités nasales.

Naseaux. Les naseaux sont placés à la partie inférieure de la tète séparés par le *bout du nez*, ils sont limités en bas par la *lèvre supérieure* et en haut par la *joue* et le *chanfrein*.

Orifices extérieurs des cavités nasales, le cheval ne respirant pas par la bouche en temps normal, les naseaux doivent être grands, et dans ces conditions correspondent à une grande poitrine.

On reconnaît dans le naseau deux *ailes* et deux *commissures*, la supérieure portant un repli de la peau nommé *fausse narine*.

Les naseaux animés de mouvements presque insensibles à l'état normal et au repos ont des mouvements qui s'accélèrent proportionnellement aux efforts fournis. Mais quelles qu'en soit la vitesse, le rythme doit être régulier. En cas de dilatation irrégulière ou d'une précipitation insolite, on peut craindre l'emphysème pulmonaire (pousse) dont cette manifestation est généralement le symptôme.

Pour examiner les naseaux, on s'y prend de la façon suivante ; la main gauche, s'il s'agit du naseau droit, saisit la lèvre inférieure. En même temps le pouce de la main droite se place en dedans de l'aile interne, afin d'éloigner celle-ci de l'externe que l'index éloigne également. Pour voir le naseau en entier on se sert des deux mains, chacune écartant une aile. Le cheval est alors maintenu par un aide.

L'intérieur des naseaux est tapissé par la pituitaire qui doit être rosée à l'état sain. Trop pâle elle indique l'anémie, très blanche et pourvue de pustules ou de chancres c'est la morve ; rouge vif une maladie inflammatoire.

Chaque naseau présente un petit trou, *orifice du canal lacrymal* et qu'il ne faut pas confondre avec une plaie. Ce canal amène les larmes dans le naseau. Le liquide qui en sort doit donc être limpide, mais il n'en est pas toujours ainsi et le jetage présente des caractères très variés qu'il faut connaitre parce que tous sont des symptômes morbides sérieux.

Le jetage peut être :

Muqueux, opalin, dans la pousse ;

Séreux, rouillé, dans la pneumonie aiguë ;

Blanc jaunâtre et bien lié lors de l'inflammation des premières voies respiratoires ;

Jaune pâle et de consistance crémeuse dans la gourme ;

Poisseux, jaune verdâtre dans la morve ;

Fétide, dans les cas de carie dentaire ;

Grumeleux, unilatéral, en quantité plus grande pendant le travail, dans les cas de collection des sinus ;

Hémorrhagique ce qui peut être compatible avec une bonne santé ou être un indice de morve.

Les naseaux présentent quelquefois des déchirures ou cicatrices sans importance ou des pustules de *horse-pox*.

Lorsque les chevaux jettent, certains marchands lavent les naseaux et vont même jusqu'à les boucher avec une petite éponge, un chiffon, etc. C'est ce qu'ils appellent donner le *coup de foulard*, le *coup de mouchoir*.

L'examen des naseaux doit être complété par celui des ganglions de l'auge. On doit aussi s'assurer que les deux colonnes d'air sont égales, l'une d'elles pouvant trouver sur son trajet un polype, des tumeurs, une induration, etc.

L'air expiré doit être inodore ; la mauvaise odeur qu'il répand provient soit d'une maladie du poumon, d'une carie dentaire supérieure, de collection purulente dans les sinus frontaux ou maxillaires ou dans les poches gutturales.

Pour asseoir son opinion, il suffit *de faire tousser* le cheval en lui comprimant la gorge avec la main. On le force à *s'ébrouer*, en lui fermant les narines un instant. Le jetage devient, s'il existe, immédiatement apparent.

Enfin l'expiration doit se faire sans bruit. Le sifflement plus ou moins prononcé qu'on entend parfois dénote un cheval qui *corne*.

M. Barrier a constaté la *paralysie d'une ou des deux fausses narines* et prétend que, dans ce cas, l'animal est dans l'impossibilité de trotter, par ce fait que les parois de ces culs-de-sac s'aplatissent sur elles-mêmes et mettent obstacle à l'introduction de l'air.

Le naseau est en outre un des principaux *organes d'expression* pour la physionomie. Il se dilate, se resserre, se crispe suivant le cas, et ces diverses attitudes changent complètement la physionomie.

Ganaches. On donne ce nom aux parties qui circonscrivent latéralement la cavité de l'auge. Cette région a pour base le bord refoulé du maxillaire inférieur. Cette partie doit être sèche et nette. Lorsqu'elle est trop volumineuse, le cheval est *chargé de ganaches*. Des ganaches fortes sont un indice de race commune.

La toilette de la ganache consiste à épiler ou brûler les poils longs qui s'y trouvent surtout chez les animaux communs. La ganache peut présenter des traces de contusions, des fistules provenant de carie d'une molaire inférieure, ou une fistule salivaire sur le trajet du canal excréteur de la parotide.

Vingt-sixième Question

De l'encolure — Différentes parties — Diverses sortes d'encolure — Importance de l'encolure au point de vue de la locomotion — Son rôle en équitation — Rouvieux — Goitre — Cornage — Trachéotomie — Saignée — Thrombus — Coup de lance — Coup de hache.

L'encolure est située entre la tête, le garrot, les épaules et le poitrail. Elle a pour bases les vertèbres cervicales, des muscles, le ligament cervical, la trachée artère et l'œsophage. Sa forme rappelle celle d'une pyramide aplatie d'un côté à l'autre dont la *base* serait à la partie postérieure et le *sommet* tronqué à la partie antérieure.

On lui reconnaît *deux faces*, l'une gauche, l'autre droite, et deux bords l'un supérieur, l'autre inférieur.

Sur les faces on remarque la *gouttière de la jugulaire*. Le bord supérieur porte la *crinière* dont les crins sont plus ou moins abondants, fins ou grossiers suivant la race. La crinière peut être double, en brosse, à la hussarde, tomber à gauche ou à droite.

Au bord inférieur correspond le gosier et la gorge.

L'extrémité antérieure supporte la tête ; l'autre adhère au tronc.

Le type de beauté est l'encolure droite. Cette disposition est favorable aux allures rapides. Bien que conformée ainsi l'encolure peut avoir le bord supérieur envahi par la graisse et retombant sur l'une des faces. On la dit alors *penchante* ou *tombante*. On la dit simplement *chargée* quand elle n'est que grosse et lourde.

Dans l'encolure *rouée* le bord supérieur affecte sur tout son parcours une courbe plus ou moins prononcée et continue. La tête est alors *ramenée*.

L'encolure de *cerf* ou *renversée* affecte une disposition inverse et la tête se trouve en l'air.

Enfin l'encolure de *cygne* procède des deux précédentes. Renversée à sa base, elle est rouée à son extrémité antérieure. Dans ce dernier cas la tête est encore ramenée.

L'encolure forme levier, gouvernail ou mieux timon. C'est par elle que le cavalier peut diriger l'animal ; la position de l'encolure, pourvu toutefois qu'elle soit rigide, entraînant forcément le reste du corps. Avec la tête placée à son extrémité antérieure, elle constitue un balancier puissant que l'animal livré à lui-même utilise pour accentuer ou ralentir son allure, en déplaçant, dans un sens ou dans l'autre, son centre de gravité. En équitation on agit de même et si par des assouplissements convenables on a rendu faciles les mouvements d'extension et de raccourcissement de l'encolure on dispose à son gré du gouvernail et du balancier.

La position de l'encolure indique également à l'écuyer comment il devra placer la tête du cheval et placer aussi l'encolure suivant les services qu'on veut demander au cheval.

« Les attaches inférieures de l'encolure, dit M. Bouley, doivent être marquées de chaque côté par le léger relief que forme, sous la peau, le bord antérieur des épaules ; du côté de son bord trachéal, par l'angle de réunion des deux gouttières de la jugulaire, convergeant l'une vers l'autre au-dessus de la pointe du sternum ; et vers le garrot par une dépression, généralement peu sensible, en avant du sommet de cette région. Dans ces conditions, l'encolure est ce qu'on appelle *bien sortie ;* en d'autres termes, elle s'harmonise bien avec les parties antérieures du tronc auxquelles elle fait suite. Mais il n'en est plus de même lorsque l'encolure, étant maigre et décharnée, son bord inférieur forme avec le poitrail un angle trop prononcé ; qu'entre elle et les épaules la démarcation s'établit d'une manière brusque et saillante ; qu'enfin le *coup de hache* est profondément marqué en avant du garrot. On a l'habitude de dire, en pareil cas, que l'encolure est *fausse, mal sortie* ou mieux encore qu'elle est *fichée dans le thorax,* expression pittoresque qui donne une idée bien nette de cette conformation défectueuse. »

« Le coup de lance, dit de Garsault, est un creux assez profond qu'on voit chez quelques chevaux turcs et espagnols, à la jonction du col à l'épaule, tantôt plus haut, tantôt plus bas. Ceci passe pour une très bonne marque, dont le fondement est une fable, et cette fable est, qu'un excellent cheval turc reçut un coup de lance en cet endroit, qu'on le mit au haras, et que toute la race a conservé cette marque d'honneur. »

Lafosse fait observer, avec juste raison, que cette particularité se montre aussi souvent à gauche qu'à droite et n'est pas héréditaire.

Coup de hache. On désigne ainsi une dépression prononcée entre le garrot et l'encolure.

Rouvieux. Nom donné à la gale qui a son siège sur la partie supérieure de l'encolure, à la naissance des crins. C'est une affection constitutionnelle, avec prurit bien que non parasitaire, tenace, difficile à guérir, dans laquelle la peau est rouge ou rousse et les poils plus ou moins roussâtres. Les lotions sulfureuses ou mieux alcooliques, phéniquées ou glycérinées sont les meilleures.

Goître. Grosseur de la partie supérieure du gosier due à l'hypertrophie des corps tyroïdes. Assez rare chez le cheval. Cette anomalie a été observée sur des chevaux habitant des contrées où le goître est fréquent chez l'homme ; par contre certains cas ont été relevés dans des pays où ce dernier n'en présente aucune trace.

L'extirpation n'a donné que des résultats mauvais. Par contre un traitement iodé est généralement suivi d'une amélioration sensible.

Cornage. Saignée. Thrombus. Trachéotomie. (Voir 1re partie).

Vingt-septième Question

Du garrot — Du dos.

Garrot. Le garrot est situé au-dessus des *épaules* et limité, en avant par l'*encolure*, en arrière par le *dos*.

Il a pour base les apophyses épineuses des cinq ou six premières vertèbres dorsales et sert de point d'attache à des muscles nombreux et importants, ce qui augmente considérablement la gravité des blessures dont il peut être le siége.

Pour être beau, le garrot doit être élevé, très prolongé en arrière, sec et net.

Avantages et inconvénients des garrots hauts et bas. D'après les expériences faites par par MM. Goubaux et Barrier (pesées et mensurations), il ressort d'une façon évidente que la hauteur, plus ou moins grande du garrot, influe d'une façon très sensible sur la répartition du poids du corps sur les quatre membres.

« Un abaissement de quelques centimètres au garrot amène le plus ordinairement une surcharge des membres antérieurs, modifie, par conséquent, les conditions de l'équilibre et, partant, la vélocité des allures. Des effets inverses se produisent lorsque la diminution de hauteur porte sur la croupe : le train postérieur manque de chasse et se trouve exposé à une ruine précoce dont les parties inférieures ressentent les premières atteintes.

« Il est pourtant beaucoup de chevaux de pur-sang, très énergiques et doués d'une grande vitesse, chez lesquels la croupe est notablement plus élevée que le garrot. Est-ce à dire, pour cela, que le principe en question soit en défaut ? Evidemment non. La surcharge des membres antérieurs n'en existe pas moins avec toutes ses conséquences, mais elle est *compensée*, et nous y insistons, par la légèreté relative de l'avant-main, par la puissance et la grande longueur de l'arrière-main. Ici comme chez le lièvre, suivant la comparaison de M. Richard, les membres postérieurs s'engagent fortement sous le tronc et leurs foulées dépassent de beaucoup celles des antérieurs. L'avant-main se trouve d'autant plus projeté en avant qu'il est plus léger, le centre de gravité plus près de lui, l'équilibre moins stable, la détente de l'arrière-main plus énergique et plus étendue.

« En pareil cas, l'exception semble donc confirmer la règle : le cheval de grande vitesse profite des avantages mécaniques réels que lui donne l'abaissement du garrot, mais il en pallie les inconvénients par la puissance de son derrière, la force de son dessus, probablement aussi par la grande longueur de ses apophyses épineuses et l'obliquité de son épaule. Ce nous est là un exemple frappant de la valeur des compensations en ce qui touche le jugement à formuler sur un cheval quelconque. En eux-mêmes, les principes sont toujours vrais ; le tact du connaisseur est de savoir en dégager l'évidence au milieu des données souvent confuses qui s'y mêlent. »

De son côté, **M. H. Bouley** nous dit : « Il est incontestable que les chevaux qui ont les apophyses épineuses peu développées ne sont pas construits pour se mouvoir avec vitesse ; et, de fait, on observe qu'ils ne savent pas déployer leurs épaules et embrasser le terrain, avec leurs membres antérieurs, dans la mesure que comporte et que nécessiterait la propulsion du derrière ; d'où le défaut de *forger* qui est très fréquent lorsque le garrot est trop bas. Ces animaux galopent avec lourdeur et sautent mal parce que les muscles puissants, d'où dépendent ces mouvements, ne trouvent pas, dans les bras de levier trop courts des apophyses dorsales antérieures, cette condition mécanique d'accroissement de leur force qui leur est nécessaire pour qu'ils puissent soulever facilement l'avant-main sur l'arrière-main. »

En outre le garrot bas entraîne le harnachement sur les épaules. D'où des foulures, des meurtrissures qui occasionnent des abcès difficiles à guérir. De là également des fistules entre les plans musculaires et jusque dans la profondeur des gouttières vertébrales.

Enfin le garrot élevé entraîne avec lui la longueur de l'épaule, et la hauteur de la poitrine c'est-à-dire deux qualités de premier ordre.

Le garrot doit être très prolongé en arrière parce que

le cheval se selle mieux et que cette disposition allonge d'autant l'encolure. Cette dernière, trop courte en fait, paraît de bonne longueur pour le cavalier monté parce que le prolongement du garrot en arrière le reporte plus loin.

La sécheresse de la région montre qu'il n'y a point de meurtrissures, de gonflements, d'indurations de la peau, ou d'empâtements anormaux.

La netteté prouve l'absence du *mal de garrot* toujours très grave parce qu'il se complique souvent de nécrose ou de carie.

On distingue :

Différentes sortes.

1° Le *garrot bien fait* ; c'est celui dont nous venons d'énumérer et de justifier les qualités ;

2° Le *garrot coupé* ou trop court ;

3° Le *garrot trop élevé* ou trop tranchant, ce qui le rend sujet aux blessures ;

4° Le *garrot trop bas* ou *noyé*.

Comme nous l'avons dit plus haut, la forme du garrot joue un grand rôle dans la locomotion. Elle se dessine très tard chez le jeune cheval.

Le garrot peut être le siège de différentes affections dont les principales sont :

Le mal de garrot. Tumeur plus ou moins volumineuse simple ou double, qui peut faute de soins, devenir d'une gravité exceptionnelle. L'œdème de cette partie est fréquent dans les chevaux de troupe très chargés en tenue de campagne. Aussi doit-on y porter une attention de tous les instants. On combat cet œdème par l'application d'éponges et de gazons humides, par des lotions astringentes (eau blanche, alcool camphré) et antiseptiques (eau boriquée, solution au sublimé, à l'acide phénique, Crézil). En cas de plaie mêmes lotions et de plus vaseline boriquée.

Abcès. Tuméfaction dure, souvent douloureuse avec foyer purulent au centre. On débride l'abcès au bistouri ou au cautère conique.

Cors. Mortification de la peau sur un espace plus ou moins étendu. Les cors superficiels disparaissent quel-

quefois à la suite de frictions de corps gras. Généralement il vaut mieux les extirper. Une application épaisse
d'onguent vésicatoire produit souvent d'excellents résultats. La peau se boursoufle et rejette le cor. La plaie consécutive est moins longue à guérir que celle provoquée
par l'extirpation.

Fistules. Débrider le canal; tenir très propre. Injections cicatrisantes et antiseptiques.

Plaies. Les traiter dès qu'elles se produisent et remédier surtout au harnachement qui les a produites.

On doit examiner avec soin le garrot pour voir les
traces de blessures anciennes et l'état superficiel de la
région. Cet examen permet de faire de suite au harnachement du cheval des modifications qui évitent bien des
blessures et par conséquent l'immobilisation du cheval
pendant un temps plus ou moins long.

Limité en avant par le *garrot*, en arrière par les *reins*
et latéralement par les côtes, le dos a pour base les apophyses épineuses des dix à douze dernières vertèbres
dorsales et l'extrémité supérieure des côtes correspondantes.

Cette région qui supporte le poids du cavalier et celui
de la charge, doit présenter tout à la fois des conditions
de force et de souplesse plus ou moins prononcées, suivant la destination de l'animal. La solidité de la voûte
osseuse qui lui sert de base en est, avant tout, la qualité
indispensable.

En extérieur, le dos offre à considérer sa direction, ses
dimensions et le développement de ses parties charnues.

Direction. Le type à rechercher est le *dos droit* ou à
peine incliné d'arrière en avant. Cette conformation offre
le maximum de résistance au poids et de plus favorise
l'action impulsive transmise par le rein.

Si le dos s'incline trop en avant, on le dit *plongé*;
cette direction due à une élévation plus ou moins marquée de la croupe sur le garrot, entraine une inégale
répartition du poids sur les membres; en outre la selle a
tendance à se porter sur le garrot et à le blesser.

On le dit *ensellé ou creux* quand il est concave d'avant

en arrière. Cette conformation est très défectueuse car elle dénote un affaissement de la voûte osseuse. Elle peut être congénitale ou acquise.

« Le premier défaut de l'ensellement consiste à surcharger les ligaments vertébraux aux dépens des os, à les tirailler, à les distendre et à communiquer au rachis une flexibilité plus considérable qu'il ne convient. Il en résulte que celui-ci ne transmet plus aussi bien à l'avantmain l'action impulsive des membres postérieurs ; il manque d'une rigidité suffisante et une certaine partie de cette action est perdue en pure perte pour la vitesse des allures, puisqu'elle a pour effet de dévier la tige rachidienne de sa rectitude normale.

« Il faudrait cependant se garder de confondre l'ensellement véritable avec l'*ensellement apparent* que présentent certains sujets capables des plus grands efforts. Ces derniers semblent tenir la concavité de leur dos à la courbe particulière formée par la série des apophyses épineuses de la région, lesquelles seraient plus courtes dans la partie moyenne qu'on ne l'observe habituellement. Dans ce cas la voûte rachidienne existerait toujours et remplirait encore son but. »

(Goubaux et Barrier).

Le dos ensellé est considéré parfois comme produisant des réactions moins dures que les autres. En se basant sur ce fait qu'une tige amortit d'autant mieux les chocs qu'elle est plus élastique, on peut admettre cette opinion. Mais encore faut-il que le jeu des membres ne vienne pas contrarier par des secousses à contre-temps les oscillations provoquées par les premières foulées. Aussi peut-on dire avec certitude que les chevaux à dos ensellé auront des réactions douces aux allures lentes, cadencées et régulières (petit trot et galop de manège). Au contraire ces réactions deviendront très dures pour le cavalier autant que nuisibles au cheval dans le pas, le galop de course ou le trot allongé parce que les oscillations du rachis ne concordent plus avec les battues des membres.

Si la ligne dorsale est légèrement convexe, le dos prend le nom de *dos de mulet* et celui de *dos de carpe* si la convexité est plus prononcée. Dans ces deux cas, les conditions de solidité sont remplies et même exagérées, mais le cheval a les réactions dures et convient mieux au bât qu'à la selle.

Le dos convexe est le plus souvent court et ne laisse pas aux membres postérieurs un jeu assez étendu pour s'étendre en avant dans les allures allongées, et les chevaux ainsi conformés *forgent* souvent, bien que le dressage et des jambes énergiques puissent atténuer ce défaut.

Le cheval a un *bon dessus*, le dos *bien fait* quand cette région joint la *largeur* et la *brièveté* à une bonne direction. C'est un indice de force. Le *dos long*, plus flexible que le précédent, a beaucoup moins de solidité.

Quand le dos est étroit et que la crête osseuse fait saillie sur les muscles, on le dit *tranchant*; quand, au contraire, cette crête est noyée dans le relief musculaire formé de chaque côté par la partie charnue, on le dit *double*.

« La largeur est encore une des qualités que doit présenter le dos. Elle est en rapport avec l'étendue transversale de la poitrine et avec le volume des muscles iliospinaux. Lorsque le dos est étroit, les côtes sont souvent plates, la poitrine peu spacieuse, la crête spinale tranchante, ce qui le rend très défectueux. »

Blessures. On trouve sur le dos des cicatrices ou des poils blancs qui indiquent d'anciennes blessures. Elles proviennent soit de phlegmons, cors, kystes, fistules ou excoriations, le tout produit par un harnachement défectueux ou mal entretenu. Ces blessures sont d'autant plus graves qu'elles sont situées plus près de la ligne médiane. Outre la médication antiseptique et immédiate, il convient d'attaquer au plus tôt le mal dans ses causes en modifiant le harnachement. Ces modifications doivent viser à empêcher l'appui sur la partie malade par un rembourrage plus accentué des autres parties, par une fontaine établie dans de bonnes conditions (profonde et beaucoup plus large que la blessure afin de ne pas pincer la peau sur les contours mêmes de la plaie), par des panneaux rapportés, de la toile cirée, etc., etc. Soigner les dos dès qu'on a dessellé ; mettre une couverture pour éviter les refroidissements. Massage à la main doux et prolongé en opérant alternativement de part et d'autre de la ligne médiane. Remettre la couverture retournée sur son côté sec après le massage. Si on constate un peu de sensibilité ou de chaleur, faire des lotions à l'eau blanche ou vinaigrée ; appliquer un gazon ou une éponge humide.

S'il y a plaie, laver avec un liquide antiseptique : eau phéniquée, eau boriquée, lotions au sublimé. Ne pas employer les éponges de pansage qui sont toujours sales. Il vaut mieux prendre des tampons de *ouate antiseptique* et les maintenir sur la plaie pour éviter le contact de l'air et les impuretés (microbes infectieux).

La *vaseline boriquée*, la *glycérine iodée* sont d'un emploi fréquent et donnent d'excellents résultats. La première vaut mieux que la seconde car elle est imputrescible.

On emploie également l'*ouate de tourbe*, la *poudre de ouate de tourbe*, la *poudre de charbon*.

Vingt-huitième Question

Du rein — De la queue.

Situé entre le *dos*, la *croupe*, les *hanches* et les *flancs*, le *rein* fait suite au dos. Il a pour base les vertèbres lombaires.

Le rein présente la même direction et la même largeur que le dos ; ses conditions de bonne ou de mauvaise conformation sont aussi les mêmes. Pour être beau, il doit être court, large, droit et bien musclé. Le rein long est toujours faible surtout s'il n'est pas assez large.

On mesure exactement la longueur du rein en menant par la pensée deux perpendiculaires au rachis, l'une par la pointe de la hanche, l'autre tangente à la dernière côte. L'espace compris entre ces deux perpendiculaires indique la longueur cherchée.

Une coutume assez fréquente consiste à pincer le rein pour le faire fléchir. Cette pratique ne donne guère de résultat utile. On risque un coup de pied en vache sans obtenir le plus souvent d'indication bien sérieuse. Certains chevaux très bons fléchissent beaucoup, de très médiocres résistent sans cause appréciable.

Le rein est *bas* quand il ne se relie pas horizontalement avec la croupe ; il est de plus *mal attaché* ou *mal soudé*, lorsque l'abaissement est prononcé ce qui fait paraître la croupe beaucoup plus élevée. Ce défaut, qui coïncide habituellement avec un rein long, étroit et maigre, nuit à la rapidité des allures, rend l'action de reculer difficile et est de plus défavorable à la solidité.

Le rein peut, comme le dos, être *tranchant* ou *double*. Ce dernier type est fréquent sur les chevaux de gros trait.

Le rein a une très grande importance, d'abord parce qu'il porte le poids du cavalier, ensuite parce que c'est par lui que toute l'impulsion produite par les membres postérieurs se transmet au reste de l'animal. Un cheval qui a un mauvais rein ne saute pas ou saute mal, galope difficilement et sans cadence, ses allures sont heurtées, pénibles ; l'animal bat à la main ou tire énormément.

Effort ou tour de rein. Tour de bateau. Occasionné par une chute, un effort quelconque, une glissade de l'arrière-main, le tour de rein est très grave et jamais le cheval ne s'en remet complètement. Le rein reste raide, le cheval marche d'une seule pièce, sa croupe se berce d'un côté à l'autre ; à chaque pas elle *flageole*, il tourne très difficilement et les changements d'allure sont très pénibles. Si l'effort n'est pas trop accentué le cheval galope encore et peut rendre des services attelés. L'allure du trot s'exécute avec un balancement de l'arrière-main caractéristique. Cet état peut s'améliorer par des vésicatoires, frictions vésicantes ou le feu en raies ; mais la guérison n'est jamais complète. A l'arrêt, les animaux atteints de cette affection se campent pour soulager la partie malade.

Mal de rognon. On donne ce nom à un phlegmon qui vient sur le rein. D'ordinaire il a pour cause une blessure du harnachement. Son traitement et sa gravité sont analogues au mal de garrot dont nous avons déjà parlé.

Queue.

La queue fait suite à la *croupe* et couvre l'*anus*. Elle a pour base les os coccygiens et se compose d'un tronçon mobile garni de crins plus ou moins longs disposés à la partie supérieure et sur les côtés. Elle sert au cheval à chasser les insectes ailés. Sur les chevaux distingués, les crins de la queue sont fins, souples, droits ou légèrement ondulés. Les animaux de race commune ont cet appendice garni de poils gros, épais, hérissés ou entremêlés.

Si les crins sont rares et courts, on la dit *queue de rat* par analogie avec celle de ce rongeur. L'expérience a démontré que les chevaux présentant cette particularité sont généralement très énergiques et résistants. Quoi qu'il en soit, la queue de rat est toujours disgracieuse.

Pour juger l'attache de queue on se base sur la direction de la croupe. Par rapport à cette dernière, la queue peut être fixée plus ou moins haut.

Elle est dite *bien attachée* quand le tronçon élevé se sépare bien des fesses et semble continuer, sans transition apparente, la courbe formée par la ligne médiane de la croupe.

Si, tout en étant attachée haut, elle décrit une courbe supérieure, on la dit *en trompe*; si, au contraire, sortant plus bas elle se détache mal des fesses, on la dit *mal attachée* ou *collée*. Ce défaut accompagne ordinairement les croupes avalées et se remarque surtout parmi les chevaux communs.

Le tronçon et ses crins peuvent rester indemnes, la queue est alors dite à *tous crins*. Le cheval est *écourté* ou *courte-queue* si une partie notable du tronçon a été retranchée et si la coupe des crins est au niveau de la section. L'animal est *bretaudé* si de plus on a écourté les oreilles.

La queue est en *catogan* si les crins ont été ménagés sur les côtés et retombent en panaches. Elle est en *balai* quand ses crins, d'une longueur inégale, forment une touffe effilée.

Le cheval est *niqueté* lorsqu'on a sectionné les muscles abaisseurs, ce qui fait tenir la queue toujours élevée.

L'animal est *anglaisé* lorsque la queue *niquetée* a été de plus *écourtée*.

Le tronçon peut être raide ou non, avoir différents degrés de fermeté ; la grande résistance qu'il oppose quand on le soulève est considérée généralement comme un indice de vigueur. Bien portée, la queue donne à l'animal un air de distinction.

Les juments pisseuses dénotent leur tempérament par un fouaillement caractéristique. Quelques chevaux ont aussi la même nature qui se manifeste d'une façon analogue.

La vermine et la gale font souvent leur première apparition à la queue, aussi doit-on la tenir très propre et la visiter souvent.

Les crins de cette partie peuvent être usés, arrachés, ébouriffés par suite de la mauvaise habitude qu'ont certains chevaux (surtout les juments en chaleur) de se frotter au mur ou contre les poteaux des stalles.

Plaies. Cette région peut être blessée par la croupière, ce qui rend l'animal difficile à garnir ou à seller. En soignant l'ajustage et l'entretien des harnais ou harnachements, on évite cet inconvénient

Rôle
de la queue.

Personne avant l'apparition d'un petit volume intitulé l'*Equitation diagonale dans le mouvement en avant*, n'avait relaté le rôle de la queue. Aussi donnons-nous l'opinion de l'auteur à titre de curiosité car ce rôle ne parait pas très bien démontré.

« En liberté, le cheval contracte sa queue au moment où il s'arrête brusquement sur les jarrets.

« Le cheval utilise toujours ce second balancier, concurremment avec celui de l'encolure, dans tous ses mouvements.

« Se reçoit-il après le saut en hauteur? La queue se dresse verticalement comme un véritable contrepoids, destiné à modérer le choc de l'élan par sa projection en sens opposé.

« Dans le saut en largeur, la queue épouse la direction du mouvement de l'encolure et de l'épine dorsale. Elle s'allonge et oppose la moindre résistance. »

A l'appui de son dire, l'auteur invoque le témoignage de toutes les photographies instantanées qui ont saisi les chevaux dans ces différentes postures.

Amputation
de la queue.

On retranche deux ou trois nœuds, c'est-à-dire une longueur de 15 à 20 centimètres environ, afin que la queue soit mieux portée ou pour donner plus de distinction à un animal de selle ou d'attelage de luxe.

Préparer la queue pour dégager le tronçon à supprimer, et marquer soigneusement le point où l'on va amputer.

On se sert d'un *coupe-queue*, sorte de guillotine, qui tranche d'un seul coup la queue reposant sur le fond de l'armature.

L'hémorrhagie est arrêtée avec un cautère circulaire (*brûle-queue*), en forme de tronc de cône pour respecter les coccygiens mis à nu.

Il faut avoir soin de relever la queue sur le rein pour la brûler afin que l'animal la porte mieux. Faute de ce soin, il se produit une contraction musculaire qui donne par la suite un port de queue toujours défectueux.

Comme soins consécutifs, signalons en première ligne la propreté. En outre éviter de toucher à l'escharre qui doit se détacher d'elle-même afin d'éviter les hémorrhagies. Attacher le cheval à l'écurie de telle sorte qu'il ne puisse pas se frotter.

Cette opération a pour but de donner à la queue la direction horizontale et le port élégant que cet organe présente chez les sujets de race distinguée. Elle consiste à exciser une partie des muscles abaisseurs de la queue afin que l'action des releveurs n'étant plus contrebalancée persiste et maintienne la queue redressée. *Niquetage.*

Elle était autrefois fort à la mode et se pratiquait indistinctement. Aujourd'hui on la réserve pour les chevaux qui, ayant la croupe horizontale et la queue bien attachée, la portent mal.

On conçoit aisément qu'avec une croupe avalée, la queue étant attachée bas, le niquetage produirait un effet disgracieux.

Pour que l'opération produise l'effet désiré, on doit maintenir la queue relevée pendant un certain temps afin que la cicatrisation se fasse dans cette position. On peut fixer la queue à l'aide d'un système de poulies assez compliqué. Il vaut mieux fixer la queue sur l'animal lui-même au moyen d'un double cordon à un surfaix sanglé sur le cheval. Interposer un botillon de paille entre la queue et le rein pour éviter les crevasses.

Cette opération peut entraîner l'hémorrhagie plus ou moins abondante, la gangrène, des abcès.

Il faut redouter en outre une fistule anale si la première incision est trop près de l'anus, des blessures des os ou des ligaments coccygiens qui entraînent l'ankylose ; des fongosités ou des bourgeonnements, si l'animal se frotte ; des crevasses, la chute des crins si on manque de soins après l'opération.

Enfin l'air peut s'introduire dans les veines, ou le tétanos se produire, ces deux derniers accidents sont mortels.

Si les incisions n'ont pas été faites régulièrement, la queue prend une direction vicieuse et le remède est pire que le mal qu'on a voulu supprimer.

On donne ce nom à une production accidentelle, d'un noir foncé, ayant par sa consistance quelqu'analogie avec *Tumeurs mélaniques.*

le tissu des ganglions bronchiques. Les mélanoses sont bien plus fréquentes chez les chevaux que chez les autres animaux. Le plus grand nombre des chevaux gris et blancs en présentent des traces. On les a rarement constatées sur les chevaux d'une robe plus foncée. Il est impossible de douter de leur transmission par hérédité, mais elles ne sont pas contagieuses. Il est rare qu'elles apparaissent avant l'âge de 3 à 4 ans. Elles sont d'autant plus développées qu'on les observe sur des animaux plus âgés. Longtemps confondues avec le *squirrhe* et le *cancer*, les *mélanoses* sont mieux connues aujourd'hui sous le rapport de l'anatomie pathologique. Elles peuvent se montrer sous quatre formes différentes :

1° *En masses enkystées ou non ;*
2° *Infiltrées dans un organe ;*
3° *Liquides ;*
4° *Déposées par couches à la surface des tissus.*

La mélanose en masse qu'on a désigné vulgairement sous le nom d'hémorroïdes des chevaux, se montre le plus souvent autour des parties sexuelles où elle offre quelquefois un volume considérable. On en a vu du poids de 18 kilogrammes.

La forme de ces masses est irrégulière, bizarre, bosselée, tantôt sphérique, tantôt semblable à des grappes de raisin. Ces saillies présentent à travers la peau une teinte bistre.

On voit des masses ramollies produire l'ulcération de la peau et laisser échapper un liquide brun roussâtre. Tantôt l'ulcère s'agrandit, tantôt il se cicatrise. On en trouve trace partout où il y a du tissu cellulaire.

La mélanose liquide est formée par le ramollissement et se trouve quelquefois enveloppée par une sorte de kyste fibreux.

Des opinions diverses ont été émises sur la nature de la mélanose ; on l'a considérée comme un tissu accidentel, une maladie du tissu cellulaire, l'effet d'une nutrition vicieuse, un épanchement de sang, une aberration du pigment (matière colorante de la peau).

Sous le rapport de la santé, les mélanoses offrent peu

de danger pendant les premiers temps de leur apparition et lorsqu'elles restent stationnaires. Quand elles prennent un développement prononcé, leur volume peut obstruer le rectum ; les ulcères qui peuvent en résulter autour des parties sexuelles se cicatrisent difficilement.

On ne connaît aucun traitement efficace contre le développement des mélanoses. On extirpe les tumeurs qui apportent quelques obstacles dans l'exercice des fonctions importantes. On cautérise avec le fer rouge les parties ramollies.

Vingt-neuvième Question

De l'anus — Du périnée   Du raphé — Du poitrail —
De l'ars — De l'inter-ars.

Anus. On nomme ainsi l'ouverture postérieure du tube digestif qui se trouve placée sous la queue, où elle forme un
bourrelet circulaire.

Cette terminaison du *rectum*, recouverte par une peau
fine, doit être arrondie, peu volumineuse et toujours parfaitement close par la constriction énergique du muscle
sphincter. Ces caractères sont un indice de vigueur, de
bonne santé, et il y a lieu de supposer le contraire si
l'anus est enfoncé, flasque et ballottant.

Parfois il est béant chez les sujets faibles, vieux et
épuisés ; si, dans ces conditions, l'animal expulse des gaz
ou des crottins mal liés, on le dit *vidard*. Les chevaux
gris ont souvent autour de l'anus des tumeurs molles
formées de mélanoses (voir question précédente).

L'anus est quelquefois le siége d'une fistule assez grave.
On constate également le renversement du rectum (rare).

Fistules. La fistule est un ulcère étroit, sinueux en forme de
canal entretenu par un état maladif des tissus ou la présence d'un corps étranger.

On distingue les fistules *complètes* ayant deux orifices,
un d'origine, l'autre de décharge et les fistules *incomplètes* ou *borgnes* ; elles n'ont qu'un orifice et leur fond
se termine en cul de sac.

Lorsqu'elles s'ouvrent à la surface de la peau elles sont
externes. On les dit *internes*, lorsqu'elles s'ouvrent sur
une muqueuse.

Suivant leur siége elles prennent des noms différents :
Salivaires, lacrymales, urinaires, stercorales, suivant
qu'elles contiennent de la salive, des larmes, de l'urine
ou des matières fécales.

Les fistules sont déterminées par tout ce qui fait sortir
de leur conduit ou réservoirs naturels, les liquides autres
que le sang, par les causes qui entretiennent la suppuration des tissus.

On les observe à la suite d'abcès, de plaies qui contiennent des corps étrangers, des portions d'os cariés.

Périnée. Espace compris entre les *fesses*, de l'anus aux testicules chez le cheval, et de l'anus à la vulve chez la jument; mais on doit également comprendre dans le périnée la région qui s'étend de la commissure inférieure de la vulve aux mamelles.

La peau du périnée doit être fine, souple et sans nodosités : cette surface correspond, dans une grande étendue chez le cheval, au canal de l'urètre qui conduit l'urine au dehors.

Le périnée est quelquefois déchiré, chez les poulinières, au moment du part.

Raphé. On nomme ainsi la ligne longitudinale située dans le milieu du périnée. Le raphé forme un petit relief analogue à une couture qui, dans le mâle, se prolonge de l'anus au fourreau.

Poitrail. Situé à la partie antérieure du tronc, au-dessous de l'*encolure*, entre les *bras* et au-dessus de l'*inter-ars*, le poitrail a pour base l'extrémité antérieure du sternum et les muscles qui s'y insèrent.

Marqué par les deux saillies des muscles pectoraux qui s'attachent au sternum, le poitrail doit avoir des dimensions en rapport avec les services auxquels on le destine.

Pour le cheval de selle, il sera aussi haut que possible, avec des saillies musculaires bien prononcées et une largeur moyenne.

Un poitrail très large qui nuit à la succession rapide des mouvements chez le cheval de selle est, au contraire, une sorte de beauté relative pour le trait, parce que cette dimension qui correspond à d'autres largeurs et à des masses charnues mieux développées, lui donne plus de poids et une plus grande surface d'appui pour la traction.

Un poitrail large fait dire d'un cheval qu'il est *bien ouvert du devant ;* on le dit *serré, étroit* si le contraire existe. Cette étroitesse, favorable aux allures rapides, n'est un défaut que si la poitrine manque de hauteur et de profondeur, ce qui n'est pas du tout forcé.

Quand le poitrail présente un creux, on le dit *enfoncé;* c'est le plus grave défaut absolu qu'il puisse présenter.

Le poitrail peut en outre porter des traces de morsures, de blessures, des tumeurs, etc. Le séton se place généralement sur cette région.

Bouley, ainsi que bien des auteurs, avance que la largeur du poitrail est en rapport avec celle de la poitrine.

D'autre part, MM. Goubaux et Barrier prouvent absolument l'inexactitude de cette affirmation et selon nous ils sont dans le vrai. Voici comment ils s'expriment :

« Mais ce qui est physiologiquement exact, c'est que le développement général de l'appareil respiratoire est directement proportionnel à celui du système musculaire. Le muscle qui se contracte souvent augmente graduellement de volume et sa contraction est un phénomène dont le résultat chimique dernier se traduit par une grande consommation d'oxygène. Pas de poumons, pas de muscles, peut-on dire, et réciproquement, des muscles denses et vigoureux exigent une poitrine considérable. D'où il suit, par conséquent, que la largeur du poitrail, tenant au développement de ses muscles, doit coïncider avec celui de l'appareil respiratoire, et que si, par exemple, cette région est étroite, il faut s'enquérir de savoir à quelles causes cette étroitesse est due, à celle de la poitrine ou à l'état de maigreur de l'animal. D'ailleurs, il est certain que, à taille égale, les chevaux anglais de course ont le poitrail moins large que les gros carrossiers, tandis qu'ils sont doués d'une poitrine aussi ou sinon plus spacieuse. Dans ce cas encore, les harmonies de développement qui existent entre l'appareil respiratoire et l'appareil locomoteur se font remarquer ; les muscles, au lieu de tenir leur puissance de leur épaisseur, la doivent à leur longueur, car ils viennent s'attacher sur un sternum très prolongé en avant des épaules ; en outre, ces muscles sont denses, fermes et habitués à exécuter des contractions répétées, énergiques, étendues.

« Il y a donc deux choses à considérer dans la largeur du poitrail, savoir : si elle dépend seulement du volume des muscles pectoraux ou si, à cette première cause, se joint une poitrine très développée. Dans le premier cas, cette largeur variera suivant l'état d'entretien de l'animal ; dans le second, ses variations, de quelque nature qu'elles soient, ne pourront jamais faire préjuger l'étroitesse ou le faible développement de la cavité thoracique.

« D'ailleurs, le cheval anglais de pur sang bien conformé n'est jamais trop ouvert du devant ; son poitrail, qui paraît étroit, est haut et allongé en ce sens que la carène sternale y est très proéminente et donne attache à de longs pectoraux.

« Le cheval de gros trait peut, sans aucune espèce d'inconvénient, être trop ouvert du devant ; les oscillations latérales de son centre de gravité n'étant préjudiciables qu'à la vitesse, lui laisseront toute l'énergie de ses efforts. C'est par sa masse qu'il doit agir : ce sont, par conséquent, des muscles fermes et volumineux qu'il faut lui demander, et, sous ce rapport, il est permis de considérer la grande largeur du poitrail comme une beauté véritable, car elle contribue à donner au tronc l'ampleur qui lui est nécessaire pour déplacer facilement mais lentement, de pesants fardeaux. »

On appelle ainsi des agents thérapeutiques qui déterminent et entretiennent la suppuration dans les parties du corps où ils sont appliqués.

L'usage des exutoires est aussi vieux que la médecine. La manière de les appliquer ainsi que les agents entrant dans leur composition ont seuls varié. Gaspard de Saunier introduisait sous la peau des chandelles plates formées de divers onguents fondus ensemble. Solleysel employait des plumes d'oie ou des tranches de lard.

Ces moyens violents produisaient souvents des accidents très graves qui les ont fait abandonner.

Actuellement on emploie :

1° *Le séton à mèche ;*
2° *Le séton à rouelle ;*
3° *Les trochisques ,*
4° *Les préparations vésicantes.*

L'exutoire agit comme révulsif et fait l'office de *fondant* par suite de la sécrétion purulente qu'il détermine.

On emploie les exutoires pour combattre les maladies de poitrine, les eaux-aux-jambes, le crapaud, l'inflammation catarrhale de la muqueuse nasale, les boiteries anciennes à siège inconnu, la résolution des tumeurs synoviales.

Le séton peut également faire l'office de *drain* pour favoriser l'écoulement du pus dans le cas de plaies profondes aux régions supérieures du corps.

Enfin les sétons de *précaution* (printemps, automne), ont encore une certaine faveur.

Le séton peut entraîner des accidents graves et même mortels ; on doit s'en abstenir pour les animaux faibles et débiles.

Séton à mèche. — C'est celui dont l'usage est le plus répandu. Il consiste en un ruban de fil de longueur variable, introduit sous la peau à l'aide de l'*aiguille à séton* (de séta soie, crin qu'on employait jadis).

Cette mèche est repliée et nouée à l'une de ses extrémités par un nœud plat formant rosette (nœud à billot) pour éviter la pénétration dans la plaie.

Le séton est *simple* quand le ruban est placé naturel ; *animé* quand on l'enduit d'une substance irritante (généralement de l'onguent vésicatoire).

Le séton s'applique de préférence dans les parties riches en tissu cellulaire parce qu'il est plus facile de l'y placer et parce qu'il provoque dans ces régions une suppuration plus abondante.

Le séton se place ordinairement au *poitrail*, de l'extrémité antérieure du sternum au passage des sangles ce qui fait une longueur de 30 à 33 centimètres. Lorsqu'on en place un seul il occupe la ligne médiane ; s'il y en a deux, on les dispose en forme de V la pointe en arrière.

On en met également à l'*épaule* pour combattre une boiterie ancienne dont on place le siège en ce point (souvent à tort du reste).

À *la cuisse*, au milieu de l'articulation coxo-fémorale, pour combattre les boiteries de cette région ;

À *la fesse* sur une longueur de 12 à 13 cent. contre certains engorgements chroniques des membres postérieurs ;

Au garrot dans la partie médiane de cette région sur un parcours de 25 à 30 centimètres. Placé sur ce point, le séton fait souvent disparaître certaines boiteries du garrot qui ont résisté aux frictions résolutives.

Au ventre parallèlement à la ligne blanche (contre le passage des sangles et le tourrent ou les mamelles).

Au thorax pour combattre les maladies de poitrine. L'ouverture d'entrée se pratique au tiers inférieur de la cavité thoracique ; celle de sortie à la partie inférieure de la poitrine, au dessous de la veine de l'éperon qu'on doit respecter.

À l'encolure dans une direction oblique de haut en bas et d'avant en arrière. Ce séton a été recommandé dans le cas d'immobilité ou de fluxion périodique.

Aux joues très vanté autrefois pour les maladies des yeux et surtout la fluxion périodique, ce séton est actuellement très peu employé.

On l'appliquait en avant et au-dessous de l'articulation tempo-maxillaire pour le faire sortir à deux ou trois centimètres en avant de la crête zygomatique.

Le séton à mèche produit d'abord un engorgement puis la suppuration s'établit du 3e au 4e jour. Le pansement consiste à comprimer le trajet de la mèche et à enlever le pus qui s'est séché sur les pourtours des ouvertures. Tenir très propre. Il faut en outre prendre quelques précautions pour empêcher les animaux de se lécher, d'arracher les sétons. On les enlève au bout de vingt à vingt-cinq jours.

Ce séton est également connu sous les noms de *rouelle*, Séton à rouelle. ou de *fontanelle*, *fonticule*, *séton anglais*.

Il consiste dans l'introduction d'un morceau de cuir en forme de rouelle sous la peau. On laisse la rouelle en place pendant un laps de temps qui varie depuis quinze à vingt jours jusqu'à un mois, etc. suivant. Ce séton a été recommandé pour les chevaux de luxe afin d'éviter les traces du séton à mèche, mais il a l'inconvénient de laisser subsister une petite tumeur froide, indurée.

On appelle ainsi un exutoire formé par une substance Exutoire. minérale ou végétale douée de propriétés irritantes escharotiques et même caustiques. Leur emploi a été conseillé pour les boiteries anciennes de l'épaule. On se sert d'un petit cristal de sublimé corrosif taillé en cône et on l'introduit au niveau de l'articulation scapulo-humérale.

On fait aussi avec succès des injections sous-cutanées d'essence de térébenthine.

Accidents consécutifs. Les accidents qui peuvent survenir après l'application des sétons sont :

L'hémorrhagie, si on a offensé un vaisseau.

Les engorgements gangréneux, notamment pendant les saisons chaudes, chez des animaux faibles, débiles, soumis à de mauvaises conditions hygiéniques et pendant le cours de certaines maladies comme l'anasarque.

Les *abcès* causés souvent par l'offense des muscles. Quelquefois dans l'application des sétons au poitrail, il se forme des abcès multiples dans les ganglions de l'entrée de la poitrine. Ils déterminent une *pleurite aiguë* qui entraine la mort de l'animal.

Fongosités qui se montrent aux orifices des sétons laissés longtemps en place. Ce n'est jamais un accident sérieux.

Indurations du trajet du séton ; généralement conséquence de son ancienneté. On y remédie par des fondants à base de mercure ou d'iode.

Aiguille à séton. Se compose d'une tige d'acier ayant 0,50 de longueur. L'une des extrémités se termine en pointe élargie formant la feuille de sauge et percée en son milieu d'un chas longitudinal. L'autre bout qu'on appelle tête, est aussi percé d'un chas.

Pour placer un séton, on introduit lentement la pointe de l'aiguille entre la peau et les muscles sous-jacents.

Ars. On désigne ainsi le point de jonction du bras avec le tronc. Par suite de frottements irritants, certains chevaux surtout mous et lymphatiques s'écorchent à cette partie. On dit qu'ils se *frayent aux ars*. La chaleur et un exercice violent provoquent, en effet, une transpiration abondante qui, mélangée à la poussière, forme un mélange corrosif entrainant cet accident du reste sans importance.

Cette partie est recouverte d'une peau fine, plissée et propre à faciliter, par sa souplesse, les mouvements étendus du membre. On y pratique quelquefois la saignée.

Partie de la poitrine comprise entre les ars et l'avant-bras. L'inter-ars s'étend du poitrail au passage des sangles. *Inter-ars.*

Trentième Question

Du passage des sangles — Vésicatoires — Des côtes — De la poitrine.

Passage des sangles.

Situé au bas de la *poitrine*, en arrière de l'*inter-ars*, des *coudes*, et en avant du *ventre*, le passage des sangles doit être bien descendu et arrondi sur les côtés. Cette conformation se lie à une large poitrine et fait dire du cheval qu'il a du *surfaix*.

Si, par contre, la même région est plate, comme on le remarque sur les chevaux à poitrine étroite, l'animal se montre ordinairement dépourvu de fond.

Un passage des sangles bien dessiné permet de fixer le harnachement au point convenable, évite des déplacements continuels qui obligent le cavalier à resseller souvent son cheval et occasionnent des blessures en même temps qu'ils entravent la liberté des mouvements.

Une sangle trop serrée y produit des excoriations auprès des coudes et au-dessous de la région des engorgements plus ou moins durs bien que peu dangereux.

En sellant avec précaution les jeunes chevaux et en prenant soin, pendant les premiers mois du dressage, de replacer la selle chaque fois qu'elle a bougé, on arrive à faire très bien le passage des sangles à un animal qui, sans cette précaution, serait resté mal conformé sous ce rapport.

On atténue les inconvénients d'une mauvaise conformation ou les chances de blessures en garnissant la sangle de peau de mouton, de feutre, ou d'un rembourrage quelconque, mais ces moyens généralement insuffisants, ont l'inconvénient d'être irritants et d'un nettoyage difficile.

L'ajustage, très soigneusement fait, du harnachement et le moyen donné plus haut sont les meilleurs préservatifs.

Vésicatoires.

On donne ce nom à des topiques qui, appliqués sur la peau, déterminent une sécrétion séreuse, par laquelle l'épiderme est soulevée de manière à former ampoule.

Ces topiques se composent d'onguent vésicatoire à base de cantharide, de pommade rouge, d'onguent Mercy, etc. Suivant le cas, on laisse l'onguent s'écailler et tomber seul ou on l'enlève au bout de quelques heures si l'on ne veut produire qu'une irritation momentanée. Lorsque la suppuration est établie, tenir très proprement la plaie et panser avec des corps gras. Prendre ses dispositions pour éviter que le cheval ne se gratte ou ne se frotte. (Attache à deux longes, collier à chapelet, etc.).

Les côtes forment latéralement la charpente osseuse de la cavité de la poitrine, dont elles protègent les organes. Cette partie, en extérieur, a pour base les os du même nom dont nous avons parlé dans l'étude du squelette. Elle est circonscrite par les *épaules*, les *flancs*, le *dos* et le *ventre*.

La rondeur des côtes, leur écartement les unes des autres et leur longueur sont trois beautés absolues à rechercher pour tous les chevaux, quel que soit leur service. En effet du degré d'écartement, de courbure et de longueur des côtes, dépend la capacité de la poitrine, qui, pour être bien faite, doit être longue et bien arrondie.

« L'incurvation des côtes est en relation directe avec
« les dimensions transversales de la cavité thoracique et,
« par conséquent, avec le développement de l'appareil
« respiratoire.

« La côte doit être longue, car sa longueur indique,
« *pour une même largeur de poitrine*, l'étendue thora-
« cique dans le sens vertical.

« L'écartement des côtes les unes des autres, coïncide
« avec leur forte projection en arrière, et l'on comprend
« sans peine que celle-ci donne la mesure de leur pro-
« jection en avant pendant l'inspiration. Les mouvements
« des différentes parties du thorax doivent être aussi
« accentués que possible pour que le jeu pulmonaire ait
« une action suffisante. Aussi de larges espaces inter-
« costaux commandent-ils de bons muscles inspirateurs
« et, par conséquent, de grands déplacements des côtes. »

(GOUBAUX et BARRIER).

Les côtes moins arquées, mais longues, en donnant à

la poitrine plus de hauteur que de largeur, peuvent favoriser la vitesse. Mais pour le cheval de guerre, il faut toujours rechercher une côte ronde, car elle est la plus sûre garantie d'un bon entretien, d'une grande solidité, d'un service de longue durée.

Pour les poulinières, elle constitue une qualité incontestable car elle donne au fœtus toute facilité de développement.

La côte est dite *basse*, *descendue*, quand, à sa partie inférieure et en avant, elle dépasse le niveau du coude, on a ainsi la poitrine du cheval *près de terre* et de *fond*. Un cheval dont la côte n'atteint pas le niveau de cette région fait dire de lui qu'il est *trop enlevé*.

Quand les côtes sont *courtes* et *plates*, la poitrine est étroite et les membres antérieurs sont peu écartés.

Les chevaux longtemps couchés par suite d'une maladie grave présentent quelquefois un aplatissement des côtes. Les applications réitérées de sinapismes en cas d'affections de poitrine laissent subsister des dénudations, de larges décolorations de la peau qui est en même temps dépilée. On remarque aussi des *cicatrices* ou des *cors* produits par le harnachement.

Enfin les côtes peuvent présenter des tumeurs osseuses provenant de fractures anciennes. Ces fractures déterminant le plus souvent, dit M. Lecoq, une adhérence du poumon, par le fait d'une inflammation localisée de la plèvre qui recouvre les abouts osseux, doit-on craindre qu'une affection de poitrine survenant chez un pareil sujet, ne s'aggrave par cette cause.

Mouvements des côtes. « A l'état normal, les côtes exécutent régulièrement des mouvements alternatifs d'élévation et d'abaissement plus ou moins étendus suivant l'état de la respiration et les circonstances nombreuses qui en modifient le rythme. Ces mouvements, surtout perceptibles sous la peau des sujets maigres, sont de deux sortes : les uns ont lieu pendant l'inspiration et se traduisent par l'écartement des espaces intercostaux, la projection des côtes en avant et leur éloignement de la ligne médiane ; ils correspondent à la dilatation de la cavité thoracique et des poumons qui s'y trouvent contenus ; les autres s'effectuent pendant l'expiration et consistent dans le rapprochement des côtes ainsi que dans leur projection en arrière et en dedans ; ils coïncident avec le resserrement du thorax et l'affaissement du poumon »   (GOUBAUX et BARRIER).

Poitrine. On nomme ainsi la cavité qui contient le cœur et les poumons et dont la base est formée par le *thorax* et la partie postérieure fermée par le diaphragme.

La poitrine est limitée en haut par le *dos* et le *garrot*, en avant par la base de l'*encolure* et le *poitrail* ; latéralement par l'*épaule*, le *bras*, l'*ars*, les *côtes* ; en bas par l'*inter-ars*, le *passage des sangles* et le *ventre* ; en arrière par les *flancs*.

La poitrine, pour être belle, doit être *longue*, *profonde*, *large*.

On mesure sa longueur de la partie antérieure du poitrail au flanc ; sa profondeur, du sommet du garrot au passage des sangles ; sa largeur d'une côte à l'autre opposée.

Ses fonctions multiples sont d'une importance capitale, car la poitrine est le foyer de la machine animale.

Appareil de protection pour les organes essentiels qu'elle renferme, la poitrine est l'agent de la *mécanique respiratoire*. Elle joue un rôle considérable dans la locomotion par les nombreux points d'attache qu'elle fournit aux muscles.

Il suffit du reste de remarquer sa construction pour s'en convaincre. Les premières pièces sont courtes, très fortes, placées verticalement pour ne pas gêner le jeu de l'épaule et servir de colonne de support aux membres thoraciques. Les suivantes, au contraire, s'incurvent de plus en plus tout en se rétrécissant et permettent aux poumons un développement maximum.

« Les bonnes conditions et l'intégrité de la poitrine du cheval sont les éléments les plus essentiels de sa valeur. Tous les ressorts de la machine animale leur sont subordonnés : ils fonctionnent toujours mal, quelles que soient d'ailleurs leurs perfections, quand le foyer manque de puissance. Ce foyer est la véritable chaudière de la locomotive, qui laisse languir tout l'appareil locomoteur s'il *brûle* mal, si la combustion ne se fait pas suivant les lois de la force exigée.

« Le développement des poumons est en raison de celui de la cavité formée par les côtes.

« Si, comme nous venons de le voir, les premières côtes sont droites chez le cheval, elles doivent laisser et laissent en effet entre elles peu d'intervalle : elles ne sont guère séparées l'une de l'autre que de six à huit centimètres environ ; elles forment l'extrémité aplatie du cône qu'affecte la cage pectorale. Aussi cette partie de la poitrine offre-t-elle peu d'espace aux poumons : elle ne loge que leurs lobes antérieurs, très peu développés comme on le sait, et la partie du tube qui conduit l'air aux poumons. Le développement en largeur de cette partie du thorax est, à très peu de chose près, le même dans tous les chevaux d'une même taille ; on n'y trouve de différence bien marquée que dans la hauteur, ce qui dépend du plus ou moins de longueur des premières côtes. Que devient donc alors l'idée, généralement reçue, qu'un large poitrail indique une large poitrine ? Rien n'est pourtant plus erroné ! Disséquez deux chevaux, l'un à large poitrail, l'autre à poitrail étroit : vous ne trouverez pas plus d'écartement dans les premières côtes de l'un que de l'autre, ou la différence sera bien peu sensible. Cette largeur de poitrail, que l'on a pris à tort pour mesure de capacité de la poitrine, n'est due qu'au développement des muscles pectoraux ; elle n'a rien de commun avec celui des poumons.

« Le même principe nous servira à combattre une nouvelle erreur. On croit vulgairement que la hauteur de de la poitrine indique le développement des poumons ; on se trompe.

« Le corps des poumons, la masse pulmonaire est dans les lobes postérieurs, logés dans l'espace formé par les côtes postérieures, en arrière des épaules, en avant des flancs. C'est là que se trouve la base du cône formé par la poitrine, comme aussi celle des poumons ; et c'est surtout du développement de cette région que dépend celui de ces viscères importants. Or, la capacité de cette région dépend de la courbure des côtes : plus elles sont courbes, arrondies, plus l'espace intercostal est grand, plus, par conséquent, la poitrine est développée ; plus, au contraire, elles sont droites, aplaties, moins les côtes de droite sont écartées de celles de gauche, plus la poitrine est serrée et étroite.

« On peut donc avoir un poitrail large et une poitrine haute, avec de petits poumons ; une vaste poitrine, au contraire, avec le peu de hauteur de sa région antérieure, et un poitrail étroit.

« Nous pouvons donc conclure, d'après ce qui précède, que, si les côtes sont aplaties, serrées en arrière des épaules, la poitrine sera étroite, les poumons peu développés. Un cheval dans ce cas ne sera jamais capable de faire un bon service ; il ne sera jamais un cheval de fonds, quels que soient son sang et sa conformation : il manquera par le foyer, par le principe qui préside à toutes les fonctions de sa vie ; il ne sera, d'un autre côté, qu'un mauvais reproducteur, malgré la noblesse de son origine.

« Pour qu'une poitrine soit bien conformée et forte, il faudra donc qu'elle soit arrondie et qu'elle se prolonge en arrière de manière à empiéter le plus possible sur les flancs. Si cette heureuse disposition de la cavité pectorale s'allie à sa hauteur dépendant de la longueur des côtes, elle ne laissera rien à désirer à l'observateur. »

RICHARD DU CANTAL.

La toux indiquant l'état de la poitrine on emploie ce moyen pour avoir des renseignements sur cet état : On provoque la toux en comprimant la gorge avec les doigts et on juge, d'après le bruit qui se fait entendre si l'animal est en santé ou s'il présente des lésions dans les organes respiratoires.

Il suffit de lire la citation qui précède pour répondre.

Trente-et-unième Question

Du flanc — Du ventre.

Flanc.
Situé de chaque côté du *rein*, en arrière des *côtes* et en avant des *hanches*, le flanc est beau quand il est court et plein. Sa brièveté, due à l'élévation et au cintre plus prononcé des dernières fausses côtes, coïncide toujours avec une poitrine profonde et un rein court. Un flanc long est la conséquence forcée de la disposition contraire.

Les juments ont naturellement cette région plus longue que les chevaux.

Le flanc a pour base un muscle qui, partant de l'angle externe de la croupe, se prolonge sous le ventre et concourt à supporter la masse intestinale. Ce muscle peut apparaître uniformément cylindré de haut en bas, sans irrégularités, sans enfoncements ni bosselures, alors il est bien. Mais si l'animal se nourrit mal ou, ce qui est plus fréquent, est mal nourri, maigre et maladif, le flanc présente deux dépressions bien accusées, l'une supérieure, l'autre inférieure, rappelant le flanc d'une vache à jeun. Presque toujours, dans ce cas, le cheval a le ventre volumineux, le *ventre de vache*. Ce vice de conformation indique nécessairement que le flanc est *cordé*, c'est-à-dire que la corde du muscle cité plus haut et qui sépare les deux dépressions paraît tiraillée. Presque tous les chevaux qui ont longtemps souffert offrent cette mauvaise disposition du flanc : ils sont *efflanqués*.

Lorsque la dépression supérieure forme un enfoncement prononcé, le flanc est *creux*. On le dit *retroussé*, *levretté* quand il se rapproche de la conformation du lévrier ; presque toujours ces flancs sont cordés. Le défaut est commun chez les chevaux qui ne digèrent pas bien leurs aliments (étudier les crottins et remédier au plus vite aux désordres de l'intestin). Les animaux ainsi conformés peuvent avoir beaucoup d'ardeur, mais ils n'ont pas de fond ; ce sont des *feux de paille*.

Indices fournis par le flanc.
La beauté du flanc, avons-nous dit, accompagne toujours celle de la poitrine, voilà pour l'état normal. Eh

bien, le flanc offre encore des ressources bien autrement importantes pour s'assurer de l'intégrité ou des maladies des organes essentiels que la poitrine contient.

Le flanc est le *miroir de la poitrine*.

La régularité et la lenteur des mouvements du flanc au repos indiquent la santé ; le contraire a lieu dans certaines maladies comme la *pousse*. Celle-ci est caractérisée par une élévation et plus particulièrement par un abaissement des flancs, qui s'exécutent en deux temps, entre lesquels il y a un arrêt désigné sous les noms de *soubresaut, coup de fouet, contre-temps de la pousse*.

En cas de coliques, le flanc devient momentanément cordé ; le cheval tourne fréquemment les yeux vers cette région.

Le ventre est placé au-dessous des flancs et des côtes. Il est limité en avant par le *passage des sangles* et en arrière par les *organes sexuels* et les *flancs*.

Ventre.

Le volume de cette région est habituellement en rapport avec celui des organes digestifs dont le développement dépend beaucoup du mode de nourriture de l'animal.

Chez les chevaux bien conformés ou bien nourris, le ventre ne dépasse jamais le cercle des côtes et affecte avec elles et le flanc une forme cylindrique.

Si le ventre est volumineux, on le dit *avalé, tombant* ou *de vache*.

Le ventre de vache, dit M. Lecoq, indique un cheval mou, grand mangeur et peu propre aux allures rapides, à cause de sa masse et de son peu d'haleine. En effet, les côtes s'élevant à chaque mouvement respiratoire, doivent soulever la masse intestinale qu'elles supportent par leurs extrémités, et le mouvement d'élévation devient d'autant plus pénible à exécuter que le ventre, plus developpé, oppose une plus grande résistance. Aussi voyons-nous à l'entrainement chercher à diminuer le volume du ventre tout en augmentant la puissance musculaire afin de supprimer tout poids inutile.

« Un entrainement raisonné doit développer le plus « possible le système locomoteur et diminuer le poids

« de tout ce qui tend à le surcharger. Aussi les chevaux
« en condition n'ont-ils pas de ventre. »

Si l'animal présente l'excès opposé au ventre de vache,
on le dit *levretté*, *étroit de boyaux* et cela indique généralement que le sujet se nourrit mal. Cependant par
l'effet d'un régime particulier (beaucoup d'avoine, peu de
foin, presque pas de paille), sans qu'il y ait rien à repro-
cher au cheval, son ventre peut être diminué de volume,
tout à fait levretté même comme on peut le voir sur les
chevaux préparés pour les courses. Cette pratique a pour
but d'alléger le cheval d'abord et puis de favoriser sa
respiration en donnant plus de liberté aux poumons.

Sur les parois du ventre on remarque parfois des tumeurs arrondies, très mobiles, constituées par une portion de l'intestin, c'est la hernie.

Hernie. On donne ce nom, d'une façon générale, à toute tumeur
formée par le déplacement d'un viscère, ou d'une portion de viscère qui, échappée de sa cavité naturelle par
une ouverture quelconque, fait saillie au dehors. Le plus
ordinairement c'est une tumeur produite par le déplacement et la sortie d'une anse intestinale, d'une portion
d'épiploon ou d'une partie d'un viscère abdominal.

Les hernies ont reçu différents noms suivant l'organe
déplacé et l'ouverture par laquelle s'est effectué le déplacement. Ainsi elles peuvent être : *ombilicales, inguinales,
crurales, ventrales ou abdominales, périnéales* (très rare).

Provenant toujours à la suite d'efforts violents, les
hernies sont toujours graves. On les dit *réductibles* lorsqu'elles peuvent être repoussées dans leur cavité naturelle et *irréductibles* dans le cas contraire.

Lorsque l'ouverture qui a donné passage à la partie
herniée vient à se resserrer de manière à opérer sur cette
partie une constriction plus ou moins forte, il y a *étranglement de la hernie.*

Œdème. Hydropisie partielle du tissu cellulaire. C'est une tumeur diffuse sans chaleur ni rougeur, ni douleur, cédant
à la pression du doigt dont elle conserve l'empreinte.

L'œdème est causé par l'humidité, la malpropreté, les
mauvais aliments.

L'œdème passif est produit par la compression, la ligature des veines, par des altérations dans la composition du sang, par un repos trop prolongé, par les maladies de longue durée telles que la gourme, le coryza, la bronchite, la morve, le farcin, les eaux-aux-jambes.

L'œdème général prend le nom d'*anasarque* et est toujours mortel.

Lorsqu'il est localisé il peut affecter :

La glotte et produit un gonflement de la muqueuse qui tapisse l'entrée du larynx. La respiration de l'animal qui en est atteint est bruyante pendant le repos surtout au moment de l'inspiration.

Les membres et se montre dans la morve, le farcin, les eaux-aux-jambes. Par l'exercice l'engorgement diminue. Il augmente par le repos.

Le poitrail où il est ordinairement le résultat de l'application des sétons et disparaît quand on enlève l'exutoire, excepté cependant dans le cas de gangrène traumatique.

Le poumon. Il y a infiltration du tissu pulmonaire par une certaine quantité de sérosité.

Le scrotum où il forme une tumeur molle qui gagne quelquefois le dessous du ventre et la face interne des membres postérieurs. L'œdème du fourreau est produit par l'accumulation de la matière sébacée, les ulcères ; il est aussi consécutif à la castration.

Le ventre. Dans ce cas, il débute par une tumeur sous le ventre pour se prolonger jusqu'au poitrail, aux membres antérieurs, vers le fourreau et les mamelles. Parfois il acquiert une épaisseur considérable et persiste pendant très longtemps. On facilite l'épanchement du liquide séreux par des mouchetures et des pointes de feu pénétrantes.

Trente-deuxième Question

Organes génitaux du cheva — Dourine — Chevaux monorchides et cryptorchides — Hydrocèle — Champignon — Fistules — Castration — Bistournage — Castration des cryptorchides — Organes génitaux de la jument — Pouliches bouclées — Plaies de la vulve — Dépôt de lait.

Organes génitaux du cheval. Ils comprennent les *testicules*, le *fourreau* et la *verge*.

Testicules. Organes du cheval entier, au nombre de deux, l'un à gauche, l'autre à droite, sont situés entre les cuisses, dans la région dite *inguinale*.

Ces organes, constitués par des corps glanduleux, de forme ovoïde, un peu aplatis d'un côté à l'autre, sont recouverts par une peau fine, lisse, dépourvue de poils, qui les enveloppe à la manière d'une poche et forme ce que l'on nomme les *bourses* ou le *scrotum*. Les testicules dont le gauche est toujours un peu plus gros que le droit, doivent être fermes, moyennement gros, sans inégalités et non douloureux à la pression. La peau des bourses, toujours souple, luisante, onctueuse, sera exempte d'infiltration.

Les testicules habituellement trop descendus annoncent une nature molle, froide, un tempérament lymphatique.

Fourreau. C'est un repli que forme la peau à la région postérieure du ventre, pour envelopper et protéger la partie libre de la verge.

A l'endroit où elle s'infléchit et s'engaine, la peau tout à fait fine secrète à sa surface une matière grasse destinée à faciliter la sortie de l'organe mâle.

Pour ne mériter aucun reproche de ce côté, le cheval doit avoir un fourreau peu volumineux, large et souple. Quand cette espèce d'étui se trouve gonflé, trop étroit ou en partie obstrué par de la matière grasse, de couleur noire (cambouis), la verge ne peut pas en sortir et alors l'animal *pisse dans son fourreau*. Cet inconvénient est plus ou moins grave.

Le fourreau fait souvent entendre un bruit spécial dû à l'introduction de l'air, surtout au trot, et qu'on nomme *bruit de grenouille*.

Pénis ou *verge*. Le pénis toujours retiré à l'intérieur du fourreau, excepté au moment de l'émission urinaire et de l'érection, doit être lisse, cylindroïde et avoir une longueur convenable.

Au moment de l'accouplement, cet organe se raidit, s'allonge, et met en relief un bourrelet circulaire nommé *tête* ou *champignon*.

Le pénis de l'*étalon* ne doit présenter aucune plaie, fistule ou végétation verruqueuse. La chute de cet organe peut avoir pour cause un état de paralysie; mais en dehors de cela, lorsqu'il est mou, pendant, c'est l'indice d'un manque de vigueur ou la suite d'un exercice immodéré.

Appelée aussi à tort *mal de coït*, la dourine offre un caractère très grave, une marche insidieuse, lente, de nature compliquée, attaquant également l'étalon et la jument, mais pas les hongres ni les poulains. Elle n'a jamais été observée que sur des animaux venant de s'accoupler.
                                    Dourine.

Le mal de coït proprement dit est sans gravité, tandis que la dourine est très grave. Elle est très fréquente en Algérie. Son caractère épidémique est un fait acquis. Le mal affecte plusieurs périodes dont une d'incubation mieux caractérisée chez la jument que chez le cheval. Le petit nombre de juments qui vivent dans cet état jusqu'au terme de la gestation ne produisent que des poulains maigres et faibles qui meurent au bout de peu de temps. La terminaison ordinaire est la mort après des souffrances plus ou moins longues, mais qui se prolongent quelquefois 12 à 15 mois. On abat généralement les animaux pour mettre un terme à cet état. S'il y a guérison, elle est lente; la convalescence est longue et le malade sujet à des rechutes. Une loi de police sanitaire a été promulguée pour arrêter les ravages de cette maladie.

Tumeur formée par une accumulation de sérosité dans le scrotum.
                                    Hydrocèle.

Elle provient soit d'*infiltration* (assez rare), soit par *épanchement* et offre alors 3 variétés.

L'hydrocèle de la tunique vaginale est la plus fréquente.

Elle a pour cause le froissement, la compression, les contusions, les efforts violents. Cette hydrocèle est aiguë ou chronique, simple ou compliquée. L'état chronique est le plus fréquent.

Les symptômes consistent dans une tumeur molle, plus tard résistante au toucher. Le testicule subit des altérations ; il s'atrophie lorsque l'hydrocèle débute par la tunique vaginale.

La présence de l'hydrocèle peut disposer aux hernies. Les fonctions des testicules sont dérangées ; des complications fâcheuses peuvent survenir.

Comme traitement, on peut pratiquer la ponction pour vider la tunique. On opère aussi la castration.

Œdème. Voir 31ᵉ question.

Orchite. Inflammation du testicule appelé aussi *didymite*. On a supposé à tort que cette phlegmasie pouvait être occasionnée par la rétention de la liqueur séminale. Elle résulte de violences extérieures ou complique l'épididymite. Le malade ressent une douleur très vive qui rend tout mouvement insupportable.

On la combat par tous les moyens antiphlogistiques : saignées locales, cataplasmes émollients et narcotiques.

L'orchite peut être aiguë ou chronique.

Sarcocèle. Tumeur du testicule dans laquelle on trouve un grand nombre de kystes. Cet organe est bosselé et peut prendre d'énormes proportions.

Les testicules peuvent aussi présenter des *cancers*, des *kystes*, des hernies.

Organes génitaux de la jument. Ce sont la *vulve* et les *mamelles*.

Vulve. On désigne ainsi l'orifice extérieur des organes génito-urinaires de la jument. Située sous l'anus, cette ouverture, de forme allongée, est maintenue fermée par deux lèvres verticales et par un relief légèrement arrondi que recouvre une peau fine, luisante, dépourvue de poils.

Pendant l'émission de l'urine, la contraction fait saillir à sa commissure inférieure un petit corps arrondi, de couleur foncée : c'est le *clitoris* qui se durcit et apparaît souvent quand les désirs sexuels se font vivement sentir.

Les lèvres de la vulve doivent être fermes et ne présenter aucune trace de blessure ni de végétations (verrues). Ces dernières les font écarter de la reproduction.

Mamelles. Les mamelles situées en arrière du ventre et entre les cuisses, forment deux éminences arrondies, séparées l'une de l'autre par un sillon peu profond. Elles présentent, vers leur centre, un petit prolongement nommé le *mamelon*, qui, percé de plusieurs trous, donne passage au lait que le jeune sujet attire par succion.

Les mamelles, hors le cas de plénitude, sont généralement peu volumineuses ; mais chez les juments destinées à la reproduction, elles doivent être bien dessinées et exemptes de maladies.

Les juments qui ont déjà pouliné présentent des plis longitudinaux sur la face externe et à la partie inférieure des lèvres de la vulve. Ces plis sont d'autant plus nombreux que les parturitions ont été plus fréquentes.

On donne ce nom à un engorgement des mamelles par suite de lait trop abondant. Cette maladie s'appelle aussi *mammite*, parce qu'elle produit une forte inflammation. Dépôt de lait.

Elles peuvent être produites par des déchirures, ce qui est peu sérieux généralement ou par la dourine, ce qui est beaucoup plus grave et doit faire écarter de la reproduction la jument qui en est atteinte. Plaies à la vulve.

On *boucle* les pouliches dont on veut éviter l'accouplement dans les pâturages, en réunissant les deux lèvres de la vulve par un fil métallique disposé soit en grillage, soit en anneaux superposés. Bouclement.

L'étalon, dans ses efforts, déchire quelquefois la vulve pour arracher le fil ou commet une *erreur de lieu* presque toujours mortelle.

Pour les chevaux monorchides, cryptorchides et leur castration, le champignon, la castration et ses suites, le bistournage, voir la 1re partie où ces questions ont déjà été traitées.

Trente-troisième Question

De l'épaule — Du bras.

Avec cette question commence l'étude des membres. Avant de l'entreprendre il nous paraît impossible de ne pas dire un mot sur le rôle qui leur est dévolu et sur la façon dont la nature les a constitués pour atteindre le but.

Les membres sont exclusivement destinés au support du tronc et à la progression ; ils servent également d'instruments de défense (coups de pieds).

Considérés dans leur ensemble, ils forment des colonnes formées de leviers différents, articulés les uns sur les autres, à angles plus ou moins ouverts suivant les besoins. Cette disposition a pour but d'atténuer les chocs qui se décomposent, la progression et la vitesse.

En jetant un coup d'œil d'ensemble sur un membre, on remarque à sa partie supérieure de puissantes masses musculaires alors que la partie inférieure n'offre plus que le squelette garni de la peau.

Cette heureuse disposition a pour but de répartir les actions combinées de la pesanteur et de la vitesse sur toute leur étendue et de les atténuer.

« Elle fournit de larges surfaces d'implantation aux puissances motrices, tout en conservant au centre de gravité une certaine élévation compatible avec l'étendue de ses déplacements et au tronc la gracilité ainsi que l'harmonieuse élégance du support. Si les membres avaient été garnis de muscles sur toute leur longueur, la forme eut été pesante, la démarche lourde et lente, à cause de l'ampleur obligée des extrémités et de l'abaissement consécutif du centre de gravité.

« Relativement à ce dernier point, la situation des antérieurs et des postérieurs est bien différente : les premiers en sont rapprochés, les seconds, au contraire, en sont à une assez grande distance. Aux uns, par conséquent, se trouve dévolu un rôle de soutien, aux autres un rôle d'impulsion. Aussi leur mode d'attache au tronc et la disposition de leurs rayons sont-ils appropriés au but qu'ils doivent remplir.

« Les membres antérieurs sont fixés au thorax au moyen d'appareils musculaires et élastiques, leurs angles articulaires sont plus ouverts, l'un d'eux est même entièrement effacé, d'où il suit qu'ils opposent à la pesanteur des obstacles plus particulièrement mécaniques ; ce sont leurs os et leurs ligaments bien plus que leurs muscles qui agissent pendant la station. Tout autre est l'organisation des membres postérieurs. Très allégés en tant que support du tronc, bien placés sous le rapport de l'impulsion, ils peuvent, sans inconvénient pour leur intégrité, s'articuler solidement avec le bassin et incliner leurs divers segments les uns sur les autres de façon à se transformer en véritables ressorts dont la détente énergique ou rapide pourra communiquer à la masse de la force ou de la vitesse. Aussi leurs muscles, dont l'action est incessante par suite de la fermeture des angles locomoteurs, sont-ils plus nombreux et plus volumineux pour supporter sans fatigue la part du poids total que l'appareil osseux leur abandonne. »   GOUBAUX et BARRIER.

Puisque les membres ne sont qu'un assemblage de leviers, il est aisé de concevoir que leur beauté doit dépendre des bonnes conditions mécaniques de ces leviers, comme de la disposition et de la force qui les font mouvoir.

L'épaule fixée de chaque côté de la poitrine et à la partie la plus avancée de cette cavité a pour base le scapulum recouvert de muscles puissants qui provoquent la progression et fixent le membre au tronc.

Quatre choses sont importantes à considérer dans l'épaule :

Sa *longueur*, sa *direction*, son *développement musculaire*, ses *mouvements*.

La longueur et l'obliquité accentuées sont des beautés relatives, très appréciées pour les chevaux de selle et de vitesse ; la première parce qu'elle donne la mesure de l'étendue des muscles qui agissent sur les mouvements de l'avant-bras ; la seconde parce qu'elle permet à tout le membre de se porter plus aisément en avant D'autre part, le développement musculaire dénote une puissance suffisante pour provoquer ces mouvements.

L'épaule que nous venons de décrire est irréprochable ; on conçoit donc qu'elle ne se présente que rarement et le type qu'on examine s'en éloigne plus ou moins.

On la dit *courte* et *droite* lorsque la longueur et l'obliquité sont insuffisantes. Cette disposition est plus prononcée chez le cheval de trait dont elle raccourcit les allures mais favorise l'appui du collier.

La surface de l'épaule doit être légèrement arrondie et ses contours bien dessinés. Chez les chevaux peu distingués, énergiques, la peau y est fine et souple, les muscles bien en relief.

L'épaule est *chargée* quand sa base osseuse, peu apparente, est comme noyée dans des tissus épais et mous. Ce défaut se rencontre surtout chez les chevaux peu énergiques ou élevés dans des terrains bas et marécageux. Cette disposition ne peut convenir au service de la selle.

Lorsque les parties charnues sont émaciées et laissent très apparentes les saillies osseuses on la dit *maigre*. Elle est *décharnée* quand l'amincissement des muscles se trouve porté à l'extrême. Une semblable épaule est impropre à tout service soutenu.

L'épaule est froide lorsque l'animal ne peut produire que des mouvements restreints au sortir de l'écurie ; les épaules sont *chevillées* lorsque la gêne dans les mouvements est permanente.

Cette hésitation est due le plus souvent à un état douloureux de la région elle-même ou des rayons inférieurs, particulièrement du pied. L'épaule est *plaquée* lorsqu'elle offre peu de saillie et des mouvements restreints.

Quand une épaule est plus basse que l'autre, on la dit *descendue*. Cette particularité due le plus souvent à un état de faiblesse ou de relâchement de ses moyens d'attache ou de suspension ne se rencontre guère que chez les chevaux vieux ou usés. Les rhumatismes provoquent souvent ce défaut.

Angle scapulo-huméral.

On désigne sous ce nom l'angle formé par le scapulum et l'humérus. Le premier de ces rayons est dirigé d'arrière en avant, l'autre affecte une direction contraire pour rejoindre l'avant-bras. Leur point de jonction forme la pointe de l'épaule, et leur écartement donne la mesure de l'angle qui résulte de leur réunion. Cet angle qui varie entre 100 et 120 degrés a en moyenne 107 degrés.

On donne ce nom habituellement à toutes les boiteries de l'épaule. Comme causes, il y a lieu de citer les glissades, faux-pas, chutes, contusions, les efforts de l'animal pour retirer le pied engagé dans un obstacle qui le retient (ornières, rails de chemins de fer, etc.)

A l'état aigu, la locomotion est difficile, l'animal boite, il ne peut fléchir sans douleur les articulations supérieures et l'instinct le pousse à le porter en avant non plus parallélement au grand axe de son corps, mais en suivant une ligne courbe de dedans en dehors. On dit qu'il *fauche*.

Dans l'écart chronique, la douleur est moins apparente et l'appui sur le sol est plus facile.

On divise les boiteries de l'épaule en permanentes et intermittentes. Contre l'écart récent on emploie avec avantage les douches froides ou chaudes, les lotions émollientes, les frictions avec les huiles essentielles. Si la boiterie est chronique, il faut avoir recours à des moyens plus énergiques et surtout à des révulsifs.

Pour s'assurer qu'un cheval a un écart d'épaule, on replie la région carpienne sur l'avant-bras et on tire le membre en avant sans brusquerie jusqu'à extension complète. Si le cheval laisse avancer le membre sans manifester de douleur, il n'a rien à l'épaule. Par contre, si au moment où on fait l'effort, l'animal contracte son épaule par suite de la grande douleur qu'il ressent, on est certain qu'il y a écart.

Souvent quand un cheval boite, on l'attribue à l'épaule et neuf fois sur dix on commet une erreur. Un vieux dicton, qui se vérifie chaque jour, dit en effet : « *Si ton cheval boite de l'épaule, regarde son pied.* »

L'écart d'épaule est souvent difficile à reconnaître parce que la partie lésée ne présente généralement aucune chaleur.

Bras.

Le bras est situé entre l'épaule avec laquelle il se confond et l'avant-bras.

La direction du bras est opposée à celle de son épaule, de manière à former un angle qui s'ouvre ou se ferme pendant la progression. L'ouverture de cet angle est d'autant plus petite que l'épaule est plus inclinée ; elle est d'autant plus grande qu'elle est plus droite. Comme d'autre part, le coude est sensiblement placé au même point, il s'ensuit que dans le premier cas le jeu du bras est plus étendu.

« Cette disposition, heureuse pour la vitesse, rend le cheval plus bas du devant. Le bras est fortement incliné vers l'épaule, le compas que forment ces deux régions est plus fermé, ce qui explique le raccourcissement du membre, quoique les rayons qui le composent ne soient pas plus courts. Aussi chez les chevaux dont l'épaule est très oblique, les coudes paraissent-ils placés un peu plus haut et la poitrine plus descendue au passage des sangles. »

RICHARD.

En résumé, la beauté du bras réside dans son inclinaison qui entraine un jeu étendu. Cette région, à peine visible sous les muscles qui l'entourent, est généralement confondue avec l'épaule dans tous les cours d'extérieur. Il nous a paru nécessaire de l'en séparer parce qu'elle a une base distincte l'*humérus* et une direction toute différente.

Nous avons vu plus haut que le bras doit être long, mais ici comme partout l'excès devient un défaut. La longueur qui se mesure entre la pointe de l'épaule et l'articulation huméro-radiale, doit donner un peu plus d'une demi-tête pour être convenable. Si le bras est trop long par rapport à l'épaule, le cheval rase le tapis ; s'il est trop court le jeu du membre manque d'extension et les mouvements sont bornés.

Si nous considérons la direction du bras par rapport à l'horizon, l'angle doit être d'environ 50 degrés ; par rapport au grand axe du cheval le bras doit suivre une direction parallèle.

Trente-quatrième Question

De l'avant-bras — Son importance au point de vue de la vitesse — Châtaigne — Coude — Genou.

L'avant-bras est situé entre le bras et le genou. Il a pour base le radius et une partie du cubitus. Cette première partie du membre, qui se dégage du tronc, fait suite au bras. Sa direction et sa largeur sont avec la longueur ce qu'il faut surtout considérer.

Qu'on veuille un cheval de selle ou un cheval de trait, cette région doit être verticale car c'est la condition indispensable à la solidité du membre. Les muscles bien nettement dessinés, volumineux et denses doivent former, dans leur ensemble, un cône renversé. Dans ces conditions l'avant-bras est *bien musclé* ou *musculeux, nerveux ;* il est par contre *cylindrique, grêle,* lorsque le développement musculaire est insuffisant.

L'avant-bras peut être *long* ou *court.* Lorsqu'il est long, il favorise les allures rapides et convient parfaitement au cheval de guerre ; on le préfère court pour le cheval de trait lent.

Un avant-bras long correspond toujours à un canon court et inversement.

En ce qui a trait à la direction, l'avant-bras peut être dévié de la verticale et présenter des défauts dont nous parlerons en examinant les aplombs.

Les coups de pied qui portent sur la face interne de cette région déterminent fréquemment la fracture du radius parce que les muscles ont une très faible épaisseur sur cette partie.

« D'après M. Neumann la longueur de l'enjambée dépend, pour les membres antérieurs (en supposant nulle l'action impulsive des membres postérieurs) du degré d'obliquité de ces membres au commencement du lever et du poser. Il suffit d'observer avec quelque attention un cheval en marche, pour s'assurer que, pendant l'appui, le membre est d'abord oblique en avant et en bas, puis vertical, et enfin oblique en arrière et en bas. C'est dans cette dernière position qu'il quitte le sol, c'est dans la première qu'il l'atteint. Le grand écartement du point de départ et du point d'arrivée implique donc le maximum d'obliquité avant le lever et avant le poser. Or si l'on considère le métacarpe lorsqu'il est incliné de haut en bas et d'avant en arrière, on voit qu'il joue le rôle d'un levier sur l'extrémité supérieure duquel le poids du corps se décompose en deux forces, l'une perpendiculaire au canon qui tend à porter le genou en avant, l'autre parallèle à ce rayon et marquant l'intensité de l'appui sur le sol. Celle-ci est détruite par la résistance de ce dernier, nous la négligerons donc.

« Quant à la première, elle a pour bras de levier le métacarpe et pour antagoniste les extenseurs de cette région. Plus ce bras sera court ou si l'on préfère, plus l'avant-bras sera long, moins la force en question sera favorisée et moins les muscles auront à se fatiguer pour combattre la tendance à la flexion.

« Avec un avant-bras ainsi conformé le membre à l'appui pourra supporter plus facilement et plus longtemps le poids du corps ; il pourra par conséquent, et sans une plus grande dépense de force, s'incliner davantage avant de se lever, condition qui permettra à la colonne locomotrice d'entamer ensuite beaucoup plus de terrain.

« Enfin n'y a-t-il pas nécessité de rechercher le développement de la région sur laquelle se trouvent les corps charnus des muscles ? L'étendue de la contraction musculaire ne donne-t-elle pas la mesure des déplacements angulaires des os ? Et, pour ce motif, n'est-il pas préférable de diminuer le canon par rapport à l'avant-bras ?

« Au point de vue de la locomotion, il est permis de dire que de ces deux rayons l'un est actif et l'autre passif ; le premier, par sa puissance, doit vaincre l'inertie du second. Telles sont les raisons qui exigent l'avant-bras long.

« En effet, il n'y a guère que pendant le grand trot ou le galop de course que l'extension du canon est complète, c'est-à-dire qu'il se place dans la direction du rayon antibrachial. Dans toutes les autres circonstances, pas, trot ordinaire, galop ralenti, il se projette peu en avant, et c'est bien alors que l'avant-bras qui, entamant plus ou moins le terrain, selon sa longueur, détermine véritablement l'amplitude du pas.

« Avec un avant-bras court, le déplacement du genou s'effectue en hauteur, au lieu de se produire en avant, dans le sens du mouvement. Le bras de levier (radius) de la résistance (poids du canon) diminue, tandis que celui de la puissance (fléchisseurs du radius) reste le même, ce qui la favorise d'autant, et lui donne plus de facilité pour relever le genou.

« Avec un avant-bras long, le bras de levier (radius) de la résistance (poids du canon) augmente, alors que celui de la puissance (extenseurs du métacarpe) demeure invariable, ce qui l'avantage encore et la place plus favorablement pour étendre le canon. Voilà pourquoi dans le premier cas, l'animal *trousse, trotte du genou,* déploie mal son membre et n'avance pas ; voilà pourquoi, dans le second, il ne relève pas, développe bien ses rayons, *nage,* comme on dit, et acquiert plus de vitesse sans multiplier ses efforts, et sans compromettre l'intégrité de son appareil locomoteur. »

(Goubaux et Barrier).

On donne ce nom à une petite plaque cornée, allongée de haut en bas, et située à la face interne de l'avant-bras, au-dessus du pli du genou ; cette production rugueuse d'une utilité inconnue est plus développée chez les sujets de race commune que chez ceux de race noble.

Il est d'usage, *à la toilette,* de couper cette excroissance presque ras.

Le coude est situé à la partie supérieure et postérieure de l'avant-bras, auquel il est réuni ; il ne présente de saillie apparente que dans les mouvements de flexion. Sa base est l'extrémité supérieure du cubitus appelée olécrane.

Trois choses sont à rechercher dans le coude : sa longueur, une bonne direction, sa netteté.

Par sa longueur, il est favorable à l'attache des muscles qui concourent puissamment à l'extension de l'avant-bras.

Par sa direction, qui doit être parallèle à l'axe du corps, il est le régulateur des aplombs et des mouvements du membre.

Est-il tourné trop en dehors, le membre est cagneux et on dit du cheval qu'il a les coudes écartés.

Si l'exagération est en sens inverse, le cheval a les *coudes au corps*; la poitrine est serrée, la côte plate, le cheval étroit et panard.

La pointe du coude peut être le siège d'une tumeur plus ou moins volumineuse nommée *éponge*. Certains chevaux ont l'habitude de se *coucher en vache*, c'est-à-dire en tenant les membres antérieurs fléchis sous la poitrine. Il en résulte que les éponges du fer viennent directement porter sur la pointe du coude, irritent la peau, la contusionnent ou la tuméfient et donnent lieu à une tumeur plus ou moins volumineuse dont le nom rappelle la cause qui l'a produite.

Elles peuvent atteindre des dimensions énormes et arriver jusqu'à empêcher le travail. Plus petites elles sont seulement disgracieuses.

On les traite comme toutes ces affections en donnant issue au liquide aggloméré et en atrophiant la poche qui le contient. Généralement la perforation de la tumeur se fait avec un cautère conique.

Mais pour que le mal ne revienne pas il faut, en outre, supprimer la cause en ferrant très court et même à éponges tronquées. Il est même quelquefois nécessaire d'envelopper les pieds du cheval.

Genou. Le genou du cheval correspond, comme nous l'avons vu dans la 1re partie, au poignet de l'homme. Il a pour base les os carpiens. C'est à partir de ce point que les muscles disparaissent presque complètement pour faire place au squelette, aux tendons et aux ligaments.

Placé entre l'avant-bras, le canon et son tendon, le genou doit être disposé de manière à réunir ces trois régions sur une même verticale. Seul le *sus-carpien* ou *crochu* fait en arrière une saillie assez prononcée sous la peau. Des ligaments spéciaux, courts, nombreux et résistants, réunissent tous ces petits os entre eux et avec les rayons voisins.

« Enfin, il en est de beaucoup plus longs et plus puissants auxquels semble dévolu un rôle de consolidation générale et qui sont communs à toutes les articulations carpiennes.

« Parmi ces derniers, deux sont latéraux, funiculaires, circonscrivent le carpe en dehors et en dedans, partent des tubérosités radiales et se terminent sur la tête des métacarpiens rudimentaires. Les deux autres sont membraneux, mais tandis que l'un, l'antérieur, est mince, plus particulièrement préposé à contenir la synovie des jointures et à fournir des surfaces de glissement aux tendons qui le parcourent ; l'autre, le postérieur semble plutôt une gangue fibreuse, extrèmement épaisse et résistante, qui nivelle toutes les aspérités des os carpiens et transforme leur face postérieure en une véritable *gaîne*, que l'os *crochu* de concert avec une arcade fibreuse, ferme complètement en arrière, et dans laquelle sont logés les tendons fléchisseurs des phalanges. Ce ligament, l'un des plus puissants de l'organisation, fournit, en outre, de sa partie inférieure, une forte lanière, dite *bride carpienne*, qui se jette dans l'un de ces tendons (celui du fléchisseur profond), et joue un rôle passif des plus importants dans le mode de soutènement de l'articulation du boulet.

« Trois *synoviales* lubrifient les surfaces articulaires et facilitent leurs mouvements..... Presque partout solidement contenues par l'appareil ligamenteux dont nous venons de parler, ainsi que par les tendons extenseurs du pied, elles offrent néanmoins quelques points faibles au niveau desquels elles peuvent anormalement se dilater. (Voir les tares). » GOUBAUX et BARRIER.

A la face antérieure, le carpe est parcouru de haut en bas par deux tendons. Du côté externe on remarque le tendon de l'extenseur latéral des phalanges, du côté interne, celui du fléchisseur interne du métacarpe. Derrière, la gaine carpienne.

Par suite, la beauté de cette région consiste non seulement dans une bonne direction, mais encore dans un grand développement en tout sens. Centre de mouvement du membre comme nous venons de le voir, le genou doit être solidement constitué, posséder des attaches puissantes pour résister sans fatigue ou usure au poids du corps et à l'effet des réactions.

Les surfaces seront sèches et saines, l'antérieure large et plane, la postérieure ou pli du genou plus étroite, les latérales demi-rondes.

Le genou placé bas indique une grande aptitude aux mouvements étendus car cette position est la conséquence forcée d'un avant-bras long, surmonté le plus souvent d'une épaule développée et oblique.

Les seuls mouvements possibles sont la *flexion* et l'*extension*.

Le genou peut être volumineux par empâtement. Ce défaut naturel se rencontre chez les animaux communs à peau épaisse et à tissus lâches.

Pour être vraiment beau il le faut *sec*, *épais*, *large*, *bien descendu*, *vertical* et *net*. Tous ceux qui s'écartent de cette disposition sont défectueux.

Le genou dévié en avant rend le cheval *arqué* si la cause efficiente est l'usure, *brassicourt* si le défaut est congénital. La ténotomie sus-carpienne avait été indiquée par Lafosse pour remédier à ce défaut. La section se fait sur les tendons des muscles fléchisseurs externe et oblique du métacarpe au point de leur plus petit diamètre. Cette opération a été pratiquée plusieurs fois avec succès mais on ne l'a pas admise dans la pratique car les résultats sont très incertains et souvent inutiles. Dévié en dedans, on le dit *genou de bœuf* ; on nomme *genou de veau* celui qui pèche par largeur, épaisseur, effacement de toute saillie osseuse, trop arrondi et comme étranglé à la naissance du canon. Cette conformation est la plus mauvaise car elle dénote une faiblesse générale de tout le membre.

Enfin la face antérieure du genou peut présenter des traces de chute sur cette région, marquées par des plaies, des cicatrices ou des poils hérissés et blancs : on dit alors que le cheval est *couronné*. C'est généralement l'indice d'une faiblesse des membres antérieurs. Quelquefois cependant la chute peut être tout-à-fait accidentelle mais ce dernier cas est l'exception.

On donne ce nom à des exostoses qui viennent autour du genou. Quand elles font le tour, le genou est *cerclé*.

Tumeur molle de même nature qu'au jarret (voir plus loin les tares de cette région). Il vient d'ordinaire au pli du genou mais il peut aussi faire son apparition sur la face externe de cette articulation au-dessus de l'os sus-carpien.

Signalons encore le vessigon de la gaîne carpienne toujours grave. Situé entre le radius et les muscles fléchisseurs du métacarpe, il remonte sous forme de tumeur molle un peu plus haut que le vessigon articulaire et descend au-dessous du genou.

Ce sont des fentes ou crevasses qui surviennent au pli du genou. C'est l'indice de la malpropeté ou d'une mauvaise hygiène. Elles sont très douloureuses et longues à guérir.

Trente-cinquième Question

Du canon — Des tendons — Eaux-aux-jambes.

Canon.

On désigne sous ce nom la région verticale qui s'étend verticalement du genou ou du jarret au boulet.

Il a pour base les os métacarpiens ou métatarsiens, les tendons des différents muscles moteurs des phalanges et le ligament suspenseur du boulet.

Pour toute espèce de service, le canon doit être vertical, court, large, épais, sec et net; de plus sa partie postérieure, dont nous nous occuperons en détail dans les pages suivantes, et appelée *tendon*, doit être également sèche, nette, ferme et bien dessinée.

La direction verticale du canon rend l'appui franc et empêche les articulations de souffrir. Toute déviation de cette partie entraîne une fatigue exagérée de l'un quelconque des rouages articulaires et par suite est défectueuse.

Chez le même animal les canons postérieurs sont toujours plus longs que les antérieurs. Quant à la longueur relative de cette partie du membre, il faut l'envisager par rapport à la jambe tout entière ou par rapport à l'avant-bras. La vitesse est donnée par la longueur du tibia ou du radius ; de plus l'ensemble du membre constitue un pendule dont l'amplitude d'oscillation est la même quelle que soit la longueur du canon. Mais la durée de cette oscillation sera forcément diminuée si le canon est court ; en outre la force appelée à la provoquer devra être moins intense et la fatigue sera moins grande pour un travail analogue.

Un canon court est plus léger, oscille plus vite, se développe mieux et n'oblige pas le membre à s'enlever beaucoup au-dessus du sol pour se déployer complétement en avant. Aussi, y a-t-il tout avantage à rechercher, dans le pendule que nous examinons, la grande étendue de ce que nous appelons sa partie *active*; sa partie *passive*, le canon, rayon absolument inerte par lui-même, étant incapable d'accélérer ou de ralentir le mouvement qui lui est communiqué. » (GOUBAUX et BARRIER.)

Comme dimension nous dirons avec M. A. Bouley :
« L'os du canon doit être développé proportionnellement
à la masse qu'il supporte. »

On dit que le cheval *a de l'os* lorsque cette région est
très développée ; au contraire il est *monté sur des allumettes* quand ces mêmes os sont peu développés ; enfin
le cheval *n'a rien au-dessous des genoux* lorsqu'à ce défaut
s'ajoutent de mauvais tendons.

Les poils du canon sont souvent *frisés* ; cette particularité ne se voit que sur les animaux auxquels on met
habituellement des flanelles.

Enfin, les canons postérieurs surtout chez les chevaux
de pur sang présentent assez souvent une incurvation assez
prononcée du profil antérieur.

Les Anglais désignent cette tare par l'expression *sore
shins* (os).

Cette déformation qui se voit aussi, bien que beaucoup
plus rarement aux canons antérieurs, provient de ce que
ces chevaux travaillent avant que le tissu osseux ne se soit
complètement solidifié.

Avant de parler des suros, il est indispensable de dire
un mot de ce qu'il faut entendre, d'une façon générale,
par *tares dures*. En effet quelle que soit sa place la tare
dure est toujours produite par la même cause. Si son
nom diffère, c'est uniquement pour en préciser l'endroit.

En parlant de la constitution du système osseux, nous
avons décrit toutes les parties qui le constituent et défini
le rôle de chacune dans l'économie.

Un retour sur ce chapitre permettra de comprendre ce
que nous allons dire.

Par *tare dure*, il faut entendre le produit d'une *ostéite*
plus ou moins grave ; et cette gravité ne devient réelle que
par la place qu'elle occupe sur l'os considéré. Développée
sur un point sans importance, la tare est seulement disgracieuse à l'œil ; beaucoup moins volumineuse elle prend
au contraire, un caractère de gravité exceptionel si elle
se manifeste sur le passage d'un tendon car le jeu de cet
organe est gêné.

Le frottement anormal qui en résulte provoque de la

douleur, une dépense de force inutile et fait boiter l'animal.

L'ostéite s'observe plus souvent chez les animaux jeunes que chez les vieux ; mais les symptômes ne sont pas proportionnés à la gravité ou à l'étendue apparente du mal.

On voit tous les jours des formes volumineuses, des suros chevillés, des éparvins même, exister chez le cheval sans occasionner ni gêne ni douleur soit au début, soit à la fin de ces ostéites.

Quand l'ostéite est à l'état aigu, une douleur sourde apparaît sans qu'il soit possible de découvrir aucun symptôme objectif susceptible de lui donner naissance. C'est ainsi que des chevaux boiteux pendant le dressage, ne présentent de suros que un ou deux mois après la boiterie.

Les suros sont des tares osseuses qui se manifestent sur les métacarpiens ou métatarsiens principaux et rudimentaires.

« Tant que les péronés ne sont pas soudés à l'os principal, par suite de l'ossification normale de leur ligament d'union, ils tendent à glisser contre lui et, selon sa longueur, dans la mesure des pressions qu'ils supportent. D'où des distensions ligamenteuses qui se propagent au périoste, l'irritent et amènent bientôt l'apparition d'une ou plusieurs tumeurs sur le trajet des synarthroses métacarpiennes ou métatarsiennes. Dès lors, on comprend que la formation des suros soit une maladie plus fréquente chez les jeunes chevaux utilisés trop tôt et sans mesure à des travaux pénibles, que sur les vieux, où elle n'a plus de raison d'être étant donné la soudure déjà produite des péronés.

« On comprend tout aussi bien, d'autre part, qu'ils soient plus communs aux membres antérieurs, puisque ces membres sont plus rapprochés du centre de gravité et ressentent surtout les effets de la quantité de mouvement dans les allures rapides. Enfin, il est également facile d'expliquer leur présence habituelle sur le côté interne des canons si l'on se rappelle :

1° Que le poids du corps surcharge davantage les parties internes des articulations ;

2° Que les pressions éprouvées par les os sont proportionnelles aux surfaces comprimées :

3° A cause des chocs produits par l'autre jambe.

« Or à ce dernier point de vue nous dirons, toutes proportions gardées, que les surfaces articulaires carpienne et tarsienne des péronés internes sont plus étendues que leurs correspondantes du côté externe, d'où il suit que ces os sont plus sollicités que les autres à descendre ou à glisser contre la pièce médiane qui les supporte et par conséquent à tirailler leur ligament interosseux. »

(GOUBAUX et BARRIER).

Le suros se rencontre parfois sur un point quelconque de l'os du canon : il est alors le résultat d'une contusion.

Le volume du suros varie de la grosseur d'une noisette à celle d'un œuf de poule. Il faut bien se garder de confondre ceux d'un petit volume avec les boutons des péronés. On les voit généralement bien en regardant le canon de face.

D'après leur position et leur nombre les suros sont :

Simples, lorsqu'ils existent sur un seul côté du canon ;

Doubles ou chevillés, lorsqu'ils ont l'air de traverser le membre à la manière d'une cheville dont les extrémités sortiraient de part et d'autre de ce membre ;

Fusés ou en chapelet, lorsque plusieurs se présentent côte à côte et vont en diminuant de grosseur dans le premier cas ou au contraire conservant une dimension uniforme dans le second.

Le suros simple placé à la face interne du canon n'est pas grave car cette région est dépourvue de tendons et de ligaments à moins cependant qu'il n'avoisine le genou.

A la partie antérieure du canon, il gêne le jeu des extenseurs et détermine une boiterie persistante.

Les suros fusés ou en chapelet présentent une gravité considérable quand ils font saillie sous le ligament suspenseur du boulet.

Comme traitement on peut employer *le feu* en pointes fines et pénétrantes. C'est le meilleur remède surtout si le cheval est jeune.

Pour éviter de tarer les chevaux de luxe, on emploie

dès que le suros se manifeste, l'onguent vésicatoire, la pommade rouge, l'onguent Méré qui sont des résolutifs très bons et permettent souvent de supprimer le suros sans laisser de trace.

Tendons. On appelle tendons les deux cordes tendineuses des muscles superficiel et profond des phalanges (perforant et perforé).

Le tendon (terme d'extérieur englobant les deux cordes), doit être sec, ferme, sans engorgement bien détaché de l'os et séparé de la corde du ligament suspenseur du boulet. Enfin la peau qui le recouvre doit être mince et souple.

Le tendon doit en outre tomber verticalement du genou au boulet.

Il peut être *mou, empâté*, on dit alors que le canon est *rond*. S'il s'unit au genou par une dépression trop accentuée on le dit *failli*.

Les altérations du tendon sont fréquentes surtout chez les chevaux de sang mis à l'entrainement, et comme elles ont une gravité exceptionnelle il est indispensable d'exposer succinctement la disposition anatomique de cette région. Nous l'empruntons à l'ouvrage de M. Pierre (Marchand de cheval-Marchand de chevaux).

En procédant d'arrière en avant. dit-il, nous trouvons :

1º *Le tendon du fléchisseur superficiel des phalanges ou perforé* qui s'engage, en arrière du genou, dans la gaine carpienne et vient, après avoir parcouru toute la longueur du métacarpe, s'infléchir au-dessous du boulet. où il se divise en deux branches donnant passage au perforant et allant se terminer vers le milieu de la région digitée.

2º *Le tendon du fléchisseur profond des phalanges ou perforant.* Celui-ci, après s'être engagé comme le précédent dans la gaine précitée, reçoit vers le milieu du canon une forte bride fibreuse appelée *bride carpienne*, fournie par le ligament postérieur du carpe, puis traverse au-dessous du boulet l'anneau formé par les deux branches du perforé et va enfin, par un épanouissement de sa substance, se terminer sur la face inférieure de l'os du pied, où il s'attache très solidement.

3° *Le ligament suspenseur du boulet*, que nous comprenons dans la région des tendons parce qu'il est exposé aux mêmes chances d'accident, est composé d'une large lanière située en avant des tendons entre les deux métacarpiens rudimentaires, et en arrière du métacarpien principal.

Il s'attache : en haut, à la rangée inférieure des os du carpe et à l'extrémité supérieure de l'os principal du canon; en bas, aux deux sésamoïdes, après s'être divisé en deux branches qui fournissent de plus chacune un petit prolongement fibreux se dirigeant de chaque côté en bas et en avant à la rencontre du tendon de l'extenseur antérieur des phalanges auquel ils s'unissent.

Mais, toutes les pressions résultant de la masse, multipliée, pendant la marche, par le carré de la vitesse que supportent les tendons, étaient transmises par eux aux portions charnues dont ils sont la continuité, celles-ci n'ayant pas une force suffisante seraient fréquemment délacérées.

Heureusement qu'une disposition anatomique, très bien comprise, est venue obvier à cet inconvénient. Par sa présence en effet, la bride carpienne, dont nous avions parlé précédemment, soulage au moment de l'appui la portion charnue du perforant dont le tendon devient, par ce fait, une sorte de ligament suspenseur secondaire du boulet. Mais comme cette bride, par suite de son moindre volume, n'est pas aussi solide que le tendon lui-même, il en résulte que lorsque les tiraillements sont trop forts, c'est elle qui est le plus souvent lésée.

L'effort du tendon s'appelait autrefois *nerf-ferrure*. Lorsqu'il débute, on perçoit un léger engorgement de la région, de la chaleur et de la sensibilité à la pression. On dit alors que la jambe *chauffe*. Si le travail continue, les lésions augmentent rapidement et la boiterie devient intense. Le cheval est *claqué, la jambe est partie*, on dit aussi que l'animal est *brocken-down*.

Dans ce cas, on constate une déformation des tendons se traduisant par une courbe à convexité postérieure et par une augmentation latérale de leur volume. Au toucher, il n'est plus alors possible de distinguer le perforé, le perforant et le suspenseur du boulet qui tous sont englobés dans le même engorgement.

Au point de vue de la gravité, l'effort est toujours plus à redouter lorsqu'il est placé haut, car, dans ce cas, la bride carpienne qui est presque toujours atteinte, ne peut plus aussi bien remplir son rôle d'appareil de soutènement.

Les conséquences sont encore plus sérieuses lorsque les lésions siègent en un point quelconque du suspenseur du boulet.

Quand l'induration ou l'engorgement ne sont pas trop accusés, le diagnostic de la partie malade s'établit assez aisément en levant le membre, que l'on tient par la pince fléchie pour avoir un relâchement des tendons et du ligament suspenseur facilement explorés isolément de cette façon.

Lorsque les lésions sont peu étendues, qu'à l'aide de bandes, du massage et des douches, on est arrivé à faire disparaître non seulement la douleur, mais presque tout l'engorgement, il faut parfois une certaine habileté pour deviner un *tendon blanchi* ne demandant qu'à *repartir* au premier temps de galop donné dans le train. C'est tout au plus si on arrive à découvrir une petite nodosité venant témoigner par sa présence que le tendon a été *claqué*.

Les tendons peuvent en outre porter des traces de feu (pointes ou raies) ; des cicatrices résultant d'atteintes ou de bandes trop serrées. Souvent l'animal *s'attrape*, *se coupe* ou *s'atteint*. Enfin on peut y rencontrer des *tumeurs sanguines*, des *abcès chauds*, des *engorgements inflammatoires*.

Cette région, surtout aux membres postérieurs, peut être le siège d'indurations énormes de la peau et que Trasbot nomme *fibromes éléphantiasiques*.

Eaux-aux-jambes. On donne ce nom à une affection chronique de la peau, qui est caractérisée par un écoulement abondant et fétide de sérosité dans la partie inférieure des membres, mais qui, déjà ancienne, peut remonter jusqu'à la région postérieure du canon.

Cette affection engendre une malpropreté difficile à combattre, exige beaucoup de soins et est très difficile à guérir.

Citons encore, presque pour mémoire car elle est fort rare aujourd'hui, la *queue de rat*, sorte de dartre crouteuse, située le long du tendon.

Nous allons donner l'opinion d'un sportsman bien connu, M. H. de Vésian, dont l'expérience ne saurait être mise en doute. Peut-être n'est-il pas dans le vrai. Quoi qu'il en soit, nos lecteurs compareront les deux opinions en présence et aidés de leurs observations personnelles, pourront se former une opinion.

« Au lieu d'être simplement le résultat d'efforts comme dans le cas du claquage des suspenseurs du boulet, dit M. de Vésian, il me semble que c'est au choc qu'il faut attribuer la cause principale des accidents des gros tendons.

« Ces chocs répétés, dont la réaction augmente avec la dureté du sol, produisent un ébranlement général dans les fibres du tendon. Petit à petit et, dans des cas plus rares, rapidement, l'état cellulaire de ces fibres se modifie ; il se produit des désordres, des déchirures, des brisures infiniment petites qui développent une grande chaleur, d'où inflammations, engorgements qui, joints souvent aux déchirures des gaines adjacentes, amènent la boiterie et déforment la jambe.

« Comment expliquer, en effet, que les chevaux claquent presque toujours sur le dur et très rarement dans les terrains lourds ? et c'est là un axiome en fait de courses.

« Un cheval à mauvaises jambes galope souvent à merveille dans les terrains labourés de la Croix-de-Berny, et cependant il fait des efforts énormes pour se tirer de ce terrain lourd et profond. Faites courir le même cheval sur une piste dure et sèche, il rentrera complètement boiteux.

« Je ne suis qu'incomplètement de l'avis de cet Allemand qui, étudiant les angles formés par le canon et par le paturon et les diverses positions du tendon pendant le galop, semble en conclure que le claquage du gros tendon provient d'efforts, de tiraillements nécessités par la tension de ce tendon au moment de l'impulsion de la masse.

« C'est une cause, mais ce n'est pas le principe. Voici encore des preuves à l'appui de mon dire : pourquoi les chevaux à paturons très courts et qui sont droits sur leurs boulets claquent-ils plus facilement que ceux dont les paturons ont un peu plus de longueur ?

« C'est que dans ce dernier cas le boulet plie et le choc est considérablement amorti à chaque foulée de galop. Si le claquage venait exclusivement de l'excès de tension, les chevaux à paturons courts ayant des attaches plus fortes devraient résister plus longtemps.

« Il en est de même pour les chevaux à genoux creux, ils claquent très vite, tandis que les chevaux brassicourts sont d'un entraînement plus facile. C'est qu'un choc est terrible pour un animal à genou de veau ; il se répercute normalement dans la jambe. Un cheval brassicourt, au contraire, fléchit à chaque battue et cette élasticité du membre sauve le tendon.

« On pourrait croire que le cheval de steeple claque plus facilement que le cheval de course plate, car il semble faire des efforts beaucoup plus considérables pour franchir un obstacle en galopant sur un terrain uni ; de plus le choc après le saut paraît plus fort que celui qu'occasionne une battue de galop. Il n'en est rien : les chevaux de steeple sont souvent des animaux de plat claqués, que l'on a remis, mais qui ne pourraient plus supporter les épreuves de leur première carrière. C'est que le train (ce train qui tue !) est beaucoup moins sévère en steeple qu'en plat ; les chocs sont donc moins violents ; et si le choc du cheval qui se reçoit après un obstacle est considérable, il n'arrive que dix ou douze fois dans une course. En plat, ces chocs sont presque continus.

« Je vais maintenant plus loin : le choc dans le saut est moins grand que le choc dans la battue du cheval à qui on a demandé toute vitesse. Le cheval claque, en effet, presque toujours du pied sur lequel il galope. Cela s'explique : ce membre est dans ce cas seul à supporter le choc et le poids du cheval, tandis que dans le saut les deux pieds de devant touchent le sol sensiblement au même moment et le choc multiplié par la masse du cheval est par cela même divisé par deux. »

Ayant constaté à plusieurs reprises que le claquage n'est pas une lésion brusque atteignant de suite son maximum d'intensité, M. de Vésian conseille des soins énergiques et immédiats aux jambes des chevaux qui viennent de courir.

« Pour ma part, dit-il, après chaque course, même lorsque je crois n'avoir à redouter aucun accident pour mon cheval, je ne le laisse jamais revenir les jambes nues même jusqu'à son écurie. On les bande fortement avec des flanelles de façon à les soutenir. Arrivé à l'écurie on douche quelques instants, puis on masse avec du vinaigre chaud ou tout autre ingrédient destiné à ramener la circulation et à attirer la chaleur à la surface ; enfin on remet les flanelles que l'on n'enlève que le lendemain matin.

« En comprimant ainsi le tendon dans un bandage serré, le mouvement inflammatoire ne peut plus s'y produire, car le sang n'y vient plus qu'en quantité modérée et le gonflement n'a pas lieu ; la douleur n'augmente pas et la chaleur non plus. Donc, plus de congestion, plus d'inflammation, plus de désordres consécutifs. »

(Extrait de la *Revue de cavalerie*. — H. DE VÉSIAN).

Trente-sixième Question

Du boulet — Du fanon — De l'ergot.

Boulet. Le boulet est formé par l'articulation du métacarpe avec la première phalange et les os sésamoïdes. Il est compris entre le canon et le paturon et son importance est très grande. En raison du rôle qu'il joue durant la station et surtout au moment de l'appui en diminuant considérablement les réactions du cheval travaillant aux allures vives.

Pour être bien conformé, le boulet doit toujours avoir un volume proportionné au poids du corps et au développement du membre.

Sa largeur, vue de face, résulte de la grosseur des extrémités articulaires qui constituent la jointure, un peu arrondie, du canon avec le paturon. Son plus grand diamètre d'avant en arrière, vu de profil, est dû à la présence des deux petits sésamoïdes qui, en écartant les tendons fléchisseurs, font office de poulie de renvoi et servent à augmenter l'effet de la puissance musculaire.

Dans les chevaux de belle race, le boulet doit avoir la peau mince et les poils fins, les contours nets et les tendons saillants. Dans les races communes et particulièrement sur les chevaux élevés dans les pays où le sol est humide, les tendons sont dissimulés sous une peau épaisse, recouverte de poils longs, touffus et grossiers.

Un boulet petit, relativement au volume du corps, annonce toujours peu de force et surtout peu de résistance à une fatigue prolongée. On dit du cheval ainsi conformé qu'il *manque de poignets*.

Le cheval est *droit sur ses boulets* lorsque l'angle formé par le paturon sur le canon s'est plus ou moins ouvert et que le premier de ces os se rapproche de la verticale ; il est *bouleté* lorsque les saillies articulaires du canon sont portées en avant. Cette déviation est un signe certain d'usure ou de douleur vive dans les tendons, sur lesquels l'animal craint de se porter ; c'est également un indice d'altération ou de resserrement du pied.

On dit qu'un cheval se coupe lorsqu'il s'atteint au boulet, soit par le fer, soit par la corne du pied opposé. Les chocs qui en résultent provoquent soit une plaie soit un engorgement plus ou moins prononcé qui ne fait qu'augmenter les chances de contusion. Les coupures proviennent de causes diverses parmi lesquelles on peut citer la ferrure défectueuse, la faiblesse de l'animal, un vice d'aplomb, une marche défectueuse.

On y remédie en nourrissant le cheval d'une façon plus substantielle, en rectifiant la ferrure, par un tronquement de la branche interne du fer, par un coup de rape sur la paroi trop saillante, par l'application du protecteur Lacombe (lame de caoutchouc qui brochée avec le fer fait saillie de quelques millimètres et empêche le fer de porter sur le boulet du membre voisin) ; par une guêtre dite à la marchande qui enveloppe la région à protéger, par un anneau de caoutchouc, une tresse de paille au-dessus du boulet en danger afin d'écarter l'autre membre pendant la progression.

Tous ces moyens sont bons. Les uns plus pratiques ou moins dispendieux que les autres, mais le plus efficace est l'augmentation de nourriture et la diminution de travail.

On dit que le boulet est couronné lorsqu'il porte des traces de chute comme le genou. Ces écorchures sont beaucoup moins graves que celles qui atteignent cette dernière partie où elles laissent presque toujours des marques déshonorantes.

Le boulet est dit *cerclé* lorsqu'il est entouré d'exostoses comme nous l'avons vu pour le genou.

Molettes. On nomme ainsi de petites tumeurs molles provenant de l'hydropisie de la capsule synoviale ou des gaines.

L'*hydartrose* du boulet ou *molette articulaire* siège sur les parties latérales du boulet, entre l'os principal du canon et le ligament suspenseur du boulet.

Les molettes sont aussi *tendineuses*. On les constate au-dessus et au-dessous des sésamoïdes. Elles sont placées en arrière des précédentes, entre le suspenseur du boulet et les tendons fléchisseurs. Plus développées et remontant plus haut que les articulaires, elles font parfois aussi, ce qui les rend très graves, saillie dans le pli du paturon.

Les molettes peuvent être *indurées* lorsqu'elles deviennent dures et résistantes au toucher au lieu de fléchir sous le doigt. Elles sont simples ou chevillées comme les suros.

Les molettes varient beaucoup de grosseur. Pour les faire diminuer on emploie les douches, les massages, les bandes, le repos. Quelquefois on met le feu quand il y a boiterie. On a proposé ces temps derniers de les ponctionner avec l'appareil Potin et d'injecter au lieu et place .u liquide retiré une solution de teinture d'iode, mais ce procédé n'offre pas grand résultat. Les fondants sont bons et l'emploi de l'embrocation est recommandé pour éviter de tarer le cheval par l'application du feu.

Les molettes sont très communes. Presque tous les chevaux travaillant beaucoup en ont.

Hygroma. On donne ce nom à un épanchement séreux ou purulent procédant soit d'une inflammation aiguë, soit d'une inflammation chronique des bourses séreuses sous-cutanées.

L'hygroma est la conséquence d'une violence extérieure qui agit lentement, distend la bourse séreuse, la remplit et la transforme en tumeur ordinairement indolente.

On distingue plusieurs hygromas :

1° *Celui du coude*, appelé communément éponge et dont nous avons déjà parlé :

2° *Celui du genou*, qui provient de chocs contre une mangeoire ;

3° *Celui du canon*, chevaux qui se touchent aux allures vives ;

4° *Du boulet*, plus fréquent aux membres postérieurs. Les chevaux court-jointés et ceux de gros trait y sont plus sujets que les autres.

5° *Du jarret* (capelet). Les chevaux aux jarrets étroits ou coudés y sont très sujets. Les causes sont : contusions, frottements contre des corps durs, ruades contre les stalles, etc., etc.

Le tissu conjonctif du boulet est assez souvent atteint d'*œdèmes*, de *tumeurs sanguines*, d'*abcès*, de *lymphangites*, de *plaies fistuleuses* ou de *tumeurs kysteuses* qu'on rencontre soit à la face antérieure, soit à la face interne et qui sont provoquées par des contusions répétées dans la marche.

Les fibromes éléphantiasiques (indurations énormes du tissu conjonctif sous-cutané) que nous avons signalés au canon se reproduisent quelquefois dans la région du boulet où elles acquièrent parfois des proportions colossales.

« Nous en avons vu, dit M. H. Bouley, qui s'étendaient de la moitié inférieure du canon jusqu'aux sabots qu'elles enveloppaient presque entièrement comme un capuchon. Mesurant plus d'un mètre de circonférence, elles touchaient à terre par leur partie postérieure au moment de l'appui, et frottaient, dans la marche, contre le membre opposé qui avait fait sur elles une profonde entaille. Les deux tumeurs de cette nature, dont M. Prudhomme a donné la description, pesaient l'une vingt-et-un kilos et l'autre vingt-sept. La base profonde de ces énormes engorgements est le plus ordinairement formée par des végétations extrêmement développées du périoste. »

On désigne ainsi l'entorse de l'articulation du boulet ou la distension des ligaments qui la maintiennent. L'effort de boulet est le résultat d'efforts ou de tiraillements par un appui à faux. Le boulet est très chaud et le cheval boite bas.

Effort de boulet.

On traite l'effort par la mise à l'eau, des vésicatoires ou le feu.

Les atteintes sont des coupures produites par le fer ou le pied voisin, soit, aux membres antérieurs par le pied postérieur, pince ou rive interne du fer. Cet accident est fréquent chez les trotteurs dont les foulées sont très développées.

Atteintes.

On empêche les atteintes de se produire en supprimant la cause par l'application de guêtres, de flanelles ou en garnissant complètement de caoutchouc les sabots postérieurs et même quelquefois les quatre.

L'atteinte peut offenser le boulet, le paturon ou la couronne; dans ce dernier cas elle est encornée. On soigne les atteintes comme des plaies ordinaires.

Fanon. — Ergot. Ce nom désigne le bouquet de poils qui pousse en arrière du boulet autour d'une petite excroissance cornée appelée ergot.

Le fanon est beaucoup plus prononcé chez les chevaux communs.

L'ergot porte quelquefois à terre dans les très grandes allures.

En faisant la toilette on laisse quelquefois le fanon aux chevaux de sang, on prétend ainsi éviter les crevasses. Cette manière de procéder n'est admissible qu'autant que le cheval a des poils très fins. Le mieux est de raser le fanon mais en évitant de démasquer l'ergot, ce qui est fort laid. Lorsque ce dernier est trop développé on le coupe à quelques millimètres de la peau pour que le poil le recouvre plus facilement.

Mécanisme de l'articulation du boulet. « En raison de la direction oblique de la surface articulaire supérieure de la première phalange, laquelle joue à l'égard du poids du corps le rôle d'un plan incliné, l'os principal du canon tend constamment à glisser sur les grands sésamoïdes et à provoquer la fermeture de l'angle.

« Or, il existe précisément en arrière de cet angle tout un appareil ligamenteux et tendineux qui lutte incessamment contre cette fermeture et transforme, par sa ténacité aussi bien que par son élasticité, la jointure articulaire en question en un véritable ressort admirablement disposé pour le soutènement du corps, l'amortissement des réactions et l'impulsion de la masse.

« C'est d'abord le ligament suspenseur du boulet, résistant et élastique par le fait des quelques faisceaux musculaires qui entrent dans sa composition, qui se prête plus ou moins, selon l'intensité des tractions qu'il supporte, à l'abaissement des grands sésamoïdes, et qui, par ses attaches sur les os du canon, reporte sur ceux-ci une partie des pressions du poids du corps sous une forme compatible avec leur intégrité.

« C'est ensuite la corde beaucoup moins élastique des

tendons fléchisseurs qui agit également à l'extrémité du bras de levier formé par la distance qui sépare l'extrémité postérieure du grand sésamoïde du centre de l'extrémité inférieure du canon, pour limiter en quelque sorte le mouvement de descente du boulet et l'empêcher de dépasser la limite d'élasticité de son ligament suspenseur. Mais, comme cette corde est en rapport, supérieurement, avec les corps charnus des muscles correspondants, et que l'intermittence est le propre de l'activité physiologique de tous les organes contractiles, il y a, en arrière et au-dessous des articulations carpienne et tarsienne une forte bride ligamenteuse qui émane des ligaments postérieurs de celles-ci, et permet précisément aux tendons fléchisseurs de remplir le rôle d'organes passifs de suspension, en leur donnant une complète indépendance d'action vis-à-vis de leurs corps charnus respectifs. Les brides carpienne et tarsienne reportent donc à l'extrémité supérieure des os du canon l'autre partie des pressions de la masse qui n'ont pas été complètement épuisées par l'élasticité du suspenseur du boulet. Aussi leur force de résistance est-elle en rapport avec l'intensité même des tractions qu'elles ont à supporter, et c'est pour ce motif que la bride carpienne a toujours un volume beaucoup plus considérable que sa correspondante dans le membre postérieur.

« Enfin comme il est indispensable que les os du levier phalangien conservent entre eux une rigidité suffisante pour laisser au ressort du boulet tout son effet utile en tant qu'appareil d'amortissement, on trouve encore, de chaque côté du paturon, deux brides fibreuses inextensibles qui partent de la face externe des grands sésamoïdes et vont rejoindre obliquement, en bas et en avant, le tendon du muscle extenseur antérieur des phalanges.

« D'où il suit que toute action tendant à mettre en jeu le ressort en question, c'est-à-dire à abaisser l'angle métacarpo- ou métatarso-phalangien, produit en même temps, et avec une intensité proportionnelle, l'extension des phalanges les unes sur les autres.

« Tel est le remarquable rôle de l'articulation du boulet qui, ainsi que l'a dit avec une grande justesse, M. H. Bouley, constitue toujours, pour la masse si pesante de la machine du cheval, un point d'appui solide et résistant pour se lancer dans l'espace, et un appareil souple d'amortissement pour prévenir les effets de son choc contre le sol sur lequel elle retombe. »

(Goubaux et Barrier).

Ténotomie plantaire. — Cette opération est recommandée pour remédie. à la bouleture (redressement et déviation en avant des rayons osseux qui forment l'articulation du boulet).

Ce vice d'aplomb, presque toujours acquis, résulte souvent de causes *indirectes* (maladies chroniques du pied telles que bleimes persistantes, encastelure, maladie naviculaire, seimes quartes, piqûres de l'aponévrose plantaire, javarts cartilagineux anciens. formes). Toutes ces affections entrainant l'appui exclusivement en pince, le poids de l'animal ne se répartissant plus d'une façon normale sur les os et les tendons suspenseurs amène des déviations du boulet.

Il peut également provenir de causes *directes* (efforts énergiques pendant la locomotion, blessures, contusions des tendons). Ces lésions déterminent l'inflammation puis une rétraction consécutive.

L'animal boite très fort. L'inflammation peut amener l'adhérence du perforant et du perforé, du ligament suspenseur du boulet, des gaines synoviales et même de la peau.

« La ténotomie n'est pas également indiquée dans tous ces cas. Quand le tendon perforant seul est enflammé, elle est indiquée et réussit généralement. Quand les deux tendons adhèrent entre eux, elle peut être encore suivie de succès. Mais si l'inflammation s'étend aux gaines synoviales et si le tendon se trouve entièrement confondu avec les tissus du voisinage, l'opération ne doit pas être tentée. »   (Peuch et Toussaint).

L'opération se pratique au milieu du canon pour éviter les gaines synoviales. carpienne et sésamoïdienne, après avoir mis au pied qui correspond au membre opéré un fer à pince prolongée pour rejeter le poids en arrière et faciliter l'extension du tendon coupé.

La ténotomie est simple si on ne sectionne que le perforant ; elle est double si on sectionne les deux tendons. Dans ce dernier cas on termine par le perforé. On a en outre, dans quelques cas, sectionné également le ligament suspenseur du boulet. Le point d'élection est au tiers inférieur du canon.

Trente-septième Question

Du paturon — Formes — Crevasses — Prises de longe — De la couronne — Formes de cette région — Atteintes — Névrotomie — Crapaudine — Javart.

Paturon. Le paturon placé obliquement d'arrière en avant a pour base l'os de la première phalange ou os du paturon. Il est situé entre le boulet et la couronne et rompt la ligne droite qui est formée par l'avant-bras, le genou et le canon dans le membre antérieur, et par le canon seulement aux membres postérieurs.

Le paturon doit être arrondi, assez gros et suffisamment incliné pour amortir les réactions sans nuire à la solidité de la partie inférieure des membres. La peau qui le recouvre sera plus mince et plus souple au pli de la région.

La longueur et la direction de ce rayon influent beaucoup sur la durée des services de l'animal : un paturon court, gros, droit, rend l'appui plus solide et ménage les tendons ; un paturon long, mince et trop incliné produit un résultat inverse ; dans le premier cas les réactions sont dures ; dans le second elles sont douces.

L'obliquité normale est d'à peu près 55 degrés. Suivant que l'angle est supérieur ou inférieur à ce chiffre, le paturon est *droit* ou *bas jointé*. Suivant sa longueur il est *long ou court jointé*. Généralement le paturon est à la fois long et bas jointé ou court et droit jointé. Les deux conformations sont mauvaises surtout la première qui se présente pourtant très souvent chez les chevaux de sang.

Formes. On donne ce nom aux exostoses qui occupent les phalanges. Elles se développent sur le paturon ou sur la couronne. Les premières se développent sur la première phalange ; les dernières sur la deuxième et le bord supérieur de la troisième ou sur les cartilages de prolongement. Suivant le cas elles sont dites *coronaires* ou *cartilagineuses*.

Quelle que soit leur place, ces tumeurs offrent une

grande gravité. Les formes peuvent être la conséquence du travail, résulter d'une conformation spéciale ou héréditaire. Les chevaux qui font un travail pénible, surtout au gros trait, y sont très exposés. Ex. les percherons employés à la culture en Beauce et dans le Perche.

Un cheval court-jointé sera plus exposé aux formes coronaires par suite de la verticalité trop grande des phalanges et de leur brièveté, car les pressions et les chocs se transmettent intégralement.

Par contre, chez l'animal long-jointé elles sont décomposées et dispersées sur les différentes phalanges et l'appareil suspenseur et tendineux. Elles se développent rarement chez les vieux chevaux, mais sont très communes chez les jeunes dont le périoste est trop faible pour résister aux tiraillements exagérés des tendons et ligaments.

La forme, comme du reste la jarde et l'éparvin, se transmet très fidèlement par hérédité. La nature du sol surtout le *pavé* entraine un appui à faux des extrémités d'où tiraillements constants et par suite *formes*.

Toutes ces causes entrainent des périostoses plus ou moins développées.

« Les formes cartilagineuses ont des causes particulières et un mode de développement spécial. Elles résultent de l'exagération des phénomènes nutritifs des fibrocartilages de prolongement. » (PEUCH et TOUSSAINT).

Cet état morbide peut provenir d'un choc ou d'une nécrose partielle du fibro-cartilage latéral (javart catilagineux).

La forme peut être située sur la face antérieure du paturon, latéralement en dedans ou en dehors, périphérique ; affecter l'un des membres ou les deux d'un même bipède.

Si une forme occupe l'extrémité inférieure et interne de la première phalange on ne la voit bien qu'en se plaçant de trois quarts. Les formes du paturon sont plus apparentes que les coronaires. Elles sont plus visibles chez les chevaux long-jointés.

On les découvre bien plus facilement chez les animaux de sang que chez ceux qui sont communs.

« La boulcture résulte indirectement de la souffrance déterminée par les formes. Les animaux atteints de cette lésion tiennent le membre fléchi et en l'air ou ne prennent qu'un appui calculé et incertain. Dès lors la direction des rayons osseux change, ils deviennent perpendiculaires et les tendons n'étant plus distendus se rétractent insensiblement. Puis, les formes étant constituées, la souffrance disparait, mais la rétraction tendineuse persiste, s'accroit ; les tendons s'indurent et les aplombs sont déviés d'une manière définitive. D'ailleurs l'extension de ces périostoses autour des marges articulaires crée un obstacle mécanique insurmontable. »

(Peuch et Toussaint).

Les formes peuvent entrainer une boiterie passagère ou durable suivant leur siège, leur volume et leur période d'évolution.

Par suite des déviations que la forme peut faire subir au bourrelet elle donne lieu à l'*encastelure*. Cette dernière consécutive aux formes finit par déterminer des *bleimes*. Autant de causes qui accentuent la boiterie.

Comme traitement, les pommades fondantes ont peu d'effet. Le feu est un bon remède. L'extirpation n'est praticable qu'aux formes superficielles et peu employée, on lui préfère de beaucoup la névrotomie haute qui donne de bons résultats.

Névrotomie. Comme son nom l'indique, cette opération consiste dans la section d'un nerf. L'animal ne sentant plus la douleur (puisqu'on a supprimé la communication du point douloureux avec le cerveau), ne boite plus.

La névrotomie peut être inférieure ou supérieure suivant qu'on la pratique au-dessous ou au-dessus du boulet. Cette dernière ayant pour conséquence l'abolition complète de la sensibilité du pied, entraine sur le sol des chocs souvent plus violents que ne peuvent les supporter les parties intéressées ce qui peut occasionner une congestion excessive ou la gangrène.

La névrotomie inférieure est donc toujours préférable quand elle est possible. Dans ce cas, on peut la pratiquer sur l'une des branches antérieure ou supérieure ou sur les deux en respectant le rameau moyen.

« Cette opération, dit **M. H. Bouley**, est indiquée toutes les fois que la région digitée est le siège d'une maladie chronique amenée par une douleur et conséquemment par une claudication persistante sans que cependant les altérations matérielles qui l'accompagnent soient telles qu'elles opposent un obstacle mécanique insurmontable au fonctionnement de l'extrémite digitale comme rouage essentiel de l'appareil locomoteur. »

Un phénomène physiologique connu sous le nom de *sensibilité récurrente* causée par des communications avec les nerfs voisins peut très bien faire persister la boiterie après l'opération.

Par suite, on ne peut jamais affirmer le succès de l'opération.

(Voir page 259). Ces accidents sont fréquents à la couronne.

Atteintes.

La crapaudine appelée aussi souvent *mal d'âne* en raison de sa très grande fréquence chez ces animaux, est provoquée par une altération de la sécrétion du bourrelet ou du périople qui le recouvre. Elle est caractérisée par l'aspect rugueux du sabot (sillons transversaux) en pince et en mamelles, rarement en quartiers et presque jamais sur toute la périphérie de cet organe.

Crapaudine.

Les sillons sont *superficiels ou profonds*. Dans ce dernier cas il se produit un suintement analogue à celui qu'on observe dans le crapaud ; ce suintement provoque des désordres dans la sécrétion de la corne. Les lames cornées ne pouvant plus s'unir les unes aux autres se superposent en deux ou trois couches.

« Quand la crapaudine est très ancienne, le bourrelet cutidural est déprimé et comme aplati ; il semble occuper sur la couronne une surface plus étendue que celle qui lui appartient normalement, la peau coronaire semble participer à la formation de la corne, de telle sorte que le bord supérieur de l'ongle n'émerge plus de la ligne du bourrelet périoplique, mais prend naissance beaucoup au-dessus.

« La crapaudine est une maladie à marche très lente et qui ne s'accompagne pas de boiterie au début. Mais lorsqu'elle est ancienne et que la corne irrégulière formée à la surface de la cutidure a acquis une certaine épaisseur, alors cette corne devient très dure et comprime la peau à l'origine de l'ongle ; parfois une sorte de sillon ulcéreux se creuse entre la peau et le plastron de corne dont il a été parlé ; alors les souffrances deviennent vives, et chaque fois que le membre vient à l'appui, l'animal le relève immédiatement d'une manière comme convulsive, exprimant ainsi l'acuité de la douleur qu'il éprouve au moment où le bord de la corne tend à pénétrer plus avant dans l'ulcère de la peau, sous l'influence de la pression du sol.

« La crapaudine peut se compliquer d'altérations de l'appareil tendineux sous-jacent, mais ce cas est exceptionnel.

« Les causes déterminantes de cette maladie sont inconnues. Bien que n'étant pas suivie de complications, dans le plus grand nombre des cas, la crapaudine n'en constitue pas moins une affection sérieuse, car elle nuit souvent à l'utilisation des sujets par la boiterie qu'elle détermine et entretient ; d'un autre côté, sa guérison est très difficile à obtenir. »   (PEUCH et TOUSSAINT).

Le traitement consiste à éviter que les irrégularités de la corne ne viennent gêner les parties vives et à favoriser la sécrétion de la corne tout en la ramenant aux conditions normales.

Les parties dénudées sont pansées à l'huile de cade, l'onguent égyptiac étendu de vin aromatique, l'acide nitrique, la liqueur caustique de Mercier.

Javart.

« Le mot *javart*, qui n'est employé qu'en médecine vétérinaire, désigne les lésions nécrosiques des tissus fibreux et cartilagineux de la région inférieure des membres, depuis le genou ou le jarret jusqu'à l'origine du sabot. »   (PEUCH et TOUSSAINT).

C'est une tumeur phlegmoneuse analogue au furoncle qui se forme le plus souvent entre le paturon et la couronne et qui détermine assez fréquemment des ulcères ou des fistules correspondant à des portions de tissus fibreux ou cartilagineux mortifiés.

« On distingue le javart simple ou *cutané*, le *tendineux*, l'*encorné* et le *cartilagineux*.

« Le premier a son siége dans le corps même de la peau, s'ouvre presque toujours de lui-même et se termine par l'expulsion d'un bourbillon. Il n'exige ordinairement que des soins de propreté, à moins qu'il ne se complique du javart tendineux ce qui est fréquent. On le remarque presque exclusivement en hiver comme les engelures de l'homme.

« Le *javart tendineux* ainsi nommé parce qu'il a son siége autour des tendons fléchisseurs, dans le tissu lamineux qui les entoure, ou dans la gaine qui les contient, produit souvent de très vives douleurs, et peut se compliquer de gangrène des parties affectées, d'inflammation des os ou des articulations voisines. Après avoir combattu l'inflammation par les émollients et les maturatifs, il faut pratiquer des incisions pour donner issue au pus et aux tissus mortifiés, s'il vient à se former un abcès.

« Le *javart encorné* c'est-à-dire situé sous la corne, survient ordinairement à l'un des quartiers. C'est l'inflammation, avec suppuration, du bourrelet kératogène, et il ne diffère à proprement parler, du cutané que par son siége, qui le rend bien plus grave. Il est ordinairement causé par une contusion (atteintes, chocs). Il se manifeste par la matière qui s'échappe vers le biseau ; il finirait par désorganiser le pied si l'on ne se hâtait de donner issue au bourbillon. Quelquefois il suffit d'une pointe de feu portée assez profondément dans une ouverture spontanée de la tumeur. D'autres fois, le pus ayant fusé sous le sabot, il faut enlever une portion de corne plus ou moins étendue, selon le siège de la tumeur.

« Le *javart cartilagineux*, caractérisé par la nécrose du cartilage latéral de l'os du pied, suit à peu près la même marche que l'encorné et reconnait les mêmes causes. On ne l'observe que chez les chevaux et surtout parmi ceux de travail exposés à des chocs contre les pieds ; il détermine au-dessus du quartier une tumeur fistuleuse d'où s'écoule une humeur chargée de débris du cartilage ulcéré. Aujourd'hui, on le traite par le cautère et les escharotiques ; et l'extirpation du cartilage, autrefois très fréquente, n'est plus que rarement employée, en raison des nombreuses chances d'insuccès et de la longueur du traitement. Cette extirpation constitue l'opération dite du javart. »   (LITTRÉ et ROBIN).

Enfin il existe un javart dit de la fourchette dont nous parlerons en traitant la question du pied.

« Les chevaux de gros trait dont la partie inférieure des membres est souvent immergée dans de l'eau boueuse et glacée, dans des ruisseaux fangeux, sont souvent affectés de javart cutané. Chez ces animaux, l'action de l'humidité se fait d'autant mieux sentir que les crins touffus dont leurs extrémités sont tapissées, prolongent en quelque sorte le contact des boues irritantes et froides qui ramollissent le tégument et l'enflamment. Sur les chevaux de trait léger ou de selle, ces accidents sont beaucoup plus rares par suite de la précaution qu'on a de leur faire les crins.....

« Les chevaux qui travaillent au voisinage des fabriques de produits chimiques dont certains résidus peuvent être répandus accidentellement sur le sol ou charriés avec l'eau des ruisseaux, sont exposés aux javarts cutanés. L'urine elle-même et les matières excrémentitielles, dans les écuries mal tenues, sont susceptibles de produire les mêmes résultats.

« L'induration consécutive aux fistules du javart tendineux persiste quoi qu'on fasse et constitue une tare indélébile.

« Le javart cartilagineux se montre plus fréquemment en hiver qu'en été, à cause des javarts cutanés ou encornés que l'action du froid humide produit souvent. Les chevaux qui *se coupent* ou qui *forgent* se font souvent des atteintes qui se compliquent de nécrose cartilagineuse.

« Le genre de service exerce aussi une influence considérable sur la fréquence du javart. Ainsi cet accident est rare sur les chevaux de luxe, tandis que sur les chevaux de gros trait qui font des charrois sur des routes mal entretenues ou dans des chantiers de construction, on l'observe souvent. Ce sont principalement les limoniers qui en offrent les plus nombreux exemples, car ils se font souvent des atteintes.

« Le javart cartilagineux vient souvent compliquer la bleime suppurée, l'enclouure, la seime quarte. »

(PEUCH et TOUSSAINT).

Trente-huitième Question

De la croupe — Différentes sortes — Allonge — De la hanche
— Coup de balai — De la fesse.

Croupe. La croupe est comprise entre les reins, les hanches, la queue, les cuisses et les fesses. Elle a pour base le sacrum et le coxal.

Son importance au point de vue de la locomotion est considérable car elle unit les extrémités postérieures au tronc et renferme des leviers qui transmettent au corps les efforts impulsifs des membres postérieurs.

Voici, à ce sujet, l'opinion de M. Richard :

« La croupe, dont la charpente est formée par de grands os plats, est pourvue de larges surfaces pour recevoir l'insertion de ses muscles nombreux et forts. Elle est la plus developpée de toutes les régions musculaires de l'animal, comme aussi elle en est une des plus importantes. C'est par elle que les efforts des membres postérieurs sont transmis à la masse du corps, au moyen des leviers variés qu'elle offre aux puissances musculaires. Sa beauté devra donc dépendre des bonnes dispositions de ces leviers et des muscles qui président à leur action. »

Différentes sortes. Dans le cheval de selle, la croupe est bien conformée quand elle est longue, suffisamment inclinée, d'une largeur moyenne et toujours bien musclée. Ces qualités sont résumées dans une expression typique : « *cheval en forme de coin.* »

Ces qualités ne se trouvent pas toujours réunies ; certains défauts viennent même modifier l'aspect de la croupe. Ainsi on la dit *trop horizontale* lorsque la ligne du dessus prolonge le dos et le rein. Dans ce cas la queue est généralement attachée trop haut. C'est une mauvaise conformation qui se rencontre assez fréquemment.

Elle est *trop élevée* lorsqu'elle surplombe le garrot et met le cheval sur les épaules ; *trop basse*, elle entraine un écrasement de l'arrière-main. Le cheval *trop fait en montant*, bâti en *girafe* manque de vitesse et n'est pas de durée.

17

La croupe est *trop oblique, avalée*, en *pupitre* lorsque son inclinaison est trop accentuée ; si en outre elle est très courte, on la dit *coupée*.

Ces conformations donnent souvent des chevaux puissants bien qu'elles soient défectueuses.

Si le sommet de la croupe est en saillie et si les couches musculaires, peu développées, forment un plan incliné de chaque côté vers les hanches, elle est dite *tranchante* ou de *mulet*. Cette conformation qui se trouve d'ordinaire chez les chevaux serrés du derrière paraît l'apanage des chevaux de races légères des pays accidentés.

Quand les saillies des os sont très visibles, on la dit anguleuse. Cette conformation est à rechercher, le cheval est *taillé à coups de hache*.

La croupe est double quand les masses charnues, fortement en saillie, sont séparées par un sillon bien marqué. Une conformation semblable, défectueuse chez le cheval de selle, parce qu'elle donne lieu à un mouvement de bercement qui ralentit les allures, est au contraire une qualité chez le cheval de gros trait, parce qu'elle est un indice de force.

La croupe doit être large car dans cette condition, le cheval est *ouvert du derrière* et *chasse bien ;* cette largeur prononcée est une beauté de premier ordre chez une jument poulinière.

La croupe *étroite* est défectueuse ; si cette étroitesse ne se remarque qu'à la partie postérieure, l'animal est dit *pointu du derrière*, il a le *cul de poule*.

Cet accident connu également sous le nom d'*allonge*, n'est autre que l'entorse de l'articulation coxo-fémorale.

On le traite par les vésicatoires et le feu.

L'écart très léger se nomme aussi *faux écart ;* lorsqu'il est très accentué, il prend le nom d'*entr'ouverture*.

Contre l'écart récent on emploie avec avantage les douches froides ou chaudes, la saignée, les lotions émollientes, les frictions.

« Quand on étudie les coxaux sur le squelette, on voit que ces deux os, qui forment la base de la croupe, ont deux parties bien distinctes : les deux extrémités antérieures fixées à la colonne vertébrale *(iliums)* et les deux postérieures, libres *(ischiums)*. Ces derniers sont soudés l'un à l'autre, et par conséquent solidement unis. Les premiers sont assujettis au moyen d'une très forte articulation qui les lie au sacrum, de manière à faire presque corps avec lui. On trouve au point du coxal où ces deux extrémités se réunissent, une cavité articulaire pour recevoir le premier rayon de la colonne des membres postérieurs. Ce rayon sert en même temps de point d'appui au levier du premier genre que forment les coxaux. C'est au moyen de cet appui que s'exécute le mouvement de bascule qui doit s'opérer. Le coxal est donc un véritable levier qui a son point d'appui entre ses extrémités antérieure et postérieure.

« Voyons maintenant quelles sont les fonctions de ce levier et quelles peuvent être les conditions qui doivent favoriser son action.

« Examinons, par exemple, le cheval au galop. Que se passe-t-il à cette allure ? La partie antérieure du corps est soulevée par l'action de la postérieure. Or, quelle est cette action, si ce n'est celle du bras de levier formé par l'extrémité postérieure du coxal, sur lequel agissent les forts muscles ischio-tibiaux ? Les ischiums qui forment la pointe des fesses, sont là un bras de levier du premier genre, d'autant plus favorable qu'il est plus long. Ce fait est mathématique. Toute la partie antérieure du corps, qui, sous le rapport mécanique, ne doit être considérée que comme le prolongement des iliums, ne peut être soulevée que par le mouvement de bascule des coxaux. Ce mouvement est provoqué par les puissances du bras de levier ischial, au moyen des points d'appui fournis par les colonnes des membres.

« Le galop du cheval est donc, au fond, la conséquence du mouvement de bascule opéré par le levier qui nous occupe. Cette allure est impossible sans son action. Or, comme la force d'un levier se traduit par la longueur du bras de sa puissance, il en résulte que plus les ischiums seront allongés, plus ils seront favorables à l'allure du galop.

« Le cheval, dont la croupe est aussi longue que le dos et le rein réunis, disent les Arabes, prends-le les yeux fermés ; c'est une bénédiction.

« La croupe longue a, en effet, le triple avantage : 1° d'offrir un bras de levier plus grand à la puissance ; 2° de rapprocher celle-ci de la ligne perpendiculaire à son insertion aux membres ; 3° d'avoir des muscles plus longs pour une plus grande étendue de contraction.

« Nous avons entendu des entraîneurs répéter que tel cheval ne peut pas courir parce qu'il n'est pas assez long. Ils étaient dans l'erreur : le corps d'un cheval est toujours assez long quand il a une grande longueur de croupe et un grand développement d'épaule joint à son obliquité. Avec ces deux beautés, le cheval sera coureur, s'il a du sang et de l'âme ; si, au contraire, son épaule est courte, si sa croupe l'est aussi, il sera impropre à une grande vitesse, son corps serait-il aussi long qu'on puisse le supposer. Fitz-Emilius avait la croupe aussi longue que son rein et son dos réunis, d'ailleurs très courts, ce qui faisait sa puissance. On sait que ce petit cheval a déployé de grands moyens en toute circonstance. Eylau avait aussi les reins et le dos courts ; il avait la croupe très longue en comparaison. Tous les animaux de vitesse au galop doivent être construits de la même manière. Si un cheval brille sur un hippodrome avec une croupe courte, ce ne peut être qu'une rare exception et par compensation de qualités d'un autre ordre.

« On a beaucoup discuté sur les croupes droites, horizontales et inclinées. La préférence à donner à l'une ou à l'autre n'est pas encore arrêtée ; le choix, du reste, paraît assez difficile lorsque, dans un cas comme dans l'autre, on trouve les conditions de bonne conformation. Les uns soutiennent que les croupes horizontales sont plus favorables à la vitesse, parce qu'elles sont mieux disposées pour chasser le corps en avant ; d'autres contestent ce fait avec quelque raison.

« La croupe horizontale, disent ses partisans, est plus apte à chasser le corps horizontalement en avant ; elle concourt à faire employer à cette fin toute sa puissance,

au lieu d'en perdre une quantité à agir de bas en haut,
comme cela se voit dans les chevaux à croupe oblique.
La croupe horizontale, formant une ligne droite avec le
rein, a nécessairement sa partie postérieure élevée; les
angles formés par les rayons des membres postérieurs
sont plus ouverts, le jarret est plus droit, les pieds sont
moins engagés sous le centre de gravité. Cette disposition
d'ouverture des angles et d'élévation de la région postérieure de la croupe, nécessite des muscles plus allongés
et par conséquent d'une plus grande étendue d'action.
Tout cela est incontestable.

« Mais il ne faut pas confondre ici les différentes orga-
nisations des chevaux. Les partisans de la croupe horizontale ont raison avec les chevaux hauts du devant.

« Les chevaux anglais, qui sont très forts coureurs
dans un temps donné, sont bas du devant, ce qui favorise
la projection du corps horizontalement, quelle que soit
d'ailleurs la direction de la croupe. Si ceux qui l'ont
oblique perdent par l'étendue de la détente, ils gagnent
par l'avantage qu'ils ont d'engager plus avant leurs membres postérieurs ; ils embrassent plus de terrain, comme
le font les lièvres, dont les foulées postérieures dépassent
de beaucoup les antérieures. Les chevaux hauts du devant, avec une encolure rouée et à croupe oblique, galopent naturellement, comme les chevaux andalous ; au lieu
de raser le tapis, ils s'enlèvent en pure perte pour la
progression. Cette manière de galoper est commandée
par leur organisation ; l'attitude de leur tête et de leur
encolure, portées en haut, déplace le centre de gravité
en arrière. Les coureurs bas du devant, au contraire,
tendent horizontalement l'encolure et la tête de manière à
en faire une ligne droite, un long balancier qui déplace le
centre de gravité en avant. Voilà la source, la véritable
cause de la facilité avec laquelle le corps est projeté en
avant, au lieu de l'être en haut, par la détente des
membres postérieurs, même par les chevaux à croupes
obliques.

« L'inconvénient de ces croupes peut donc être modifié par les dispositions de l'avant-main, suivant que

cette partie du corps est basse ou élevée, et que la tête
et l'encolure favorisent leur action. Sur les hippodromes
on ne fait aucune différence, pour la vitesse, entre un
cheval à croupe horizontale et son concurrent à croupe
oblique. Si le premier a des avantages d'un côté, le
second en a de l'autre, et il en résulte une compensation
qui peut niveler leurs conditions de vitesse comme structure, sinon comme sang.

« La longueur de la croupe sera donc toujours une
grande qualité, mais elle n'est pas la seule que l'on doive
désirer ; il ne suffit pas qu'un levier réunisse les bonnes
conditions d'action en lui-même, il faut encore que la
puissance qui agit sur lui soit apte à en tirer bon parti.
Quelle que soit la longueur d'un muscle et celle de son
étendue de contraction, s'il est grêle, mal nourri, il sera
faible et peu énergique. La croupe qui offre les plus
belles lignes de puissance, les meilleures conditions
d'étendue de mouvement, remplira mal ses fonctions si
ses muscles sont peu développés en grosseur : elle pourra
faire déployer une immense vitesse à un cheval chargé
d'un poids très léger pendant trois ou quatre minutes,
mais augmentez la charge, allongez la carrière, et la vic-
toire de trois minutes sera une déception. Ce fait est plus
important qu'on ne le croit pour l'amélioration des races.
Que de mauvais chevaux vainqueurs d'hippodromes, et
considérés à tort comme reproducteurs types après une
épreuve aussi incomplète, ont contribué à dégrader nos
races !

« Il faut donc à la croupe, outre de belles lignes, de
forts muscles, des puissances énergiques à ses leviers.
Elle ne sera réellement belle qu'avec ces deux conditions
essentielles réunies.

« Le mécanisme de la croupe est, comme on le voit,
facile à expliquer par son mouvement de bascule sur ses
points d'appui. Sa réaction se transmet au corps par son
union à la colonne vertébrale et surtout par les ilio-spi-
naux qui partent de son sommet. Ces puissances se fixent
à chacune des vertèbres des reins et du dos, et soutiennent ainsi toute la ligne dorsale. Quand leur point fixe

est à la croupe, ils contribuent à enlever l'avant-main. Ils concourent aux mêmes fonctions pour l'arrière-main, quand ce point change, et qu'il est aux régions antérieures de la colonne vertébrale. »

(RICHARD DU CANTAL).

Hanche. Les hanches placées entre les flancs et la croupe, n'ont de limite bien tranchée que le contour de la saillie osseuse qui en est la base (pointe de l'ilium). La beauté principale de cette région qui dépend de la largeur de la croupe, avec laquelle elle se confond, réside dans l'écartement.

La hanche est dite *bien sortie* quand placée à la hauteur de la croupe, sa surface demi-ronde est assez proéminente. Si cette proéminence est exagérée, le cheval est *cornu*. Ce défaut originel, particulier à certaines races, ne doit pas être confondu avec celui provenant d'un grand état de maigreur dans lequel toutes les saillies osseuses paraissent exagérées.

La hanche présente une saillie d'autant plus élevée que la direction de la croupe est plus oblique. Lorsqu'elle n'est pas assez saillante, on la dit *effacée* ou *coulée* ; elle est *noyée* si elle paraît enfoncée dans les parties voisines.

Coup de balai. On applique cette expression aux hanches inégalement élevées. Cette différence de hauteur provient généralement d'un accident (chute, choc contre un angle saillant, etc., etc.) on dit alors que le cheval est *déhanché, épointé*, qu'il a un *coup de balai*.

Les juments par suite de leur mission spéciale ont généralement les hanches plus larges que les chevaux. Cette conformation est une qualité essentielle à rechercher chez une poulinière.

Fesse. La fesse située au-dessous de la croupe et en arrière de la cuisse qui se confond avec elle sans transition apparente, s'étend de la base de la queue à la corde du jarret. Sa partie supérieure présente une saillie nommée *pointe* ou *angle* de la fesse qui a pour base la pointe de l'ischium.

La beauté de cette région consiste dans la proéminence et l'écartement de ses pointes, dans la longueur, la largeur et l'énergie de ses muscles. Le cheval qui présente ces bonnes conditions est dit *bien ouvert du derrière, bien culotté.*

La fesse *longue, droite, bien descendue,* est une beauté favorable à la vitesse ; celle qui est *courte, oblique* ou *coupée* n'a pas cet avantage ; mais si les muscles en sont fermes et bien nourris, le cheval peut être appelé à faire un bon service à des allures lentes ou moins accélérées.

Les fesses *aplaties, rentrées, amaigries* sont toujours un indice de faiblesse ou de dépérissement.

On nomme *raie de misère* le sillon qui se remarque chez les chevaux maigres entre les muscles des fesses. Ce sillon se remarque également chez les chevaux très entraînés ; il y a lieu d'examiner l'ensemble du cheval pour distinguer les deux cas.

La fesse peut porter des traces de sétons ou de vésicatoires qui indiquent, comme sur les autres parties du corps où il est d'usage de les appliquer, qu'on a traité une maladie assez sérieuse, une plaie, un dépôt.

Trente-neuvième Question

Cuisse — Saphène — Grasset — Jambe — Jarret.

Cuisse.

La cuisse a pour base le fémur et les muscles qui le recouvrent. C'est à partir de cette région que le membre postérieur se détache franchement du tronc. Elle a pour limites : en haut la hanche et la croupe ; en avant, le flanc ; en bas, la jambe et en arrière, la fesse.

Cette région présente à considérer *deux faces* et *deux bords*.

La face interne est dite *plat de la cuisse*.

Pour être belle, la cuisse doit être sèche, épaisse, arrondie, et ses muscles fermes et vigoureux. Cette qualité indispensable et absolue, fait dire du cheval qu'il est bien *gigoté*. Si les muscles sont peu développés, l'animal a la cuisse *plate* ou de *grenouille*. Cet aplatissement, s'il ne résulte pas d'un état de maigreur accidentel, annonce toujours peu de force dans l'arrière-main.

Chez les chevaux de bonne race, vigoureux, à peau fine, la séparation des muscles forme à la face externe des sillons prononcés, qu'il ne faut pas confondre avec ceux qui se montrent dans l'amaigrissement et qui sont qualifiés de *raies de misère* comme à la fesse.

La face interne, chez les chevaux énergiques, présente en outre une séparation bien nette avec la jambe qui lui fait suite.

Cette face interne, recouverte d'une peau fine dépourvue de poils est longée par une veine très saillante, la *saphène*, à laquelle on pratique quelquefois la saignée.

La longueur et l'obliquité plus grande de la cuisse doivent être considérées comme des beautés relatives à rechercher pour les allures rapides, car elles permettent aux membres postérieurs d'embrasser une plus grande étendue de terrain.

Les cuisses comme les fesses présentent quelquefois des *tumeurs molles* résultant de coups de pied, de traces de sétons ou de vésicatoires.

Certains chevaux portent sur les cuisses des marques

au feu dont le but est bien différent suivant les contrées. Pour les chevaux arabes, ce sont ces feux préservatifs que les Arabes affectionnent au plus haut point.

Les haras étrangers marquent leurs chevaux sur la cuisse avec une lettre ou un signe quelconque. Anciennement dans l'armée la lettre R apposée à chaud sur la cuisse indiquait un cheval réformé. Maintenant cette marque n'est plus employée.

Le grasset situé en avant de l'angle formé par la réunion de la cuisse avec la jambe, correspond au genou de l'homme. Comme ce dernier, il a pour base la *rotule* qui contribue à lui donner sa forme arrondie.

La peau fine et souple qui recouvre cette région se prolonge en avant en une sorte de bride ou de pli qui la relie à la partie inférieure du flanc et constitue le *pli du grasset*.

La beauté de cette région dépend de sa netteté et de sa direction ; le grasset doit être situé un peu en dehors pour faciliter le jeu du membre postérieur en avant, sans que la saillie du ventre puisse mettre obstacle à ce mouvement et nuire à la progression.

La rotule peut être accidentellement déviée en dehors. Cet accident qui se produit fréquemment sur les poulains ou les jeunes chevaux s'appelle *poulinaille* et se réduit très facilement. Chez les vieux chevaux cette luxation devient beaucoup plus grave comme du reste toutes les blessures de cette région.

Le grasset présente quelquefois un vessigon dû à l'accumulation de synovie dans la capsule articulaire. Cet accident est grave.

On a remarqué plusieurs fois la fracture de la rotule.

La jambe s'étend de la partie inférieure de la cuisse au jarret. Elle a pour base le tibia et les muscles qui le recouvrent.

Comme l'avant-bras auquel elle correspond, elle présente des beautés absolues et d'autres qui ne sont que relatives.

Vue de profil, cette région doit être large, bien musclée, suffisamment longue et inclinée, pour réunir à la fois les conditions de force et de vitesse indispensables au cheval de selle.

Lorsque la saillie musculaire formée en avant et en dehors est très prononcée, le cheval a du *mollet*. Dans le cas contraire la jambe est grèle. Une jambe longue, moins inclinée, permet à l'animal d'embrasser plus de terrain et favorise la vitesse ; cette beauté *relative* est donc à rechercher pour les chevaux qu'on destine aux allures rapides.

Chez le cheval de trait qui va aux allures lentes, la jambe sera plus courte que longue, toujours très oblique et surtout fortement musclée. Les coups de pied qui portent à la face interne de la jambe dégarnie de chair sont aussi graves que ceux qui atteignent l'avant-bras. C'est sur cette région que se remarquent les traces d'embarrure.

Jarret. — Le jarret est situé entre la jambe et le canon. Il a pour base des os et des ligaments.

Les os sont : la partie inférieure du tibia, la partie supérieure de l'os du canon et des péronés ; les os du tarse (astragale en avant, calcanéum ou talon en arrière) ; enfin au-dessous la rangée des os plats.

Comme ligaments. il convient de citer les tendons fléchisseurs et extenseurs du pied qui glissent sur les os du tarse. Les ligaments qui unissent entre eux les os du jarret. Ces ligaments très nombreux sont excessivement forts. Enfin le tibia et l'os du canon sont réunis par un ligament antérieur et un extérieur.

Comme importance, le jarret en a une de premier ordre car c'est la cheville ouvrière du mouvement.

Les différentes parties du jarret sont :

Le *pli* ou partie antérieure ;

La *pointe* ou extrémité supérieure du calcanéum :

La *corde*, paquet de muscles situé au-dessus de cet os :

Le *creux*, cavité qui existe entre la corde et le bas du tibia.

Comme dimensions, le jarret doit être *large*, *épais*, *sec*, *net*, parallèle à l'axe du corps et former un angle de 140 degrés au moins. Les chevaux de course ont des jarrets dont l'angle peut aller de 155 à 160 degrés.

La largeur de cette région se mesure du pli à la pointe.

Son épaisseur est l'espace compris entre les deux faces.

Les différentes formes du jarret sont : le jarret *bien fait*, c'est-à-dire celui qui présente les qualités énoncées plus haut ; *étranglé*, celui qui manque de largeur à sa partie inférieure ; *étroit* ou *grêle*, celui qui manque de largeur partout ; *droit*, celui dont l'angle *tibio-tarsien* est trop ouvert ; *coudé*, celui au contraire, dont l'angle tibio-tarsien est trop fermé. Toutes ces conformations sont défectueuses.

Lorsque le cheval est trop ouvert du derrière, ses jarrets sont également *trop ouverts* ; les jarrets *clos* ou pas assez ouverts, font dire du cheval qu'il est *crochu* ou *clos* du derrière.

Les jarrets peuvent être *gras, empâtés*. Enfin ils peuvent être mauvais sans être atteints de tares proprement dites ou bien définies. Toutefois il est souvent d'usage de rejeter sur les jarrets un manque de dressage, d'assouplissement ou d'habitude.

Quarantième Question

Tares dures et tares molles du jarret.

Tares dures.   Elles sont au nombre de trois, savoir : la *courbe*, l'*éparvin*, la *jarde*.

Courbe.   On entend par courbe le développement anormal de la tubérosité inférieure et interne du tibia. Anatomiquement c'est une exubérance de tissu osseux, suite de périostose du point que nous venons d'indiquer.

La courbe se développe par suite de coups, contusions ou tiraillements. Elle ne fait boiter le cheval qu'au début de sa formation à moins qu'elle n'envahisse l'articulation auquel cas la claudication persiste et est rebelle à tous les traitements. Mais cette tare est excessivement rare et lorsqu'elle existe, ses dimensions sont si peu accusées qu'on ne peut la reconnaitre qu'après un examen comparatif et très minutieux des deux jarrets.

On la traite par le feu, en pointes fines et pénétrantes, plusieurs fois répété si c'est nécessaire et dès le début. Pour éviter de tarer un jeune cheval, on peut employer les résolutifs : onguent vésicatoire, pommade mercurielle additionnée d'iodure de potassium et de bi-chromate de potasse, pommade de bi-iodure de mercure.

Eparvin calleux ou cal osseux, de bœuf.   Tout d'abord disons qu'il ne faut pas confondre cette tare avec l'éparvin sec qui n'a rien de commun.

L'éparvin calleux est une périostose qui se développe à la face interne et à la base du jarret. Elle peut se limiter à la tête du métatarsien rudimentaire, envahir une partie du métatarsien principal ou gagner les os du tarse. « Dans ce dernier cas, la grosseur apparente est le signe « superficiel d'un travail d'ankylose consécutif à une « ostéite généralisée aux articulations inter-tarsiennes. »

Sa gravité augmente naturellement avec la surface atteinte.

En raison de leur situation, les éparvins peuvent se dénommer :

Eparvin métatarsien, éparvin *tarso-métatarsien*.

L'éparvin métatarsien peut être causé par des contu-

sions ou des coups de pied. Il peut résulter en outre de
l'inflammation du ligament inter-osseux compris entre le
métatarsien principal et le péroné interne.

« Pendant le galop ou le saut, le petit cunéiforme, au
« moment de la foulée, effectue une poussée telle sur le
« métatarsien rudimentaire interne, que celui-ci descend
« en raison directe des pressions qu'il supporte et du
« défaut de résistance des tissus du jeune sujet soumis
« trop tôt, ou d'une manière démesurée, aux fatigues de
« l'entraînement ou du dressage.

« De fait, l'éparvin est une maladie des jeunes che-
« vaux et passé l'âge de sept ans, il est exceptionnel de
« le voir apparaître. »

La plupart des auteurs regardent cette tare comme
héréditaire. Cette opinion n'est peut-être pas absolument
exacte ; mais ce qu'on peut admettre, c'est que les an-
cêtres peuvent transmettre à leurs descendants un vice de
structure du jarret qui prédispose à la tare en question.
Il est vrai que le résultat est identique.

Généralement la boiterie persiste tant que le péroné interne n'est pas soudé complètement au métatarsien principal. Il ne faudrait pas en déduire cependant que la fin du
travail d'ossification remet forcément le cheval droit, car
l'éparvin peut gagner et sa gravité ne fait que s'accroître.

L'éparvin tarso-métatarsien n'est pas autre chose que
la manifestation apparente de la soudure des os du tarse
entre eux et avec les métatarsiens. Cette tare est excessivement grave et se développe sous l'influence des mèmes
causes que le précédent. L'ostéite qui amène l'enkylose
entraîne une boiterie intense difficile à déterminer au
début, car lorsque l'*éparvin sort*, l'enkylose est presque
achevée.

« La tumeur qui le constitue s'étend en dedans, en
« avant et en arrière de l'articulation et comme elle ne
« peut se faire sa place qu'en soulevant l'appareil liga-
« menteux si épais et d'une si puissante ténacité qui
« associe les os du tarse entre eux et avec les métatar-
« siens, il en résulte que les deux parties composantes
« de cet appareil sont soumises à une distension forcée

« qui doit être, pendant un certain temps tout au moins,
« une des conditions de la souffrance qui accompagne le
« développement de l'éparvin et une condition aussi de
« la claudication qui coexiste avec cette tumeur. Mais
« cette claudication antérieure, dans le plus grand nom-
« bre de cas, à l'apparition de la tumeur, a d'autres
« causes que celles qui résultent de sa présence. Avant
« que l'éparvin soit sorti, elle est l'expression des dou-
« leurs toujours si intenses que détermine une inflam-
« mation intra-articulaire, quel que soit son siège ; et
« quand la tumeur de l'éparvin s'est définitivement
« constituée, quand la soudure des surfaces articulaires
« s'est achevée, lorsqu'en un mot l'enkylose est com-
« plète, la claudication n'en persiste pas moins, bien
« que les douleurs du travail inflammatoire soient étein-
« tes ; mais elle est alors l'expression du dérangement
« mécanique du jarret, de l'impossibilité actuelle de
« son fonctionnement régulier et, probablement aussi,
« des fatigues plus grandes que les muscles éprouvent
« en raison de l'imperfection de l'appareil sur lequel ils
« exercent leur action. »   (H. Bouley).

Pour distinguer l'éparvin comparer les deux jarrets.
Le toucher empêche de le confondre avec le vessigon de
la synoviale de glissement de la branche cunéenne du
tibio-pré-métatarsien. On se place en avant ou en arrière
pour juger du relief qui déborde l'extrémité supérieure
des métatarsiens.

De ce qui précède on peut conclure que la grosseur de
la tare ne prouve pas grand chose, que sa place seule en
provoque la gravité. Ainsi de petits éparvins font boiter
un cheval, tandis que de gros ne le gênent nullement.
(Ex. Archiduc).

Pour indiquer des jarrets aux saillies osseuses bien
prononcées ne dit-on pas que le cheval est bien *jardonné*,
qu'il a de *beaux éparvins !*

Le traitement de l'éparvin consiste, comme du reste
pour toutes les tares osseuses, dans l'application d'onguents résolutifs et, en cas d'insuccès, de pointes de feu
fines et pénétrantes.

Dans le but de combattre la boiterie déterminée par l'éparvin, Dieckerhoff conseille de débrider la gaine synoviale cunéenne. Il lui est même arrivé de couper en travers l'expansion tendineuse du tibio-pré-métatarsien. Le tendon étant attiré vers le haut, déchirait en même temps les adhérences possibles de la branche cunéenne et le résultat était meilleur.

Ce praticien cite trente-six cas d'éparvin opérés par lui sur lesquels vingt-et-un ont été guéris presque complétement, huit ont ressenti une amélioration sensible et sept sans résultat appréciable.

Cette opération dont nous venons de parler a été inventée par M. le professeur Lafosse, de l'école vétérinaire de Toulouse en 1846. Elle est indiquée pour combattre la boiterie produite par l'éparvin calleux. *(Section de la branche cunéenne.)*

« Cette tumeur osseuse a son siège à l'endroit même où la tête du métatarsien rudimentaire interne, la tubérosité d'insertion ligamenteuse du métatarsien principal et le petit cunéiforme, forment sous la peau un relief normal. »   (H. BOULEY).

Or, d'après Lafosse, la boiterie dans ce cas est entretenue par la tension de la branche cunéenne du fléchisseur du métatarse soulevée par l'exostose qui constitue l'éparvin.

Afin d'en supprimer la cause, ce praticien a eu l'idée de sectionner cette bride tendineuse.

L'opération n'est pas infaillible dans ses résultats, dit-il, mais elle est très supérieure au feu et réussit souvent alors que ce premier moyen a échoué.

On donne le nom de *jardon* ou *jarde* à une tumeur située à la face externe du jarret et provoquée par une périostose plus ou moins accentuée de la tête du péroné. *(Jarde.)*

Beaucoup d'auteurs ont considéré la jarde comme la répétition de l'éparvin sur le côté externe du jarret et par suite lui accordaient une signification analogue.

Les recherches faites par Gillet d'abord, puis par MM. Goubaux et Barrier ont permis de fixer le véritable siège de cette tare qui se développe sur la partie supérieure et externe des métatarsiens toujours plus bas que l'éparvin ; ce qui prouve que les os tarsiens externes n'en sont pas le siège.

« De plus elle reste confinée en dehors ou en arrière « et ne s'étend pas en avant comme l'éparvin ; enfin elle « a plutôt de la tendance à descendre le long du péroné « qu'à remonter sur le cuboïde ou la base du calcanéum, « autres raisons qui militent en faveur de son origine « métatarsienne. »   (GOUBAUX et BARRIER).

Les causes de la jarde sont les mêmes que celles des autres périostoses. Elle ne peut prendre naissance que sur la tête du métatarsien externe. En effet les tumeurs des os qui sont le résultat de l'usure n'apparaissent jamais qu'aux points d'implantation des grands ligaments articulaires, car c'est au niveau de ces points que les tiraillements, les distensions se propagent au périoste et l'enflamment. L'irritation, se transmettant de proche en proche, finit bientôt par envahir toutes les surfaces osseuses recouvertes par ces ligaments.

C'est suivant ce processus que se manifestent la *courbe*, l'*éparvin*, les *tumeurs des corps des vertèbres*, etc.

La jarde ne fait pas exception à cette règle.

« La jarde débute sur la tête du péroné externe, c'est-à-dire à l'insertion inférieure du puissant ligament calcanéo-métatarsien d'autant plus exposé aux tiraillements de ses fibres composantes, que les tractions qui les produisent s'exercent à l'extrémité du calcanéum plus long et plus oblique sur le tibia. Aussi la jarde a-t-elle été considérée de tout temps comme l'apanage des *jarrets coulés*.

« Une fois formée, la tumeur n'a aucune tendance à remonter ; elle se localise à l'endroit que nous venons d'indiquer ou même se complique d'un suros sur le trajet du ligament interosseux qui unit le métatarsien principal au métatarsien rudimentaire correspondant. Ainsi sous le rapport de son siège, la jarde peut être définie : la périostose des ligaments *calcanéo-métatarsien* et *tibio-tarsien* externe, au même titre que la courbe est celle du ligament *tibio-tarsien* interne et l'éparvin celle des ligaments *astragalo-métatarsien* et *tibio-tarsien* interne.

« Mais la jarde, qu'elle soit située sur la tête du péroné ou qu'elle soit simplement un suros de l'extrémité supérieure et externe du canon, occasionne une déformation très caractéristique du profil de la base du jarret. La ligne qui part du sommet du calcanéum, au lieu de tomber parfaitement droite jusqu'au boulet, décrit, au contraire, une courbe plus ou moins accusée, à convexité postérieure, au niveau de la tête du péroné externe et le plus ordinairement au-dessous.

« La tumeur s'aperçoit encore sur le jarret vu de face en avant ou en arrière et aussi sur le jarret vu de biais en avant et en dedans. Lorsque la jarde est en forme de suros, il lui arrive de soulever le ligament suspenseur du boulet, en se développant dans l'espèce de gouttière qui sert en quelque sorte de cavité de réception à ce dernier. Alors c'est la ligne du tendon qui perd de sa rectitude et devient plus ou moins convexe en arrière. »

(GOUBAUX et BARRIER).

Cette tare présente beaucoup moins de gravité que l'éparvin et peut acquérir un développement assez considérable sans faire boiter le cheval.

« Lorsque l'évolution du *jardon* est achevée, que les ligaments se sont accomodés au volume accru des os qu'ils recouvrent, les douleurs étant éteintes, le levier tarso-phalangien peut fonctionner assez régulièrement dans les conditions nouvelles où la soudure de quelques-unes de ses pièces l'a constitué ; et, en définitive, les animaux, malgré leurs jarrets déformés par des jardes volumineuses, sont encore capables de rendre de très bons services, même pour l'usage du gros trait. D'où vient cette différence? Probablement de ce que les inflammations articulaires et l'ossification anormale consécutive, dont le jardon est l'expression, restent circonscrites dans un champ plus étroit que du côté interne et ne se prolongent jamais jusqu'aux marges de la grande articulation tibio-astragalienne. Quoi qu'il en puisse être des interprétations, le fait est constant, et au point de vue de leur gravité, une grande différence doit être faite entre l'éparvin et la jarde. »

(H. BOULEY).

La jarde se traite, comme les autres périostoses, par des fondants.

Tares molles. Les tares molles du jarret ne comprennent à proprement parler que les *vessigons*. Cependant il est d'usage d'y ajouter les *capelets* et les *solandres* qui n'affectent que le tissu cellulaire ou la peau et les *varices* dont nous avons déjà parlé.

Les vessigons sont *tendineux* ou *articulaires*.

Vessigons tendineux. Le plus grave, en même temps que le plus fréquent, est celui de la gaine tarsienne ou *vessigon tarsien*. « Il se manifeste à la partie supérieure « ou inférieure du jarret, dans les points où la mem- « brane synoviale n'est pas soutenue. La tumeur supé- « rieure est située dans le creux du jarret, immédiate- « ment au-dessous de la corde et suivant la longueur de « celle-ci. Plus saillante du côté interne, elle est quel- « quefois bilobée et remonte jusqu'au quart inférieur « de la jambe. »   (GOUBAUX et BARRIER).

Le vessigon tarsien, dit M. Bouley, est susceptible d'acquérir des dimensions énormes, surtout du côté in- terne ; on en a vu qui s'étaient agrandis dans de telles proportions que l'espace entre les deux membres ne leur suffisant plus pour leur développement, la peau de leur surface se frayait et s'excoriait pendant les mouvements de la marche, par ses frottements contre le jarret opposé.

La synoviale qui facilite le glissement de la calotte du perforé sur le sommet du calcanéum est aussi capable de se dilater d'une façon anormale, c'est le *vessigon cal- canéen*.

M. H. Bouley fait observer que la synoviale en ques- tion est si fortement maintenue par la calotte du perforé qu'elle ne peut en aucune façon donner naissance au *capelet* que nous étudierons plus loin.

Enfin, on remarque parfois l'hydropisie de la petite gaine qui facilite le glissement de la branche cunéenne du fléchisseur du métatarse sur le côté interne du tarse. On le désigne sous le nom de *vessigon cunéen* à cause de son emplacement.

On rencontre parfois sur l'astragale et dans les gorges

correspondantes du tibia des *rayures* multiples, très régulières et de profondeur variable. On ignore la nature et la gravité de ces lésions.

Vessigon articulaire. « L'altération la plus grave de l'articulation tibio-astragalienne est consécutive à l'hydropisie de sa membrane synoviale. Sous l'influence d'une suractivité fonctionnelle de cette membrane, la synovie s'épanche en plus grande quantité dans la cavité articulaire et y exerce à la longue une poussée de dedans en dehors qui en refoule peu à peu les parois. Mais comme celles-ci ne se trouvent pas partout également soutenues, les points qui offrent le moins de résistance aux pressions intérieures se distendent au-delà de leurs limites physiologiques et viennent faire hernie en formant sous la peau trois tumeurs dont la place est fixe et dont le volume, la tension, seuls, changent suivant les cas. Ce sont ces trois tumeurs qui constituent ce qu'on appelle le *vessigon articulaire du jarret.*

« La première existe entre le pli du jarret et un peu du côté interne. Elle modifie le profil de la trace antérieure de cette région par la présence d'une courbe anormale, dépressible, et toujours plus tendue sous le doigt quand le membre est à l'appui que lorsqu'il est au soutien.

« Les deux autres tumeurs articulaires sont situées en arrière et au-dessus des ligaments latéraux, entre le tibia et le tendon perforant. Elles ont un volume très variable, qui oscille entre celui d'une noix et celui d'une tête d'enfant ; l'interne est plus grosse et plus fréquente que l'externe qui manque quelquefois. Mais, constamment, la présence de l'une d'elles coexiste avec celle de la tumeur antérieure, et cela se conçoit puisque toutes trois ne sont que les diverticulums de la même cavité. Les pressions exercées sur un de leurs points se transmettent intégralement aux autres. »   (Goubaux et Barrier).

« Les tumeurs synoviales du jarret, dit M. Bouley, qu'elles soient articulaires ou tendineuses, n'exercent pas sur le fonctionnement de la région une influence aussi grave que les tumeurs osseuses, celles surtout qui sont l'expression de lésions et de transformations intra-articulaires. En règle générale, les tumeurs synoviales restent compatibles avec la liberté des mouvements du jarret tant que l'hydropisie qu'elles représentent est assez modérée pour que, au moment de l'extension, la synovie, malgré sa quantité accrue, trouve à se loger dans les diverticulums de la cavité, sans mettre ses parois dans un état de trop grande tension. Dans ces cas, en effet, le jeu des rayons reste suffisamment libre pour qu'aucune boiterie ne se manifeste. Mais si la synovie est en telle quantité qu'elle ne trouve plus où se loger lorsque les changements de rapport des os déterminent son refoulement d'entre les surfaces, alors, en vertu de son incompressibilité, elle oppose un obstacle infranchissable au développement de l'extension, et le jeu du membre se trouvant empêché proportionnellement aux effets que cet obstacle est susceptible de produire, la marche devient irrégulière dans la même mesure. A ce point de vue, l'hydropisie articulaire est beaucoup plus grave que l'hydropisie tendineuse tarsienne qui, trouvant un champ plus vaste offert à son développement, en raison de la plus grande laxité de la gaine tarsienne, n'est pas, pour le jeu de l'articulation, une cause aussi efficace d'empêchement.

« Le vessigon calcanéen peut aussi donner lieu à une claudication lorsque sa gaine, distendue à l'excès, s'oppose au libre glissement des tendons, et exerce sur eux un effort de distension par l'interposition entre eux du liquide auquel son incompressibilité fait remplir le rôle d'un corps solide agissant à la manière d'un coin.

« Lorsque les vessigons du jarret sont très anciens, leurs parois subissent des transformations qui donnent à ces dilatations synoviales d'autres caractères extérieurs. Ces parois s'épaississent et prennent une texture plus fibreuse qui, en augmentant leur rigidité, devient, pour le jarret, une condition de moins grande liberté de ses mouvements, en raison de l'obstacle plus grand que ces parois plus inextensibles opposent au refoulement. Cet effet est porté à son summum quand des noyaux d'ossification s'établissent dans les parois indurées des vessigons et qu'à la longue elles se trouvent transformées en une coque en grande partie osseuse. Dans ce cas les tumeurs molles ont changé complètement de caractère et elles donnent au toucher la sensation de dureté qui appartient au tissu osseux, partout où ce tissu s'est constitué dans leurs parois, car c'est une ossification véritable qu'elles ont subie. Là où ces parois sont restées fibreuses, leur rigidité est telle que les sensations de fluctuation n'y sont plus perceptibles.

« L'ossification des parois du vessigon articulaire est pour l'articulation tibio-astragalienne comme un premier degré d'ankylose qui n'est jamais assez complète pour immobiliser les rayons, mais qui limite leur jeu et devient pour le membre une cause de très grande rigidité. Aussi les chevaux dont les vessigons sont en partie ossifiés ne sont-ils guère utilisables qu'au service du pas ; la locomotion rapide ne leur est plus possible. »

La peau du jarret peut présenter des *dénudations*, des *excoriations* ou des *marques blanches*, conséquence des premières. Ces marques fréquentes surtout chez les juments pisseuses, indiquent un animal ruant dans les stalles, tirant au renard ou difficile à atteler.

On y remarque également des *cicatrices*, des *traces de feu*, enfin une *crevasse transversale* appelée *solandre*, difficile à guérir surtout à cause des mouvements incessants du jarret et des circonstances atmosphériques.

L'infiltration du tissu cellulaire sous-cutané de la pointe du jarret produit le *capelet* ou *passe-campane* et non passe-campagne comme on dit quelquefois. (Campane signifie petite cloche).

Somme toute le capelet n'est autre que l'hygroma du sommet du calcanéum Cette tare n'est pas grave en elle-même, mais difficile à guérir ; elle déprécie les chevaux de luxe.

On la doit aux chocs (animaux frappant dans les bat-flancs, qui se heurtent en tournant dans leur stalle, etc.). Supprimer ces causes et soigner par des fondants énergiques. Quelquefois, si on prend la tare dès le début, la teinture d'iode donne de bons résultats. Quant à l'application de craie mélangée de vinaigre, on peut dire qu'elle produit autant d'effet qu'un cautère sur une jambe de bois.

On ne doit pas confondre le capelet avec l'engorgement accidentel et momentané de la pointe du jarret par suite de repos prolongé à l'écurie ; cet engorgement disparaît par l'exercice.

Varices. Celles du jarret sont dues à une dilatation de la saphène. On la distingue du vessigon articulaire en comprimant la veine et la confusion est impossible.

« Comme on le voit, dit M. Bouley, les altérations dont le jarret peut être le siège sont nombreuses, variées, et souvent d'une gravité extrême. On peut les rencontrer dans toutes les parties constitutives de cet appareil complexe : dans les os, dans les synoviales qui les lubrifient, dans les ligaments qui les unissent, dans les tendons et dans leurs gaines de glissement, et enfin dans le tissu cellulaire sous-cutané. La peau, elle-même, peut présenter quelques lésions paticulières, mais d'une importance tout à fait secondaire quand on la compare à celle des parties intactes de la région.

« Le nombre et la gravité des altérations que ces parties peuvent subir s'expliquent par le rôle si considérable que remplit le jarret dans la fonction locomotrice.

« C'est dans son centre qu'aboutissent les pressions du poids du corps, transmises par le tibia ; c'est sur le levier que ses os propres concourent à former avec les métatarsiens, que se concentrent les efforts des muscles qui, par l'intermédiaire de ce levier, impriment à la masse du corps son mouvement en avant. Lorsque cette masse, soulevée du sol, y revient, après son mouvement accompli, le jarret est encore un centre où aboutissent les réactions de bas en haut qui se produisent au moment de cette rencontre. Enfin, quand le cheval se cabre et que son poids tout entier s'accumule sur le bipède postérieur, les muscles moteurs du jarret deviennent alors moteurs de tout le corps sur le jarret immobile, et contribuent, pour une grande part, à l'élever et à le maintenir dans cette attitude, où le tibia transmet au centre de l'articulation une si grande somme de pressions. Si l'on considère, maintenant, que dans l'état de domesticité, les efforts auxquels le cheval doit se livrer ont pour but, non pas seulement la translation de son corps, mais encore celle des poids qu'il porte, ou qu'il doit mettre en mouvement à l'aide des machines dont il est le moteur, on comprendra comment et pourquoi la résistance des différentes parties de son appareil locomoteur est si souvent surmontée par l'intensité des forces qui entrent en jeu pour en faire mouvoir les ressorts, intensité qui doit être si supérieure à celle qui serait nécessaire si c'était le corps de l'animal seulement qui dût être déplacé. Ces conditions spéciales du fonctionnement de la machine du cheval donnent la clef de toutes les altérations que nous avons signalées dans la région du jarret, ce rouage si important du mécanisme chevalin. »

Quarante-et-unième Question

Des proportions.

Le mot proportion signifie harmonie. En extérieur la signification de ce mot est conservée et on entend par *proportions* l'accord qui doit exister entre les différentes parties du corps du cheval, d'une part ; entre chacune d'elles et leur tout d'autre part.

Cette harmonie constitue la *beauté* et aussi la *bonté* si les proportions à rechercher ont été admises non d'après une question de mode, mais en observant les lois immuables de la mécanique animale.

Chaque auteur d'hippologie a cru devoir fixer sur ce point des règles particulières en prenant comme unité de mesure une partie du corps du cheval. Pour le plus grand nombre, c'est la tête qui a obtenu les suffrages.

Il serait superflu de chercher à retenir des chiffres qui ne signifient rien et même de suivre dans tous leurs détails les exposés de chaque théorie. Les proportions se fixent dans l'œil au bout d'un temps plus ou moins long de pratique et en détaillant beaucoup les chevaux d'après les indications d'un homme de cheval. Il est indispensable d'opérer sur des chevaux qu'on a vu à l'œuvre parce que la conséquence de telle ou telle conformation se grave bien mieux dans la mémoire

Les bases principales de cette gymnastique de l'œil sont les suivantes :

Entre la tête et l'encolure. Elles doivent convenir l'une à l'autre. Du reste lorsque ces parties ne se conviennent pas l'œil est choqué immédiatement.

Entre les précédentes et le corps. Ces parties servant de balancier et de contre-poids au corps, doivent être d'autant plus grosses que le corps est lui-même plus volumineux et inversement.

Entre le corps et les jambes. Ces dernières doivent être appropriées comme grosseur au poids qu'elles ont à supporter (coffre à avoine monté sur des allumettes, claquettes, etc.).

Entre l'arrière-main et l'avant-main. Si ces deux parties ne se correspondent pas, l'une ruine l'autre. Si un cheval est brillant et fort dans son avant-main, il faut chercher le point faible derrière et vice-versà.

L'animal parfait n'existant pas, on est forcé de le prendre tel qu'il est et d'admettre des compensations ; car souvent une qualité ou même un défaut compense un autre défaut, ainsi par exemple : une bonne hauteur et une bonne profondeur de poitrine font pardonner une certaine étroitesse de cette région.

Un garrot sorti se prolongeant très en arrière, une épaule longue et bien musclée rachètent une encolure trop courte mais bien sortie, etc., etc.

Nous n'en dirons pas plus sur ce chapitre que nous traiterons en détail au moment où nous parlerons de l'examen du cheval en vente. Si nous en avons dit quelques mots, c'est simplement pour montrer qu'en fait de proportions le meilleur système n'est guère applicable d'une façon pratique si ce n'est pour un sculpteur ou un peintre. Mais pour l'homme de cheval, l'application raisonnée et juste des compensations seule, fait juger de sa valeur. Peu importe qu'il sache par cœur toutes les mesures de Bourgelat ou d'un autre. Il vaut même mieux qu'il les ignore car le cheval obtenu au compas n'a jamais existé.

A titre de curiosité, au point de vue théorique seulement, il est cependant bon de connaître d'une façon sommaire, comment les divers auteurs entendent les proportions. Nous allons donc en dire quelques mots en faisant à grands traits l'historique de la question. Abou-Bekr, auteur arabe du XIVe siècle, donne déjà des proportions dans son livre le *Nàcéri*.

Frederice-Grisone en parle aussi dans son *Arte di Cavalcare* (1565). *Bourgelat*, fondateur des écoles vétérinaires (1712-1779) est le premier auteur qui donne une étude détaillée des proportions. Son unité de mesure est la tête mesurée entre la nuque et l'extrémité de la lèvre supérieure. Cette base est divisée en trois primes, chaque prime en trois secondes, chaque seconde en vingt-quatre points. Avec ces subdivisions, Bourgelat fixe d'une façon immuable chacune des dimensions du cheval. Ainsi deux têtes et demie égalent la hauteur du garrot à terre et la longueur du corps de la pointe du bras à la pointe de la fesse et ainsi de suite.

Basé sur un principe faux, ce genre de proportions ne peut donner des résultats exacts.

Depuis beaucoup d'autres systèmes ont été exposés. L'Anglais Saint-Bel a mesuré Eclipse et l'a pris comme type. Vallon, le colonel Duhousset ont également leur système particulier.

Le général Morris (alors capitaine) fit paraître en 1835 son « *Essai* » sur l'extérieur du cheval. Il y exposait la théorie de la *similitude des angles et du Parallélisme des rayons*. Tous les rayons inclinés forment d'après le général, des angles de 45 degrés avec l'horison et de 90 degrés avec les autres rayons. Cette théorie fut réfutée par beaucoup d'hippologues et entre autres par le capitaine Raabe. Elle a cependant trouvé des partisans, et dans ces dernières années on l'a reprise mais en la modifiant.

Selon nous l'opinion de M. Richard, du Cantal, est la seule vraie. Cet homme de cheval n'admet aucune règle fixe. Quelques principes immuables parce qu'ils sont conformes aux lois de la mécanique sont les seules bases qu'il accepte.

« Les Arabes dit-il, qui connaissent bien mieux le cheval que nous, *parce qu'au lieu de l'avoir étudié dans les livres, ils l'ont étudié dans la nature*, sont loin d'avoir une opinion conforme aux proportions de Bourgelat.

« Pour eux, lorsqu'un cheval a plus d'étendue du sommet du garrot au bout du nez que de cette partie à la pointe du tronçon de la queue, le cheval est dans de bonnes proportions ; il n'en est pas de même dans le cas contraire. Voilà tout leur système.

« En outre ils considèrent comme une bénédiction tout cheval qui a la croupe aussi longue que les reins et le dos réunis.

« Le cheval de race, disent-ils encore, est bien proportionné. Il a les oreilles courtes et mobiles, les os

lourds et minces, les joues dépourvues de chair, les
naseaux larges comme la gueule du lion, les yeux beaux,
noirs et à fleur de tête ; l'encolure longue, le poitrail
avancé, car le cheval dont le poitrail est enfoncé et les
épaules perpendiculaires doit être fui comme la peste ;
le garrot saillant, les reins ramassés, les hanches fortes,
les côtes de devant longues et celles de derière courtes,
le ventre évidé, la croupe arrondie. les testicules serrés
et bien sortis, les rayons supérieurs longs comme ceux de
l'autruche et garnis de muscles comme ceux du chameau,
les saphènes peu apparentes, la corne d'une seule couleur
et noire, les crins fins et fournis, la chair dure et la
queue très grosse à sa naissance, déliée à son extrémité.

« Il doit avoir en résumé :

QUATRE CHOSES LARGES :	QUATRE CHOSES LONGUES :	QUATRE CHOSES COURTES :
Le front	L'encolure	Les reins
Le poitrail	Les rayons supérieurs	Les paturons
La croupe	Le ventre	Les oreilles
Les membres	Les hanches	La queue

« Toutes ces qualités dans un cheval prouvent d'abord
qu'il y a de la race et aussi qu'il est à coup sûr un bon
coursier, car sa conformation tient tout ensemble de celle
du lévrier, de celle du pigeon et de celle du mehari
(chameau coureur) ».

Pour terminer, nous disons avec M. Pierre, que deux
lignes droites que nous supposerons passer l'une par la
pointe de l'épaule et le sommet du garrot, l'autre par la
pointe de la fesse et l'angle de la hanche, doivent se
rencontrer à une petite distance au-dessus du dos et un
peu en arrière du garrot.

Placé là, le point d'intersection de ces deux lignes in-
diquera une épaule bien renversée, une bonne obliquité
de la croupe, et des hanches bien placées, c'est-à-dire
plutôt basses que hautes.

Situé très haut, il sera la conséquence d'une épaule
droite et d'une croupe avalée ; placé au-dessous de la
ligne du dos il devra sa position fâcheuse à une épaule

oblique, il est vrai, mais surtout à une croupe horizontale toujours accompagnée de jarrets placés en arrière de la ligne d'aplomb.

Enfin, plus le point de rencontre dont nous nous occupons sera en avant, plus la croupe sera horizontale et l'épaule droite ; plus il sera placé en arrière, au contraire, plus l'épaule et la croupe seront obliques.

Quarante-deuxième Question

Des aplombs en général — Aplombs des membres antérieurs vus de profil.

Le mot aplomb, en extérieur, signifie répartition régulière du poids du corps sur les extrémités ou mieux une direction des membres sous la masse, à la fois favorable à la station et au mouvement.

Lorsque les quatre membres d'un cheval, considérés sur toutes leurs faces, auront leur axe vertical tombant sur les quatre angles d'un rectangle, dont la longueur sera les cinq sixièmes environ de la hauteur du corps, prise du sommet du garrot à terre, et la largeur le quart, les membres seront dans leur aplomb parfait.

La base de sustentation sera exactement en rapport avec la hauteur, la largeur et la longueur du corps. La répartition régulière du poids de la masse rendra l'équilibre stable, et les membres, ainsi placés, se trouvant au milieu du cercle de leurs mouvements possibles, pourront se déplacer en tous sens, sans perte de temps et sans travail inutile.

Les aplombs sont *réguliers* ou *irréguliers*. Ils sont réguliers lorsque les membres remplissent les conditions énoncées ci-dessus. Ils sont irréguliers dans le cas contraire.

On juge de la régularité ou de l'irrégularité des aplombs (le cheval étant immobile et bien placé), par l'abaissement de certaines lignes verticales, partant de différents points du corps et descendant jusqu'à terre.

Dans la pratique, on ne se sert jamais d'un *fil à plomb*; il suffit à un homme exercé d'abaisser, par la pensée, des perpendiculaires partant des points que nous allons indiquer pour remplacer très bien les lignes que marquerait réellement ce fil à plomb.

D'une façon générale, les défauts d'aplomb prédisposent le membre à une usure prématurée. Les allures en sont toujours ralenties, et l'animal plus sujet à butter, lorsqu'il ne rachète pas ce défaut par une énergie suffisante.

Les aplombs des membres sont examinés de *profil* et de *face*.

1° Une verticale abaissée de la pointe de l'épaule doit tomber sur le sol à dix centimètres en avant de la pince.

Si la verticale tombe plus près du sabot, le cheval est *campé* du devant. Cette mauvaise direction se manifeste chez les chevaux usés ou fatigués. L'arrière-main surchargée se tare rapidement. Les allures sont généralement peu rapides.

Si la verticale tombe plus loin du sabot, le cheval est *sous lui* du devant. Ce défaut est très commun et le signe d'une usure des membres antérieurs. Le cheval flageole au repos, rase le tapis en marchant, butte et forge. Cependant, ici comme partout, la pratique n'est pas toujours d'accord avec la théorie.

2° Une verticale abaissée du tiers postérieur de la partie supérieure et externe de l'avant-bras, doit partager le genou, le canon et le boulet en deux parties à peu près égales et tomber à quelques travers de doigts en arrière des talons.

Le genou est dit *arqué* lorsqu'il se trouve en avant de cette verticale. Il vacille ce qui nuit à la solidité du cheval et est un signe d'usure. On rencontre cependant beaucoup de chevaux solides bien qu'arqués.

Le genou peut occuper la même position mais dès la naissance. On dit alors que le cheval est *brassicourt*. Ce genre de genou ne vacille pas. Cette conformation est très fréquente chez les chevaux de pur sang qui sont cependant aussi solides que les autres.

Cependant le cheval brassicourt s'use quelquefois plus vite qu'un autre ne présentant par ce défaut.

La disposition inverse fait dire du cheval qu'il a le genou *creux, effacé, de mouton*. Cette défectuosité est congéniale, nuit à la solidité et fatigue les fléchisseurs. Le genou creux est bien plus défectueux que le genou brassicourt.

Quand la ligne tombe trop près des talons, le cheval est *court* et *droit jointé*. Quand elle tombe trop loin, le paturon est au contraire *long* et *bas-jointé*.

Dans le premier cas les réactions sont dures et le cheval a tendance à se boulcter. Dans le second les réactions sont douces mais les tendons tiraillent et la ruine des extrémités arrivent promptement.

Quarante-troisième Question

Aplombs des membres antérieurs vus de face

Une verticale abaissée de la pointe de l'épaule à terre doit partager le membre en deux parties égales dans son axe longitudinal.

Le cheval est *serré du devant* lorsque les membres sont en dedans de cette verticale. Cette conformation prédispose le cheval à se couper et nuit à l'ampleur de la poitrine.

On le dit *ouvert du devant* lorsque les membres ont la direction inverse de la précédente. Cette disposition nuit à la rapidité des allures. Le cheval est plus fort, mieux établi sur sa base et plus solide. Chez le cheval de trait cette direction est plutôt un avantage. La verticale abaissée du milieu de la face antérieure de l'avant-bras doit partager le membre en deux parties à peu près égales. Si le membre dans son ensemble est en dedans de cette ligne, le cheval est dit *cagneux*. Dans ce cas le poitrail est large, les coudes font saillie en dehors et les pieds, plus ou moins rapprochées, ont la pince un peu tournée en dedans.

La direction inverse fait dire du cheval qu'il est *Panard* Cet écartement coïncide le plus ordinairement avec une poitrine étroite ou rentrée et des coudes très rapprochés du corps.

Ces deux conformations enlèvent au cheval de la vitesse et de la solidité, l'exposent à se couper et provoquent, dans le premier cas des bleimes aux talons internes et des coupures produites par l'éponge du fer. Dans le second, l'appui se fait sur le quartier externe. Ce défaut est moins grave que le précédent, mais il expose le cheval à se couper avec la mamelle du fer.

La déviation peut se limiter au genou. Si cette région est en dedans de la verticale le genou est dit de *Bœuf*. Cette conformation amène des distensions de ligaments, nuit à la vitesse et à la solidité. Dans le cas contraire le genou est *cambré* ce qui présente des inconvénients aussi graves.

19

Quarante-quatrième Question

Aplombs des membres postérieurs de profil ; de derrière.

Une verticale, abaissée de la pointe de la fesse, doit rencontrer la pointe du jarret, longer la face postérieure du canon avant d'arriver au sol.

Si cette ligne tombe trop en arrière, le cheval est *sous lui* du derrière. Cette fausse direction, ordinairement liée à des jarrets coudés, est une cause de surcharge pour les membres postérieurs, et de fatigue pour les boulets ; de plus elle raccourcit les allures, expose les chevaux à forger et la chasse manque. Quand la ligne tombe trop en avant, le cheval est *campé du derrière*. Cette déviation qui surcharge l'avant-main coïncide le plus souvent avec des jarrets droits. Le cheval manque de force dans l'arrière-main et craint l'arrêt. Les aplombs des boulets postérieurs sont soumis aux mêmes règles que les antérieurs. Les chevaux peuvent être *long* et *bas-jointés*, *court* et *droit-jointés* du derrière ; ces défauts ont les mêmes inconvénients qu'aux membres antérieurs.

Une verticale, abaissée de la pointe de la fesse à terre, doit tomber sur la pointe du jarret, un peu plus en dehors qu'en dedans, et partager le pied en deux parties, l'externe un peu plus forte que l'interne.

Membres postérieurs vus de derrière

Si le membre *dans son ensemble*, se porte en dehors de cette ligne d'aplomb, le cheval est dit *trop ouvert du derrière*. Dans ce cas le pied est souvent cagneux ; le membre possède une grande force d'impulsion mais l'arrière-main se fatigue vite. Beaucoup de trotteurs ont cette conformation. Par contre, si le membre se porte en dedans, le cheval est dit *serré*, ce qui donne aux membres peu de solidité et peu de chasse. Le jarret seul se porte-t-il en dedans, le cheval est dit *crochu*, conformation désagréable à l'œil et qui ralentit aussi les allures.

Quand la déviation a lieu en dehors, le cheval manque de solidité et les pieds sont presque toujours cagneux ; les jarrets sont vacillants. Dans les membres postérieurs, les pieds panards ou cagneux exposent, comme dans les membres antérieurs, le cheval à se couper.

Quarante-cinquième Question

Du pied — Parties contenues — Parties contenantes — De la corne — Renouvellement du sabot.

Du pied — Le pied est la partie inférieure de chaque membre, recouverte par une boite cornée appelée *sabot*.

Les pieds au nombre de quatre, sont distingués en *pieds de devant* et en *pieds de derrière*.

Le pied est admirablement organisé pour supporter le corps tant au repos qu'en marche. Il comprend des parties *contenues* et des parties *contenantes* ou envelloppes, l'une de *chair*, l'autre de *corne*, c'est cette dernière qu'on appelle *sabot*.

Parties contenues — Elles comprennent *deux os, deux cartilages, deux tendons, un coussinet de chair*.

Les deux os sont : la troisième phalange ou *os du pied* proprement dit et le petit sésamoïde ou *os naviculaire*.

Le premier a une forme semi-lunaire caractéristique. On lui reconnait trois faces : l'une *antérieure* correspond à la paroi, l'autre *supérieure* ou articulaire, la troisième *inférieure* ou *plantaire* excavée en forme de voûte qui est divisée en deux parties par la crête semi-lunaire. Cette crête sert de point d'attache à l'expansion terminale du tendon fléchisseur profond des phalanges.

L'os d'un pied de devant varie sensiblement avec celui d'un pied postérieur. Dans le premier la face inférieure est limitée antérieurement par une courbe représentant un segment d'ovale plus ouvert que dans le pied de derrière.

Le petit sésamoïde complète la surface articulaire de l'os du pied, comme les grands sésamoïdes complètent la surface articulaire supérieure du paturon. Comme ces derniers, il sert également de poulie de renvoi au tendon du fléchisseur profond.

Tendons extenseurs et fléchisseurs — Les muscles préposés à l'extension ou à la flexion du pied se trouvent autour des rayons supérieurs, dans la partie charnue du membre. Leur action s'exerce par l'intermédiaire des tendons.

Le pied est actionné par deux séries de tendons antagonistes : deux *tendons extenseurs*, qui se réunissent vers le milieu du canon pour se rendre ensemble dans la région phalangienne, et deux *tendons fléchisseurs.*

Nous avons déjà parlé de ces tendons nous n'y reviendrons pas. Disons seulement que le *perforant* après avoir traversé l'anneau du *perforé*, descend derrière le paturon pour s'insérer à la crête semi-lunaire de l'os du pied, après s'être encore infléchi sur la poulie formée par le petit sésamoïde. Son épanouissement, au moment de son insertion prend le nom d'*aponévrose plantaire.*

« De chaque côté de l'os du pied, sur les apophyses basilaires et rétrossales, s'insèrent deux plaques fibro-cartilagineuses qui semblent compléter latéralement en arrière et en haut, la surface cylindroïde de la troisième phalange. Ces plaques s'étendent en haut et un peu en avant de leur insertion phalangienne jusque vis-à-vis l'articulation de la première phalange avec la seconde, en se prolongeant de quelques centimètres en arrière de l'os du pied. Les fibro-cartilages débordent les parties correspondantes du bord supérieur du sabot, tandis que par le bas de leur face interne ils se continuent avec les faisceaux de tissu fibreux qui constituent le *coussinet plantaire.* »

« Ce nom sert à désigner plus particulièrement la partie fibreuse de l'appareil élastique qui se trouve entre les fibro-cartilages latéraux. La forme générale du coussinet plantaire est celle d'un coin qui serait placé en arrière et en dessous du pied. Son rôle comme son nom l'indique, est de faire l'office de coussinet élastique pour amortir les chocs du pied sur le sol. Sa texture est en raison de sa destination. Il est constitué par un canevas fibreux, plus ou moins serré selon les régions et dont les aréoles sont garnies par une sorte de pulpe jaunâtre, composée d'un mélange de fibres connectives, de fibres jaunes élastiques et de globules adipeux. Sa face supérieure se moule sur la partie réfléchie de l'expansion du tendon fléchisseur du pied ; sa face inférieure présente en dessous un renflement irrégulièrement pyramidal qui donne sa forme à la *fourchette;* en arrière, il constitue la région postérieure du pied qui s'étend des *glômes* de la fourchette au pli du paturon. »   PADER.

Parties contenantes. Elles comprennent deux enveloppes l'une de chair ou membrane *kératogène*, l'autre de corne.

L'enveloppe de chair ou *tissu réticulaire*, enveloppe les parties intérieures du pied ; elle est recouverte et protégée par le sabot.

Ce qu'on appelle enveloppe de chair ou *chair du pied* n'est autre chose que la continuation de la peau du membre, laquelle est modifiée dans son aspect extérieur et dans ses propriétés. Elle a une couleur rouge qui la fait ressembler à de la chair musculaire, c'est ce qui lui a fait donner son nom ; elle est beaucoup plus sensible, parce que ses nerfs sont plus développés ; enfin elle présente à sa surface des prolongements soit filamenteux, soit disposés en feuillets comme les pages d'un livre, grâce auxquels le sabot qui la recouvre lui est solidement attaché.

La grande sensibilité de la peau recouverte par le sabot donne l'explication des souffrances si grandes que les chevaux éprouvent à la suite des piqûres, des blessures, des foulures ou de toute autre cause, comme les resserrements, les pincements, les pressions susceptibles de déterminer de la douleur.

On distingue dans l'enveloppe de chair trois parties : le *bourrelet*, la *chair cannelée* et la *chair veloutée* appelée aussi *tissu velouté*.

Bourrelet. Le bourrelet qui doit son nom à sa forme renflée, est logé dans une gouttière circulaire du bord supérieur du sabot, auquel il est étroitement uni, grâce à une multitude de petits prolongements filamenteux appelés *villosités*, qui s'élèvent de sa surface et pénètrent dans la corne à une assez grande profondeur, par tout autant de trous qu'il y a de villosités.

Ces villosités sont des organes spéciaux de sensibilité par l'intermédiaire desquels le cheval perçoit les sensations à travers l'épaisseur de la corne. C'est le bourrelet qui est la matrice de la partie du sabot que l'on appelle paroi ou muraille, laquelle pousse incessamment, grâce à la formation continuelle, à la surface du bourrelet, de couches nouvelles de corne qui s'ajoutent aux anciennes et les charrient devant elles.

Le bourrelet périoplique est un petit cordon de chair placé au-dessus du bourrelet. Il secrète le périople. *Bourrelet périoplique.*

La chair cannelée ou feuilletée recouvre tout le pourtour du pied. Elle présente à sa surface une grande quantité de cannelures ou feuillets parallèles entre eux, descendant en droite ligne du bourrelet. *Chair cannelée.*

Les feuillets de chair sont solidement engrenés avec les feuillets de corne qu'ils secrètent.

La chair veloutée recouvre le dessous du pied. Elle doit son nom à une multitude de villosités qui forment à sa surface un fin gazon et pénètrent dans la corne où elles vont porter la sensibilité et le sang. *Chair veloutée.*

La chair veloutée secrète la sole et la fourchette.

Le sabot revêt et protège le pied. Il a la forme d'un cône à base inférieure, placé obliquement au bout du membre creux en dessous et fendu en arrière. *Enveloppe de corne ou sabot.*

Le sabot se divise en quatre parties savoir : *la Paroi, le Périople, la Sole, la Fourchette.* *Paroi.*

La Paroi ou muraille est la portion du sabot qui est visible quand le pied pose à terre. C'est une bande de corne en forme de croissant. Sa largeur diminue progressivement en arrière ; ses extrémités terminées en pointe, se replient en dedans, sous le pied, en encadrant la fourchette.

On reconnait à la paroi : *un bord supérieur*, creusé d'une gouttière où se loge le bourrelet et où la corne est secrétée ;

Un bord inférieur, en rapport avec la terre, par lequel la paroi frotte et use ; par ce même bord elle est soudée avec le pourtour de la sole. C'est dans cette région qu'on implante les clous pour fixer le fer.

Une face interne doublée de feuillets de corne blanche, souple, élastique ;

Une face externe recouverte par le périople.

Le périople est une bande mince de corne molle qui forme comme une espèce de couronne au sabot, et se soude en arrière avec la fourchette. *Périople.*

Le périople s'étend sur toute la paroi, sous forme d'un vernis brillant, mince, peu perméable à l'eau. Il protège la paroi contre la sécheresse et l'humidité.

Régions de la paroi La paroi a été subdivisée en plusieurs régions qui sont :

La pince ou partie antérieure.

Les mamelles (du dedans et du dehors) qui se trouvent de chaque côté de la pince ;

Les quartiers (interne et externe) qui occupent les côtés du sabot ;

Les talons (interne et externe) qui sont tout à fait en arrière.

Les arcs-boutants ou barres placés de champ sous le pied, sont les extrémités repliées de la paroi.

La corne de la paroi est molle du côté de la chair et dure à la surface extérieure. Son épaisseur est plus grande en pince, mamelle et talons qu'en quartiers ; plus grande au quartier du dehors qu'à celui du dedans.

C'est de l'épaisseur de la corne, de sa qualité, de sa direction que dépendent la bonté du pied et la solidité de la ferrure.

Sole La sole est le plancher du sabot. Elle forme, avec la fourchette et les barres, le dessous du pied. C'est un large croissant de corne, épais, aplati, emprisonné dans l'arc de la paroi.

Sa face intérieure bombée, est criblée d'orifices qui logent les innombrables villosités de la chair veloutée. La face en rapport avec le sol est creuse, dure, écailleuse. Chaque extrémité du croissant occupe l'angle compris entre le talon et la barre correspondante.

Fourchette La fourchette de corne recouvre le coussinet plantaire sur lequel elle se moule. C'est un coin de corne molle et élastique qui, à l'état de nature, pose sur le sol par sa portion renflée et élargie.

Elle est soudée, par côtés, avec les barres ; en arrière, avec le périople ; par sa face supérieure, avec la chair veloutée du coussinet plantaire.

La fourchette se divise en *pointe*, *corps* et *branches*.

La *pointe* est l'extrémité avancée dans la sole ;

Le *corps* est entre la pointe et les branches ;

Les *branches* ferment, en arrière, l'espace compris entre les barres.

Trois profondes tranchées, appelées *lacunes* sont situées : la *médiane* entre les branches de la fourchette et les *latérales* entre chaque branche et la barre correspondante.

Les pieds diffèrent entre eux savoir : ceux de devant de ceux de derrière et dans chaque bipède antérieur ou postérieur le droit du gauche.

Les pieds de devant sont larges, arrondis, évasés, à sole plus plate, à talons plus inclinés et plus rapprochés. *Différences entre les pieds*

Les pieds de derrière sont plus ovales, moins inclinés ; la sole est plus creuse, les talons plus écartés.

Un pied droit diffère d'un pied gauche en ce que le dehors du sabot est toujours plus oblique et plus évasé que le dedans.

« La corne du sabot est une matière solide, consistante *De la corne* tenace et élastique. Ses propriétés hygroscopiques sont assez développées. La corne absorbe assez facilement la vapeur d'eau, se gonfle et se ramollit très sensiblement lorsqu'elle reste assez longtemps exposée dans un milieu humide ; elle se dessèche, se resserre, devient dure et cassante dans un milieu chaud et sec.

« La substance cornée est assez mauvais conducteur du calorique ; elle se ramollit sous l'action directe du feu ; sous l'application du fer rouge, elle fond et brûle en dégageant une fumée épaisse. Les alcalis, principalement la potasse, la ramollissent, gonflent ses éléments, les désagrègent et les transforment en *kératine*. Les acides faibles altèrent lentement la corne concentrée, ils la désorganisent assez rapidement.

« La corne de la paroi, blanche dans ses parties profondes, passe, dans son épaisseur, généralement au gris pour arriver au bleu ardoisé, plus ou moins foncé, à la surface.

« C'est la coloration du bourrelet qui commande celle de la paroi, et, selon que celui-ci est plus ou moins foncé le sabot se rapproche plus ou moins du noir. Mais si le bourrelet est dépourvu de pigment colorant, comme cela se voit quand les membres sont terminés par des balzanes, la corne du sabot est, elle-même, blanche dans toute son épaisseur. Lorsque le pied n'est effleuré que sur une partie de son pourtour par une trace de balzane, la corne de la paroi est blanche seulement dans la partie correspondante. Les parois à corne foncée sont plus résistantes à l'usure et moins cassantes au choc que les parois de corne blanche.

De la nutrition
dans le pied

« Les os qui forment la base du pied, les ligaments qui les assujettissent les uns aux autres, les tendons qui les meuvent et la partie si différenciée du tégument qui protége le tout, sont également soumis aux lois générales de la biologie résumées par la nutrition.

« Les organes se développent en raison de leur fonctionnement et tout organe qui ne fonctionne pas s'atrophie. Cette loi est surtout vraie pour la partie tégumentaire du pied.

« La corne du sabot croit dans le sens de la hauteur. Au fur et à mesure que la corne s'accroit par sa partie supérieure, la paroi descend le long du pied, ou, plus exactement, le pied s'élève. Cette descente apparente se nomme *avalure*.

« L'usure est occasionnée à l'état de nature par le frottement de la face inférieure du sabot sur le sol ; elle est compensée par l'accroissement supérieur. Pour les animaux ferrés, c'est le maréchal qui raccourcit le pied avec son instrument tranchant.

« L'évolution des éléments cornés est d'autant plus active que les apports nutritifs sont plus abondants. Tout ce qui influera sur la circulation du pied aura donc son contre-coup sur la pousse du sabot.

« Le courant sanguin est particulièrement accru dans le pied, pendant l'exercice, par la mise en jeu de l'élasticité du coussinet plantaire. Les alternances de pression et de dépression qu'il éprouve, et qui sont d'autant plus rapides et plus actives que l'exercice est plus vif, en font une sorte de pompe aspirante et foulante, ou plutôt une sorte de cœur périphérique qui imprime une nouvelle impulsion au torrent circulatoire.

« Aussi quand, par suite d'une altération ou d'un repos trop prolongé, cet organe ne fonctionne plus régulièrement, voit-on survenir une atrophie générale du pied, atrophie qui est en raison même de l'arrêt ou de la diminution des fonctions du coussinet plantaire.

« Ce fait physiologique a une importance capitale dans l'étude des maladies du pied ; c'est là, en effet, qu'il faut chercher la cause de la plupart des affections qui atteignent le sabot des solipèdes.

« Mais les pressions qui mettent en jeu les propriétés du coussinet plantaire agissent aussi directement sur le bourrelet et le tissu velouté. A chaque foulée, le pied a une tendance à descendre dans le cylindre formé par la paroi ; cette tendance est peu marquée, il est vrai, mais elle est d'autant plus accentuée que l'impulsion a été plus vigoureuse. Ces régions essentiellement kératogènes subissent donc directement des pressions et des dépressions qui ont encore pour effet d'augmenter localement le courant sanguin et, partant, le phénomène de nutrition.

« Quand le pied acquiert une longueur exagérée par défaut d'usure, ou par le non-renouvellement de la ferrure on remarque que le sabot croît moins vite.

« D'après la théorie de l'*obstacle à la descente* due à Bourgelat et reprise par Bouley, l'excédent de corne ferait obstacle à la descente des couches de nouvelle formation. De là compression de la matrice et ralentissement dans sa sécrétion.

« Dans les pieds fourbus, le *coin* qui s'interpose entre la face antérieure de l'os du pied et la paroi, serait aussi un obstacle à la descente de la corne. Cette interprétation est antiphysiologique.

« En réalité ce n'est pas la corne qui descend mais le pied qui s'élève. Les cercles et les froncements plus ou moins étendus de la paroi sont le résultat d'une perturbation dans le fonctionnement des organes kératogènes.

« La ferrure, comme toutes les autres courses qui ont été invoquées pour expliquer la diminution dans l'activité de la pousse de la paroi, ne peut influencer la kératogénèse que par contre-coup.

« Faux est donc cet aphorisme de Bourgelat, réédité par H. Bouley : *parer jusqu'à la rosée c'est hâter la pousse de la corne* ; ainsi que cet autre, émis par Bouley et adopté par Goyau comme un principe fondamental de maréchalerie : la pousse de la corne aux différentes régions est en *raison inverse des pressions exercées.*

« La pousse du sabot et plus particulièrement la pousse de la paroi peuvent être activées ou retardées par les causes générales qui influent sur la nutrition de l'organe kératogène.

« Elle est activée par une nourriture riche et abondante, par l'exercice, les irritants locaux, en un mot, par tout ce qui a pour but d'augmenter l'afflux sanguin dans sa matrice.

« Elle est retardée par les causes inverses, les privations, l'excès de repos et tout ce qui peut amener l'atrophie du coussinet plantaire et du bourrelet.

« Toute cause contraire ou en dehors de ces principes, est illusoire.

Elasticité du pied

« L'ensemble des parties qui constituent le pied du cheval semble tout particulièrement organisé pour résister aux chocs, quelquefois énormes, résultant de l'impulsion du corps.

« Cet effet est obtenu, en dehors de la résistance des tissus corné et osseux, par un agencement de ces parties se prêtant à une certaine élasticité et à une décomposition des forces éminemment propres à l'atténuation des chocs.

« Le coussinet plantaire, situé entre deux corps résistants, la fourchette d'une part, et, de l'autre, l'os naviculaire et la partie inférieure du paturon qui le compriment doit en vertu du principe qui régit les corps élastiques, reporter l'effet de ses pressions dans tous les sens. Au moment de l'appui du pied, on voit le paturon s'incliner fortement et le coussinet plantaire se gonfler vers les glômes de la fourchette et vis-à-vis les fibro-cartilages qui sont repoussés en dehors.

« Si la fourchette ne porte pas en plein sur le sol, il y a affaissement des barres et de la région centrale de la sole ; les barres compriment la fourchette dans sa partie supérieure, tandis qu'elle s'étale sur sa face inférieure. Dans ces conditions, seul le bord supérieur de la paroi en talons et dans la région postérieure des quartiers éprouve de la dilatation.

« Mais pour que le bord inférieur de la paroi, en talons, participe également à cette dilatation, il faut absolument que la fourchette porte sur une surface dure et que les quartiers et les talons n'arrivent pas à l'appui. C'est ce qui se réalise par l'application bien comprise d'un fer à planche.

« On comprend alors que la fourchette, fortement appuyée sur sa face inférieure, s'étale au lieu de descendre, oppose une certaine résistance à la constriction des barres et que l'affaissement de la sole se traduise par la dilatation correspondante de la paroi. Cette dilatation du bord inférieur du sabot se limite à la hauteur des apophyses rétrossales de l'os du pied. »   (PADER).

Cette union intime est due aux villosités dont nous avons parlé et surtout à l'engrènement des feuillets de chair et de corne ce qui multiplie considérablement les surfaces en contact, lesquelles équivalent, au moins, à *cent* fois la surface du pied.

Union du sabot avec la chair.

Aussi l'arrachement du sabot est-il un accident fort rare et très grave qui nécessite ordinairement l'abatage du cheval.

Le sabot pousse et use sans relâche. La paroi pousse également sur tout son pourtour, mais comme elle frotte et use par son bord inférieur, sa longueur est toujours à peu près la même.

Pousse du sabot.

La sole et la fourchette ne peuvent acquérir une épaisseur exagérée, elles se dessèchent, se fendillent et tombent par écailles.

La corne pousse plus rapidement dans les pays chauds que dans les pays froids, en été qu'en hiver, sur le pied en santé que sur le pied malade.

En moyenne, un sabot met environ neuf mois pour se renouveler entièrement.

Le sabot à l'état de nature, conserve parfaitement sa forme et ses qualités, par suite des conditions suivantes :

1° L'élasticité est complète sur un pied dont la fourchette appuie en plein sur la terre ;

2° L'usure constante qui se produit maintient le pied d'une longueur convenable et dans un aplomb régulier ;

3° La sole a toute son épaisseur, et empêche les talons de se resserrer ;

4° Les poils de la couronne recouvrent et garantissent le bourrelet ; le vernis de la paroi protège le pied contre les alternatives de sécheresse et d'humidité ;

5° Enfin l'eau du sol, la rosée du matin, la fraîcheur de l'herbe, maintiennent le sabot dans un état d'humidité très favorable à la conservation de sa forme.

Quarante-sixième Question

Beautés du Pied. — Défectuosités

Le pied vierge de ferrure d'un cheval élevé sur un bon sol et suffisamment exercé est un type de beauté et de perfection. Comparé au pied ferré, le pied vierge est grand et fort, aussi large que long, bien d'aplomb : il constitue un solide support.

Vu de face, le beau pied est moins large en haut qu'en bas, plus évasé en dehors qu'en dedans, d'une égale hauteur sur chacun de ses côtés.

Vu de profil, la ligne de pince est moyennement inclinée ; la hauteur des talons est égale à la moitié au moins de la hauteur de la pince ; le bourrelet est régulièrement incliné, en ligne droite, de la pince aux talons.

Vu par derrière, le beau pied a des talons largement écartés, égaux et également élevés, qui tombent presque verticalement sur le sol, surtout le talon du dedans sensiblement plus vertical que l'autre.

Vu en dessous, le beau pied a la sole creuse et épaisse, la fourchette forte, saine et assez dure, les barres ou arcs-boutants ni trop droits ni trop couchés ; la pince et les mamelles de la paroi et de la sole sont fortement attaquées par l'usure.

La *corne* du beau pied est noire ou gris foncé, la paroi lisse et luisante, laisse voir sa structure fibreuse.

Le pied du cheval peut être défectueux :

1° Par défaut de proportion ;
2° Par défaut de conformation ;
3° Par défaut d'aplomb ;
4° Par défaut de qualité de la corne.

DÉFAUTS DE PROPORTION

Le pied trop grand est trop volumineux par rapport au corps qu'il supporte. Le cheval est souvent maladroit et exposé à se couper.

Le pied trop petit est trop peu volumineux pour le

corps. Les pieds petits sont souvent délicats, sensibles, exposés aux boiteries.

Pieds inégaux

L'inégalité des pieds est assez généralement grave ; le cheval a boité, boite ou boitera probablement du pied le plus petit.

DÉFAUTS DE CONFORMATION

Pied plat.

Le pied plat a la paroi évasée, les talons bas et largement écartés, la sole plate et peu épaisse, la fourchette forte, les barres inclinées.

Le pied plat est sujet à la bleime et à la foulure de la sole.

Pied comble.

Le pied comble a la paroi évasée, les talons très bas, la sole bombée et mince, la fourchette forte, les barres affaissées et infléchies.

Le pied comble est une modification du pied plat produite par la fourbure. Ce pied est sensible, délicat, souvent boiteux.

Pied long en pince.

Le pied long en pince, par suite de conformation, est allongé en pince, aplati et mince en quartiers, à talons souvent fuyants ; la sole de pince est généralement fort mince.

Le pied long en pince est disposé à se dérober.

Un pied ordinaire peut devenir un pied à pince longue par le fait du maréchal qui laisse la pince et abat les talons.

Pied encastelé.

Le pied encastelé est atteint d'un resserrement des quartiers et des talons. Ce pied est haut et droit, plus étroit en bas, resserré par côtés, à talons forts et rentrés, à sole creuse, à fourchette maigre, dure et remontée, à barres verticales.

La corne est dure, sèche, souvent jaune et infiltrée.

Les chevaux du midi et d'Afrique sont plus particulièrement exposés à l'encastelure.

Le pied encastelé est parfois sensible, douloureux même. Alors, au départ, le cheval marche comme sur des épines.

Pied à quartier resserré.

Le pied à quartier resserré a la paroi de ce quartier mince cerclée ; le talon du même côté chevauche le talon opposé et comprime les branches de la fourchette.

Le pied à un quartier resserré n'est pas d'aplomb, pousse peu, est souvent atteint de seime et de bleime.

Le pied à talons chevauchés n'a pas les talons sur la même ligne ; un des deux, presque toujours celui du dedans, surmonte plus ou moins l'autre. *(Pied à talons chevauchés.)*

Le talon surélevé est toujours rentré et serré. Le côté des pieds panards, cagneux, qui porte le plus de poids chevauche souvent l'autre côté. De même, en parant trop un côté du sabot, on peut, à la longue, le faire chevaucher.

Le pied à talons chevauchés n'est pas d'aplomb ; le talon surélevé pousse peu, et est parfois atteint de seime et de bleime.

Ce pied a les talons rapprochés l'un de l'autre, la sole creuse, la fourchette remontée et amaigrie. Il est souvent sensible et sujet aux bleimes. *(Pied ordinaire à talons serrés.)*

Il a les talons très rapprochés, eu égard au volume du pied. *(Pied plat à talons serrés.)*

La sole est plate ; la fourchette, très amaigrie en branches, est forte à son corps et à sa pointe ; les barres sont affaissées et incurvées.

Les talons serrés du pied plat poussent peu, sont souvent douloureux et atteints de bleimes.

Ce pied a les talons rapprochés surtout à la base et ployés en dedans sur la fourchette, dont ils écrasent les branches. *(Pied à talons serrés par le bas.)*

Les talons sont très faibles et sujets aux bleimes.

Les talons sont serrés au bourrelet et évasés par en bas. Ce pied a la paroi mince et est sujet aux seimes quartes. *(Pied à talons serrés par le haut.)*

DÉFAUTS D'APLOMB

Le pied paré de travers a perdu son aplomb et penche du côté où il est le plus paré. Le côté du sabot surchargé de poids finit à la longue par se resserrer, la paroi devient mince, le talon chevauche son voisin. *(Pied de travers.)*

Le pied paré de travers est l'origine du resserrement du quartier, du chevauchement des talons. Et si ces accidents se remarquent le plus souvent au pied antérieur gauche, c'est que ce pied est presque toujours plus paré en dedans qu'en dehors.

Pied panard.   Le pied panard a la pince tournée en dehors, le quartier du dehors est fort et évasé ; celui du dedans est relativement faible et resserré ; le talon du dedans chevauche souvent celui du dehors.

Pied cagneux.   Le pied cagneux a la pince du pied tournée en dedans ; le quartier du dedans est fort et relativement évasé, celui du dehors est plus faible et resserré. Le talon du dehors chevauche quelquefois le talon du dedans.

Pied pinçard.   Il appuie sur la pince qui est courte et droite ; les talons généralement hauts et écartés, ne posent pas sur le sol. Le cheval n'est pinçard que des pieds de derrière.

Pied rampin.   Le pied est dit rampin quand la paroi présente en pince une direction perpendiculaire et que les talons ont une hauteur égale à celle de la pince.

Pied à talons bas.   Il n'est pas d'aplomb. Le poids du corps porte en arrière et écrase les talons. Ceux-ci souvent bleimeux sont faibles, poussent peu et tendent à se resserrer.

Pied à talons hauts.   Le pied à talons hauts est concentré et fort ; la sole est creuse, la fourchette remontée.

Beaucoup de chevaux du midi, les mulets, ont des pieds à talons hauts.

Pied à talons fuyants.   Le pied à talons fuyants est trop incliné sous le membre.

Les talons étant longs et couchés, le poids du corps est jeté en arrière ; le cheval fatigue au repos et en marche.

DÉFAUTS DE QUALITÉ DE LA CORNE

Pied gras.   La paroi et la sole sont minces, molles, faciles à couper ; l'ouvrier est exposé à attaquer la chair par le boutoir et les clous.

Pied maigre.   Formé de corne mince, sèche et cassante. C'est un pied souffrant, qui pousse peu ; l'ouvrier doit craindre de le piquer et de le serrer par les clous.

Pied cerclé.   Présente des saillies circulaires et étagées à la surface de la paroi. Des cercles accusés et rapprochés sont d'un mauvais augure, la corne est alors sèche, cassante, écailleuse.

C'est celui qui présente une tranchée plus ou moins profonde entre ces deux parties du sabot. Pied à paroi séparée de la sole.

Ce pied est court, sensible, peu solide et pousse lentement. Le bord inférieur de la paroi est sec, cassant, exposé à se dérober ; la sole est mince, sèche, souvent infiltrée de sang.

Caractérisé par un manque de force et de consistance de la corne des talons. Il est exposé aux foulures et aux bleimes. Pied à talons faibles.

Le pied dérobé a le bord inférieur de la paroi irrégulier, déchiqueté, éclaté par places. Il ne peut donner attache aux clous à tout son pourtour. Les pieds gras, maigres, à talons faibles, à paroi séparée de la sole sont prédisposés à se dérober. Pied dérobé.

De très bons pieds peuvent se dérober par suite de mauvaise ferrure.

La classification des défectuosités du pied qui précède est tirée du manuel de maréchalerie. Nous l'avons citée la première en raison de son caractère officiel mais nous lui préférons la suivante due à M. Pader parce qu'elle est beaucoup plus logique.

« Les pieds peuvent être défectueux par suite :

1° D'atrophie.. Encastelure.	Pieds à quartiers resserrés, à talons serrés, à talons chevauchés, à talons serrés par en haut, etc.
2° De traumatisme dû à l'inhabileté du maréchal.	Pieds trop parés, parés de travers, à pince trop raccourcie, à talons trop hauts, à talons trop abaissés, à paroi râpée, brûlés, piqués, dérobés.
3° De mauvaise conformation.	Pieds plats (pleins, à oignons, etc.) grands, petits.
4° De mauvais aplombs.	Pieds panards, cagneux, trop inclinés (à talons fuyants), trop droits (rampins).
5° D'altération inflammatoire.	Pieds fourbus, combles, cerclés, bleimeux, seimeux, à kéraphyllocèle, à faux quartiers, à fourmillière, à foulure de la sole, serrés du bas, pinçards, eczémateux (crapaudine, fourchette échauffée, crapaud).

Toutes ces défectuosités ont été décrites, aussi nous ne reviendrons que sur l'encastelure, affection d'une grande importance et très fréquente.

On attribue presque toujours l'encastelure à l'action constrictive de la corne par sa dessication. C'est une hérésie physiologique, dit M. Pader, parce que si le fait était vrai, la paroi aurait plutôt une tendance à s'ouvrir qu'à s'enrouler.

L'effet de la coercition du fer par l'action des clous rencontre également de nombreux partisans. Ces prétendues causes de l'encastelure ne résistent pas à un examen sérieux.

On sait que les pieds non ferrés ne se resserrent pas si le cheval n'est pas condamné à une stabulation permanente. On sait aussi que de toutes les ferrures, celles qui permettent l'appui de la fourchette sur le sol (ferrures à croissant, Charlier, etc.) sont celles qui maintiennent le mieux le pied dans sa conformation physiologique.

« Ces remarques doivent attirer l'esprit sur l'importance de la fourchette et par suite du coussinet plantaire, car ce dernier ne fonctionne qu'imparfaitement quand la fourchette ne fait pas son appui sur le sol. Il ne fonctionne pas du tout quand le cheval est privé de l'usage momentané de l'un de ses pieds. Aussi cet organe s'atrophie dans les pieds malades restant longtemps sans fonctionner et chez les animaux qui font un service sur des terrains durs parce que la fourchette ne vient jamais à l'appui.

« Or, l'atrophie de cette masse centrale du sabot ne peut pas se produire sans entraîner la contraction de ses parties enveloppantes qui lui sont intimement liées et plus particulièrement les postérieures.

« Ce qui prouve encore que le resserrement du pied a pour cause une traction interne, c'est le resserrement presque toujours plus accentué du quartier du dedans. La paroi étant plus mince en quartier interne, doit en effet, céder plus facilement.

« Si au contraire, cette action était due à la puissance

de contraction de la paroi, l'effet le plus actif se produirait certainement du côté où elle est plus épaisse, c'est-àdire du côté externe. Le resserrement aurait surtout lieu par le bas alors qu'il débute toujours par la région du bourrelet qui correspond plus exactement aux fibro-cartilages et au coussinet plantaire.

Quarante-septième Question

De la ferrure — Son origine — Du fer.

Ferrure. C'est une opération qui consiste à rogner avec méthode l'ongle du cheval pour y ajuster, à l'aide de clous, un fer en forme de croissant.

Origine. L'origine de la ferrure est l'usure du sabot sur le terrain dur. Le premier fer fut trouvé dans le tombeau de Chilpéric Ier, mort en 489. Les anciens ignoraient cet usage, du moins si l'on en juge par les écrits d'Homère, de Xénophon, Virgile, Horace, Suétone, etc. Aussi attachait-on une grande importance à la dureté de la corne. On adoptait quelquefois une chaussure attachée au paturon par des lanières en tiges végétales (Bracy-Clark).

La ferrure fut introduite en Angleterre par Guillaume le Conquérant et en Italie au xii° siècle. Il y a encore certains pays (Barbarie, Kalmouks, Cosaques) où on ne ferre pas les chevaux.

Du fer. Le fer est une lame métallique destinée à protéger le pied du cheval.

Le fer à cheval est contourné sur lui-même, sa forme est celle du bord inférieur du sabot. Il comprend :

La pince, partie antérieure qui correspond à la pince de la paroi ;

Les mamelles du dedans et du dehors, situées de chaque côté de la pince ;

Les branches du dedans et du dehors qui s'étendent des mamelles à l'extrémité du fer et correspondent aux quartiers.

Les éponges, extrémités des branches correspondant aux talons.

Description Dans le fer on considère :

La face supérieure en contact avec le sabot ;

La face inférieure qui frotte sur le sol ;

La rive externe ou contour extérieur ;

La rive interne ou contour intérieur dont la partie centrale s'appelle la *voûte* ;

L'épaisseur, comprise entre les deux faces ;

La couverture, largeur du fer comprise entre les deux rives ; le fer est dit *dégagé* ou *couvert* suivant qu'il est étroit ou large ;

La tournure, forme donnée au fer pour lui faire prendre le contour du pied ;

L'ajusture, incurvation régulière et calculée de la face supérieure du fer ; l'ajusture est dite :

Bonne quand l'incurvation, suffisamment accusée en pince, diminue progressivement en arrière ; elle disparaît vers le milieu des branches pour laisser à plat les extrémités du fer.

Trop faible elle est insuffisante ;

Trop forte elle est exagérée ;

Entolée les deux branches fortement ajustées, sont éloignées du sol par leur rive externe ;

En bateau les branches au lieu d'être droites de la mamelle à l'éponge, sont incurvées de telle manière que la pince et les mamelles d'une part, les éponges de l'autre, ne portent pas sur le sol ;

De mulet la pince est relevée de court et le fer porte à plat des mamelles aux éponges ;

A éponges renversées les éponges au lieu d'être droites sont contournées en dessous ;

Mauvaise quand elle est irrégulière ; c'est le cas de celles qui précèdent.

On appelle *garniture,* la partie du fer qui déborde la paroi et élargit la surface d'appui ; *étampures* les trous carrés en nombre variable creusés à la face inférieure du fer et destinés à loger les clous.

Le fer est dit *étampé à gras* quand les étampures sont éloignées de la rive externe ; *étampé à maigre* dans le cas contraire ;

On nomme *contre-perçures* les petites ouvertures pratiquées au fond des étampures et livrant passage à la lame des clous ;

Crampons les replis du fer levés en éponges. Les crampons relèvent les talons et empêchent le cheval de glisser, mais le fatiguent beaucoup.

Mouche, petit crampon de forme carrée levé à l'éponge du dedans.

Pinçon, petite languette de fer levée en pince et quelquefois en mamelle. Le pinçon donne de la fixité au fer D'où le dicton. Un pinçon vaut deux clous. »

Quarante-huitième Question

Du fer français — Fer de devant — Fer de derrière — Caractères d'un bon fer — Fers exceptionnellement employés.

Le fer français présente quatre types : les fers de de- **Fer français**
vant, ceux de derrière et dans chaque bipède le droit et
le gauche.

Le fer de devant a une forme assez régulièrement arrondie, il porte 6, 7 ou 8 étampures, rapprochées en
pince, également espacées les unes des autres ; quand ce
fer est bien étampé, une ligne réunissant les deux dernières étampures entre elles le coupe en deux parties
égales. On lève rarement des crampons au fer de devant.

Le fer de derrière a une forme ovale ; il ne porte pas
d'étampures en pince, les deux dernières sont bien plus
rapprochées des talons que celles du fer de devant.

Le fer droit se distingue facilement du gauche : la
branche de dedans du fer est sensiblement plus droite et
étampée plus à maigre que la branche du dehors.

Les fers sont forgés à la main ou à la mécanique. Ce
dernier procédé s'étend de plus en plus, aussi les bons
forgerons deviennent très rares.

Dans l'armée, on forge à la main, ce qui vaut mieux à **Fer réglementaire**
tous les points de vue.

Dans l'armée, la ferrure ordinaire est réglementée par
la décision ministérielle du 27 avril 1870.

Dans chaque arme, la couverture du fer réglementaire
est la même de la pince aux éponges, pour le fer de
devant. Le fer de derrière est sensiblement plus couvert
en pince qu'en éponges. Celles-ci doivent se terminer
carrément bien qu'il y ait presque toujours avantage à les
arrondir, ce que tout le monde fait faire du reste.

L'épaisseur fixée par le règlement peut ne pas être
atteinte mais dans aucun cas elle ne peut être dépassée.
Elle varie entre 0,0125 (cavalerie de réserve) et 0,010
(chevaux arabes) ; pour les chevaux de trait elle est
de 0,014.

Les étampures sont au nombre de 6 pour la légère, 7 pour la ligne, 8 pour les autres armes.

Chaque corps possède des modèles types provenant de l'école de maréchalerie de Saumur et des calibres pour vérifier les fers confectionnés par les maréchaux.

Caractères d'un bon fer

Un bon fer doit être confectionné avec une matière première convenable, suivant la conformation du pied, les aplombs du cheval, le genre de travail auquel on le destine et le terrain sur lequel il devra l'exécuter. Les éponges doivent porter à plat sur les talons. Les étampures régulièrement distribuées doivent être éloignées des éponges et la branche externe avoir un peu de garniture.

Fers exceptionnellement employés

Nous n'en donnerons ici qu'une simple nomenclature, renvoyant à la question 53 (maladies du pied) pour voir leur usage.

Fer *demi-couvert* plus couvert et moins épais ;

Couvert encore plus couvert et moins épais que le précédent ;

A *pince couverte* plus de couverture en pince ;

Pinçard pince très couverte et épaisse ; pinçon large et haut, étampures en branche, crampons élevés ;

A *une branche couverte* ;

A *une ou à deux éponges couvertes* ;

A *pince tronquée* ;

Tronqué à la branche du dedans ; la partie tronquée en ligne droite est arrondie et privée d'étampures. Quand la branche interne est fortement tronquée elle est également privée d'étampures ;

A *une éponge tronquée* ;

A *croissant* demi-fer peu épais 4 ou 5 étampures ;

A *pantoufle modifiée* les éponges sont couvertes et repliées en dessous de façon à écarter les talons ;

A *caractère* légèrement couvert, peu épais : deux ou trois pinçons et des étampures distribués irrégulièrement.

A *plaque* avec une plaque en cuir, caoutchouc, cuivre ou métal couvrant le pied ;

A *glace* fer ordinaire muni de trous taraudés pour recevoir les vis aux éponges ;

A planche plus couvert et plus mince. Les éponges sont réunies par une traverse plus large que les branches.

A planche à crampon longitudinal la planche est repliée à son bord postérieur;

Fer Charlier (voir Question 52) ou la ferrure Charlier est complètement exposée.

———

Quarante-neuvième Question

Instruments de la ferrure française — Matières premières —
De l'affilure des clous — Signes auxquels on reconnaît qu'un
cheval a besoin d'être ferré.

Instruments. En garnison chaque quartier possède des forges et un
matériel fixe. En route, aux manœuvres et en campagne
de petites forges mobiles à raison d'une par unité sont
transportées dans les fourgons-forges et rendent beaucoup
plus de services que ces forges à quatre chevaux très longues à allumer et dont chaque régiment ne possédait
qu'un exemplaire.

En outre de ce matériel chaque maréchal doit avoir :

Un brochoir, marteau à enfoncer les clous et à frapper
sur le rogne-pied ;

Un boutoir, instrument tranchant servant à parer le
pied ;

Un rogne-pied, fragment de lame de sabre servant à
dériver les clous et à couper l'excédent de corne ;

Les tricoises, grosses tenailles servant à soulever le fer,
arracher les souches, couper et dériver les clous ;

Une râpe, lime à gros grains pour arrondir le bord
inférieur du sabot ;

Un repoussoir, poinçon pour faire remonter les
souches ;

Un tablier en cuir.

Une boîte à ferrer portative permettant au maréchal
d'avoir tous ses instruments sous la main et d'éviter de
laisser traîner à terre ses clous ou les souches ;

Tout ce matériel est transporté en route et aux manœuvres comme il le serait en campagne au moyen de
sacoches aussi mal comprises que disgracieuses. Leur
emplacement sur les flancs du cheval, leur mobilité leur
poids (14 kilogr.) en font un appareil ridicule dont la
suppression s'impose. Sans doute il faut emporter de
quoi rattacher quelques clous et même un fer ; mais il
n'est pas nécessaire de le faire dans des conditions aussi
défectueuses.

FER. — Le bon fer ou fer doux présente dans sa cassure des lames aplaties, fibreuses, mêlées de petits grains de couleur bleuâtre. Il plie et ne casse pas.

On emploie ce fer en fractions nommées *lopins*. Ceux-ci ont reçu différents noms suivant leur composition. Ainsi le lopin est dit :

Simple, lorsqu'il est formé d'un morceau de fer neuf ;

Bourru, lorsqu'il est constitué par des *deferres* ou de la *ferraille* ;

A quartiers branlants, (plusieurs quartiers réunis par un fil de fer);

A coquille (plusieurs morceaux de fer entre les branches d'une large coquille);

A vergette, petite barre de fer neuf très mince pour fer charlier.

CHARBON. — On emploie la houille ou le charbon de terre cassé très fin.

CLOUS. — Les clous servent à fixer le fer sous le pied du cheval. — On distingue le *clou ordinaire* qui comprend *la tête* formée de deux pyramides quadrangulaires tronquées et accolées par leur base ; le *collet*, la *tige* longue de 4 à 5 centimètres et où l'on remarque le *droit* et l'*inverse.*

Les clous sont désignés par des numéros qui indiquent leur nombre à la livre. Autrefois on les fabriquait à la main mais ils n'étaient pas réguliers, se rouillaient facilement et cassaient beaucoup. Actuellement les bons maréchaux n'emploient que le clou blanc à la mécanique, très régulier, facile à brocher parce qu'il pénètre mieux dans la corne et ne casse pas. Il est également bien moins sujet à la *retraite.*

On nomme ainsi une fraction de la lame pénétrant dans le pied alors que l'autre partie sort comme il convient.

Le clou à glace à tête carrée et tranchante. Il y a bien des espèces de clous à glace, le meilleur est le clou Lepinte surtout en modifiant légèrement sa tête. Nous en reparlerons à propos de la ferrure à glace.

Le clou vissé. — On taraude une étampure dans laquelle on visse un clou à glace (c'est la ferrure actuelle).

Ce clou est un crampon d'acier tronconique et à tête carrée adopté par décision ministérielle d'octobre 1890.

Affilure. On désigne ainsi l'opération qui consiste à raidir la tige du clou et à donner à la pointe une direction inclinée sur une de ses faces.

L'affilure est donnée mécaniquement dans le clou blanc qu'on emploie partout.

Signes auxquels on reconnaît qu'un cheval a besoin d'être ferré. Les sabots paraissent trop longs ; ils sont trop inclinés par suite de la pousse plus rapide de la paroi en pince qu'en talon ; le fer, ayant été porté en avant par la pousse de la corne, ne couvre plus complètement les talons et paraît court ; la garniture a plus ou moins disparu et, quelquefois, la corne déborde le fer en quartiers.

Au lever des pieds, on juge de l'éloignement du fer de la sole, seul indice vraiment exact de l'excès de longueur du sabot. On voit aussi, quelquefois, la fourchette n'être plus sur le même plan que les branches du fer qui la débordent, la sole se fendiller et s'exfolier sur toute l'épaisseur de la corne excédente.

Le cheval doit également être referré quand l'usure du métal est trop grande ou que les fers ne tiennent plus. D'ordinaire un cheval a besoin d'être ferré tous les 30 à 40 jours sans tenir compte de l'usure du fer. C'est cette règle qui est imposée aux abonnataires de l'armée.

Cinquantième Question

Cette ferrure est la plus ordinairement employée. Nous **Ferrure à chaud.** exposerons ses avantages et ses inconvénients dans la question suivante. Voyons tout d'abord comment elle doit s'exécuter.

Le maréchal qui ferre un cheval doit examiner :

Les aplombs de pied ferme ;
Les aplombs en marche ;
La nature et l'état du pied ;
La longueur du pied ;
L'usure du fer.

L'étude des aplombs de pied ferme indique si le cheval a de bons aplombs ou bien si, le membre étant vu de profil et de face, il ne présente pas l'un des défauts indiqués à cet article.

L'étude des aplombs en marche permet de voir si le cheval marche en ligne ; s'il est panard ou cagneux en marche, s'il se croise, se coupe, forge ; s'il est exposé à s'atteindre, se déferrer ou butter.

Cet examen donnera une première indication sur la façon de tourner le fer et de parer le pied.

L'examen du pied permet de constater si le cheval a un bon pied ou si, au contraire, il rentre dans l'une des défectuosités signalées.

La longueur du pied saute à l'œil au poser. Quand le pied est trop long il déborde le fer ; ce dernier est entraîné en avant par la pousse du sabot et le cheval marche sur la fourchette.

Au lever plus le fer est éloigné de la sole de pince plus il y a de corne à enlever.

L'usure du vieux fer permet de rendre compte si cette usure a été régulière.

Le cheval de trait qui travaille au pas use surtout en pince et à la mamelle du dehors.

Le cheval de selle bien d'aplomb, monté à toutes les

allures, nivelle régulièrement son fer, tout en usant davantage en pince.

Si l'usure est plus forte sur une branche que sur l'autre l'aplomb est mauvais, l'appui irrégulier.

Le cheval panard use en mamelle du dedans, le cheval cagneux en mamelle du dehors, le pinçard en pince seulement, etc. etc.

Forger le fer. Le lopin chauffé à blanc, ce qui se reconnait aux perles qui se produisent à sa surface est placé sur l'enclume à l'aide d'une tenaille *goulue*. Le maréchal frappe sur champ avec le *Ferretier*, l'aide frappe sur plat avec le *marteau à frapper devant*. Cette opération s'appelle *dégorger* ou *contre-forger*.

On donne la *tournure* en bigornant.

La première branche étant ainsi faite, on l'étampe. L'autre bout du lopin, chauffé à son tour, forme la deuxième branche.

Ensuite on *monte à cheval*, on *bigorne*, on *étampe*, on *contre-perce* et on *refoule* les éponges.

L'aide lève alors le pied du cheval en prenant les précautions voulues avec les chevaux difficiles. Eviter l'emploi du licol de force ou du tord-nez ; il vaut mieux employer le caveçon qui permet de donner la correction au moment où se produit la faute tandis que le tord-nez placé en permanence impose une douleur inutile et à laquelle le cheval finit par s'habituer. Certains maréchaux engagent même le bâton du tord-nez dans la sous-gorge du bridon et le laissent dans cette position pendant tout le temps du ferrage. Cette pratique idiote doit être sévèrement proscrite.

Le cheval doit être dressé au ferrage comme aux autres exercices et là comme partout, le meilleur moyen de contention est la douceur.

Citons enfin le *travail* qui n'est pas employé dans l'armée et un bridon électrique inventé par le capitaine de Place mais dont l'usage ne s'est guère répandu.

Certains chevaux absolument dangereux nécessitent même l'abatage pour être ferrés. Mais ce sont des exceptions.

Pour déferrer il faut :

Déferrer le pied

Avec le brochoir et le rogne pied faire sauter *complétement* les rivets, pour éviter les souches ; introduire ensuite sous la branche interne du fer, puis sous l'externe, un des mors des tricoises en le posant bien d'aplomb sur les arcs-boutants et sur la sole, qui servent de point d'appui.

Soulever alors avec beaucoup de mesure les premiers clous par un renversement des tricoises en dedans ;

Frapper sur le fer pour faire sortir de leurs étampures les clous soulevés ; les enlever un à un et les déposer dans la boîte à ferrer. Poser le mors des tricoises sous la voûte du fer, en faisant basculer l'instrument en arrière ; se garder d'arracher brutalement le fer pour ne pas faire éclater la paroi ; enfin chasser les clous avec le repoussoir si le pied est faible, sensible, malade.

Examen du pied déferré.

Le pied étant déferré, le maréchal le cure, l'examine de près, arrache les vieilles souches, voit si la corne est bonne, solide, intacte ; si le pied est gras maigre, etc.

On peut déferrer les quatre pieds, deux pieds ou un seul. On emploie le premier système sur un bon sol et quand on a tout son temps. Le travail est fait plus vite.

On déferre deux pieds seulement en commençant par ceux de devant si on opère sur le pavé. Déferrer un pied de devant et un de derrière, rendrait la tâche de l'ouvrier plus difficile en l'obligeant à conserver dans l'œil la forme différente des deux fers.

En route, aux manœuvres, et surtout en campagne on ne doit déferrer qu'un seul pied à la fois en commençant par le bipède antérieur.

Parer le pied

C'est le disposer à recevoir le fer, en le rapprochant de sa forme naturelle. La corne doit être enlevée de manière à mettre le sabot dans son aplomb régulier.

Le maréchal doit imiter l'usure naturelle et respecter ce qu'elle épargne.

Elle arrondit et écourte fortement la pince et un peu moins les mamelles ; intéresse la sole seulement à son pourtour antérieur, sans trop affaiblir sa soudure avec la paroi ; arrondit davantage en dehors qu'en dedans le bord tranchant de cette dernière; n'enlève de la sole, de la fourchette et des barres que ce qui se détache naturellement.

Le pied qui a usé naturellement est ajusté dans le sens de la marche et porte à plat des mamelles aux talons.

Il est maître de l'assiette du pied.

Tous ses efforts doivent tendre à :

> *Parer d'aplomb ;*
>
> *Parer au degré voulu.*

Parer le pied à fond c'est le rendre sensible, douloureux et favoriser son resserrement.

Laisser le pied trop long, c'est jeter le poids du corps en arrière, sur les talons et les tendons.

Parer trop la pince, c'est jeter le poids du corps sur cette région et y ralentir la pousse de la corne.

Parer trop les talons, c'est les surcharger, les porter à se resserrer, les empêcher de pousser.

Parer le pied de travers, c'est rejeter le poids du corps sur le côté le plus bas, en amener le resserrement, le chevauchement, l'empêcher de pousser.

L'importance de parer d'aplomb est considérable.

« En considérant l'influence de la hauteur anormale, soit de la pince, soit des talons sur la répartition du poids transmis par le canon entre les tendons et les rayons phalangiens, on pourrait croire, au premier abord, que l'abaissement relatif des talons, par exemple, doit soulager les tendons, puisque le paturon se redresse et que l'angle du boulet s'ouvre légèrement ; et réciproquement, que l'exhaussement des talons doit surcharger les tendons. Il n'en est rien.

« A l'état normal, quand le paturon des membres de devant forme un angle d'environ 150 degrés avec la direction du canon, les tendons ne participent que pour une très faible part au support des pressions transmises par l'os du canon aux grands sésamoïdes ; c'est surtout le ligament suspenseur du boulet qui est destiné à lutter incessamment contre l'antagonisme de la pesanteur à la manière d'une soupente élastique qui s'allonge sous l'effort qu'elle subit et revient quand il cesse, à ses dimensions primitives.

« Les tendons fléchisseurs ne font l'office que de cordes peu extensibles destinées à limiter l'allongement de cette soupente élastique et à opposer un obstacle infranchissable à la force qui tend à fermer l'angle articulaire. Pour jouer ce rôle d'organes passifs de suspension, les tendons fléchisseurs reçoivent les fortes brides qui les mettent dans une complète indépendance d'action vis-à-vis la partie charnue à laquelle ils font continuité.

« Dans les pieds à pince trop longue ou à talons trop bas, le tendon fléchisseur profond éprouve une traction permanente se traduisant par une poussée en avant du boulet et l'ouverture de l'angle métacarpo-phalangien. Ce tendon agit alors plus activement que ne le comporte son rôle normal et participe seul à l'action qui lui était dévolue en commun avec le fléchisseur superficiel lequel s'est plutôt relâché que tendu.

« Quoique cette irrégularité d'aplomb du pied amène un léger redressement du rayon phalangien, on conçoit sans peine que le tendon du perforant, supportant en permanence et principalement pendant l'inflexion du paturon dans les allures, un effort plus considérable que celui qui lui était destiné, ne suffise pas à une pareille tâche et présente fréquemment, des traces d'usure.

« Aussi l'ancien aphorisme, *abaisser les talons c'est fatiguer les tendons*, est toujours vrai, à la condition cependant de mettre « tendon » au singulier, vu qu'en réalité il n'y a que le tendon perforant qui fatigue.

« Dans le cas d'exhaussement des talons, le mouvement de rotation de l'os du pied se fait en sens inverse, sa face inférieure, sur laquelle s'attache le fléchisseur se porte en arrière. Le tendon par ce fait subit une détente et le paturon, moins maintenu, s'incline légèrement. Le perforé, au contraire, subit une traction, son attache étant portée en avant par l'inclinaison du paturon. Ce tendon plus tendu, supplée le fléchisseur profond, dans le support du boulet, de toute la part soustraite à celui-ci par le mouvement de l'os du pied.

« Ici l'aphorisme, *les talons hauts soulagent les tendons* est vrai pour l'un d'eux, mais, il ne l'est plus pour l'autre *les talons hauts soulagent le perforant aux dépens du perforé.*

« De ces considérations il résulte que le mieux, dans l'action de parer le pied, est de se conformer aux lois de la nature dont les résultats sont toujours en rapport avec les moyens. Il serait, en effet, aussi mauvais, chez le cheval fait, de vouloir absolument exhausser des talons naturellement bas que d'abaisser des talons naturellement hauts ; car, dans chacun des cas, les tendons dans leur longueur, comme les surfaces articulaires dans leurs rapports, sont en harmonie avec l'aplomb du pied.

« Cependant l'excès d'élévation de la pince est toujours plus nuisible que l'excès contraire ; cela tient à l'importance relativement plus grande du fléchisseur profond.

« Le fléchisseur superficiel n'agit que sur le paturon et n'est pour ainsi dire qu'un congénère accessoire du fléchisseur profond. Par sa division terminale et son moindre calibre, il se prête davantage à une extension modérée sans être lésé dans sa structure.

« C'est pour cela que l'on peut, dans certains cas, et sans inconvénient pour l'intégrité des tendons, relever légèrement les talons naturellement bas *au grand avantage des allures.* » (Pader).

Juger l'aplomb du pied. L'aplomb du pied paré se juge au poser et au lever.

Au poser, le maréchal s'assure de la hauteur respective de la pince et des talons, en se plaçant sur le côté du cheval, en face et à une certaine distance du membre.

Si le pied est d'aplomb, le maréchal constate que le talon a la moitié de la hauteur de la pince.

Un pied n'est pas d'aplomb quand il a la pince trop courte, trop longue, les talons trop bas, trop hauts.

Au lever, le maréchal peut juger avec la plus parfaite exactitude l'aplomb transversal du pied.

Tout membre vertical doit avoir une surface d'appui horizontale, coupant conséquemment à angle droit la direction du membre.

Si le membre vertical est plié au genou, si le pied est étendu sur le paturon dans la position qu'il a lors du poser, les conditions de son aplomb transversal sont évidemment les mêmes.

Pour juger l'aplomb transversal du pied de devant, il faut :

Faire lever et soutenir le membre demi-fléchi, par le canon ; le boulet, le paturon et le sabot tombant naturellement ;

Se placer bien en face du pied, tout contre le cheval, le corps incliné ;

Etendre le pied en l'entourant de ses deux mains et en plaçant un pouce sur chaque talon ;

Tirer le pied droit à soi, doucement et légèrement, en le faisant basculer en arrière à l'aide des pouces ;

Placer la surface d'appui verticalement au sol et regarder d'en haut, la tête penchée ;

Si la surface d'appui du pied coupe à angle droit la direction du membre, l'aplomb est bon.

Au contraire, l'aplomb est défectueux quand la surface d'appui est oblique par rapport à cette direction ; alors il faut parer le côté où le sabot est le plus élevé.

Pour juger l'aplomb d'un pied de derrière, l'aide lève le pied et place le canon sur sa cuisse, le paturon et le sabot tombant naturellement.

Le maréchal se place derrière et en face du pied et opère comme il a été dit pour le pied de devant.

Bien souvent, sur les pieds très déformés, il n'est pas possible d'obtenir du premier coup l'aplomb régulier mais on cherche à s'en rapprocher le plus possible et au bout de deux ou trois ferrures on y arrive.

Trop parer c'est rendre le pied sensible ; pas assez c'est laisser le sabot trop long. Il faut donc parer juste.

Le principe est le suivant : en talons aller jusqu'à la bonne corne, en pince jusqu'au sillon circulaire.

Quoique la pousse de la corne soit égale à toutes les régions, le maréchal a généralement peu de corne à enlever en talons et beaucoup en pince. C'est qu'il existe toujours du jeu entre le sabot et la partie du fer privée d'étampures ; dès lors les talons s'usent en frottant contre les branches du fer, particulièrement aux pieds antérieurs.

En raccourcissant la pince, le maréchal attaque nécessairement la sole, mais seulement à son pourtour, comme le fait l'usure naturelle.

Partout ailleurs il doit la respecter et n'enlever que les écailles se détachant naturellement.

Il faut ensuite : 1° raccourcir le sabot en faisant sauter carrément le sommet de la pince jusqu'à **2** millimètres du sillon circulaire ; la distance de la pince aux talons étant moindre, les boulets et les tendons sont soulagés ; 2° arrondir le bord externe de la paroi pour l'empêcher de s'éclater ; 3° Enlever l'excédent des barres ; 4° faire la toilette de la fourchette ; ce nettoyage donne de l'air aux lacunes et évite les atteintes de la pourriture.

Le pied doit être entièrement paré avec le rogne-pied et dressé avec le boutoir. Ces instruments sont maniés parallèlement à la surface d'appui. Le pied est ainsi paré d'aplomb et l'on évite d'*entrer en quartier* ce qui met le maréchal dans la nécessité d'abattre la pince et les talons c'est-à-dire de parer à fond.

Le maréchal doit se tenir en garde contre la facilité plus grande qu'il a d'enlever de la corne en dedans du pied gauche et en dehors du pied droit.

Le pied méthodiquement paré a sa forme naturelle et conserve toute sa force : la surface d'appui est horizontale ; les mamelles sont arrondies ; la sole a toute son épaisseur et les barres toute leur force ; la fourchette est ramenée à sa forme et à son volume ordinaire.

Le cheval dont le pied est fort attaque franchement le pavé.

Préparer le fer. Cette opération terminée, il faut trouver un fer approprié, car le maréchal doit fabriquer ou choisir le fer pour le pied et non ajuster le pied au fer.

Le bon fer de devant a une bonne forme ; il est arrondi, presque aussi large que long ; les deux branches d'égale longueur, celle du dedans plus droite. Il a la même couverture partout, les éponges un peu dégagées et carrément refoulées. Les étampures sont en rapport avec le fer comme nombre et comme grandeur ; les deux étampures de pince sont sur la même ligne, à égale distance du bout de l'éponge et percées à maigre ; les deux dernières coupent le fer en deux parties égales ; les étampures du dehors sont progressivement plus à gras, à partir de la pince ; celles du dedans toutes à maigre. Toutes les étampures sont également espacées, carrées, nettes, percées à fond et bien d'aplomb.

Bigorné d'aplomb, il doit présenter, vu de champ, la même épaisseur partout.

En dessous les contre-perçures doivent bien sortir.

Le bon fer de derrière vu du côté des étampures, la pince à soi, a une forme ovale, des branches d'égale longueur, celle du dedans plus droite ; la pince sensiblement plus couverte que les branches ; celle du dedans plus dégagée que celle du dehors ; les éponges carrément refoulées, la pince privée d'étampures ; celles des branches également à maigre à la branche du dedans et progressivement plus à gras à celle du dehors, de la mamelle au talon ; les deux dernières étampures des branches à une égale hauteur et assez rapprochées de l'éponge.

Toutes les étampures sont également espacées, carrées, nettes, profondes et bien d'aplomb.

De champ, le fer doit être bigorné d'aplomb et présenter un ou deux millimètres de plus d'épaisseur en pince qu'en éponges.

En dessus comme au fer de devant.

Le fer a beau remplir les conditions énoncées ci-dessus, il est nécessaire de lui faire subir une préparation avant de l'attacher.

A cet effet on le remet au feu pour que le maréchal mette les deux branches bien exactement de même longueur ; donne le tour du pied ; lève les crampons, le pinçon juste au milieu de la pince au fer de devant, un peu en dedans de la pince au fer de derrière ; déborde son fer, autrement dit donne une battue légère sur la rive externe, côté des étampures ; repasse l'étampe si besoin est ; donne la tournure, la garniture qui doit augmenter progressivement de la mamelle externe au

talon pour le dehors, du milieu du quartier interne
au talon correspondant pour le dedans.

La garniture doit être égale et de 5 à 7 millimètres à
chaque éponge sur les bons pieds. Sur les pieds resserrés, en raison directe du resserrement.

Elle est suffisante quand une verticale abaissée en
quartier près du talon, du bourrelet au sol. tombe sur
la rive externe du fer.

Il faut se rappeler que donner une garniture inégale,
c'est jeter du poids sur le côté le moins favorisé.

L'ajusture est une incurvation du fer formant une
convexité du côté du sol et une concavité du côté du
pied.

Pour les fers ordinaires, sur les pieds bien conformés,
l'ajusture est limitée aux pinces et aux mamelles. La pince
n'est relevée que de 4 millimètres ; à partir de la dernière
étampure les branches et les mamelles sont complètement
à plat.

L'ajusture du fer de derrière est moins prononcée ; 2 à
3 millimètres de relèvement en pince suffisent.

L'ajusture française imitée du mode d'appui du cheval
libre est parfaite si on la pratique bien.

Un pied ferré avec un fer bien ajusté, ne porte sur le
sol en pince et en mamelles que par la voûte du fer, à
partir du bord inférieur des étampures ; il porte partout
en branches et éponges.

Ainsi préparé, le fer est présenté chauffé au rouge
cerise et appliqué sur le pied après essayage. Il doit être
droit, c'est-à-dire que la lacune médiane de la fourchette
est à égale distance des éponges et que les talons ont une
égale garniture. Tout fer qui n'est pas droit doit être rec-
tifié sur l'enclume.

L'application du fer chaud signale les inégalités en car-
bonisant certaines parties trop en saillie. On les enlève avec
le boutoir ce qui s'appelle *blanchir le pied*. Il faut éviter
en faisant porter le fer de brûler la sole.

Une fois *porté* le fer est refroidi à l'eau et débouché,
puis on lui donne le *fil d'argent*, c'est-à-dire un coup de
lime au pinçon, au bord supérieur de la rive externe de

la branche du dehors, au bord inférieur de la rive externe de la branche du dedans.

Pour attacher le fer on le présente sur le pied, on juge la tournure, on arrondit au bord inférieur de la paroi en râpant de court, puis on affile les clous afin de les *brocher*.

Brocher un clou c'est l'enfoncer et le faire sortir à une hauteur égale et suffisante à la surface de la paroi. On les replie immédiatement d'un coup de brochoir donné de bas en haut.

On broche d'abord les deux clous de pince en commençant par celui du dehors, puis on broche les clous du talon en commençant par celui du dedans. Avoir soin dans cette opération de ne pas laisser pivoter le fer autour du premier clou broché.

Éviter de *piquer* le cheval c'est-à-dire d'enfoncer un clou dans la chair vive ou de le *serrer* en le logeant trop prés de celle-ci. Dans ce cas le cheval *compte* c'est-à-dire avance son genou et le retire sans interruption.

Brocher le reste des clous en évitant les *retraites* morceau de la lame qui entre dans le pied alors que l'autre sort au bon endroit.

Ceci fait, on *serre les clous* en frappant sur leur tête et en soutenant la portion repliée de la lame avec les tricoises, on *coupe* les lames les plus ras possible et on les *rive* en dégageant tout d'abord la place du rivet avec le rogne-pied pour enfoncer le *rivet* dans la paroi.

Le pied est alors posé à terre et on rabat le pinçon puis on donne un coup de râpe, le pied posant sur l'escabeau. Enfin on termine en faisant trotter pour voir si le cheval n'est pas gêné.

Les clous peuvent être brochés *trop à gras* quand ils sont implantés trop prés des parties vives ou trop haut ; *trop à maigre* quand les clous prennent une trop faible quantité de corne ; *en musique* quand les clous sont rivés à des hauteurs différentes.

Cinquante-et-unième Question

Signes auxquels ont reconnait une bonne ferrure — Avantages et inconvénients de la ferrure à chaud — Accidents qui peuvent se produire pendant l'opération.

Juger la ferrure. *Au poser* le bon pied bien ferré vu par devant et de côté, présente les conditions suivantes :

Les côtés du sabot sont égaux :

Le pinçon est au milieu du fer pour le pied de devant, un peu en dedans pour le pied de derrière ;

L'épaisseur du fer de devant est partout la même ;

Le fer de derrière est un peu plus épais en pince et porte parfois des crampons ;

Les rivets sont à une même et suffisante hauteur, également distants, courts, épais, incrustés entièrement dans la paroi ;

La pince vue de profil, est courte, droite du bourrelet aux rivets, arrondie à partir de cette ligne ;

Les talons ont la moitié au moins de la hauteur de la pince ;

La garniture commence après la mamelle du dehors, et augmente progressivement pour être de 5 à 7 millimètres en éponges ;

Le fil d'argent est tracé du pinçon à l'éponge.

Au lever. Quand le pied est bien ferré, le fer est placé *droit* sous le pied.

Le fer de devant présente partout la même couverture ;

Le fer de derrière est notablement plus couvert en pince ; la branche du dedans est plus dégagée et plus droite que celle du dehors ;

Le fer a une bonne ajusture : pince relevée suffisamment, mamelles également relevées, branches à plat ;

Les têtes des clous sont complètement enclavées dans les étampures et régulièrement espacées ;

La ligne abaissée de chaque tête de clou au rivet correspondant est perpendiculaire à la surface du fer ;

La sole visible a toute son épaisseur ;

Les barres et la fourchette ont eu la toilette faite ;

La main passée sur la paroi ne doit pas sentir les rivets, et constate la garniture en se promenant des quartiers aux éponges ;

Le paturon et le sabot tombant naturellement, on constate si les deux éponges sont sur la même ligne, coupant à angle droit la direction d'ensemble du paturon ;

Si les éponges sont également épaisses en branches et en voûte pour le fer de devant ; l'épaisseur légèrement plus forte de la voûte pour le fer de derrière ;

Le contact ou l'éloignement de la voûte du fer avec la sole ;

La ferrure à chaud dit Vallon ne date pas d'une époque très éloignée, car les premières citations ne remontent pas au delà de 1736 (Rey). Actuellement elle est à peu près la seule employée en Europe et on lui reconnaît les avantages suivants : Avantages et inconvénients de la ferrure à chaud.

1° Par elle, on parvient à mettre le fer en contact plus immédiat avec le pied, ce qui fait qu'il est moins susceptible de faire ressort et de produire des bleimes ; les clous ne sont pas ébranlés ; le pinçon s'encastre mieux dans la paroi ; les bavures adhèrent plus intimement à la corne.

2° Elle est d'une exécution plus rapide que les autres.

3° Elle est d'une exécution plus facile.

4° On a reproché à la ferrure à chaud de produire des brûlures de la sole, mais cet accident est très rare. La carbonisation superficielle de la corne, loin de nuire au sabot, contribue à sa conservation, lui donne plus de consistance, le rend moins hygrométrique et moins accessible à l'action de l'eau.

« La supériorité de la ferrure à chaud n'est plus contestée aujourd'hui.

Elle a été reconnue et déclarée par la société centrale de médecine vétérinaire. »

L'année dernière on a de nouveau expérimenté la ferrure à froid sous prétexte que les ouvriers militaires allaient faire défaut, grâce au service de trois ans et que si on pouvait encore espérer apprendre aux maréchaux à fixer des fers, il ne fallait pas songer leur apprendre à forger. Cette raison est spécieuse, on peut quand on veut. Il suffit d'envoyer les futurs maréchaux à la forge trois mois après leur incorporation, quitte à négliger pour eux quelques exercices accessoires et on aura encore des forgerons.

La ferrure à froid n'est pratiquée qu'accidentellement pour fixer un fer déjà ajusté comme ceux que les cavaliers transportent dans leur paquetage, mais les fers du commerce sont inutilisables sans avoir été remis au feu ; du reste nous reviendrons sur ce point en parlant de la ferrure à froid.

Le cheval peut être *brûlé* ce qui est très rare, *piqué* assez fréquent, avoir une *retraite*, une *enclouure*, la *sole comprimée par le fer*, la *sole chauffée*, le *pied serré*.

Accidents pendant la ferrure.

On soigne la piqûre à l'essence de térébenthine elle est généralement peu grave. La retraite est plus sérieuse. On doit déferrer et explorer le pied. Il faut amincir à fond la corne autour de la piqûre et appliquer des cataplasmes, des bains de pied, puis étoupade goudronnée et referrer à froid à 4 clous ; mettre une plaque ou des éclisses pour protéger la sole amincie. *L'enclouure* est une piqûre avec maintien du clou dans la plaie pendant un certain temps, ce qui provoque de la chaleur, de la suppuration et un décollement.

Pour le pied serré par les clous déferrer, donner un bain de pied puis referrer en brochant à maigre, graisser les pieds.

Si la sole est comprimée par le fer, déferrer, cataplasmes, bains ; puis fer léger, couvert, suffisamment ajusté pour ne pas porter sur la sole ; goudronner le pied.

Dans la sole brûlée la corne est jaune, pointillée de noir, souvent humide et décollée ; la plus légère pression provoque une vive douleur.

Dégager le point mortifié, panser suivant la gravité de l'abcès ou avec une étoupade goudronnée maintenue avec des éclisses ou une plaque ; ferrer à 4 clous. Bains de pied.

On peut voir également des blessures produites par des coups de rogne-pied ou plus souvent de boutoir. Elles sont peu graves bien que faisant boiter; faire prendre des bains suivis de graissage des pieds.

Cinquante-deuxième Question

Ferrure à froid — Ferrure anglaise — Ferrure Charlier —
Fers de course — Ferrure d'hiver — Ferrure à glace.

Ferrure à froid. Cette ferrure a été pendant quelques années la règle dans l'armée, aujourd'hui on en limite l'emploi aux cas de force majeure, en campagne et en garnison. (Décision ministérielle du 22 mars 1854).

Pour bien ferrer à froid il faut très bien parer le pied d'aplomb et à plat, dresser le pied à la rape et lui donner une ajusture rationnelle en pince et en mamelles, choisir le fer pour le pied en se guidant sur le vieux fer ou sur des mesures prises avec deux brins de paille ou un patron en papier, donner enfin au fer une ajusture très régulière avant de l'appliquer.

Le maréchal doit surtout éviter de *faire le pied pour le fer* ; trop souvent il modifie le pied avec le boutoir et la râpe pour lui donner la forme du fer. Avec les fers à la mécanique cette tendance n'a fait que s'accentuer.

La pratique de la ferrure à froid demande beaucoup plus d'habilité, de temps, de soin que celle de la ferrure à chaud. Elle est moins solide comme comme l'ont prouvé toutes les expériences faites à ce sujet.

Ferrure anglaise. La ferrure anglaise diffère de la ferrure française au double point de vue de la disposition du fer et de la manière de l'appliquer sous le pied.

Le fer anglais de devant est du même coup forgé, ajusté et rainé. L'ajusture prise aux dépens de l'épaisseur du fer divise la face supérieure en deux parties :

1° Une surface pleine extérieure, appelée *siège*, sur laquelle doit s'appuyer la paroi ;

2° Un *talus* intérieur qui correspond à la sole.

La face inférieure est plane et creusée près de la rive externe d'une profonde *rainure* pratiquée à l'aide d'une *tranche* verticale sur sa face gauche et taillée en biseau arrondi sur sa face droite. Elle est creusée plus à maigre à la branche du dedans qu'à la pince et la branche du dehors.

Les étampures sont percées dans la rainure à l'aide d'un

poinçon. Les contre-perçures doivent être à gras, en dehors et en pince, un peu plus à maigre en dedans.

Le fer de devant est également couvert et épais à toutes les régions, sauf en éponges qui sont plus étroites et plus épaisses, arrondies à leur bout et disposées en biseau, de la face supérieure du fer à la face inférieure.

Le fer de derrière, couvert et épais en pince est très dégagé et plus mince en branches. Celle du dehors, notablement plus couverte et un peu plus longue que celle du dedans, porte un crampon. Celle du dedans est très étroite surtout en arrière, où elle se termine par un épaississement considérable et progressif de l'éponge qui arrive à faire la même hauteur que le crampon de l'autre branche. L'éponge du dedans est en outre arrondie en biseau à son extrémité et un peu inclinée sous le pied.

Le fer anglais de derrière est rainé seulement en mamelles et en branches.

Il porte généralement un pinçon à chaque mamelle et plus rarement un seul pinçon en pince.

Le maréchal anglais tient le pied et ferre tout à la fois sans le secours d'un aide. Ses instruments sont le *brochoir*, un petit *rogne-pied*, le *couteau anglais* (drawing-knife) et une forte râpe.

Il passe sa jambe en dedans du membre du cheval, de manière à tenir le boulet et le canon entre ses cuisses en faisant appuyer le pied sur ses genoux sans trop le tirer en dehors, casse les rivets et déferre avec les tricoises.

Pour parer le pied, il enlève d'abord la corne dure avec la râpe, puis pare le pied avec son couteau en commençant par le talon externe dans les pieds droits, par le talon interne dans les pieds gauches. Le pied est ensuite égalisé à la râpe. Le maréchal prépare ensuite son fer et lui donne la tournure.

Il l'essaye et le lime avec grand soin, puis il l'attache avec des clous à tête carrée dont le collet est forcé dans l'étampure de telle manière que le clou fait en quelque sorte partie du fer.

Ce genre de clou a l'inconvénient de se casser souvent au collet sans que le maréchal s'en aperçoive.

Cette manière d'opérer seul demande une éducation spéciale mais à l'immense avantage de rendre les chevaux très dociles à la forge.

Nous l'avons vu pratiquer sous nos yeux par un ouvrier adroit et c'est vraiment merveilleux.

Ferrure Charlier. · Cette ferrure appelée aussi périplantaire a pour but de protéger le bord périphérique du pied contre une usure trop rapide et surtout contre les éclatements de corne. Par son procédé, Charlier met le pied dans des conditions essentiellement physiologiques, car il diminue considérablement le poids du fer et la sole et la fourchette participent à l'appui comme à l'état de nature.

Comme *tournure* ce fer a exactement la forme du bord inférieur du pied. Il est plus épais que large et un peu moins couvert à la branche interne. Il est bigorné obliquement de manière à ce que son bord extérieur suive exactement l'obliquité de la paroi ce qui rend sa face supérieure un peu plus étroite que la face inférieure.

La rive supérieure interne est arrondie à la lime. Les éponges sont arrondies et coupées obliquement selon la direction des talons.

On lève ordinairement un pinçon au fer Charlier, comme au fer français.

Les étampures sont ovales et contre-percées à gras sur la face supérieure du fer. Leur nombre et leur distribution rappellent celles des fers ordinaires sauf les deux étampures de pince qui sont toujours plus écartées.

Pour parer le pied, on enlève avec le rogne-pied, l'arête du bord inférieur de la muraille dans tout son pourtour. On forme ainsi une sorte de biseau d'environ 15 millimètres de hauteur et comprenant les deux tiers de l'épaisseur de la paroi. Ce biseau facilite la confection d'une feuillure dont la profondeur dépend de l'excès de longueur du pied. Dans tous les cas elle ne doit pas dépasser la moitié de l'épaisseur de la sole.

En pince elle est moins profonde qu'en talons où on l'approfondit de telle façon que le fer incrusté laisse la fourchette porter sur le sol. Cette rainure doit rester un peu moins large que la muraille n'est épaisse.

On se sert d'un *boutoir à guide* ou d'une *rénette à guide*. Enfin le fer chaud complète le tout en fixant son siège définitif.

Le fer est attaché avec des clous ayant la forme de l'étampure.

D'après son inventeur, cette ferrure est éminemment propre à permettre l'élasticité du pied, ce qui fait qu'elle rend assez rapidement leur forme normales aux pieds resserrés ; elle développe la fourchette atrophiée, guérit les bleimes, les seimes, etc. Enfin, par suite de l'étroitesse du fer et du frottement de la fourchette, elle a l'incontestable avantage d'éviter les glissades.

Malgré tout, cette ferrure est peu employée car ce n'est pas une ferrure de service. Elle est bonne tout au plus pour une demi-ferrure de devant et encore convient-il mieux de la considérer comme ferrure thérapeutique.

Ses inconvénients sont : des branches trop faibles qui se cassent près de l'étampure du talon ou s'écartent facilement en sortant de la feuillure.

Elle limite les pressions sur une surface trop restreinte, car la sole s'usant plus rapidement que le fer le laisse en saillie ce qui le fait supporter seul les chocs et les réactions.

Le manque d'incurvation du fer en pince amène l'usure prématurée dans cette région. Enfin, elle n'est pas à la portée de tous les maréchaux.

La substitution de l'acier au fer par le colonel Gillon, en Angleterre, a permi d'atténuer, par la dureté du métal, une usure trop rapide.

Ils sont fixés par des modèles types et des calibres déposés dans les corps. Autrefois le *poids* du fer était imposé, mais on a dû renoncer à ce procédé inapplicable. **Fers employés en France suivant les armes.**

« Pour le cheval de course on n'a à considérer dans **Fers de course.** ferrure ni le prix de revient ni la durée du fer. Avant tout, il faut un fer assez résistant pour supporter sans rupture ni déformation, les chocs imposés par l'allure rapide ou le saut d'obstacles, aussi léger que possible et ne gênant en rien l'appareil locomoteur.

« Dans ces conditions l'acier est le métal à employer.

« Un centimètre et demi de couverture en pince et mamelle du fer de devant, constitue une largeur suffisante pour le fer de course. Il va en se rétrécissant insensiblement vers les éponges où la couverture ne doit pas dépasser 1 centimètre. L'épaisseur, égale partout, est de 3 à 4 millimètres.

« Les étampures au nombre de six à huit sont pratiquées bien sur le milieu de la branche du fer. Celles de pince sont plus écartées que les autres pour ne pas nuire à la résistance du fer et pour ne pas gêner l'incurvation résultant de l'ajusture. Un pinçon assez épais est utile ; il augmente la ferrure et donne la solidité à la lame du fer sans augmenter beaucoup son poids. Les éponges arrondies ne doivent pas dépasser l'extrémité des talons. Le fer est ajusté selon la méthode ordinaire sur le pied paré comme nous l'avons dit, mais sans aucune garniture.

« Le pied de derrière est toujours ferré à *pince tronquée* et à double pinçon, mais ne diffère du pied ferré ordinairement que par une diminution dans la largeur et l'epaisseur.

« Le poids des quatre fers de course d'un cheval varie de 400 à 600 grammes. »   (PADER.)

On emploie aussi des fers anglais très légers ; souvent de simples lames de fer et même aucune ferrure pour les chevaux qui se coupent.

Ferrure d'hiver. — Elle est analogue à celle d'été, sauf qu'on pratique en branches deux trous taraudés destinés à recevoir le cas échéant les crampons à vis réglementaires.

Ferrure des chevaux de chasse. — On met une ferrure solide, résistante à l'usure et protégeant bien la sole. Par suite il faut un fer pas trop épais mais très couvert. On peut obtenir une protection plus complète par l'adjonction d'une plaque de cuir ou de métal.

Le cuivre doit être préféré au cuir parce qu'il est plus solide et dure plus longtemps et à la tôle trop cassante, parce que aussi une plaque de ce métal se moule mieux sur la sole et la fourchette et est moins sujette aux vibrations.

Avant d'attacher le fer, on goudronne la sole et les lacunes sont garnies d'étoupes tassées, afin d'empêcher la terre et le sable de venir se loger entre la plaque et le pied.

On peut diviser la ferrure à glace, ou mieux les nombreux procédés connus de ferrure à glace en *ferrure contre les glissades* sur le pavé ou le verglas et en *ferrure à glace proprement dite*. Contre les glissades on a imaginé : Ferrure à glace.

1° Des fers en substance molle (corne fondue, corne, gutta-percha, cuir de buffle, carton pâte, plaques de liège, papier, etc.).

2° *Des appareils de substances molles adaptés au fer* (caoutchouc, espadrilles en paille, en corde, etc.).

3° *Une substance molle dans la rainure du fer.*

4° *Des fers à évidements et à saillies* (fers à gorges, rainures simples ou multiples et de formes variées.

« Les fers en substance molle arrivent parfaitement au résultat désiré ; c'est-à-dire à empêcher les chevaux de glisser sur le pavé mais leur usure est rapide. De là, l'obligation de leur donner une certaine épaisseur peu compatible avec l'appui de la fourchette sur le sol.

« Les appareils en substance molle adaptés au fer, ne sont admissibles qu'autant qu'ils sont placés en même temps que le fer et fixés par les mêmes clous.

« Les patins en caoutchouc peuvent rendre de bons services pour les chevaux dont la fourchette est atrophiée ou qui nécessitent une ferrure à planche. Mais le prix de revient est fort élevé. (Patin-Lacombe).

« Les espadrilles et les coussinets en paille ou corde sont des en-cas qui peuvent rendre de très grands services à un moment donné mais ne constituent pas une ferrure proprement dite.

« Les fers à rainure ou gorge sont peu pratiques par suite de la difficulté de leur fabrication et de l'usure rapide de la substance incrustée (caoutchouc, gutta-percha, bois).

« La ferrure qui permet à la fourchette de faire largement son appui sur le sol met le pied dans les meilleures conditions de stabilité. Cela avait été bien compris par Lafosse, père et fils, il y a plus d'un siècle, et actuellement par MM. Weber, Souvigny, Distor, Lavalard, Aureggio, Poret.

« Pour la ferrure à glace proprement dite on a les fers à *crampons médiats* et *immédiats*,

« Le premier système est peu pratique par suite de son poids et de ses complications. C'est un fer mobile muni de crampons qui se met et se retire à volonté.

« Les crampons immédiats peuvent être *fixes* ou *mobiles*.

Les premiers comprennent les *crampons proprement dits*, les *mouches*, les *grappes* et les *oreilles de chat*.

« Les crampons mobiles sont très nombreux ; on peut citer :

1° *Les clous à glace brochés* en mamelles. Ils s'usent vite et leur remplacement est fréquent.

2° *Les clous rabattus sur le fer* (Delpérier). Leur forme est très variable. Leur inventeur les a nommés *clous rivés* ou *demi-lame*.

« Ce système a été modifié par le vétérinaire militaire Lepinte et adopté dans l'armée de novembre 1885 à octobre 1889. »   (PADER).

La tête de ce clou était à section carrée mais on peut la modifier et la rendre coupante et la solidité est beaucoup augmentée en mettant le clou de la branche interne dans le sens de cette branche et celui de la branche externe dans une direction perpendiculaire au premier.

C'est de beaucoup la meilleure ferrure à glace pour l'armée car elle est simple, pratique et peu coûteuse.

Malgré ces avantages, les crampons ont prévalu. Ils sont à vis.

Les crampons sont très nombreux également et peuvent être groupés en deux grandes catégories : *vis cylindriques*, *vis tronconiques*.

Après de nombreuses expériences on a adopté un *crampon à vis tronconique*, *à tête carrée sans épaule-*

ment ; deux trous sont taraudés en éponges et les crampons fixés à l'aide de l'étrier disposé pour former clef, (une échancrure rectangulaire dans la semelle). Contre la neige, pour empêcher celle-ci d'adhérer dans le creux du sabot, on se sert de fers garnis de semelles en gutta-percha, caoutchouc, cuir, dont on graisse la face inférieure.

Si l'on est en route et surpris par la neige, on chauffe la sole avec une pelle au rouge sombre pour bien la dessécher, puis on coule du suif jusqu'au niveau du fer. Le suif durcit par le froid et la neige ne peut botter.

Le savon noir pourrait, à la rigueur être employé dans le même but mais il est beaucoup moins adhérent.

Cinquante-troisième Question

Maladies du pied — Ferrure des pieds malades — Ferrure des chevaux ayant des défauts d'aplomb.

Seime.

On nomme ainsi les fentes de la paroi. Elles sont une des conséquences de l'inflammation de la membrane kératogène.

« Supposons que la matrice de l'ongle, par suite d'une altération dans sa structure, secrète sur un point, ou sur une surface peu étendue, une corne moins consistante que dans les régions voisines. Supposons, également, que la région correspondante du sabot subisse une ondulation peu étendue, mais souvent répétée, il sera facile de concevoir comment ce mouvement se transformera en une simple flexion, lorsque, par sa position, le point faible de la paroi correspondra avec le nœud de la vibration. Ce point le plus faible étant devenu le siège de mouvements de flexion continuels et la limite de la cohésion moléculaire étant atteinte, il en doit résulter une rupture.

« Tel est le mode de production des seimes. »

(PADER.)

Bien que pouvant se manifester sur n'importe quel point de la paroi, les seimes éclatent généralement en *pince*, en *quartier* et aux *barres*.

La seime en pince ne se produit généralement que sur les pieds de derrière des chevaux de trait atteints de crapaudine. Elle peut résulter d'atteintes profondes ou d'accidents à la couronne.

Il se produit des désordres dans la production de la corne, car au moment de l'appui, la région supérieure de la pince est sollicitée par une action centripète d'autant plus accentuée que le pied est plus droit ou Rampin. La fissure initiale s'agrandit peu à peu en activant l'état inflammatoire de la région. Les feuillets voisins constamment irrités secrètent une corne podophylleuse qui force les bords de la seime à s'écarter. Pour cette raison toute seime en pince se complique au bout d'un certain temps d'une sorte de kéraphyllocèle.

Seime-quarte. — Elle est presque toujours la conséquence du resserrement.

« On sait comment le bourrelet se modifie dans sa
forme, s'atrophie, devient sujet à des irrégularités de nutrition et à des phénomènes inflammatoires d'ou résultent
les cercles, la sécheresse et le peu d'épaisseur de la corne
en quartiers. Que la bleime, qui est toujours la conséquence de cet état de choses, devienne ascendante, que
l'inflammation intéresse l'origine de quelques feuillets
avec leurs séries de papilles coronaires, il se produira
fatalement un point plus faible dans la région du quartier.

« La physiologie du pied enseigne, d'autre part, qu'à
chaque foulée les fibro-cartilages, repoussés en dehors
par l'expansion du coussinet plantaire, impriment un
mouvement à la région supérieure des quartiers, le mouvement est d'autant plus sensible qu'on le considère plus
près des talons. Le point de moindre résistance, lorsqu'il
se trouvera quelque part en quartier, deviendra le point
d'inflexion de la paroi. Et, comme en pince, la rupture se
produira lorsque la limite de résistance aura été dépassée.

« Ici encore, les bords de la fente, par suite de leur
mise en mouvement par les alternances de l'appui et du
lever, sont un sujet permanent d'irritation et empêchent
la réparation naturelle de la lésion.

« Les désordres qui sont la conséquence de la seime
quarte sont en raison de l'ancienneté de l'accident : très
simples au début, ils se compliquent ensuite de la formation de faux quartiers ou de kéraphyllocèle, de la suppuration et même, quelquefois, de nécrose des régions correspondantes.

« Les seimes quartes se remarquent surtout en quartier interne, car c'est généralement celui-là qui est le plus
resserré. »   (PADER).

Seime en barre. — On la remarque surtout sur les
pieds plats, à talons serrés, à fourchette atrophiée et à
barres fortement inclinées.

Cette lésion s'accompagne toujours de **bleime. Il est**
rationnel d'admettre que l'inflammation a été antérieure
à la fissure constatée.

Traitement. — Il consiste en moyens préventifs pour empêcher leur production Ces moyens sont un traitement approprié pour les maladies du pied qui entraînent la formation des seimes.

Le *sifflet* n'a qu'une action illusoire car il ne modifie en rien les effets de pression qui se répartissent sur la couronne.

Les procédés locaux appliqués au traitement des seimes sont nombreux mais tous ont pour base le repos pour éviter les mouvements du pied et la fixation des bords de la fissure pour supprimer le pincement qui se produit. La suture se fait à la partie inférieure par un pinçon à chaque mamelle et en haut par des sutures métalliques soit à l'aide de clous (Soleysel) ou d'agrafes particulières (Vachette) dont le logement est pratiqué à l'aide d'un cautère spécial et la mise en place obtenue par une pince spéciale à mors de rechange. Les bains et les cataplasmes complètent le traitement et facilitent la guérison de l'altération initiale du bourrelet.

En cas de nécrose ou de décollement étendus on peut extirper toute la région dénaturée, mais en général, un amincissement en large biseau des bords de la seime, avec pansements antiseptiques, suffit dans presque toutes les complications.

Quelquefois la fente se produit en biseau ou la corne est trop mince pour implanter les agrafes, il faut alors amincir les bords de la seime et former un large biseau qui augmente la surface d'inflexion. La nouvelle corne se produit bouchant elle-même les bords de la fissure. Vis-à-vis du bourrelet on découvre à la rénette la matrice de l'ongle à l'origine même de la seime.

L'opération est complétée par une application de goudron avec ou sans cautérisation préalable. Pansement compressif pour empêcher la formation de bourgeons. Application vésicante sur la couronne pour hâter la sécrétion de la corne (onguent vésicatoire et pommade au bi-iodure de mercure mélangés en parties égales).

Bleime. « La bleime, dit M. Pader, qui a fait de cette affection une étude spéciale, ne consiste pas seulement dans l'altération du tissu velouté en talons, comme le pensent la plupart des auteurs, ni seulement dans l'altération du tissu feuilleté des mèmes régions, mais bien dans une inflammation générale des tissus sous-cornés en talons, débutant le plus souvent dans le tissu podophylleux.

« Les divers degrés que l'on reconnaît à la bleime correspondent aux divers degrés d'intensité de l'inflammation et aux désordres qui en sont le résultat.

« Le fait que tous les pieds à quartiers resserrés sont plus ou moins bleimeux, oblige à considérer l'encastelure, à ses diverses degrés comme la cause la plus générale de la production des bleimes. On ne trouve pas de bleimes dans les pieds bien conformés et si les pieds plats sont fréquemment bleimeux, c'est qu'ils ont presque toujours les talons serrés.

« Dans les pieds mal ferrés ou négligés, comme cela arrive quelquefois chez les poulains, l'inflexion anormale de la paroi peut être cause de bleime. Cela se présente lorsque, par suite du resserrement et du chevauchement d'un quartier, le pied en dehors de son aplomb fait surtout son appui sur ce quartier, la paroi, repoussée en dedans, comprime directement les tissus sous-cornés.

« De même, la pression des éponges d'un fer mal établi peut occasionner des foulures dans les talons trop parés d'un pied plat. ».

La bleime peut-être *sèche* quand la corne est simplement colorée en jaune et pointillée de sang; elle n'est pas grave et ne fait pas boiter.

Humide, quand la corne est ramollie, humectée de sang, légèrement décolée d'avec la chair; elle guérit vite mais fait boiter.

Suppurée, quand il existe des collections purulentes dans les cavités qui se sont produites dans la corne. Les décollements ont une étendue plus ou moins grande. La boiterie accompagne toujours cette dernière espèce de bleime dont la guérison est assez longue.

Traitement. — Etant donné la cause de la bleime, tout traitement devra supprimer la cause d'encastelure, ensuite l'appui des régions sensibles sur le sol, enfin favoriser l'expulsion des parties tuméfiées.

S'il y a des décollements les enlever à la rénette et pansement antiseptique légèrement compressif. Le pus indique le degré de décomposition : noirâtre, la sécrétion cornée est modifiée mais non suspendue ; blanc, il y a des délabrements profonds.

Le fer à planche complète le traitement qu'on doit diriger en évitant tout délabrement inutile. Bains émollients, étoupade goudronnée maintenue par une branche plus couverte, une éclisse ou un fer à planche qui combat l'encastelure et supprime les pressions douloureuses.

Sole foulée ou battue. C'est une contusion de la sole des quartiers ou de pince produite par une pierre engagée sous le fer et la sole, par la marche aux allures vives sur un terrain cailouteux et surtout si le cheval s'est déferré.

Bains de pied après amincissement du point foulé, graissage du pied, fer léger à plaque avec étoupade goudronnée.

Etonnement du sabot. Contusion de la chair feuilletée par suite de coups sur la paroi. L'étonnement du sabot fait boiter ; il est parfois suivi de suppuration et de fourmilière.

Amincir la paroi à la râpe sur le point douloureux. Guérir la boiterie par des cataplasmes ou des bains. Fer léger, plaques et étoupades goudronnées.

Fourbure. La fourbure est une inflammation de la chair feuilletée de la pince et des mamelles. Les sabots se congestionnent, la chair se gonfle et se trouve, par suite de son accroissement de volume, fortement comprimée entre l'os du pied et la paroi.

La fourbure attaque surtout les pieds de devant. Ses causes sont :

Une nourriture trop abondante.

Un long repos à l'écurie.

Des marches forcées sur un sol dur par un temps chaud.

Des pieds trop parés et serrés trop justes, etc, etc.

La fourbure est *aigüe* ou *chronique*. La fourbure aigüe a pour caractère :

Une fièvre très-forte, les sabots chauds, les membres raides, une marche entièrement pénible. Elle est grave, peut entraîner le décollement et même la chute des sabots et passer à l'état chronique.

Un traitement énergique et immédiat est indispensable. Il faut laisser le cheval ferré en enlevant la moitié des clous, promener le cheval au pas et frictionner à l'essence de térébenthine. Quand le cheval peut marcher assez librement, le mettre à l'eau courante jusqu'aux boulets et l'y laisser deux heures au moins. Après ce bain, nouvelle promenade suivie d'un nouveau bain, et ainsi de suite jusqu'à ce que le cheval marche facilement en sortant du bain.

Faute de cours d'eau, fortes douches et cataplasmes de terre glaise délayée dans l'eau vinaigrée ou bouse de vache.

Régime rafraîchissant, barbotages au sel de nitre, mashs à la graine de lin, couvertures chaudes.

Une saignée au cou donne toujours de très bons résultats au début de l'affection.

La fourbure chronique entraîne des déformations graves du pied.

Le pied fourbu est fortement cerclé, très allongé, aplati de dessus en dessous, à pince relevée, très fortement épaissie, à talons hauts, à barres droites, à sole mince et bombée.

L'épaississement considérable de la paroi de pince comprime douloureusement la chair et fait souvent boîter. Parfois cet épaississement est remplacé par une cavité profonde entre la paroi et la chair feuilletée.

Cette cavité se nomme une *fourmilière*. Parfois aussi la sole est très bombée et très amincie, l'os du pied fait saillie par son bord antérieur, comprime la chair et fait boîter. Dans quelques cas la sole a été perforée. Cette saillie se nomme *croissant*.

Traitement. — Râper fortement la paroi de pince et des mamelles, de manière à la ramener à son épaisseur ordinaire, abattre à plat les talons, se servir d'un fer couvert, léger, privé d'étampures en pince, et en mamelles, à fort pinçon antérieur et ajusté de telle sorte qu'il ne puisse pas porter sur la sole. L'attacher avec des clous à lame mince brochés sur les côtés du pied. Goudronner la sole.

Si le croissant fait boiter, amincir la sole aux endroits gênés et la protéger avec une étoupade goudronnée, une plaque ou un fer à pince couverte.

La fourmilière est une cavité noire existant dans le sabot, sous la sole ou sous la paroi, et contenant du sang ou du pus desséché.

A l'exploration du pied avec le brochoir, le sabot *sonne creux* à l'endroit où se trouve la fourmilière.

La fourmilière de sole est produite par une forte foulure qui fait saigner et suppurer la chair de sole ; celle de paroi, par la fourbure aiguë ou par un étonnement du sabot. Parfois le décollement monte jusqu'au bourrelet. La fourmilière de sole guérit seule ; il en est de même pour celle de paroi quand elle ne remonte pas jusqu'au bourrelet.

Le sabot en poussant les entraîne peu à peu et elles finissent par disparaître.

Pour traiter la fourmilière de sole on amincit la corne de manière à donner du jour sans découvrir complètement. Fer à plaque.

En 1876, rapporte M. Pader, le professeur Ercolani, analysant la poussière d'une fourmilière y trouva un mycélium auquel il en attribua la cause ; « Le fait de trouver des parasites dans des cavités cornées toujours imparfaitement closes, est assez banal pour ne pas y voir forcément une relation de cause à effet. D'ailleurs, la formation de la fourmilière s'explique suffisamment sans faire intervenir des parasites qui ne sont, probablement eux-mêmes, qu'une complication accidentelle.

« La fourmilière n'étant que la trace d'une des phases de la fourbure ou de la bleime, doit se rattacher, à l'une ou à l'autre de ces affections, tant pour l'étude anatomo-pathologique que pour la ferrure des pieds qui en sont atteints.

Oignon.　L'oignon est un gonflement de l'os du pied qui vient comprimer et amincir la sole du quartier. Cette affection se remarque ordinairement sur les pieds de devant plats ou combles, et particulièrement à la sole près du quartier interne.

L'oignon rend la ferrure délicate et fait souvent boiter.

Respecter la sole, employer un fer couvert, pratiquer en face de l'oignon une forte ajusture, prise en grande partie aux dépens de l'épaisseur du fer et destinée à empêcher la sole d'être comprimée.

Kérapseude de Vatel, dit M. Pader, le faux quartier **Faux quartier.** est aussi une sécrétion podophylleuse anormale, produite sous l'influence de la bleime. Lorsque cette dernière affection est suffisamment étendue pour amener la désunion de la corne avec les feuillets du pied, il se forme un faux quartier qui vient doubler la paroi, sans s'unir à elle. Ce cas constitue ce que l'on a appelé les pieds à paroi séparée de la sole. On le constate fréquemment sur les quartiers des pieds bleimeux. Le faux quartier n'est donc qu'une conséquence de la bleime.

Parer le pied avec ménagement, faire tomber la portion de corne sans consistance et employer le fer à planche étampé irrégulièrement.

Dépression accidentelle qui survient dans une partie **Avalure.** plus ou moins étendue de la paroi. Tenir la corne souple, ferrure légère.

Cette fourchette est décollée d'avec la chair, particu- **Fourchette échauffée et pourrie.** lièrement au fond des lacunes, qui sont le siège d'un suintement purulent, noirâtre, d'odeur forte et désagréable.

L'affection au début échauffe la fourchette qui, si on n'y remédie pas immédiatement se pourrit et s'en va en lambeaux.

Faire la toilette de la fourchette en enlevant à fond la corne décollée, laver à l'eau phéniquée ou au sublimé les plaies mises à nu, puis liqueur de Villate. Quand la pourriture est guérie, goudronner la fourchette, si la chair est à nu ferrer à plaque ou à éclisses.

Le crapaud est une maladie très grave du pied, qui **Crapaud.** apparaît sur la fourchette et s'étend sous la sole et les talons en décollant la corne.

La chair mise à nu, suppure, exhale une odeur infecte et se couvre de végétations d'un aspect repoussant.

Le pied doit être guéri avant d'être ferré. Le traitement est fort long.

Clou de rue. Blessure du dessous du pied produite par des corps pointus qui traversent la corne de la sole ou de la fourchette et attaquent plus ou moins gravement les parties vives.

Retirer immédiatement le corps pointu ; déferrer, amincir la corne autour de la blessure ; mettre des cataplasmes, faire prendre des bains de pied. Matelasser le pied avec des étoupades goudronnées, referrer à plaque.

La blessure est souvent peu grave, on fait alors prendre un bain de pied puis on cautérise à l'essence de térébenthine.

Atteinte encornée. Blessure que le cheval se fait en frappant, en talon, le bourrelet du pied de devant avec la pince du pied de derrière. La corne est plus ou moins décollée d'avec la chair et le cheval boite souvent.

Il faut couper les poils de la couronne, enlever la corne décollée, bien laver à l'eau phéniquée pour enlever les corps étrangers, puis mettre de l'onguent égyptiac ou simplement goudronner la région.

Javart encorné et javart cartilagineux. *Javart encorné et javart cartilagineux.* — (Voir question 37).

Maladie naviculaire. — La maladie naviculaire est l'une des plus graves qui puisse affecter le pied du cheval.

« Cette maladie se montre sur les pieds antérieurs et consiste en une destruction lente par voie d'*ulcération sèche*, du petit sésamoïde et du tendon glissant à sa surface. Les tissus s'atrophient, la sécrétion synoviale se tarit. Le premier symptôme de la maladie est le port du membre en avant de la ligne d'aplomb. L'animal *pointe*. Si la maladie existe sur les deux membres antérieurs ce qui est rare, le cheval pointe alternativement de l'un et de l'autre, mais jamais des deux à la fois comme dans la fourbure. Ce symptôme se montre dans la plupart des cas longtemps avant qu'il y ait boiterie ; puis la claudication se manifeste, d'abord légère, intermittente, disparaissant après un certain exercice et caractéristique, en ce qu'elle se montre sans cause apparente à laquelle on puisse l'attribuer. Avec le temps, cette boiterie augmente et finit par rendre l'animal impropre à tout service.

« Le sabot ne présente au début aucune déformation, ni aucune sensibilité anormale.

Ce n'est qu'à une période assez avancée de la maladie qu'on constate un resserrement de l'un ou de l'autre des quartiers, sinon des deux ; des cercles se montrent sur la paroi, la fourchette s'atrophie, la corne devient sèche et dure ».   (PEUCH et TOUSSAINT).

« Quand la maladie attaque les deux pieds à la fois, ce n'est pas toujours par une claudication à proprement parler, que ses débuts s'accusent, mais par une sorte de raccourcissement dans les mouvements des membres antérieurs et ce raccourcissement est d'autant plus frappant que l'animal chez lequel il se manifeste, avait l'épaule plus libre et entamait le terrain avec plus de franchise avant de subir les atteintes du mal ». H. BOULEY.

Les épaules paraissent chevillées et le cheval boiter de cette région dont les muscles finissent par s'atrophier ce qui pourrait égarer les recherches sur le véritable siège du mal.

Le meilleur palliatif est la névrotomie. Mais l'opération n'a de succès qu'autant que la maladie est à son début. Si le sésamoïde et l'épanouissement tendineux sont détruits elle ne fait plus rien.

Puisque nous parlons de la névrotomie, disons qu'elle donne également de bons résultats dans le cas de *formes cartilagineuses*.

M. Bouley a obtenu de la névrotomie des résultats merveilleux dans le cas de fourbure chronique.

« La section des nerfs plantaires est également indiquée, dit l'éminent praticien.

1° Dans le cas de resserrement de l'un ou l'autre quartier ;

2° Dans le cas d'écrasement du sabot par une roue de voiture si le pied demeure le siège de douleurs persistantes (il a guéri ainsi un cheval dans ce cas.)

3º Pour achever l'action d'une opération chirurgicale pratiquée sur le pied lorsqu'il reste une claudication malgré cette opération.

Javart de la fourchette.

Ce furoncle est produit par une sorte de nécrose ou de mortification partielle des couches fibreuses blanches du coussinet plantaire.

Il résulte de contusions qui peuvent se produire à la suite de foulures de la sole, ou de fourchettes échauffées, pourries ou enfin si la fourchette a été parée de trop près.

Amincir la portion de corne qui recouvre le foyer purulent jusqu'à la rosée et faire selon M. Bouley une incision longitudinale pour prévenir les étranglements et donner issue au pus afin d'empêcher ses ravages dans la boite cornée.

Cataplasme émollient jusqu'à élimination du bourbillon. Puis referrer à éclisses pour maintenir sur la plaie un pansement d'étoupes imbibées de teinture d'aloès ou de vin aromatique mélangé d'égyptiac.

FERRURE DES CHEVAUX AYANT DES DÉFAUTS D'APLOMB

Cheval sous lui du devant. — Parer la mince, ménager les talons, ajusture plus accusée en pince, éponges de longueur ordinaire.

Campé du devant. — Examiner le pied qui doit être atteint d'une des maladies indiquées plus haut et ferrer en conséquence.

Brassicourt. — Fer ordinaire.

Arqué. — Parer la pince, conserver les talons, fer demi-couvert, bonne ajusture en pince.

Bas-jointé. — Ferrer un peu long en conservant les talons.

Droit-jointé. — Fer ordinaire.

Bouleté. — Fer ordinaire en conservant les talons.

Trop serré du devant. — Ferrer très juste en mamelles et quartier du dedans.

Panard ou cagneux. — Ne pas chercher à redresser le membre ou le pied, mais appliquer une ferrure qui empêche le cheval de s'atteindre.

Sous-lui du derrière. — Fer à crampons.
Campé du derrière. — Fer ordinaire.

Pour les autres vices d'aplomb des membres postérieurs, se reporter à leurs analogues aux membres antérieurs.

FERRURE DES DÉFECTUOSITÉS D'ALLURES

Cheval qui se croise. — Fer juste en dedans, pas de crompons derrière.

Cheval qui se touche, se coupe, etc. — Chercher avec du cirage ou du blanc d'Espagne ou même en examinant les deux pieds après le travail, la région du fer ou du sabot qui touche le membre à l'appui et diminuer cette région autant que possible.

Cheval qui forge. — Derrière pince fortement tronquée ; devant parer la pince, ménager les talons, diminuer ou tronquer les éponges.

Cheval qui se déferre. — Ne pas lui diminuer le pied.

Cheval qui butte. — Parer la pince, ménager les talons, fer demi-couvert à forte ajusture. Clous à très petite tête.

3ME PARTIE

DES MOUVEMENTS

TROISIÈME PARTIE
DES MOUVEMENTS

Cinquante-quatrième Question

Des attitudes — Station — Décubitus — Cabrer — Ruade —
Saut — Reculer — Immobilité.

« Le mot *attitude* s'applique aux diverses positions
que prend l'animal soit *couché*, soit *debout*. Attitudes.

Elles comprennent :

Le *coucher* ou *décubitus* ;

La *station*.

Le décubitus est l'attitude que prend le cheval pour se
reposer d'un exercice violent ou d'une trop longue station.

Quand l'animal est complètement étendu sur le coté,
le coucher est dit *abandonné*.

La station est l'état dans lequel le cheval reste immobile, soutenu sur le sol par ses quatre membres ou même
par trois seulement.

On distingue deux sortes de stations :

La station *libre* ou de *repos* ;

La station *forcée*.

Le cheval en station libre dispose ses membres selon
sa volonté.

Cette station peut être *haute* ou *abandonnée*.

Dans 'e premier cas, son attention est éveillée par une
cause quelconque, et il s'appuie sur ses quatre membres.

Dans le second cas, il repose et trois seulement de ses
membres supportent son corps ; le quatrième fléchi et le
pied, en avant de son congénère, n'est en contact avec le
sol que par la pince.

La station forcée présente des attitudes variées et
appropriées au but qu'on se propose en forçant le cheval
à prendre ces diverses positions.

On distingue trois sortes de stations forcées :

La station *régulière* ou *placée*.

Les membres appuyés aux quatre sommets d'un rectangle supportent régulièrement le poids du corps. Les pieds antérieurs sont distants des pieds postérieurs d'une longueur égale aux trois quarts de la taille de l'animal.

La station *rassemblée* ;

Les membres postérieurs sont rapprochés du centre et sont distants des antérieurs d'une longueur inférieure aux trois quarts de la taille de l'animal.

Quelquefois, dans un rassembler défectueux, les pieds antérieurs et les pieds postérieurs se rapprochent également du centre.

La station *campée* ;

Les bipèdes antérieur et postérieur sont éloignés du centre et sont distants l'un de l'autre d'une longueur supérieure aux trois quarts de la taille du cheval qui paraît ainsi grandi par l'élévation que prend l'encolure et l'abaissement de la croupe.

Reculer. « Le reculer est une *marche rétrograde régulière* ; la mobilité d'un bipède diagonal précède l'ébranlement de la masse en arrière ; le mouvement a lieu facilement.

Les extrémités se lèvent et se posent diagonalement. S'il arrive que la régularité dans le jeu des membres diagonaux cesse, c'est que l'aplomb devient *irrégulier* ou que le cheval commence à *s'acculer*.

Il faut entendre par *aplomb irrégulier*, celui dans lequel les deux extrémités ne sont pas chargées du poids de l'animal d'une façon proportionnelle.

Dans le vrai reculer, les membres diagonaux peuvent avoir un écartement égal à la base de sustentation régulière ou plus petit, suivant que le reculer part de cette base ou d'une base plus petite.

Les pieds diagonaux dans ces deux cas, se lèvent et se posent simultanément.

« Si la tête est basse, le reculer n'a plus lieu par paires diagonales, mais les pieds diagonaux se lèvent successivement en commençant par un pied postérieur.

« Si la tête est très élevée, la marche rétrograde est très pénible ; elle commence par un pied antérieur suivi d'un pied postérieur en latérale, mais le cheval refuse souvent de s'y prêter dans ces conditions d'équilibre. Il ne reculera que s'il a mis d'abord sous lui un membre antérieur, ce qui a raccourci assez la base pour que l'un des membres postérieurs puisse entamer à son tour la marche rétrograde.

« Dans ces deux cas, tête basse, tête haute, le cheval peut être acculé, et il le sera d'autant plus que la tête s'éloignera davantage de la position normale qu'elle doit avoir dans le vrai reculer.

Cabrer. — « Le cheval acculé outre mesure, la tête élevée, *se cabre*. Il peut même se cabrer avec la tête *encapuchonnée*, mais alors il a engagé très fortement ses extrémités postérieures de façon à mettre beaucoup de poids en arrière.

Dans l'action de se cabrer, le cheval n'est pas toujours maître de sa masse et il arrive souvent qu'il se renverse dans cette défense qui prend, en équitation, le nom de *pointe*.

« Quand l'enlever de l'arrière-main est le résultat de la volonté du cavalier sur un cheval assoupli et rassemblé, le cheval ne se cabre plus, ne fait plus une pointe dans laquelle les membres antérieurs s'agitent en avant *(jouent des épinettes)*; il exécute la *pesade* qui est, au contraire, un air de haute-école.

« Les membres de devant restent immobiles et repliés de telle sorte que les talons touchent presque les coudes.

« Le cheval peut faire quelques pas debout sur ses membres postérieurs.

Ruade. — « Le cheval acculé tête basse est dans les meilleures conditions pour se livrer à la *ruade*. Il fixe à terre le bipède antérieur et l'enlever de l'arrière-main, suivi de la détente des jarrets, est favorisé par cette position basse de l'encolure.

Saut-de-mouton. — « L'enlever alternatif de l'avant-main et de l'arrière-main, chez un cheval qui se défend, s'appelle *saut-de-mouton*. Dans cette défense, le cheval se détache souvent de terre, les quatre pieds à la fois, faisant le *gros dos* La tête est basse, la queue se serre entre les jambes.

« L'enlever alternatif de l'avant-main et de l'arrière-main d'un cheval assoupli et rassemblé produit les airs de haute école appelés : *ballottade* et *capriole*, suivant qu'il ne détache pas ou qu'il détache la ruade. »

(LENOBLE DU TEIL).

Ces derniers exercices ainsi que la courbette et la pesade s'exécutent soit en *liberté*, soit dans les *piliers*.

Saut d'obstacles. Le cheval franchit des obstacles assez élevés. On en a vu sauter 2 mètres en hauteur et 7 mètres en largeur. Dans la pratique ordinaire, une barrière de 1 m.20 et une rivière de 4 mètres sont des obstacles très sérieux. (Concours hippiques ou steeples classés).

Les Anglais distinguent :

1° Le saut de pied ferme,
2° — de volée,
3° — dessus et au-delà,
4° — dedans et dehors,
5° — rampant,
6° — de haut en bas.

Quel que soit le genre de saut exécuté, la tête et l'encolure y jouent un rôle tellement prépondérant qu'il est indispensable d'en parler. Nous demanderons cette étude à l'ouvrage du comte de Goutant qui est pour nous la plus exacte en même temps que la mieux exposée.

« En liberté le cheval saute par la combinaison de trois choses :

1° L'élan ;
2° L'effort musculaire ;
3° Son propre poids réparti différemment suivant les phases successives du saut.

(A). *Étude du saut au pas.* — On distingue trois phases dans le saut :

1° *La battue.* — En arrivant au pas sur l'obstacle, le cheval précipite ses dernières foulées pour se donner un peu d'élan et diminuer ainsi l'effort musculaire nécessaire pour franchir non-seulement la hauteur, mais encore ce qu'il est obligé de couvrir en largeur quand il fait un saut en hauteur.

Il se ramasse en même temps en engageant l'arrière-main sous lui ; puis *il retire la tête et l'encolure* sur le tronc, pour reporter leur poids sur l'arrière-main et décharge ainsi l'avant-main, qui a toute facilité pour s'enlever ; cette facilité est d'autant plus grande, *que le retrait de la tête et de l'encolure* a été plus prononcé.

Ce retrait a été précédé *par un mouvement d'extension* qui a donné un certain ballant à la tête et à l'encolure, puis a aidé et réglé leur retrait sur le tronc. Ce retrait a aussi une grande importance au point de vue de la sûreté du saut, parce qu'il permet à l'animal de se rendre bien compte de l'obstacle qu'il va franchir.

2° *Le saut proprement dit.* — Grâce à la disposition de l'arrière-main qui s'engage et est surchargé par le retrait de la tête et de l'encolure sur le tronc, le cheval enlève facilement l'avant-main, mouvement dû aussi en grande partie à la détente des épaules, faisant en quelque sorte l'office d'un ressort, et au ploiement simultané des membres antérieurs.

L'animal n'a pas encore achevé l'enlever du devant qu'il détend aussitôt son arrière-main en donnant un vigoureux effort.

Cette détente jointe à l'élan produit par la précipitation des dernières foulées, permet aux membres antérieurs, repliés sous le tronc, d'arriver à une hauteur suffisante pour pouvoir passer au-dessus de l'obstacle.

Le mouvement d'extension de l'arrière-main n'est pas encore terminé, que le cheval détend l'avant-main, en jetant en avant ses membres antérieurs et en allongeant le plus possible *sa tête et son encolure.*

Puis il replie sous lui ses membres postérieurs pour les empêcher de toucher l'obstacle.

Le mouvement d'extension de l'avant-main et le reploiement des membres postérieurs sous le corps font passer du poids en avant ; l'avant-main qui tout à l'heure était plus léger que l'arrière-main, se trouvant maintenant plus lourd, l'animal fait alors la bascule ; l'avant-main se dirige vers le sol, l'arrière-main se ramasse comme en sens contraire.

En résumé, pour faire passer le devant, le cheval

porte la plus grande partie de son propre poids sur l'arrière-main ; et pour faire passer l'arrière-main, il porte au contraire la plus grande partie de ce même poids sur le devant.

La précipitation des dernières foulées, jointe à l'extension de l'arrière-main, donne l'élan nécessaire pour franchir la largeur.

3° *Moment où le cheval arrive à terre*. L'avant-main ayant entraîné l'arrière-main dans un mouvement de bascule, les membres postérieurs arrivent à terre après les membres antérieurs et se placent plus ou moins près de ces derniers.

La tête et l'encolure reprennent alors leur position normale et l'animal continue sa marche.

(B). *Étude du saut au galop allongé*. — Pour franchir un obstacle au pas, le cheval étant à peu près privé d'élan, doit s'enlever près de l'obstacle et presque verticalement.

En effet si, à cette allure, il s'enlevait de loin, il devrait à cause du manque d'élan, déployer une quantité considérable de force musculaire pour couvrir ce qu'il faudrait en largeur ; cette quantité de force pourrait même être au-dessus de ses moyens.

Au pas, l'enlever près de l'obstacle est donc essentiel pour que le saut s'exécute dans les meilleures conditions.

Au contraire, au galop allongé, le cheval s'enlève de plus loin, et non plus perpendiculairement mais obliquement au sol, de manière à s'élever comme par un plan incliné jusqu'à la hauteur nécessaire pour franchir l'obstacle. Ces deux conditions sont d'ailleurs solidaires l'une de l'autre.

En effet, si le cheval s'enlève près de l'obstacle, il doit forcément le faire presque perpendiculairement au sol. Or, dans ce cas, il marque forcément un temps d'arrêt qu'il importe d'éviter dans le saut au galop allongé.

A cette allure, en effet, le temps d'arrêt, marqué avant le saut, offre de graves inconvénients : il fait perdre à l'animal tout le bénéfice de son élan, et oblige à ne sauter pour ainsi dire que par la manière dont il fait varier la répartition de son propre poids et par l'effort musculaire ; il éprouve par suite une fatigue inutile. De plus si nous envisageons le cheval de course, le temps d'arrêt occasionne pour lui, en plus de la fatigue inutile que nous venons de constater, celle qu'il éprouve en cherchant à rejoindre entre les obstacles ses concurrents qui n'ont pas ralenti l'allure en sautant.

En résumé, le bond que le cheval fait pour sauter au galop allongé doit s'exécuter comme une foulée de galop dans laquelle l'avant-main s'élèverait d'une quantité suffisante pour arriver à la hauteur de l'obstacle.

Comme au pas ce résultat s'obtient par le retrait de la tête et de l'encolure sur le tronc et par le jeu de l'arrière-main qui s'engage plus ou moins suivant que l'obstacle nécessite plus ou moins de force. La différence est qu'au pas, l'extension préalable *de la tête et de l'encolure* qui produit leur retrait sur le tronc s'accuse bien davantage, tandis qu'au galop allongé cette extension est à peine appréciable. Elle n'en existe pas moins, tout aussi utile pour la facilité du saut et indispensable pour sa sécurité.

(c). *Etude du saut du cheval aux allures intermédiaires.* — Connaissant la manière dont le cheval s'y prend pour sauter aux allures extrêmes, il est facile d'en déduire ce qu'il doit faire, selon que l'allure se rapproche le plus du pas ou du galop allongé.

Plus l'allure est lente, c'est-à-dire moins il y a d'élan, plus le jeu de la tête et de l'encolure est prononcé plus aussi le cheval doit employer de force musculaire ; par conséquent, plus il éprouve de fatigue en sautant.

Au contraire, plus l'allure est rapide, c'est-à-dire plus il y a d'élan, moins le jeu de la tête et de l'encolure est prononcé, moins aussi le cheval doit employer de force musculaire ; par conséquent, moins il éprouve de fatigue dans l'exécution du saut. »   (Comte de Goutant).

Immobilité

Absence de tout mouvement ou mieux inaptitude du cheval à l'exécution des mouvements volontaires et surtout du reculer.

Vice rédhibitoire, incurable. (Nous en avons déjà parlé aux maladies du système nerveux).

Cinquante-cinquième Question

Allures — Pas.

Allures On désigne ainsi les modes divers de la locomotion chez le cheval.

Les allures sont : *naturelles, irrégulières, acquises*.

Suivant le cas on les dit : *sautées, marchées, diagonales, latérales, belles, défectueuses, grandes, allongées, petites, raccourcies, hautes, enlevées, basses, relevées, répétées, dures, douces, légères, lourdes, trides, élégantes, faciles, régulières, réglées*.

L'étude des allures est très complexe. Leur fixation exacte a suivi les diverses phases de toute étude compliquée. Au début on a examiné les empreintes sur le sable et contrôlé avec l'œil.

Mais la sensibilité de cet organe n'est pas suffisante pour saisir toutes les nuances et sa perception inexacte avait consacré de nombreuses erreurs. Les appareils enregistreurs de plus en plus perfectionnés et surtout la photographie instantanée ont fait entrer l'étude des allures dans une voie nouvelle, la vraie. Actuellement le doute n'est plus permis et le jeu des membres aux diverses allures a été fixé dans des conditions si précises qu'à un moment quelconque de cette allure, on sait la position occupée par toutes les parties du corps du cheval.

Parmi les auteurs qui se sont le plus occupés de cette question il convient de citer le capitaine Raab, MM. Muybridge et Marey, le colonel Duhousset, MM. Vincent et Coiffon, M. Lecoq, et tout récemment M. Le Noble du Teil auquel nous emprunterons les lignes qui vont suivre parce que selon nous c'est celui qui a le plus exactement étudié la question.

Les limites de ce travail nous interdisant des développements trop considérables, nous renvoyons le lecteur aux ouvrages de M. du Teil sur la matière. (*Cours d'Équitation, Revue de Cavalerie*. etc. publiés par la librairie Berger-Levrault).

« Il y a lieu de considérer :

1° Le cheval en liberté complète ;

2° Le cheval soumis à la volonté de l'homme.

« La libre disposition de son encolure ou la privation de la faculté d'en disposer constitue la différence d'état du cheval en liberté complète et du cheval soumis à une volonté étrangère.

« Les allures du cheval en liberté subissent, lorsqu'il est monté, des modifications qui sont dues au dressage ou à l'excès du travail et qui varient suivant les aptitudes du cheval ou la destination qu'on lui a donnée.

« Plusieurs de ces variétés d'allures qui étaient considérées par les anciens écuyers comme défectueuses, ne le sont, en réalité, que chez les chevaux usés ; mais, au contraire, pour certains services, elles doivent être recherchées comme étant plus rapides et moins fatigantes pour le cheval. Elles étaient rejetées de l'équitation classique parce qu'elles ne se prêtent pas au *rassembler* qui exige des bases *longues en durée* et *courtes en étendue*, et les *bases diagonales* réunissent seules ces conditions indispensables pour obtenir une très grande mobilité de l'animal. Ces allures dites défectueuses sont caractérisées par la prédominance de la durée des *bases latérales* dont la moins étendue est encore au moins égale à la plus grande des bases diagonales que l'on rencontre dans les allures marchées ; et comme toutes les transformations d'allures se font pendant la durée des bases diagonales et qu'elles ne peuvent s'opérer que sur celles-ci, il était naturel de les rejeter de l'équitation rassemblée, tandis qu'au contraire elles étaient recherchées pour les chevaux de voyage connus autrefois sous le nom de *bidets d'allure*.

« En observant un cheval en liberté qui marche le pas, nous le verrons toujours lever et poser ses pieds dans un ordre constant, et nous serons frappés par cette particularité que le pied postérieur dépasse toujours l'empreinte laissée par le pied antérieur du même côté. En d'autres termes, le pied postérieur gauche, par exemple, repose toujours en avant de l'empreinte laissée par le pied antérieur gauche. L'étendue dont le pied postérieur dépasse l'empreinte du pied antérieur varie peu chez le même cheval pour activer ou pour ralentir sa marche au pas, car lorsqu'il veut activer sa marche, c'est pour partir presque de suite au trot, pour delà partir au galop, et nous verrons successivement les empreintes latérales se superposer, puis les pieds postérieurs se poser en arrière des empreintes des antérieurs et enfin le cheval passer à un trot soupesé pendant lequel il se prépare à prendre le galop ou à se remettre au pas, suivant l'impression qu'il aura reçue.

« Le cheval en liberté a toujours l'encolure relativement basse quand il marche le pas. Dans cette marche, il lève d'abord un pied antérieur, le droit par exemple ; il lève ensuite le gauche postérieur suivi du gauche antérieur, et enfin le droit postérieur.

« Les posers ont lieu dans l'ordre des levers, et l'allure se continue ainsi dans le même ordre de levers et de posers. Nous remarquerons aussi que les quatre temps de ce pas sont très sensiblement égaux, c'est-à-dire que les battues sont séparées par des intervalles de temps égaux. Si maintenant nous examinons le cheval d'un cavalier qui abandonne les rênes sur le cou de sa monture, nous verrons la marche au pas s'effectuer exactement comme nous l'avons vu chez le cheval en liberté.

De même aussi, le cheval monté qui voudra accélérer sa marche par suite de l'impulsion qu'il aura reçue, la condition des rênes n'ayant pas changé, ce cheval, dis-je, prendra le trot, et dans ce trot, nous verrons les empreintes des pieds postérieurs rester en arrière des empreintes laissées par les pieds antérieurs. Seulement le cheval en liberté qui, du trot, passerait de suite au galop, ne prendra pas toujours cette dernière allure étant monté ; généralement, il augmentera sa vitesse au trot s'il est déjà familiarisé avec cette allure par un service plus ou moins long, et les empreintes postérieures, au trot, arriveront à couvrir et même à dépasser, en latérale, les empreintes laissées par les pieds postérieurs. Tels sont les phénomènes que l'on peut observer sur un cheval qui marche en liberté ou avec la libre diposition de sa tête et de son encolure.

« Mais que ce cavalier, vienne à soutenir ses rênes, en maintenant l'action toujours la même, le cheval relèvera l'encolure et le pied postérieur dépassera moins l'empreinte du pied antérieur. Si l'encolure continue à être relevée par le cavalier, le pied postérieur finira par ne plus dépasser cette empreinte, et même la couvrira tout à fait. En relevant encore plus l'encolure du cheval resté calme, le pied postérieur n'atteindra plus l'empreinte du pied antérieur, et, continuant cette élévation croissante en maintenant l'action, le pied postérieur se mettra encore plus en arrière de l'empreinte antérieure. Le cheval aura modifié complètement son allure qui aura pris progressivement les caractères du petit trot. On dit alors que le cheval *trottine*.

« On aura pu observer de plus qu'à mesure que les posers des pieds postérieurs se sont modifiés par rapport aux empreintes laissées par les antérieurs, depuis le moment où ils dépassaient ces empreintes, jusqu'au moment où, se posant en arrière, le cheval est arrivé à trottiner, les battues ont modifié aussi leurs espacements. Elles étaient également espacées d'abord ; elles se sont rapprochées en diagonale ensuite et sont arrivées à se confondre. C'est alors que le cheval s'est trouvé au petit trot. Il en résulte que la durée des bases diagonales a constamment augmenté et ce sera dans ces formes du pas que nous trouverons les conditions les plus favorables nour l'exécution facile des mouvements que l'équitation, même la plus simple, exige du cheval.

« Si, au contraire, nous examinons certains chevaux qui marchent aux allures dites défectueuses, nous voyons que les pieds postérieurs se posent encore plus en avant des empreintes laissées par les antérieurs, en latérale, qu'ils ne le faisaient dans le pas du cheval marchant librement. Les battues cessent d'être isochrones ; elles se précipitent en latérale à mesure que les pieds postérieurs dépassent plus les empreintes antérieures ; elles arrivent à se confondre et le cheval se trouve à *l'amble*, il en résulte que la durée des bases latérales a constamment augmenté au détriment des bases diagonales dont la durée arrive à être nulle lorsque le cheval est à l'amble.

« Toutes les variétés du pas sont donc comprises entre l'amble, allure complètement latérale et le petit trot, allure complètement diagonale ; on appelle *pas complet*, l'ensemble des mouvements effectués entre deux mêmes positions successives d'un membre pendant la marche.

Battue, le bruit produit par le choc du poser d'un pied sur le sol.

Temps, la durée qui sépare deux battues successives.

Foulée, la durée du contact d'un pied avec le sol.

Enjambée la distance qui sépare les points de lever et de poser d'un pied.

Allure, action de marcher caractérisée par l'ordre dans lequel s'effectuent les mouvements des membres dans un pas complet. — *Variété d'allure*, modification dans les durées respectives des différents temps qui composent un pas complet d'une allure.

« Que les allures soient naturelles ou acquises elles comprennent cinq divisions principales :

1° Le pas.

2° L'amble.

3° Le trot.

4° Le reculer.

5° Le galop.

« On appelle *bipède* l'association de deux membres.

Les bipèdes peuvent être *antérieur, postérieur, latéral droit ou gauche, diagonal droit ou gauche.*

L'appui sur les quatre membres constitue une base *quadrupédale*, celui sur trois une base *tripédale*, l'appui sur un diagonal, une base *diagonale*, sur un latéral, une base *latérale*.

« La base tripédale prend le nom du côté de la base diagonale qu'elle contient, en y ajoutant les qualifications *antérieure* ou *postérieure* suivant le bipède antérieur ou postérieur qui est à l'appui.

« Les bases sont *longues ou courtes* suivant qu'elles sont plus longues ou plus courtes que les *trois quarts de la taille* du cheval.

« Dans toutes les allures à deux et à trois temps, où nous voyons, le poser simultané des deux pieds diagonaux (trot et galop à trois temps) ou de deux pieds latéraux (amble et galop désuni), on peut considérer la simultanéité des posers de ces deux pieds comme deux posers successifs, antérieur et postérieur, assez rapprochés pour arriver à se confondre. Lorsque par suite de l'accroissement de vitesse la foulée produite par les posers simultanés de ces deux pieds vient à se désunir, c'est toujours le pied postérieur qui repose le premier (amble volant désuni, trot désuni, course). »

Le pas est une allure lente, *marchée* en *quatre temps*, dans laquelle les pieds se lèvent successivement tout en restant associés par paires diagonales, un membre postérieur en diagonale succédant à un membre antérieur, et se posant dans l'ordre de leur lever.

Exemple, le cheval partant du pied gauche : Antérieur gauche, postérieur droit, antérieur droit, postérieur gauche.

La vitesse du pas peut aller jusqu'à 8 kilomètres à l'heure. D'après le règlement on fait, au pas, suivant les armes, 100, 110, 120 mètres à la minute.

L'entraînement au pas est un enseignement précieux à donner à tous les chevaux. Pour ceux destinés à courir il est indispensable, un cheval ne marche jamais trop vite au pas et si les chevaux de course marchent si bien le pas c'est qu'ils sont promenés très longtemps à cette allure.

Pour donner du pas à un cheval, le faire marcher en poussant dans les jambes et l'assiette et laissant une certaine liberté à la tête et à l'encolure maintenues cependant dans le sens du grand axe du cheval.

M. du Teil compte 6 périodes pour le pas. Il prend d'abord le cheval de pied ferme et alors examine le *pas de départ*.

1re période. — Lever de l'antérieur droit, base tripédale postérieure gauche.

2e période. — Base diagonale gauche le postérieur gauche s'étant déjà détaché du sol.

3ᵉ période. — Antérieur droit au poser, antérieur gauche *en fin d'appui*, la base est encore diagonale gauche.

4ᵉ période. — Antérieur droit commencement de l'appui, antérieur gauche au lever, postérieur droit en fin d'appui, postérieur gauche au poser. Base latérale droite.

5ᵉ période. — Antérieur droit au milieu de l'appui. Antérieur gauche au milieu de sa translation. Postérieur gauche au commencement de l'appui, postérieur droit au lever. Base diagonale droite.

6ᵉ période. — Antérieur droit en fin d'appui, antérieur gauche au poser. Postérieur gauche au milieu de l'appui. Postérieur droit au milieu du soutien. Base diagonale droite.

Puis sans modifier la position des membres à la fin de cette 6ᵉ période de départ, il examine les 6 périodes du *pas de marche*.

1ʳᵉ période.	—	Base latérale gauche.
2ᵉ	—	Base diagonale gauche.
3ᵉ	—	dᵒ
4ᵉ	—	Base latérale droite.
5ᵉ	—	Base diagonale droite.
6ᵉ	—	dᵒ

« On trouve dans ce pas de marche quatre posers successifs séparés par des espaces de temps inégaux.

Le premier temps a commencé par la battue du pied droit postérieur ; il comprend la durée de la base latérale gauche et de la première moitié de la base diagonale gauche, soit deux périodes. Le deuxième temps a commencé par la battue du pied antérieur droit ; il comprend la durée de la deuxième période de la base diagonale gauche, soit une période. Le troisième temps a commencé par la battue du pied postérieur gauche ; il comprend la durée de la base latérale droite et de la première moitié de la base diagonale droite, soit deux périodes. Le quatrième temps a commencé par la battue du pied antérieur gauche ; il comprend la durée de la deuxième période de la base diagonale droite soit une période. Les bases diagonales sont plus longues en durée que les bases latérales, et cette durée plus longue de ces bases diagonales facilitera les mouvements de changements de direction et d'allure, puisque le rassembler s'opère plus aisément sur ces bases que sur les bases latérales qui sont trop courtes en durée et trop longues en étendue.

« Constatons enfin que lorsque l'allure du pas se modifie dans le sens du trot, les battues se précipitent en diagonale et qu'elles s'éloignent en latérale ; les bases diagonales deviennent alors plus longues en durée, et nous trouvons ainsi entre le pas que nous venons d'étudier et le petit trot, une variété de pas appelée pas *relevé*, *d'école*, *averti* ou *écouté* qui est employée au manège pour les chevaux d'école. »

Cinquante-sixième Question

Du trot.

« Le trot est une allure en deux temps dans laquelle les membres diagonaux se meuvent simultanément, les périodes étant les mêmes aux mêmes instants pour chacun des membres d'un même bipède diagonal. Le mécanisme de chaque bipède antérieur ou postérieur est le même que dans l'allure du pas, mais ces deux bipèdes marchent exactement à contre-pied, c'est-à-dire que lorsqu'un pied postérieur se pose, le pied antérieur du même côté se lève. Cependant ce poser simultané ne se produit pas absolument dans le trot allongé parce qu'à ce degré d'allure, le cheval chemine un instant complètement détaché du sol pendant un intervalle de temps qu'on appelle *projection*. Dans ce cas, les pieds postérieurs se posent en avant des empreintes laissées par leurs congénères latéraux.

« Dans l'allure du trot, nous ne trouverons plus que des bases diagonales, aussi cette allure est-elle très favorable au rassembler qui, à un certain degré, produit l'allure artificielle nommée *passage* et à un degré encore plus considérable se transforme en *piaffer*. »

On dit qu'un cheval trotte du genou lorsqu'il relève les membres antérieurs sans presque gagner en avant. Cette défectuosité se remarque plus particulièrement chez les chevaux allemands et hollandais.

Le règlement de cavalerie fixe à 240 mètres à la minute la vitesse du trot. Cette limite a été choisie pour des routes longues et des chevaux chargés. Dans l'artillerie, le trot de route est de 200 mètres à la minute.

À la vitesse de 240 on fait les 4 kilomètres en un peu moins de 17 minutes. Mais un bon cheval de service doit faire ses 4 kilomètres en 10 ou 11 minutes.

Si maintenant nous examinons la vitesse nécessaire aux trotteurs qui figurent sur les hippodromes, nous voyons que pour songer à gagner des courses, le cheval doit faire ses 4 kilomètres en moins de 8 minutes.

Pour les courses au trot, la France est actuellement capable de marcher de pair avec la Russie et l'Amérique, grâce aux efforts de la Société de demi-sang. Pour s'en convaincre il suffit de lire la « *France chevaline* » et de parcourir la statistique des courses au trot.

Les meilleurs records de l'année 1887 sont les suivants :

Joliette a fait le kilomètre en 1 minute 34 secondes.

Kozyr (cheval russe) en 1 minute 36 secondes.

Gazelle en 1 minute 37 secondes.

En Amérique les trotteurs ont donné sensiblement la même vitesse ; les *ambleurs* sont un peu plus vites.

Au début des courses au trot beaucoup de chevaux étaient désunis ou traquenardaient. Actuellement le plus grand nombre des chevaux de course trottent très régulièrement.

Nous terminerons ce qui vient d'être dit au sujet du trot en citant les principaux étalons pères de trotteurs dont beaucoup de mères sont des juments de pur sang : Phaéton, Tigris, Uriel, Serviteur, Hippomène, Ulrich, Normand.

Cinquante-septième Question

Du galop — Conformation du cheval de course — Galop désuni.

Galop. « Le galop à trois temps est une allure *sautée*, dans laquelle, lorsque le cheval retombe sur le sol, les pieds se posent successivement en commençant par un pied postérieur ; le bipède diagonal dont ce pied ne fait pas partie se pose ensuite, et, en dernier lieu, le pied antérieur qui est opposé en diagonale à celui qui s'est posé le premier.

Les levers ont lieu dans le même ordre que les posers.

Le cheval est dit galoper *sur le pied droit* ou *sur le pied gauche*, suivant que le pied antérieur droit ou que le pied antérieur gauche se pose le dernier dans chaque pas.

Lorsque le cheval galope sur le pied droit, l'ordre des posers est :

1° Postérieur gauche.
2° Diagonal gauche.
3° Antérieur droit.

Lorsque le cheval galope sur le pied gauche au contraire :

1° Postérieur droit.
2° Diagonal droit.
3° Antérieur gauche.

D'après les définitions données plus haut, il y a donc trois *foulées* pour un *pas* de galop.

Il y a, en outre, entre la troisième foulée d'un pas et la première du pas suivant, un intervalle de temps plus ou moins long pendant lequel le cheval est entièrement détaché du sol. Cet intervalle de temps s'appelle la *projection*. Il en résulte que le troisième temps d'un pas de galop est plus long que chacun des deux autres du quart de la troisième foulée, plus de la durée de la projection. Cette durée de projection est variable entre un tiers de la durée du pas complet et un huitième de cette durée.

« Dans le galop qu'on est convenu d'appeler *galop de*

chasse, la durée de la projection est du cinquième de la durée du pas complet, ce qui fait que le troisième temps est un peu plus long que les deux autres réunis.

Le cheval peut partir au galop :

    1° De la station ;

    2° Du pas (soit en avant, soit en arrière (reculer].)

    3° Du trot ;

    4° Du galop (changement de pied).

« Pour partir au galop, de la station ou de pied ferme, le cheval engage son arrière-main. Le postérieur gauche, si le cheval doit partir sur le pied droit, s'engage davantage que le postérieur droit. Après cette préparation, le pied antérieur droit se lève, puis l'antérieur gauche. Le postérieur droit se lève ensuite, laissant le postérieur gauche seul à l'appui. Ce premier se trouve ainsi commencer la *première foulée* du galop à droite. Il aidera à porter en avant la masse qui sera reçue par le bipède diagonal gauche *(deuxième foulée)* et, en dernier lieu, le pied antérieur droit se posera (troisième foulée). Le lever de ce pied aura lieu ensuite, les trois autres étant déjà en l'air, et la *projection* commence pour durer jusqu'au poser du pied postérieur gauche *(première foulée du pas de marche)*. Les autres posers auront lieu dans le même ordre que précédemment, et les pas se continueront dans le même ordre de posers et de levers.

« Le cheval marchant au pas peut partir au galop sur le pied droit quand il est appuyé sur la *base diagonale droite* et il ne peut partir au galop sur le pied droit qu'à cet instant du pas.

« En effet à cet instant du pas, le pied postérieur gauche est au poser, sous le centre. L'instant suivant commence la base diagonale droite ; le pied postérieur gauche est à l'appui sous le centre ; le pied antérieur droit est au milieu de l'appui. Lorsque cette base diagonale est un peu commencée, le pied antérieur gauche est venu en avant de son congénère antérieur et le pied postérieur droit, encore en arrière du postérieur gauche, s'est rapproché de celui-ci.

« C'est à cet instant, et dans cette disposition des

membres, que le cheval pourra effectuer *son enlever au galop*, suivant une expression souvent employée. Pour effectuer le départ, le cheval soulève et détache du sol l'avant-main par la détente du membre antérieur droit qui se lève, détente favorisée par le déplacement du poids qui s'est réparti en conséquence.

« Le pied postérieur gauche reste seul à l'appui, marquant le commencement de la première foulée du pas de départ, laquelle est un peu plus longue en durée que la première foulée de chacun des pas de marche qui vont suivre.

« Lorsque le cheval, au trot, est appuyé sur la base diagonale droite (commencement de l'appui), il peut partir au galop de la même façon que nous avons vu pour le départ du pas au galop. Il soulève l'avant-main par la détente et le lever du membre antérieur droit ; il dispose les pieds en l'air pour que les distances qui les séparent soient celles qui devront exister dans le galop, et il continue ensuite ses périodes de galop comme il a fait après être parti au galop de l'allure du pas.

« Le départ au galop étant déjà au galop constitue le changement de pied à la sixième période du pas de galop, deux pieds seulement sont en contact et à l'appui complet (diagonal gauche) dans le galop à droite le diagonal droit en l'air occupe par rapport à l'autre la même position qu'avait ce dernier par rapport à l'autre diagonal au moment du départ au galop. Le cheval *bien équilibré* changera de pied à cet instant. »

C'est donc au moment où le cheval a son antérieur sur lequel on veut galoper à l'appui qu'il faut demander le départ qui va constituer le changement de pied.

Exemple on galope à droite pour changer de pied, faire la demande au moment de l'appui de l'antérieur gauche et inversement.

« Examinez bien le cheval en repos et d'aplomb, dit de Bohan, et excitez-le doucement à se porter en avant ; ayez les yeux sur l'avant-main, vous le verrez d'abord se mouvoir ; puis comme s'il entraînait ses jambes, vous les verrez venir se poser sous le cheval, et ce sera le chemin plus ou moins considérable qu'il aura fait de son corps qui déterminera la jambe à se porter plus ou moins en avant. Voilà le véritable principe du mouvement d'après lequel nous considérons le cheval comme une masse dont le centre de gravité doit toujours tomber dans le milieu proportionnel des jambes qui posent à terre ; et toutes nos opérations ne s'exécuteront que sur ce centre de gravité que nous chercherons à mouvoir avec justesse et sûreté. »

« D'après cela, dit M. du Teil, ne pouvons-nous pas conclure que l'instabilité de l'équilibre est l'un des deux facteurs de la vitesse ? L'autre facteur se compose de la force musculaire, de l'harmonie des proportions et de l'énergie de l'animal.

« L'action plus ou moins vive, plus ou moins étendue des membres sera subordonnée à cette vitesse ainsi que l'ordre dans lequel ces membres fonctionneront pendant la marche, d'où il résulte que, si le cavalier peut déterminer à son gré les déplacements de la masse ou du centre de gravité de son cheval, il pourra également déterminer à son gré la vitesse et les différentes allures qu'il voudra obtenir. Mais il évitera de mettre les déplacements du poids en contradiction avec l'ordre dans lequel doivent fonctionner les membres à l'allure qu'il veut faire prendre à son cheval ; il devra faire sa demande de telle façon qu'elle soit exécutée à l'instant où la disposition de ces membres permet à l'animal de répondre juste et rapidement à l'indication qu'il reçoit. Une harmonie exacte entre la demande du cavalier et l'opération, par le cheval, du déplacement correspondant à cette demande, existera si le premier possède le sentiment du mouvement qui lui permet de mettre *en rapport constant* la translation du poids du corps avec les appuis ou les soutiens des membres de l'animal. »

La vitesse du galop peut être :

Négative (galop en arrière) ;

Nulle (galop sur place) ;

Très ralentie (galop de manège) ;

Ordinaire (galop de chasse, galop franc de l'ordonnance 340 mètres à la minute) ;

Allongé (très bon galop de carrière 440 m. à la minute) :

Très vite (galop de course) ;

Maximum (charge).

Un cheval qui fait ses 4 kilomètres en cinq minutes est un bon cheval de course.

En 1854 à Ascot, West Australian et Kingston ont fait ce parcours en 4 minutes 25 secondes.

En 1887, Ténébreuse a couru les 3000 m. du grand prix en 3 minutes 34 secondes. Upas a enlevé le prix Gladiateur (6200 m. en 7 minutes 46 secondes).

Comme conclusion un cheval de course fait le kilomètre en une minute et quelques secondes. Les foulées moyennes dépassent sept mètres.

Conformation du cheval de course. Théoriquement le cheval de course devrait être bâti en lévrier. Dans la pratique on cherche plutôt un grand cheval bien fait, bien musclé et fort. Les essais sérieux permettent seuls de se rendre compte si un cheval est vite ou non. La jument Plaisanterie en est un exemple frappant.

Galop désuni. « Le cheval est désuni quand les foulées ont lieu dans les deux ordres suivants :

1° Pied postérieur gauche ; bipède latéral droit ; pied antérieur gauche ;

2° Pied postérieur droit ; bipède latéral gauche ; pied antérieur droit.

Au manège, si on est à main droite, et que la deuxième foulée s'opère sur le bipède latéral gauche, le cheval est désuni de derrière.

Si, à cette main, la deuxième foulée s'opère sur le bipède latéral droit, le cheval est désuni de devant.

Dehors, en ligne droite, un cheval est simplement désuni quand la deuxième foulée s'opère sur un bipède latéral. »

Cinquante-huitième Question

Des allures irrégulières — Galop à quatre temps — Amble — Amble rompu — Pas relevé — Traquenard — Aubin.

Les allures sont irrégulières lorsqu'elles ne s'exécutent pas dans les conditions énoncées plus haut. Cette irrégularité peut provenir de fatigue momentanée, d'usure, d'un dressage spécial, ou par l'hérédité comme l'amble et le pas relevé.

Celui dans lequel on entend quatre battues inégalement espacées. Le cheval prend ce galop par usure ou au manège quand il est excessivement ralenti. En course, le cheval mis dans le train galope à quatre temps et non à deux comme certains auteurs l'avaient prétendu. *Galop à quatre temps.*

L'amble est une allure en deux temps, marchée, dans laquelle les pieds latéraux se lèvent en même temps et se posent de même ; la distance qui sépare deux pieds latéraux étant toujours égale aux trois quarts de la taille de l'animal. *Amble.*

Cette allure n'est qu'une variété de la précédente. Les membres sont toujours associés par bipèdes latéraux mais ils se posent successivement, les postérieurs un peu avant les antérieurs. *Amble rompu.*

Il y a donc quatre battues. Lorsqu'on pousse très vite un cheval qui marche l'amble, il prend l'amble rompu.

Cette allure s'exécute en quatre temps également espacés. Comme dans le pas normal, le corps repose alternativement sur un bipède latéral et sur un bipède diagonal. Cette allure est plus vite que le pas et moins que le trot. Autrefois on estimait beaucoup les chevaux qui marchaient ce pas ; on les appelait des *bidets d'allure*. *Pas relevé.*

« Lorsque les pieds diagonaux font entendre deux battues extrêmement rapprochées, mais que l'oreille peut cependant percevoir, l'allure du trot devient *décousue, détraquée, désunie* ; et ce résultat provient de causes diverses, telles que le surmenage du sujet ou son âge avancé. Les battues diagonales se séparent et commencent par le poser du pied antérieur, ce qui résulte naturellement *Traquenard.*

de la répartition du poids de l'animal, qui sent le besoin de soulager son arrière-main. C'est à cette allure détraquée qu'on a donné le nom de *traquenard*.

« La désunion des battues diagonales s'opère d'une autre façon chez certains *trotteurs*, plus énergiques que bien doués physiquement, qui, poussés à l'entraînement ou dans la lutte sur l'hippodrome au delà de la vitesse que permet leur conformation, prennent cette allure *désunie* pour suivre et même quelquefois dépasser des chevaux que leurs moyens naturels favorisent d'une allure plus régulière. C'est alors le pied postérieur qui se pose le premier et qui sert, pour ainsi dire, de support sur lequel roule la masse tout entière pendant une partie de l'appui de ce membre ; après quoi a lieu le poser du membre antérieur en diagonale. La masse roulera sur ce bipède diagonal jusqu'à ce que le pied postérieur se levant, le pied antérieur la supportera seul. L'autre pied postérieur se posera ensuite, et le bipède diagonal dont il fait partie opérera comme le premier.

« L'appui simultané des pieds diagonaux ne dure pas trois périodes ; plus les distances des empreintes diagonales s'éloignent des dimensions de la base de sustentation régulière, moins l'appui simultané est long.

Le cheval est donc porté dans un pas complet :

1° Sur le membre postérieur gauche seul ;
2° Sur le bipède diagonal droit ;
3° Sur le membre antérieur droit seul ;
   Projection.
4° Sur le membre postérieur droit seul ;
5° Sur le bipède diagonal gauche ;
6° Sur le membre gauche seul ;
   Projection.

Aubin.

« On définit généralement l'aubin, une allure dans laquelle le cheval trotte de derrière pendant qu'il galope de devant. C'est une variété défectueuse du trot.

« Sans vouloir ergoter sur la valeur de cette définition de l'aubin, on peut observer cependant que, d'après celle que nous connaissons du galop, l'expression galope du devant est impropre. Toutefois, il existe bien un soubresaut qui donne l'apparence du galop des enfants à celui des bipèdes antérieur ou postérieur qui en est affecté, ce soubresaut pouvant exister dans l'un ou l'autre et pour les mêmes causes. Celui qui paraît être au galop a l'un de ses membres plus chargé, fatigué ou douloureux, et ce membre ne peut suivre son congénère que par saubresauts, ce qui produit une irrégularité dans la marche au trot.

« Nous appellerons donc *aubin de devant* ou *aubin de derrière*, le trot dans lequel une mauvaise répartition du poids de l'animal ou une gêne quelconque l'oblige à un soubresaut d'un bipède antérieur ou postérieur. »

Cinquante-neuvième Question

Défectuosités d'allure.

Cheval qui trousse. Celui qui relève trop ses membres antérieurs au trot et même au pas. Le cheval qui marche ainsi dépensant trop en hauteur n'est pas vite.

Cheval qui rase le tapis. C'est l'excès contraire. Le cheval ne relève pas assez. Le genou se plie à peine et la pince quitte à peine le sol. Ce cheval est souvent vite mais très exposé à buter. Les chevaux de pur sang rasent presque tous le tapis.

Cheval qui se berce. Celui qui marche avec un mouvement de latéralité très prononcé surtout des hanches. Ce défaut qui nuit à la vitesse se rencontre particulièrement chez les chevaux trop ouverts du devant ou du derrière, cagneux, panards, usés ou qui ont un tour de rein.

Cheval qui billarde. Celui dont les membres antérieurs décrivent un arc de cercle dont la convexité est tournée en dehors. Le cheval se fatigue beaucoup et s'use vite.

Cheval qui se coupe. Le cheval se coupe lorsqu'un membre en l'air vient en frapper un autre à l'appui. Ce défaut est causé chez les poulains par la faiblesse, par une mauvaise ferrure ou par un vice d'aplomb. Pour y remédier il faut combattre la faiblesse par une nourriture plus substantielle, attendre l'âge et proportionner le travail aux forces de l'animal ; soigner la ferrure, mettre une guêtre (cuir ou caoutchouc à la marchande).

Cheval qui fauche. C'est à peu près la même marche que pour celui qui billarde bien que le membre ne se relève pas autant. Cette défectuosité d'allure vient souvent à la suite d'écart d'épaule.

Cheval qui forge. Celui qui au pas et surtout au trot, frappe un fer postérieur sur le fer antérieur du même bipède latéral. Le cheval peut forger en éponges ce qui est le plus fréquent, ou en voûte ce qui est plus rare.

Les jeunes chevaux forgent souvent. Ce défaut se remarque également sur les animaux manquant de proportions, fatigués, sortis de leurs moyens, pas assez soutenus par leur cavalier, sous eux devant, ou mal ferrés.

On y remédie en cherchant la cause et en s'y attaquant directement, diminuer le travail, soutenir énergiquement l'allure, employer au besoin l'éperon, veiller à la ferrure et augmenter la ration.

On donne ce nom à un mouvement convulsif qui se manifeste dans la flexion du jarret, surtout au départ, pendant le reculer ou un changement de direction assez brusque. Cette défectuosité est plus désagréable à l'œil que nuisible aux services que peut rendre l'animal. *Cheval qui harpe.*

Les causes qui font *harper*, *éparviner* le cheval sont ignorées. Toutefois on constate qu'il est plus fréquent chez les animaux de la race noble que sur les chevaux communs.

La dissection de membres appartenant à des chevaux atteints de ce vice a fourni les résultats les plus contradictoires. Les uns présentaient des lésions très caractérisées (rayures, corps étrangers, arthrite sèche, etc., etc.), d'autres avaient tous leurs organes indemnes.

« Dieckerhoffe l'attribue à la rétraction de l'aponévrose jambière et la combat par la section de la branche de cette aponévrose qui longe l'extenseur des phalanges et celle du tendon terminal du muscle extenseur latéral des phalanges. Sur 19 chevaux opérés dans l'espace de 4 ans, 15 ont été guéris complètement et les autres ont éprouvé une grande amélioration. »

(Archives Vétérinaires).

Section de l'extenseur latéral des phalanges (d'après Peuch et Toussaint).

« Cette opération a été essayée en cas d'éparvin sec et parait-il avec quelque succès. L'éparvin sec est caractérisé uniquement par une flexion brusque de tout un membre postérieur à chaque pas que fait l'animal, mouvement connu sous le nom de *harper*.

« Toutefois on a remarqué que chez les chevaux qui en sont affectés, les tendons extenseurs du pied forment sur le devant du jarret et du canon une saillie bien accusée par suite de la tension qu'ils éprouvent.

Ce symptôme a inspiré au professeur belge Boccar l'idée de faire la section du tendon de l'extenseur latéral des phalanges. Une jument qui harpait à l'excès servit d'expérience et fut complètement guérie.

. « Delivart et Brogniez ont pratiqué plusieurs fois la même opération avec succès.

Cheval à jarrets vacillants. Celui dont les jarrets éprouvent des oscillations latérales à l'appui. C'est un signe de faiblesse de l'arrière-main. Quand ce défaut existe chez des poulains il disparaît souvent avec l'âge.

4ᴹᴱ PARTIE

DE L'AGE

QUATRIÈME PARTIE

DE L'AGE

Soixantième Question

Définition — Anatomie de la dent — Division des dents — Dents de poulain — Dents de cheval

On entend par âge d'un cheval le temps écoulé depuis sa naissance. Définition.

La connaissance de l'âge est basée actuellement sur l'anatomie des dents, les modifications qui surviennent dans leur forme, leur structure et leur direction.

D'une façon générale, toute dent comprend trois substances : Anatomie
de la dent.

L'*émail*, matière d'un blanc nacré, très dure, revêtant une partie de la racine, la couronne et les cavités.

L'*ivoire* qui forme le corps de la dent. C'est la partie osseuse.

Le *cément*, matière d'un blanc jaunâtre qui recouvre les parties enveloppées par la gencive.

Chaque dent examinée isolément présente une partie libre ou *couronne* et une partie fixée dans la mâchoire ou *racine*.

Les dents ont été divisées en *incisives, crochets* et *molaires*. Division
des dents.

Leur sortie a lieu à des époques assez bien déterminées. Il en est qui poussent peu de temps après la naissance pour tomber à l'époque de l'âge adulte. Ces dents dites de *lait* ou *caduques*, font place à celles de *remplacement* ou *de cheval*.

Enfin il y en a d'autres dont la venue est tardive, qui ne tombent jamais, auxquelles on a donné pour cela le nom de *persistantes*. — Dans cette dernière catégorie sont compris les crochets et les dernières dents molaires.

Le cheval a donc deux dentitions celle de poulain et celle de cheval.

Soixante-et-unième Question

Des incisives — Structure — Table dentaire — Dent vierge
— Usure annuelle — Rasement.

Incisives. Les incisives fournissent sur l'âge du cheval les indices les plus sûrs. Elles sont fixées les unes à côté des autres, dans des trous ménagés dans les maxillaires et nommés *alvéoles*; les alvéoles se trouvent à l'extrémité de chaque mâchoire où leur réunion forme une courbe régulière dite *arcade dentaire*.

Il y a une arcade dentaire supérieure et une inférieure. C'est la mâchoire inférieure surtout que l'on doit consulter.

Les parties droites des maxillaires portent d'autres alvéoles destinées au logement des crochets et des dents molaires.

Les deux incisives, au nombre de six à chaque mâchoire portent les noms de *pinces, mitoyennes* et *coins*. Les deux premières occupent le milieu de l'arcade, les mitoyennes viennent ensuite de part et d'autre des pinces et enfin les coins disposés de la même manière.

Structure. Chaque incisive examinée isolément, présente les caractères généraux que nous avons indiqués à la question précédente.

Leur émail extérieur, dit d'*encadrement*, se réfléchit à l'extrémité de la partie libre et pénètre dans son intérieur pour y former une cavité ovalaire nommée *cornet dentaire externe*. Un enduit noirâtre tapisse le fond de ce cornet et constitue ce que l'on appelle le *germe de fève*.

L'ivoire est également creusé par une cavité qui s'élève de bas en haut jusqu'à la hauteur du cul-de-sac du cornet précédent, dont elle croise la direction en avant. Cette cavité, comprise dans la racine, renferme la pulpe de la dent, substance vasculaire et nerveuse. Sous la pression des nouvelles couches qui se forment en dedans, les parties molles disparaissent d'une manière lente, et le vide du *cornet dentaire interne* se remplit par le haut.

A l'extrémité de la partie libre de chaque incisive, lorsque la dent de cheval n'a pas encore usé, on ne voit partout que l'émail à l'extérieur sur le tranchant des deux bords et à l'intérieur du cornet dentaire externe. Cette cavité à fond noir, d'une profondeur moyenne de quinze millimètres, diminue peu à peu d'étendue par suite du frottement. Bientôt elle se rapproche du bord postérieur de la dent, où elle forme un petit cul-de-sac à bord saillant qui finit par disparaître. Mais avant que celui-ci se soit complétement effacé, le fond du cornet dentaire interne se montre déjà sur la table dentaire, en avant du *cul-de-sac de l'émail central*, sous la forme d'une bande jaune clair qui tranche sur la teinte plus foncée de l'ivoire ancien, appelée *étoile dentaire* ou *radicule*.

Enfin, l'*oblitération* ou obstruction de la cavité interne commencée par le haut, continue à se faire en descendant du côté de la racine, en sorte que la table dentaire, à mesure qu'elle se rapproche de l'extrémité inférieure par l'effet de l'usure, se rétrécit et prend successivement des formes diverses assez nettement accusées.

Les changements très appréciables que présente la table des dents de l'animal qui vieillit, constatés et suivis avec attention sur un cheval d'un âge bien connu, ont d'abord servi pour tous à déterminer, par comparaison, le nombre approximatif des années écoulées, et plus tard ils sont devenus les signes caractéristiques des différents âges.

On nomme ainsi la surface de frottement. Prenons par Usure annuelle. exemple une incisive adulte ; son examen permet de voir que sa partie libre est aplatie d'avant en arrière, et que sa forme est à peu près celle d'un ovale allongé.

Si maintenant, à partir de la couronne, nous pratiquons des coupes transversales et successives, de quatre en quatre millimètres, on verra la table s'arrondir d'abord, puis s'aplatir ensuite sur les côtés et prendre enfin une forme triangulaire et biangulaire, au fur et à mesure que la coupe se rapproche de l'extrémité de la racine.

Les incisives de lait ou caduques, se distinguent de celles de remplacement ou adultes par leurs dimensions plus petites et leur blancheur plus prononcée, enfin par une sorte d'étranglement ou *collet* qui sépare la partie libre de celle qui est enchassée dans l'alvéole. Ces dents, d'une dureté moindre que les incisives d'adulte usent aussi moins régulièrement et plus rapidement qu'elles ; cependant la date de leur chute est assez précise.

Lorsqu'une incisive commence à sortir, on n'aperçoit qu'un bord tranchant : c'est le bord antérieur de la dent ; le bord postérieur n'est apparent que quelque temps après.

Usure. —Rasement — On dit d'une dent qu'elle a usé quand son bord antérieur, le premier sorti et le plus élevé, a perdu par l'usure la couche d'émail qui le rendait tranchant.

On la dit rasée quand le bord postérieur arrivé au niveau du premier a également usé. L'extrémité de la *Table dentaire.* dent, devenue plane, prend le nom de *table dentaire*, et alors la couleur jaune de l'ivoire y tranche sur l'aspect vitreux des deux couches d'émail.

Soixante-deuxième Question

Connaissance de l'âge — Point de départ — Diverses périodes — Dentitions irrégulières — Fraudes — Autres moyens usités jadis pour connaître l'âge.

La théorie de l'âge repose sur les changements dont nous avons parlé plus haut et qui correspondent chacun à une période de la vie. Connaissance
de l'âge.

C'est ordinairement au printemps que les poulains naissent ; c'est aussi à partir de cette saison que l'on compte, pour les chevaux, le commencement de chaque année. Point de départ.

Cependant, dans l'armée et la pratique des courses, on compte l'âge à partir du premier janvier. Ainsi un cheval né le 2 janvier et un autre né le 31 décembre de la même année sont admis à courir ou à être dressés ensemble. Il en résulte qu'on a dans l'un et l'autre cas tout avantage à faire naître les chevaux le plus près possible du 1er janvier.

L'étude de l'âge comprend *trois* grandes divisions : Périodes.

1° Sortie et rasement des incisives caduques ;

2° Sortie et rasement des dents de remplacement ;

3° Formes diverses que prennent les tables rasées et usées.

Ces trois divisions se subdivisent elles-mêmes en *sept* périodes savoir :

Première Période

A dix jours. — Apparition des pinces de lait.

A trente jours. — Apparition des mitoyennes.

A cinq mois. — Apparition des coins.

Deuxième Période

A huit mois. — Rasement des pinces.

A un an. — Rasement des mitoyennes.

A quinze mois. — Rasement des coins.

Troisième Période

A deux ans et demi. — Apparition du bord antérieur des pinces de cheval. A trois ans, ce bord est au niveau de celui des mitoyennes.

A trois ans et demi. — Usure du bord antérieur des pinces. Apparition des mitoyennes dont le bord antérieur arrive au niveau de celui des pinces à quatre ans.

A quatre ans et demi. — Commencement du rasement des pinces. Le bord antérieur des mitoyennes est usé. Apparition des coins dont le bord externe arrive au niveau de celui des mitoyennes à cinq ans.

QUATRIÈME PÉRIODE

A six ans. — Pinces rasées, mitoyennes rasées, bord antérieur des coins usé.

A sept ans. — Dans les pinces émail central triangulaire, mitoyennes rasées, coins rasés ou à peu près. Très souvent apparition de la *queue d'Aronde* (cran marqué dans le coin supérieur par l'inférieur plus en avant.

A huit ans. — Les pinces sont ovales, l'émail central rétréci et plus près du bord postérieur. Les mitoyennes ovales, leur émail central triangulaire ; les coins rasés avec émail central triangulaire. Apparition de l'étoile dentaire.

CINQUIÈME PÉRIODE

De neuf à douze ans. — Pinces arrondies. Mitoyennes ovales (neuf ans) puis arrondies. Coins ovales jusqu'à dix ans ; puis arrondies plus tard.

Dans cette période, il faut tenir surtout compte de la longueur des dents, de l'angle plus fermé que forment les deux mâchoires et de l'émail central qui diparaît après douze ans.

SIXIÈME PÉRIODE

De treize à dix-sept ans. — Pinces triangulaires, mitoyennes triangulaires sans émail central. Coins arrondis jusqu'à quinze ans et triangulaires ensuite.

Les incisives supérieures sont triangulaires

SEPTIÈME PÉRIODE

De dix-huit à vingt ans. — Pinces et mitoyennes aplaties.
Coins triangulaires, puis aplatis. On dit que
le cheval ne marque plus.

NOTA. — Tout homme de cheval doit connaître sûrement l'âge du cheval jusqu'à dix ans. Après cet âge il doit pouvoir estimer approximativement l'âge du cheval.

Qu'il n'oublie pas non plus le proverbe toujours vrai À quatre ans, quatre dents.

Enfin à cinq ans toutes les dents de lait sont tombées et ont fait place à des dents de cheval.

Ces irrégularités peuvent provenir :

Dentitions irrégulières.

1º *De défaut d'usure*. — Le cheval est, en réalité, plus vieux qu'il ne paraît.

2º *D'excès d'usure*. — Le cheval est moins vieux qu'il ne l'indique.

3º *Cheval bégu*. — La cavité du cornet dentaire persiste. Cette irrégularité est assez fréquente. Examiner alors la forme et la direction des dents.

4º *Cheval faux bégu*. — Le cul-de-sac du cornet dentaire persiste au-delà de douze ans. Il faut regarder dans ce cas si les dents sont triangulaires.

5º *Cheval tiqueur*. — Les dents sont usées irrégulièrement par le tic à l'appui. L'âge est difficile à préciser car certains chevaux arrivent à s'user les dents jusqu'à la gencive.

6º *Surdent*. — On nomme ainsi une dent qui vient en plus des autres. Cette irrégularité rend la dentition difforme et complique la connaissance de l'âge.

7º *Mâchoires usant inégalement*. — Dans ce cas l'un des côtés est plus usé que l'autre. Pour apprécier l'âge, il faut rétablir par la pensée l'équilibre des tables pour opérer sur une base normale.

Fraudes des maquignons

Les maquignons se livrent sur la mâchoire des chevaux à certaines pratiques qui ont pour but de vieillir ou de rajeunir un cheval selon le cas. Certains individus font le métier de *contre-marquer* les chevaux et certains d'entre eux bien connus des marchands sans scrupule sont de véritables artistes du genre.

Pour vieillir, ils arrachent les mitoyennes ou les coins de lait et hâtent ainsi la sortie des dents de cheval. Cette opération se pratique journellement en Normandie. On en connaît la trace à la rougeur des gencives et à l'irrégularité de l'arcade dentaire.

Pour rajeunir, ils scient les dents et creusent une cavité qu'ils noircissent avec un fer rouge ou même à l'encre de Chine. Il faut regarder avec soin la place de cette cavité. A Paris, cette opération est fréquente.

Autres moyens pour connaître l'âge. Anciennement on avait la prétention de reconnaître l'âge aux plis des lèvres, en pinçant la peau du front (Ibu-el-Arvanun) xii⁰ siècle ; ou celle de la joue comme le rapporte Aristote. On explorait aussi les nœuds de la queue (M. Minot).

Cet examen ne donne quelques résultats qu'après 14 ans. Quant aux deux premiers nous les citons comme curiosité mais en engageant fortement nos lecteurs à les laisser de côté car les résultats sont nuls.

Aspect général de l'animal aux différents âges. *Le poulain* est haut sur jambes, décousu, dégingandé dans sa marche ; sa croupe est plus haute que son avant-main ; il a l'air sauvage.

Le cheval fait a des proportions plus régulières, des allures mieux établies, l'air doux, l'aspect plus fort.

Le vieux cheval a les angles osseux très secs, aigus, des poils blancs aux sourcils, aux tempes ; les salières creuses.

Opérations qui se pratiquent sur les dents. *L'évulsion* des dents caduques quand elles persistent après le temps fixé et gênent la pousse des dents de remplacement qui seraient déviées. On peut se servir des tricoises ou mieux d'un davier spécial analogue à ceux employés pour l'homme.

La résection quand il existe plusieurs incisives surnuméraires qui se développent outre mesure. Lorsqu'après une fracture d'une incisive, la correspondante acquiert trop de développement.

Chez les vieux chevaux lorsque les incisives supérieures trop développées forment le bec de corbin.

Enfin pour supprimer les surdents.

Toutes ces anomalies empêchant le cheval de manger

ou tout au moins gênant la mastication, une opération s'impose.

Elle se pratique avec le *coupe-dent* ou le *rabot odontriteur* de Brogniez. On nivelle la surface libre avec une *râpe dentaire*. L'emploi du spéculum pour faire ouvrir la bouche peut blesser les barres.

Le pas d'âne a le même inconvénient. La langue maintenue hors de la bouche permet de maintenir celle-ci suffisamment ouverte dans la majorité des cas. Il faut donc éviter, autant que possible, d'employer les autres moyens.

5ME PARTIE

DES ROBES

CINQUIÈME PARTIE

DES ROBES

Soixante-troisième Question

Définition — Généralités — Robes des poulains — Robes des
chevaux faits — Particularité — Signalements.

On entend par robe l'ensemble des poils et des crins
qui recouvrent le corps du cheval.

Chaque race a des couleurs qui lui sont plus particulièrement spéciales bien qu'avec de nombreuses exceptions. Ainsi le cheval de pur sang est plutôt de robe foncée, le percheron gris, etc., etc.

Le poulain ne naît presque jamais avec la robe qu'il
aura définitivement mais il y a des couleurs qui en entraînent
d'autres ; ainsi un poulain rouan naît bai ; une aubère naît
alezan ; un noir naît roussâtre. Le bai et l'alezan sont ou
plus clairs ou plus foncés qu'à l'âge adulte.

Un poulain qui a des poils blancs autour des yeux aura
sûrement beaucoup de poils blancs dans sa robe ; peut-être
même sera-t-il gris très clair.

Les saisons changent fréquemment la couleur des chevaux. Ainsi un cheval noir mal teint en hiver est noir
franc au mois de juillet. Les alezans foncent plus ou moins
avec la chaleur.

Les reflets du poil sont plus accusés quand il fait chaud
qu'en hiver où le poil est plus ou moins terne.

En vieillissant, un cheval rubican devient gris foncé ;
un cheval gris presque blanc, etc., etc.

Pour mieux étudier les robes, il est d'usage de les grouper en cinq catégories savoir :

1° *Robes d'un seul poil (corps et extrémités).* —
Rentrent dans cette catégorie.

Le noir qui peut être franc ou mal teint.

Le blanc, mat, porcelaine, sale. (Le blanc pur est
tellement rare qu'on peut nier son existence).

Le cheval soupe de lait (clair, ordinaire, foncé).

Le cheval café au lait (clair, ordinaire, foncé).

L'alezan (clair) proprement dit, cerise clair ou foncé, foncé, châtain-clair ou foncé, brûlé clair ou foncé).

2° *Robes d'un seul poil mais avec extrémités et crins noirs.*

Isabelle, clair, ordinaire, foncé.

Souris, clair, ordinaire, foncé.

Bai, clair, proprement dit, cerise clair ou foncé, foncé châtain clair ou foncé, marron clair ou foncé, brun clair ou foncé.

3° *Robes de deux poils.*

Le gris, formé de poils blancs et noirs. Il peut être très clair, clair, proprement dit, foncé, ardoisé, tourdille (couleur de la grive), étourneau, sale, gris de fer.

L'aubère, mélange de poils blancs et rouges peut être clair, ordinaire ou foncé.

Le Louvet, mélange de poils noirs et rouges peut être comme le précédent, clair ordinaire ou foncé.

4° *Robes de trois poils.* — Les poils en mélange, sont le noir, le rouge et le blanc. Le cheval qui en est revêtu se nomme *Rouan*, il peut être clair, foncé, vineux, ordinaire suivant le degré du mélange ou la prédominance de tel ou tel poil.

On désigne vulgairement ces chevaux sous le nom de *Péchards*.

5° *Robe formée par un assemblage de plaques de deux couleurs dont l'une est toujours blanche.*

Ces chevaux sont appelés *Pie* et peuvent être noir, café au lait, alezan, isabelle, souris, bai, gris, aubère, louvet, rouan.

Beaucoup de ces mélanges sont très rares ; dans la robe pie, ce sont les pie noir ou pie alezan qui dominent.

Particularités. On donne ce nom à tous les signes particuliers qui modifient en totalité ou en partie l'aspect d'une robe et sont dus : à des reflets brillants, des mélanges de poils, des directions irrégulières de poils, des absences du pigment ce qui fait paraître la peau décolorée par places, des marques naturelles, des marques accidentelles.

Ces particularités peuvent se rencontrer :

1° Sur tout le Corps

Par reflets. — Doré, argenté, jayet, bronzé, cuivré, miroité, lavé, marqué de feu.

Par mélange. — Pommelé, moucheté, truité, herminé, tigré, neigé, tisonné, zébré, rubican, aubérisé, grisonné, vineux, bordé.

Par direction irrégulière des poils. — Epis. Ils peuvent être concentriques et excentriques.

Par décoloration de la peau. — Ladre, marbrure.

2° Sur la Tête

Le cheval est *cap de maure* quand il a la tête noire, le reste du corps étant d'une autre couleur. Si le bas de la tête seul est noir, le cheval est *cavecé de maure.*

Nez de renard, lorsqu'il a des poils alezans autour du nez et des lèvres, la robe n'étant pas de cette teinte.

Sur le front, le cheval peut avoir *quelques poils,* être *légèrement, fortement, irrégulièrement* ou simplement *en tête.*

Les marques en tête prennent le nom de la forme qu'elles représentent ; elles s'appellent *pelote, étoile, liste, croissant,* etc., etc. Quelque soit leur nom elles peuvent être de plus *mélangées* lorsqu'il y a des poils de la robe avec les blancs ;

Bordées, lorsque ce mélange n'a lieu que sur les bords ;

Truitées, pointillée de bouquets de poils alezans ;

Herminées, avec quelques touffes de poils noirs.

Sur le chanfrein. — On remarque les *listes* ordinaires petites, grandes, irrégulières.

Le cheval est demi-*belle face* lorsque la liste déborde le chanfrein sur l'un des côtés ; il est *belle-face* lorsqu'elle déborde des deux côtés.

La liste peut être interrompue, en pointe, en dents, déviée à droite ou à gauche, mélangée, bordée, truitée, mouchetée, herminée,

Le cheval boit dans son blanc quand ses lèvres sont recouvertes de ladre. — Il peut boire complètement ou incomplètement dans son blanc suivant que les deux lèvres sont entièrement garnies de ladre ou n'en possèdent qu'à certaines parties.

On appelle *moustaches* de petits bouquets de poils qui se remontent quelquefois aux lèvres.

L'œil est dit *vairon* lorsque son iris est dépourvu de matière colorante.

3° Sur le Tronc

On remarque :

La *raie de mulet*, bande noire qui s'étend du garrot à la queue et se rencontre sur les chevaux isabelle, bais, alezans, souris, gris, louvet.

La *bande cruciale* de couleur foncée s'étendant transversalement sur le garrot et les épaules.

Le *ventre de biche* espèce de bavure jaunâtre sous le ventre.

Crins blancs ou larés complètement ou incomplètement surtout à la crinière dans les robes foncées.

Crins mélangés quand on trouve à la queue ou à la crinière des poils blancs que ne comporte pas la robe.

4° Sur les Membres

Les poils blancs formant tache aux membres se nomment balzanes.

Les balzanes peuvent être plus ou moins hautes, faire ou non le tour de la jambe, etc.

Suivant le cas on les appelle :

Principe, quand elles ne dépassent pas la couronne.

Trace, si le principe est incomplet.

Petite Balzane, lorsqu'elle englobe la couronne et le paturon.

Balzane incomplète, quand elle n'entoure pas complètement le membre.

Balzane, quand elle ne dépasse pas le boulet.

26

Grande balzane, quand elle empiète sur le canon. Suivant son degré d'élévation elle est alors dite *chaussée*, *haut chaussée*, *très haut chaussée*.

Les balzanes peuvent en outre, être régulières, irrégulières, dentées, en pointe, bordées, mouchetées, terminées, truitées.

Quand le cheval a quatre balzanes on dit simplement *balzanes*, s'il en a trois on signale celle qui est isolée, exemple : trois baizanes dont une postérieure gauche.

S'il en a deux, on dit : balzanes antérieures, postérieures, latérales (droite ou gauche), diagonales (droite ou gauche).

Pour terminer ce qui a rapport aux membres disons que la corne du pied peut être blanche, noire ou mélangée.

La corne est généralement blanche en face des balzanes.

Un cheval est dit *zain* lorsqu'il n'a pas un seul poil d'une autre couleur que celle de sa robe. Par conséquent cette appellation ne peut s'appliquer qu'aux chevaux à robe d'un seul poil (1re catégorie). — Noir zain, blanc zain, etc., etc.

5° Marques Naturelles

On peut comprendre dans cette catégorie le coup de hache et le coup de lance.

6° Marques Accidentelles

Elles comprennent les oreilles fendues, raccourcies, cousues ; les queues niquetées, à l'anglaise, en catogan, en balai ; les marques au feu ; les tares par le feu, les traces d'anciennes blessures, de séton, de vésicatoires, de sinapismes.

On entend par signalement l'exposé des caractères extérieurs (robe, particularités, etc., etc.) qui peuvent faire distinguer un cheval de tous les autres et en toutes circonstances.

Les signalements sont *simples* quand ils ne comprennent qu'un exposé sommaire des principaux caractères distinctifs ; ils sont *composés* lorsqu'on y insère les détails les plus circonstanciés. Ainsi pour un cheval de course on y fera figurer son *pedégrée* et ses *performances*.

Tout signalement comprend :

>Le nom ;
>L'espèce ;
>Le sexe ;
>La race ;
>Le service auquel l'animal est propre ;
>La robe ;
>L'état de la queue et des crins ;
>L'âge ;
>La taille ;
>Les marques particulières ;
>La date de l'achat, etc., etc.

Le signalement du cheval de troupe comprend :

>Numéro matricule ;
>Nom ;
>Sexe ;
>Age ;
>Taille ;
>Robe et particularités ;
>Dépôt de remonte ;
>Prix d'achat ;

Le comité acheteur conserve trace du lieu de l'acquisition mais ce renseignement n'est pas porté sur le livret matricule du cheval de troupe. On y place la carte de saillie chaque fois que le cheval en est muni.

Soixante-quatrième Question

Enlever et mettre la couverture. — Seller, brider, desseller, débrider, lever les pieds. — Description des harnachements français et anglais. — Conditions que doit remplir une bonne selle

Les couvertures sont de deux sortes :

    1° en laine.

    2° en toile.

Couvertures

Les couvertures affectent diverses formes ; elles sont d'un seul morceau ou de plusieurs. Celle d'un seul morceau a une forme rectangulaire (couverture d'ordonnance). Celle de plusieurs morceaux enveloppe complètement le poitrail et la croupe. Elle se fixe par devant à l'aide de boucles ; un cordon tressé la maintient en arrière.

La couverture de toile se met seule en été ou par dessus une autre couverture de toile. En hiver on la recouvre d'une couverture de laine.

La couverture d'été maintient le cheval propre. En hiver la couverture de toile est une mesure de propreté. Elle se lave bien plus facilement que la couverture de laine Mais cette dernière seule est utile pour maintenir le corps du cheval à la température voulue. On lui donne ainsi beau poil.

Les surfaix sont aussi de plusieurs sortes :

1° Le surfaix matelassé pour protéger le dos (c'est le seul admissible).

2° Le surfaix d'ordonnance sans aucune matelassure. On s'ingénie pour le transformer à l'aide d'une matelassure mobile ou cousue faite avec de vieux drap ou mieux de vieilles basanes et rempli d'étoupes. Quelquefois on met une tresse de paille arrangée d'une façon spéciale (trois branches réunies à leur extrémité).

La tresse de paille a l'inconvénient d'être mordue par le voisin et détériorée rapidement. Le petit matelas est préférable.

Les couvertures doivent être maintenues dans le plus grand état de propreté.

Lavage des couvertures.

Celles en toile se lavent comme un linge ordinaire.

Celles en laine avec de l'eau tiède dans laquelle on a fait dissoudre des cristaux de soude. Foulonner avec soin et bien lisser la laine pour faire disparaître les tampons qui ont pu se former. Rincer a l'eau claire.

Les couvertures de troupe servant au cheval pendant le travail doivent être l'objet d'un soin particulier.

1° La plier alternativement dans tous les sens pour que chaque huitième porte à son tour sur le dos du cheval.

2° Lorsqu'elle a été mouillée par la sueur :

La faire sécher à l'ombre (séchée au soleil ou au feu elle se feutre et durcit) ;

La battre avec une baguette flexible ;

La foulonner dans les mains ;

La brosser avec soin.

3° Avant de la mettre sur le dos du cheval, la visiter attentivement pour s'assurer qu'aucun corps étranger pouvant blesser le cheval n'y est pas attaché ; la secouer ou la battre pour faire partir la poussière.

Mettre la couverture à l'écurie.

La couverture étant pliée en trois dans son sens le plus étroit, la poser sur la croupe et rabattre deux plis sur le dos. Le troisième pli reste formé sur le garrot.

Camail.

Enveloppe en laine ou en toile destinée à protéger l'encolure et la tête du cheval. Cette enveloppe porte deux trous pour les yeux, deux logements pour les oreilles et se fixe en dessous de l'encolure par des galons. Son but est de tenir chaud, d'empêcher les écoulements par les oreilles, de dégager l'encolure dans les suées ; enfin c'est une mesure de propreté.

Précautions.

Avoir soin, surtout avec le poitrail qu'elles ne tirent pas sur le garrot, serrer peu le surfaix. Même peu serré le surfaix peut blesser si on ne l'enlève pas fréquemment.

Seller, brider, desseller, débrider, lever les pieds.

Nous renvoyons le lecteur aux bases de l'instruction. (Règlement sur les exercices de la cavalerie 1884). Disons seulement que l'ajustage des harnachements doit être l'objet de soins assidus. La selle ne doit pas se porter trop en avant afin de ménager le garrot et la pointe de l'épaule. Modifier, en conséquence, les selles des chevaux qui se sellent mal.

L'étude du dos du cheval est de première nécessité afin d'éviter, autant que possible, les chances de blessures. Le rembourrage vérifié chaque jour doit être refait, chaque fois qu'il ne présente plus la souplesse voulue.

Lorsque le dos présente des saillies qui pourraient occasionner des blessures, on évite que le poids ne porte sur cette partie en pratiquant une *fontaine* (évidement dans la matelassure). La fontaine doit être largement évidée pour ne pas provoquer de pincement à la base de l'aspérité qu'on veut respecter.

Description des harnachements français et anglais.

Conditions que doit remplir une bonne selle.

} Cette description se trouvant dans tous les cours d'équitation, et notamment dans les réponses au questionnaire d'équitation, nous y renvoyons le lecteur.

6ᴹᴱ PARTIE

HYGIÈNE

SIXIÈME PARTIE
HYGIÈNE

Soixante-cinquième Question

De l'alimentation. — Définition. — Aliments en général. — Aliments en usage dans l'armée. — Autres aliments utilisables. — Substitutions. — Nourriture et manière de la donner.

On entend par alimentation l'action de nourrir. Les aliments employés peuvent être considérés au *point de vue général* et en *particulier*.

D'une façon générale, on entend par aliments, les substances qui servent à la nutrition. Ces substances se divisent en aliments azotés ou *plastiques* et en aliments non azotés ou *respiratoires*.

Les aliments azotés contiennent :

> de l'oxygène,
> de l'hydrogène,
> du carbone,
> de l'azote.

Ils forment :

> le gluten,
> la légumine,
> l'albumine,
> la fibrine,
> la gélatine.

Les aliments non azotés contiennent les gaz cités plus haut, moins l'azote.

Ils forment :

> la fécule,
> le sucre,
> la gomme,
> les matières grasses,
> les résines,
> le ligneux.

Foin. On nomme foin, l'herbe desséchée des prairies. Le foin se compose d'un grand nombre de plantes qui renferment des principes azotés, des principes non azotés et des sels.

Le foin présente de grandes différences suivant la nature des prairies. C'est la qualité de ces dernières qui fait la supériorité des bons élevages.

A la question du sol, il faut ajouter la composition botanique.

Les plantes composant le foin sont classées en :

Bonnes. — Indifférentes. — Mauvaises.

Caractères du bon foin. — Le bon foin est d'une couleur vert jaunâtre ; son odeur est bonne et peu forte ; sa saveur est légérement sucrée. Il ne renferme pas de déchet ; les tiges des plantes qu'il contient sont souples et difficiles à casser.

Foins avariés. — Mais le foin ne présente pas toujours ces caractéres et parmi les variétés défectueuses, il convient de citer le foin :

Fauché trop tôt. — Il est aqueux, grèle, mince.

Fauché trop mûr. — Il est sec, cassant, inodore, insipide, a beaucoup de déchet.

Dur. — Trop sec, trop cassant.

Lavé. — Qui a trop mouillé avant d'être coupé.

Vasé. — Garni au pied, avant la fauchaison, d'une couche de limon qui le rend dur, cassant et poussiéreux.

Rouillé. — C'est une maladie due à la présence de champignons vénéneux qui donnent au foin l'aspect d'une couche de rouille. Ce foin est essentiellement nuisible.

Fétide. — Qui répand une mauvaise odeur due à des engrais défectueux. Les chevaux n'en veulent pas manger.

Délavé. — Trop mouillé après la fauchaison. Ce foin est décoloré, sans odeur, sans saveur et ne contient presque plus de principes nutritifs,

Echauffé. — Quand le foin a été ramassé en ore humide, il fermente et peut même s'enflammer. Il constitue une mauvaise alimentation et peut même provoquer des maladies graves.

Nouveau. — Donné à manger trop peu de temps après sa récolte, ce foin peut occasionner des maladies de peau ou des indigestions.

Vieux. — Le foin trop vieux est moins nutritif, devient cassant et poussiéreux.

Moisi. — Lorsque le foin est trop échauffé il moisit et devient nuisible.

Falsifié. — Les fournisseurs peu scrupuleux, mélangent quelquefois des foins plus ou moins avariés avec des fourrages de bonne qualité dont ils se servent pour envelopper extérieurement les bottes. Cette fraude ne peut se reproduire dans l'armée, toutes les bottes étant ouvertes avant d'être distribuées aux chevaux.

Le prix du foin est assez variable suivant les années. Pris sur les lieux il coûte en moyenne de 45 à 90 francs les 1000 kilogr.

On désigne sous ce nom les tiges desséchés des plantes herbacées, fourragères, cultivées pour leurs graines comme l'avoine, l'orge, le froment, le seigle.

La paille de froment est généralement la plus employée comme aliment. Elle constitue une nourriture assez peu substantielle car elle contient peu de principes alibiles. L'analyse chimique y découvre de l'azote, des corps gras de l'acide phosphorique.

La paille ne peut suffire à la nourriture du cheval. Donnée seule elle amène la maigreur avec un gros ventre.

La bonne paille est de couleur jaune pâle ou dorée, son odeur est agréable et sa saveur légèrement sucrée.

Comme pailles avariées on peut citer celle qui est :

Terrée. — Couchée par la pluie ou inondée, mauvaise.

Rouillée. — On y remarque des taches rougeâtres, mauvaise.

Cariée. — pâle, peu de sucs nutritifs.

Moisie. — Comme le foin avec les mêmes inconvénients.

Trop vieille. — Elle devient trop sèche, noirâtre et prend une mauvaise odeur.

Les pailles deviennent ainsi 18 ou 20 mois après leur récolte.

Le prix moyen de la paille varie de 35 à 60 fr. les 1000 kilogr.

Avoine. L'avoine est une plante de la famille des graminées. Dans les prairies on trouve de la *folle-avoine*, mais par avoine alimentaire, mangée en grains, on ne considère que celle cultivée pour sa graine.

L'avoine est le plus important de tous les aliments du cheval. Elle doit peser environ une livre le litre. Elle renferme des matières azotées, de l'amidon, des corps gras, des sels, de la dextrine. Comme pouvoir nutritif, 60 kil. d'avoine valent 100 kilog. de foin.

L'avoine est indispensable au cheval; elle développe le poulain et entretient le cheval en service. Nous reviendrons du reste sur cette question.

Bonne avoine. La bonne avoine a le grain lourd, poli, glissant facilement dans la main.

Elle a bonne odeur et est exempte de poussière. Les avoines récoltées à l'automne sont meilleures que celles du printemps, et quelle que soit l'époque de la récolte la *noire* est préférable à la *blanche*.

Mauvaises avoines. On peut citer les avoines :

Mélangée à d'autres graines qu'elles soient nutritives ou non.

Terreuse. — Mal criblées.

Récoltée trop tôt. — Très légère, petits grains.

Récoltée trop tard. — Dure, coriace, lourde mais petits grains.

Nouvelle. — Elle doit avoir ressué pour être comestible. Sinon, elle échauffe les chevaux et leur fait venir des boutons.

Mouillée. — (Cette fraude a pour but de la rendre plus lourde).

Germée. — Car elle a perdu ses qualités nutritives en totalité ou en partie.

Moisie. — Champignons vénéneux. Mauvaise odeur.

Charbonnée. — Noirâtre, poudreuse, nuisible à cause de maladie.

Carriée. — Le grain est gris à l'intérieur et gras. Son odeur est fétide.

Charançonnée. — Le grain est vidé par un petit insecte
le charançon.

Ergotée. — Atteinte de l'ergot. Petit champignon qui la
rend nuisible

L'avoine se cultive un peu partout. Néanmoins les
grands centres de production se trouvent dans le Nord, la
Bretagne, la Normandie et la Beauce. Son prix varie de
15 à 20 francs les cent kilogrammes.

L'orge est produit par une plante de la famille des graminées.

Orge.

Il sert de nourriture au cheval, en Asie et en Afrique
où il remplace l'avoine

L'orge est blanc jaunâtre, a une saveur farineuse et un
peu amère.

Son grain renflé au milieu présente un sillon profond,
une écorce fine et lisse. Il pèse de 60 à 70 kilogrammes à
l'hectolitre.

Comme qualité nutritive, il contient moins de principes
azotés et de sels que l'avoine, et sa mastication est plus
difficile. On estime que 50 kilogrammes d'orge équivalent
à 100 kilogrammes de foin.

L'orge est sujette aux mêmes altérations que l'avoine
et ces altérations entrainent les mêmes inconvénients.

Les denrées décrites ci-dessus composent la ration
normale du cheval de troupe mais on peut leur en donner
d'autres. On appelle *substitution* le remplacement en totalité ou en partie d'un ou de plusieurs de ces aliments
par une autre substance alimentaire. Les aliments substi-
tués comprennent :

Aliments de substitutions.

Le foin des prairies artificielles (luzerne, trèfle, sainfoin), donnés secs ou verts. En mélange avec le foin des
prairies naturelles ils composent une excellente nourriture mais contiennent trop d'azote pour être employés
seuls.

Le *son* et la *farine d'orge*.

Le taux des substitutions est le suivant.

<table>
<tr><td rowspan="4">1° En échange de foin.</td><td>Saintoin, trèfle, luzerne poids p^r poids.</td></tr>
<tr><td>Paille, double du poids.</td></tr>
<tr><td>Orge ou avoine, moitié du poids.</td></tr>
<tr><td>Carottes et panais, trois fois le poids.</td></tr>
<tr><td rowspan="3">2° En échange de pailles de froment.</td><td>Paille de seigle, d'avoine, d'orge, poids pour poids.</td></tr>
<tr><td>Foin et fourrages artificiels, moitié du poids.</td></tr>
<tr><td>Avoine ou orge, quart du poids.</td></tr>
<tr><td rowspan="5">3° En échange d'avoine.</td><td>Foins et fourrages artificiels, double du poids.</td></tr>
<tr><td>Pailles, quatre fois le poids.</td></tr>
<tr><td>Orge, poids pour poids.</td></tr>
<tr><td>Son, moitié en sus.</td></tr>
<tr><td>Farine d'orge, huit dixièmes du poids.</td></tr>
</table>

Ration réglementaire. On entend par ration la quantité de foin, paille et avoine que le règlement accorde par jour au cheval de troupe.

Ces rations fixées par décret du 10 octobre 1881 sont consignées dans le tableau suivant :

TARIF DES RATIONS DE FOURRAGES A L'INTÉRIEUR EN ALGÉRIE, EN TUNISIE ET AUX ARMÉES

Les officiers brevetés conservent la ration de 2° classe quels que soient les corps ou services dans lesquels ils sont employés.

Lorsque les officiers sans troupe non brevetés, fonctionnaires ou employés militaires, placés dans la 3° classe se trouveront dans des conditions qui justifient une ration supérieure, MM. les gouverneurs militaires de Paris et de Lyon, les généraux commandant les corps d'armée, le général commandant la brigade d'occupation de Tunisie et les généraux commandant l'Ecole supérieure de guerre l'Ecole de cavalerie de Saumur, l'Ecole d'application de l'artillerie et du génie, l'Ecole spéciale militaire de Saint-Cyr, pourront leur accorder exceptionnellement, et pour le temps qu'ils fixeront, la ration de 2° classe.

Pour tenir compte des fatigues spéciales que peuvent avoir à supporter dans certaines circonstances, les chevaux de manège, ceux des écuyers et des instructeurs et autres officiers du cadre dans les écoles militaires, les autorités militaires visées au renvoi 2 auront la faculté d'accorder, quand elles le jugeront nécessaire et pour la durée qu'elles détermineront, un supplément journalier de 250 grammes d'avoine à la ration fixée par le tarif du 12 octobre 1887.

Sont autorisés à faire usage, à leur choix, du tarif du 12 octobre 1887 ou de celui du 10 octobre 1881 :

1° Les régiments de dragons, de chasseurs et de hussards ;

2° Les régiments d'artillerie (sauf pour les batteries attachées aux divisions de cavalerie) ;

3° Les régiments d'artillerie pontonniers ;

4° Les bataillons d'artillerie de forteresse ;

5° Les régiments du génie (pour les chevaux des sapeurs-conducteurs, mais d'après les taux de la ration des chevaux de l'artillerie) ;

6° Les escadrons du train des équipages militaires ;

7° Les officiers sans troupe.

TARIF des rations de fourrages à l'intérieur. Du 10 octobre 1881

<table>
<tr>
<th rowspan="3">DÉSIGNATION
DES PARTIES PRENANTES</th>
<th colspan="6">PIED DE PAIX ET DE RASSEMBLEMENT</th>
<th colspan="6">CAMPS DE MANŒUVRES</th>
<th colspan="5">RATION EN MER</th>
<th colspan="3">RATION DE ROUTE PAR FERRE</th>
<th colspan="2">R. de ch. de f.</th>
<th colspan="3">PIED DE GUERRE</th>
<th colspan="3">CHEVAUX AU VERT</th>
</tr>
<tr>
<th colspan="3">Ét.-m. p., pren. iso. et c. de l.</th>
<th colspan="3">dans les dépôts de remonte</th>
<th colspan="3">Animaux baraqués</th>
<th colspan="3">Animaux bivouaq.</th>
<th colspan="5"></th>
<th colspan="3"></th>
<th colspan="2"></th>
<th colspan="3"></th>
<th colspan="3"></th>
</tr>
<tr>
<th>Foin</th><th>Paille</th><th>Avoine</th>
<th>Foin</th><th>Paille</th><th>Avoine</th>
<th>Foin</th><th>Paille</th><th>Avoine</th>
<th>Foin</th><th>Paille</th><th>Avoine</th>
<th>Foin</th><th>Orge</th><th>Far. d'o.</th><th>Son</th><th>Eau (lit)</th>
<th>Foin</th><th>Paille</th><th>Avoine</th>
<th>Foin</th><th>Avoine 24 h. t. p. ou g</th>
<th>Foin</th><th>Paille</th><th>Avoine</th>
<th>Foin</th><th>Paille</th><th>Avoine</th>
</tr>
<tr>
<td>Etat-major général. — Officiers d'état-major. — Officiers employés à l'administration centrale en vertu de lettre de service. — Intendance. — Etats-majors particuliers de l'artillerie et du génie. — Cavalerie de réserve. — Trains d'artillerie, du génie, des équipages militaires, des équipages régimentaires, du Trésor, des postes, de l'imprimerie nationale et des transports auxiliaires.</td>
<td>4</td><td>4</td><td>5.05</td><td>4</td><td>4</td><td>4.55</td><td>4</td><td>4</td><td>5.03</td><td>5</td><td>»</td><td>5.53</td><td>3.50</td><td>2.50</td><td>1.50</td><td>0.50</td><td>16</td><td>5</td><td>»</td><td>5.55</td><td>5</td><td>2</td><td>4</td><td>2</td><td>5.80</td><td>50</td><td>2.50</td><td>3</td>
</tr>
<tr>
<td>Gendarmerie, officiers et vetérinaires hors cadres des dépôts de remonte.</td>
<td>4</td><td>4</td><td>4.55</td><td>4</td><td>4</td><td>4.55</td><td>4</td><td>4</td><td>5.05</td><td>5</td><td>»</td><td>5.55</td><td>3.50</td><td>2.50</td><td>1.50</td><td>0.50</td><td>16</td><td>5</td><td>»</td><td>5.55</td><td>5</td><td>2</td><td>4</td><td>2</td><td>5.80</td><td>50</td><td>2.50</td><td>3</td>
</tr>
<tr>
<td>Artillerie, chevaux de selle et de trait des régiments (officiers et troupe), chevaux des officiers du train.</td>
<td>4</td><td>4</td><td>4.85</td><td>4</td><td>4</td><td>4.35</td><td>4</td><td>4</td><td>4.85</td><td>5</td><td>»</td><td>5.35</td><td>3.50</td><td>2.50</td><td>1.50</td><td>0.50</td><td>16</td><td>5</td><td>»</td><td>5.35</td><td>5</td><td>2</td><td>4</td><td>2</td><td>5.60</td><td>50</td><td>2.50</td><td>3</td>
</tr>
<tr>
<td>Cavalerie de ligne, chevaux des officiers des régiments du génie, des officiers d'infanterie (lorsque les chevaux de ces derniers ne proviennent pas de la cavalerie légère), des officiers de santé et d'administration.</td>
<td>3</td><td>4</td><td>4.55</td><td>3</td><td>4</td><td>4.15</td><td>3</td><td>4</td><td>4.55</td><td>4</td><td>»</td><td>5.05</td><td>3</td><td>2</td><td>1.50</td><td>0.50</td><td>15</td><td>4</td><td>»</td><td>5.05</td><td>5</td><td>2</td><td>4</td><td>2</td><td>4.80</td><td>43</td><td>2.50</td><td>2.50</td>
</tr>
<tr>
<td>Cavalerie légère, chevaux des officiers d'infanterie (lorsque ces chevaux proviennent de la cavalerie légère)</td>
<td>3</td><td>4</td><td>4</td><td>3</td><td>4</td><td>3.75</td><td>3</td><td>4</td><td>4</td><td>4</td><td>»</td><td>4.50</td><td>2.50</td><td>1.75</td><td>1.50</td><td>0.50</td><td>15</td><td>4</td><td>»</td><td>4.50</td><td>5</td><td>2</td><td>3</td><td>2</td><td>4.75</td><td>40</td><td>2.50</td><td>2</td>
</tr>
<tr>
<td>Chevaux de race arabe et de race espagnole, quelle que soit l'arme à laquelle ils sont attachés</td>
<td>2.5</td><td>4</td><td>2.5</td><td>2.5</td><td>4</td><td>4</td><td>2.5</td><td>4</td><td>4</td><td>3</td><td>»</td><td>4.75</td><td>7.50</td><td>1.75</td><td>1.50</td><td>0.50</td><td>15</td><td>3</td><td>»</td><td>4.75</td><td>5</td><td>2</td><td>3</td><td>2</td><td>4.50</td><td>40</td><td>2</td><td>2</td>
</tr>
<tr>
<td>Mulets, quelle que soit l'arme à laquelle ils sont attachés.</td>
<td>3</td><td>4</td><td>3.75</td><td>3</td><td>4</td><td>3.75</td><td>3</td><td>4</td><td>3.75</td><td>4</td><td>»</td><td>4.25</td><td>2.50</td><td>1.75</td><td>1.50</td><td>0.50</td><td>15</td><td>4</td><td>»</td><td>4.25</td><td>3</td><td>2</td><td>3</td><td>2</td><td>4.50</td><td>40</td><td>2.50</td><td>2</td>
</tr>
</table>

TARIF des rations de fourrages à l'intérieur et aux armées. Du 12 octobre 1887, modifié

DÉSIGNATION DES PARTIES PRENANTES	PIED DE PAIX ET DE RASSEMBLEMENT — Ét.-m. p., pion. iso., et c. de t. — Foin	Paille	Avoine	PIED DE PAIX ET DE RASSEMBLEMENT — dans les dépôts de remonte — Foin	Paille	Avoine	CAMPS DE MANŒUVRES — Animaux baraqués — Foin	Paille	Avoine	CAMPS DE MANŒUVRES — Animaux bivouaq. — Foin	Paille	Avoine	RATION EN MER — Foin	Orge	Far. d'o.	Son	Eau (lit.)	RATION DE ROUTE PAR TERRE — Foin	Paille	Avoine	R. de ch. de fer 24 h. paix ou g. — Foin	Avoine	PIED DE GUERRE — Foin	Paille	Avoine	CHEVAUX AU VERT — Foin	Paille	Avoine
1re CLASSE																												
Cuirassiers	3.50	4.»»	5.25	3.75	4.25	5.»»	3.50	4.»»	5.25	4.50	»	5.75	3.50	2.50	1.50	0.50	16	4.50	»	5.75	5	2	3.50	2.25	5.75	50	2.50	3.00
Batteries d'artillerie attachées aux divisions de cavalerie	3.50	4.»»	5.25	3.75	4.25	5.»»	3.50	4.»»	5.25	4.50	»	5.75	3.50	2.50	1.50	0.50	16	4.50	»	5.75	5	2	3.50	2.25	5.75	50	2.50	3.00
Officiers généraux. — Chevaux de carrière (écoles)	2.75	3.75	5.25	3.»»	4.»»	5.»»	2.75	3.75	5.25	3.75	»	5.75	3.50	2.50	1.50	0.50	16	3.75	»	5.75	5	2	2.75	2	5.75	50	2.50	3.00
2e CLASSE																												
Artillerie de campagne et de forteresse	2.50	3.50	5.25	3.90	4.»»	4.75	2.50	3.50	5.25	3.50	»	5.75	3.»»	2.»»	1.50	0.50	15	3.50	»	5.75	5	2	2.50	2	5.75	45	2.50	2.50
Dragons. — Chevaux de manège (écoles). — Chevaux des écuyers et des instructeurs (écoles). — Pontonniers. — Train des équipages militaires. Officiers du service d'état-major et officiers brevetés. — Officiers employés à l'administration centrale en vertu d'une lettre de service. — Gendarmerie et garde républicaine	2.50	3.50	5.»»	3.»»	4.»»	4.50	2.50	3.50	5.»»	3.50	»	5.50	3.»»	2.»»	1.50	0.50	15	3.50	»	5.50	5	2	2.50	2	5.50	45	2.50	2.50
3e CLASSE																												
Compagnies de sapeurs-conducteurs du génie	2.50	3.50	4.75	3.»»	4.»»	4.25	2.50	3.50	4.75	3.50	»	5.25	2.50	1.75	1.50	0.50	15	3.50	»	5.25	5	2	2.50	2	5.25	40	2.50	2.00
Chasseurs, hussards. — Officiers du cadre des écoles (autres que les officiers instructeurs et les écuyers). — Officiers d'infanterie et du génie. — Officiers employés dans le service de la remonte. — Chevaux de trait des équipages de l'infanterie. — Officiers des états-majors particuliers de l'artillerie et du génie. — Officiers du corps de santé (en dehors des corps de troupe). — Vétérinaires (en dehors des corps de troupe). Fonctionnaires de l'intendance et officiers d'administration — Aumôniers. — Fonctionnaires et agents de la télégraphie militaire, du Trésor et des postes. — Transports auxiliaires. — Imprimerie nationale	2.50	3.50	4.50	3.»»	4.»»	4.»»	2.50	3.50	4.50	3.50	»	5.»»	2.50	1.75	1.50	0.50	15	3.50	»	5.00	5	2	2.50	2	5.00	40	2.50	2.00
4e CLASSE																												
Mulets de toutes provenances	2.50	3.50	4.»»	2.50	3.50	5.»»	2.50	3.50	4.»»	3.50	»	4.50	2.50	1.75	1.50	0.50	15	3.50	»	1.50	5	2	2.50	2	5.50	40	2.50	2.00

TARIF des rations de fourrages en Algérie et en Tunisie

DÉSIGNATION DES PARTIES PRENANTES : Chevaux de toutes armes et de toutes provenances (excepté les chevaux de trait de race française et les chevaux de race française détenus par les officiers auxquels sont allouées les rations de l'intérieur). — Mulets de toute provenance . . . .

Groupe	Sous-groupe	Foin	Paille	Orge	Far. d'o.	Son	Eau
PIED DE PAIX ET DE RASSEMBLEMENT	Ét.-m. p., pren. iso. et c. de t.	2.50	3.50	4.00			
PIED DE PAIX ET DE RASSEMBLEMENT	dans les dépôts de remonte	2.50	3.50	4.00			
CAMPS DE MANŒUVRES	Animaux baraqués	2.50	3.50	4.00			
CAMPS DE MANŒUVRES	Animaux bivouaq.	3.50	»	4.50			
RATION EN MER		2.50		1.75	1.50	0.50	15 litre.
RATION DE ROUTE PAR TERRE		3.50	»	4.50			
R. de ch. du fer (24 h. paix ou g.)		5		2			
PIED DE GUERRE		2.50	2	4.50			
CHEVAUX AU VERT		40	2.50	3			

OBSERVATIONS APPLICABLES AUX DEUX TARIFS

1. RATIONS DANS LES CAMPS DE MANŒUVRES

Lorsque les animaux doivent bivouaquer pendant un certain temps sur le même point, il peut y avoir avantage à remplacer un kilogr. de foin ou 500 grammes d'avoine par 2 kilogr. de paille pour la litière s'il y a lieu ; la substitution est demandée au Ministre.

2. RATION DE ROUTE

S'il y est autorisé par le chef de corps, l'officier qui précède les colonnes a le droit pour tout ou partie de l'effectif, suivant les circonstances, de réclamer le remplacement au plus pour chaque ration de 1 kilogramme de foin ou de 500 grammes d'avoine par 2 kilogr. de paille. La substitution ne peut porter sur les deux denrées à la fois dans le même gîte.

3. RATION DE GUERRE

Le taux et la composition indiqués au tarif serviront de base aux prévisions pour la formation des approvisionnements de réserve et des moyens de transport, mais elles n'ont rien rien d'absolu.

Pour le service en campagne, les rations varient nécessairement selon la nature et l'importance des ressources des contrées ou les armées opèrent.

4. CHEVAUX AU VERT

Ces allocations sont exclusives de toutes autres.

SUBSTITUTIONS

Les substitutions se font aussi prix pour prix.

Avoine ou orge

Remplacée par le double du poids de foin, 4 fois le poids de paille, 1 fois 1/2 de son, 8/10 de farine d'orge.

Foin

Remplacé par le 1/4 du poids d'avoine ou d'orge, le double du poids de paille, poids pour poids de foin ou luzerne, le triple du poids de carottes et de panais.

Paille

Remplacée par le 1/4 du poids d'avoine ou orge, 1/2 du poids de foin.

ALLOCATION DE PAILLE AUX TROUPES POUR EXERCICES D'EMBARQUEMENT EN CHEMIN DE FER

(Décision du 27 février 1877)

PAILLE

Cavalerie, infanterie et compagnies du génie.	500 grammes par cheval et par séance, tant pour la litière que pour les bottillons porte-selles.
Artillerie.	400 grammes par cheval et par séance pour la litière et les bottillons porte-selles; 35 kil. par batterie complète et par séance pour l'embarquement du matériel.
Train des équipages militaires.	400 grammes par cheval et par séance pour la litière et les bottillons porte-selles; 70 kilogrammes par séance, pour l'embarquement du matériel complet d'une compagnie.

Répartition des repas. Le service intérieur dit à ce sujet :

« Les chevaux doivent, en principe, faire deux repas principaux par jour ; le premier le matin, avant ou après le travail suivant la saison, le deuxième le soir. Ce dernier doit être le plus copieux. L'avoine est donnée à ce repas et toujours après l'abreuvoir. Les repas principaux, surtout ceux d'avoine, doivent être donnés aux chevaux trois heures au moins avant le travail. Si le travail a lieu le matin, on donne aux chevaux, afin qu'ils ne sortent pas à jeun, un quart de la ration de foin. »

« Le règlement ne parle point de la répartition de la ration pour les chevaux *en route*. Des principes fondamentaux ci-dessus, faut-il conclure que lorsque l'étape est faite le matin, ce qui est le cas ordinaire (et le travail en été), il ne saurait être question de donner de l'avoine aux chevaux? Tel n'est pas notre avis, et nous allons en donner la raison : le peu de temps qui s'écoule entre le reveil et le moment du départ ne permet pas de donner beaucoup de foin aux chevaux et une botte pour six paraît être tout ce qu'ils pourraient manger.

« En route, au moment d'un travail de vitesse, cela est à la fois trop encombrant et trop peu nourrissant. Quel marcheur aura jamais l'idée de se lester d'un plat de pommes de terre à pareil moment ! Au contraire, l'usage du picotin d'avoine est vieux comme le monde ; cela stimule le cheval sans l'alourdir, occupe l'estomac sans le gonfler, et répond au morceau de viande froide qui accompagne le coup de l'étrier. Mais il en faut une petite mesure, deux litres au plus.

« En général, on a une fâcheuse tendance à réserver trop d'aliments pour le lendemain ; rien n'est plus mauvais : si c'est pour les emporter on charge inutilement le cheval ; si c'est pour les donner au réveil, l'animal ayant besoin d'un temps très long pour manger et pour digérer, une partie de cette nourriture est abandonnée à l'écurie sans pouvoir être absorbée, le reste ne profite pas parce que la digestion est troublée par le mouvement ; aussi n'y a-t-il pas seulement gaspillage de nourriture et, par suite, déperdition de forces, il y a encore effet directement nuisible. L'animal gonflé, sanglé, poussé dans ses allures, est gêné, s'essouffle, se traîne et peut être gravement incommodé.

« Néanmoins comme l'animal ne peut pas se mettre en route l'estomac complètement vide il lui faut un repas stimulant sans être volumineux. L'avoine donnée en petite quantité répond seule à ces conditions. »

(Marches de la cavalerie. — FAUVART-BASTOUL).

On donne à boire avant l'avoine. Il faut par jour au cheval de douze à vingt litres d'eau. Si l'animal a chaud dit le règlement, on doit lui couper l'eau ; il vaut mieux donner à manger une poignée de foin et faire boire ensuite.

Dans les écuries particulières on fait boire au seau. Dans l'armée on mène à l'abreuvoir.

(Ce paragraphe est tiré de l'excellent ouvrage du vicomte H. de Chezelles, l'*Homme de Cheval*).

Il y a un vieux proverbe qui dit : « Nourriture passe

nature » mais nourriture bien donnée et avec intelligence.

Ce n'est pas l'avoine qui donne du cœur à un cheval ; elle lui donne du fond ; l'animal naît avec son cœur.

La preuve en est dans une réunion de chevaux, comme un régiment. Les uns ont du cœur et sont énergiques, les autres en manquent et ne le sont pas. Ils sont tous soignés et travaillent de la même façon, les uns sont pleins d'énergie, les autres sont des veaux.

On a varié la nourriture des hommes mais celles des chevaux n'a guère changé. Pourtant c'est par la variété que la nourriture profite. Il faut en tout, soigner son cheval, comme on se soigne soi-même. Bien des ouvrages qui traitent de la nourriture des chevaux disent qu'il faut donner au cheval à telle ou telle époque une nourriture échauffante, substantielle, composée de tels ou tels aliments variés, parce que le cheval va perdre son poil ou va le prendre, parce qu'il transpire plus à une époque qu'à une autre.

Avec les substitutions, les économies que l'on peut faire sur la ration des chevaux dans les moments où ils travaillent le moins, on doit arriver à parfaitement nourrir les chevaux.

Il est indispensable de rafraîchir beaucoup le cheval qui travaille rudement, surtout aux allures vives. Un barbotage liquide et tiède donné à midi le lendemain d'une grande course lui profite bien plus qu'une ration d'avoine.

La carotte est un très bon aliment mais dont il ne faut pas abuser car il est d'un prix élevé ; de plus il débilite et en cas d'abus fait baisser la condition du cheval.

En rentrant d'une forte course on se trouvera bien de jeter une carotte entière dans la mangeoire, le cheval la grignotte en mangeant son foin pendant qu'on le panse c'est un excellent rafraîchissant de la bouche qui l'excite à manger.

Un excellent usage, dans le même cas, est de faire boire le cheval aussitôt débridé, pendant qu'on relâche un peu les sangles, deux tiers d'un seau d'eau d'orge presque tiède contenant dans le fond, ce grain bouilli. Ce procédé vaut mieux que de retarder l'abreuvoir. Une ration de huit litres d'avoine pour les chevaux de cavalerie légère est suffisante en plein travail en y ajoutant de quatre à six litres de son sec par jour, puis quatre à cinq kilos de foin et la paille nécessaire à la litière.

La paille est une bien petite nourriture qui donne quelquefois des coliques. Elle se digère mal et forme souvent des boules qui se durcissent dans l'estomac ou les entrailles et peuvent occasionner des troubles sérieux.

Les uns donnent le son sec à part, d'autres mélangé à l'avoine peu importe, mais il ne faut pas mélanger à une petite quantité d'avoine une trop forte quantité de son qui empêche le cheval de bien la broyer. Il vaut mieux en donner peu à tous les repas, ou le donner à part que d'en donner beaucoup à un seul. Quoi qu'il arrive ne donnons jamais de son frisé, le cheval ne le digère pas, il se forme en boules, s'aigrit dans l'estomac où on le retrouve vingt-quatre heures après non digéré.

Le son ne doit se donner que de trois façons :

       En barbotages ;
       Dans des Mashs ;
       Ou sec.

Bien des gens s'imaginent que le foin rend les chevaux poussifs et lui préfèrent la paille surtout quand elle est très fourragère. C'est le meilleur moyen de faire absorber de mauvais fourrage mêlé de mauvaises herbes.

Les chevaux qui travaillent beaucoup aux allures vives ont absolument besoin de foin. Un fort cheval ne peut être rempli qu'avec du foin ; vouloir le remplir à l'avoine c'est le brûler. Le cheval aura des crottins secs et couverts, urinera rouge au lieu d'uriner jaune paille. Ce qui dénote une forte inflammation. Il grogne et pousse avec peine ses crottins. Le foin doit se donner deux fois par jour, très peu le matin et la grosse ration le soir.

Le proverbe *cheval de paille, cheval de bataille* n'est vrai que si le cheval bien nourri en autres denrées mange encore sa litière. Mais le cheval de troupe qui mange toute sa litière crève de faim ; il faut lui modifier sa nourriture. En outre, la paille élargit les côtes et déforme le cheval comme l'alimentation à la soupe déforme l'estomac du jeune enfant.

Pousser le cheval à manger quand même est un tort ; au-dessus d'une certaine quantité la nourriture ne profite plus ; elle est donc nuisible,tout au moins inutile.

Le mash est une bonne nourriture donnée deux fois par semaine mais il vaut mieux le faire à l'orge qu'à la graine de lin. Cette dernière ne doit s'employer que crue et sèche à la dose d'une cuillerée à café dans la ration d'avoine le soir.

La farine d'orge du commerce ne vaut rien ; elle serait trop chère si elle était pure, et ce qu'on fournit comme tel n'est autre qu'une balayure de moulins. Elle vaut quand même 30 fr. le quintal, alors que l'orge en grains ne vaut que 15 à 18 francs.

L'emploi du son sec tous les jours supprime la nécessité du mash. Les grains concassés, les fourrages hachés sont très profitables mais peu pratiques dans l'armée. On peut aussi donner l'avoine échaudée à l'eau bouillante pour la faire crever et fermenter. On la fait manger encore chaude légèrement mouillée et grasse. Elle produit grand profit. Il est très bon aussi de faire le mélange suivant :

Mettre le matin, dans un cuvier, un mélange de paille, foin ou luzerne et sainfoin hachés, avoine, féveroles, sur lesquels on jette de l'eau bouillante de graine de lin ou d'orge avec le grain ; on mélange le tout et l'on couvre avec une couche de son pour empêcher l'évaporation trop prompte. Laisser fermenter pendant la journée, mélanger encore le tout et donner le soir, chaud.

Ce mélange comme toutes les nourritures chaudes fait vite reprendre les chevaux pauvres d'état.

Encore un moyen pratique pour les fortes chaleurs : jeter le soir dans les mangeoires de l'eau fraîche un peu salée après que l'avoine est mangée. Les chevaux tirent leur fourrage la nuit et mangent tout en barbotant.

On peut aussi arroser très légèrement le foin à l'eau salée, ce qui excite l'appétit.

La féverolle est une très bonne nourriture. Mais il faut craindre les inflammations. On la donne soit crevée dans l'eau, soit concassée, sèche, soit dans les mahs ou mélanges.

C'est un diurétique. Il augmente la sécrétion de l'urine **Sel de nitre** et en modifie la composition. On l'administre en breuvage à la dose de 15 à 30 grammes dans un ou deux litres d'eau.

Purgatif très employé. Petite dose 200 grammes. On **Sulfate de soude** peut la répéter plusieurs jours de suite. Forte dose 1000 grammes.

On le donne soit mélangé à l'avoine, soit dissous dans l'eau.

Purgatif. — On l'administre à la dose de 25 à 50 gram- **Aloès** mes. Il a une très bonne action sur les vers intestinaux.

Les purgatifs améliorent l'état d'un cheval échauffé, manquant d'appétit ou ayant trop de volume au début de l'entraînement.

On nomme ainsi la nourriture fournie par les herbes des **Vert** prairies naturelles ou artificielles et les tiges des céréales données fraîches soit avant, soit pendant la floraison.

L'époque où il faut donner le vert varie suivant les pays, les climats, les saisons, la nature des plantes dont on dispose, En France, on le donne généralement du 15 avril à la fin de mai ou au mois de septembre après la deuxième pousse.

Le vert se donne à l'écurie ou en liberté, complet ou en mélange. C'est ce dernier système qui est le plus employé car il n'immobilise pas les chevaux.

A l'écurie, on donne le vert mélangé à la fourche avec du fourrage sec, il n'a d'action que sur l'intérieur.

A la prairie vient s'ajouter le repos pour les membres fatigués, ce dernier système offre quelques inconvénients (coups de pieds, quelques chevaux courent en rentrant du vert).

Le vert produit tout d'abord un effet purgatif assez accentué.

Puis le cheval redevient gai, prend beau poil et engraisse. Pour être efficace le vert doit durer au moins six semaines.

Beaucoup d'autres aliments peuvent servir à nourrir **Autres aliments** les chevaux tels que le blé qui est cher mais renferme **qu'on peut donner au cheval** plus de principes nutritifs que l'avoine (45 kilos de blé.

— 60 kilos d'avoine). Son abus occasionne la pléthore et la fourbure.

Le seigle est aussi nutritif que le blé. Il peut se donner en paille ou grain.

Le maïs, les féveroles, les lentilles employés dans le Nord mais durs à la mastication doivent, au préalable, être concassés.

Les caroubes données en Algérie et le midi de la France, représentent un aliment d'entretien et de production largement suffisant aux chevaux de travail.

Le recueil vétérinaire cite les expériences faites à Alger par la compagnie des omnibus qui nourrit ses chevaux avec la ration suivante :

> 6 kilos de caroubes,
> 4 kilos de son,
> 8 kilos de fourrages.

40 chevaux faisant de 25 à 30 kilomètres par jour n'ont pas eu de mortalité pendant trois ans si ce n'est par accident.

La graine de lin adoucit les inflammations.

Le sel mélangé aux aliments excite l'appétit.

La carotte est rafraîchissante et tonique.

La betterave et le panais sont dans le même cas.

Toutes les fécules poussent au gras.

L'ajonc, les pailles d'orge, le seigle.

En Afrique, le dys, l'alfa, le chiendent.

D'autres substances peuvent, à la rigueur soutenir le cheval dans les cas extrêmes. Ce sont :

> Les pommes de terre,
> Le gazon,
> Le chaume des maisons,
> Le marc de raisin,
> Les jeunes pousses d'arbres,
> Les feuilles mortes,
> Les copeaux,
> Les résidus d'aliments dans la terre glaise.

Ce dernier mélange occupe simplement les sucs gastriques, en opère l'absorption et empêche qu'ils ne corrodent et percent la membrane interne de l'estomac cause ordinaire de toute mort par inanition.

Une nourriture semblable ne peut durer longtemps sans laisser de traces et les chevaux ont ensuite besoin d'un régime spécial pour se refaire.

Bien qu'herbivore, le cheval ne refuse pas les substances animales. Plus d'un cavalier a habitué son cheval à manger de la soupe. Les riches habitants du Nedj donnent souvent de la viande crue ou bouillie à leurs chevaux avec tous les restes de leur propre repas.

En Islande, les chevaux mangent du poisson.

Quelques expériences de nourriture à la viande ont été favorables à la convalescence de certaines maladies.

L'industrie a fait de nombreux essais d'alimentation tant au point de vue de l'économie que de la facilité des transports.

Préparation des Aliments

Par des préparations ou en réunissant ensemble plusieurs aliments, elle est arrivée à présenter sous un petit volume, la ration d'une journée, à remplacer certaines parties par un mélange plus économique ou bien encore, connaissant par l'analyse les principes chimiques indispensables à l'alimentation, elle a cherché ces principes non pas spécialement dans les denrées ordinaires (foin, paille, avoine, orge), mais dans tous les végétaux.

Voici quelques-uns de ces mélanges :

1° *Un pain* fait avec de la farine de froment, de l'orge et du seigle.

2° *Le biscuit* de **M.** le vétérinaire Naudin composé de foin, luzerne, paille, avoine, farine d'orge, arrosé de mucilage de graine de lin, c'est une bonne nourriture d'un transport facile.

3° *Paille hachée et mélasse.*

On fait hacher la paille de froment, de seigle ou d'avoine et on la met dans l'eau pendant 24 heures. Au bout de ce temps on la fait égoutter puis on la met dans une auge et on l'arrose avec de l'eau fortement sucrée par de la mélasse. Cette mélasse donne à la paille la liqueur sucrée et nourrissante que contient l'herbe verte.

Trois repas par jour de ce mélange fournis par 20 kilos

de paille et 1 kilo de mélasse auxquels, les premiers jours, on ajoute un peu de son, permettent un travail soutenu et sans le secours de l'avoine.

4° Aujourd'hui sur le marché de Londres, l'industrie a organisé à son profit l'alimentation du cheval, connaissant par l'analyse non seulement les propriétés nutritives de chaque aliment mais aussi ce qu'il renferme de principes azotés, elle achète sur la place toutes les plantes ou graines qui peuvent les contenir sans s'attacher à donner au cheval une nourriture uniforme.

La denrée le meilleur marché comme cours sera toujours celle qui sera choisie de préférence pourvu, bien entendu, qu'elle réponde aux besoins de l'alimentation.

Conserves

Depuis 1870 de nouveaux essais ont été faits dans tous les pays mais surtout en Allemagne, afin de trouver pour les chevaux une conserve alimentaire donnant une nourriture saine et puissante sous un petit volume.

En 1872, le Feld Maréchal Von Manteffel chargea une commission spéciale de faire des essais sur des conserves de fourrages présentées par M. Varuecke, directeur d'une fabrique établie à Nancy.

Ces conserves préparées à l'aide de divers mélanges se composaient de 30 à 40 0/0 de farine d'avoine ; 30 à 35 0/0 de farine de pois ; de 10 à 20 0/0 de farine de seigle ; de 15 à 20 0/0 de pain sec remoulu et de farine de graine, de lin préparée préalablement en dextrine et de un demi pour cent de sel.

Ces conserves arrangées sous forme de galettes plates pesaient en tout trois livres et demie allemandes, équivalaient comme substance nutritive à onze livres un quart d'avoine et avaient un volume quatre fois trois quarts moindre.

Exposées à la pluie elles se conservent, dit le rapport, de 6 à 8 jours ; mises dans un lieu sec, on peut les garder deux ans et plus. En cas de nécessité, elles peuvent même être employées pour les hommes.

Les essais faits à plusieurs reprises sur *cent* chevaux et pendant *dix* jours à chaque fois donnèrent d'excellents résultats.

Pendant ces essais, le chiffre des malades fut de soixante-quinze pour cent plus faible que celui des chevaux nourris à la ration ordinaire.

On expérimenta ensuite dix-sept sortes de conserves offrant à peu près la même composition. A la suite de ces essais, il fut décidé de construire trois grandes fabriques de conserves à Mayence, Berlin et Ratisbonne. Celle de Mayence fonctionne actuellement et peut fournir par jour deux cent mille rations de conserves de fourrages.

Voici la composition de quelques-unes des conserves expérimentées :

	30	parties de farine d'avoine.	
2° *Conserve.*	30	—	de pois dextrinée.
	30	—	de seigle.
	10	—	de lin.
	40	—	d'avoine.
3° *Conserve.*	40	—	de pois dextrinée.
	20	—	de lin.
	20	—	de pois dextrinée.
	20	—	de froment.
	20	—	de maïs.
4° *Conserve.*	20	—	de seigle.
	10	—	de lin.
	10	—	de pain râpé.

La ration est de deux kilos et compte 25 à 30 biscuits.

Le foin et la paille peuvent y être adjoints. Lorsqu'ils font complètement défaut, on alloue une ration et demie de conserves par jour.

Pendant la campagne de 1877, l'armée russe a expérimenté sur une grande échelle l'alimentation des chevaux au moyen de conserves. Tout le foin réuni aux principaux centres d'approvisionnement étant pourri, l'intendance fit fabriquer de suite des galettes spéciales dont la composition était formée de farines d'avoine, de pois, de seigle, de pommes de terre, de lin et de sel. Elles ne devaient pas contenir plus de deux pour cent d'eau.

Quatre millions de galettes furent confectionnées pour

l'armée du Danube et quinze cent mille pour l'armée du Caucase.

Saint-Pétersbourg, Moscou, Ekatérinoslav étaient les centres de production. Ces exemples furent suivis en Italie, en Autriche et en France.

« Au début, dit la commission italienne, quelques chevaux mangeaient difficilement le biscuit-fourrage, mais ils s'y sont vite habitués. Convenablement administré ils le mangeaient avec appétit et le digéraient facilement. En résumé ce biscuit constitue une nourriture parfaite et accroit la vigueur de l'animal ».

La commission autrichienne a également conclu dans un sens favorable.

En France, la commission d'hygiène hippique ne s'est pas prononcée. Quoi qu'il en soit on peut dire, d'après les rapports étrangers, que cette alimentation procure les avantages suivants :

Gain de temps considérable pour les distributions.

Diminution de poids à porter pour le cheval, le biscuit étant à l'avoine de l'étui dans la proportion de un à quatre trois quarts. Facilité d'assurer l'alimentation des grosses masses de cavalerie puisque ces galettes sont peu sujettes à s'avarier.

Sans doute le rapport russe exagère en attribuant aux conserves une supériorité sur l'avoine dont, dit-il, un tiers n'est pas digéré et se perd dans le fumier. Mais on est forcé de reconnaître qu'en campagne ce mode d'alimentation sera d'un grand secours et que les procédés nouveaux seront adoptés tôt ou tard par toutes les grandes armées.

Soixante-sixième Question

Médicaments à la portée de tous. — Etude des crottins. — Hygiène des écuries. — Antiseptiques.

L'*eau froide* est le premier de tous les moyens qu'un homme de cheval doit employer ou faire employer. Dans beaucoup de cas son emploi est indispensable, dans certains il est utile, dans aucun il n'est nuisible. L'eau s'emploie tout d'abord en boisson et pour dissoudre les sels qu'on administre au cheval comme purgation (sels de nitre et de soude), ou simplement pour exciter son appétit (sel marin).

On l'emploie également pour diluer l'eau blanche, pour faire des solutions phéniquées, au bicholure etc., etc.; en lotions sur les gonflements produits par le harnachement soit seule, soit aiguisée de vinaigre. Enfin sous forme de douches percutantes ou en pluie elle est du meilleur effet pour reposer les membres fatigués, sur un coup de pied, un genou couronné, un effort de tendon ou de boulet.

La mise à l'eau dans un ruisseau ou une rivière à courant ordinaire produit sur les membres fatigués un massage très salutaire.

Les douches aussi bonnes pour le cheval que pour l'homme, sont très faciles à donner lorsqu'on possède une distribution d'eau à pression suffisante. Mais dans les circonstances où on en a le plus besoin (marches, manœuvres, campagne) l'installation d'une douche est souvent impossible ; il faut alors s'ingénier. Pour cela il suffit de prendre un seau et une petite pompe à laver les voitures. On obtient ainsi un appareil à douches très suffisant.

L'eau, est-il besoin de le dire, constitue le complément indispensable de tout pansage bien fait. Elle sert en outre à préparer les barbotages et les mashs.

Pour toutes les solutions qui servent à laver les plaies l'eau doit être bouillie afin d'éviter les microbes dont nous parlerons plus loin.

Citons encore l'*aloès* qui se donne sous forme de *bols* et dans le même but que le sulfate de soude.

L'alcool camphré s'emploie en frictions sur les membres.

Le vinaigre chaud a le même usage.

L'extrait de saturne sert à faire l'eau blanche plus calmante, plus astringente que l'eau pure et légèrement antiseptique.

Le sel marin, très bon excitant de la digestion. Foins salés. Pierre de sel dans la mangeoire. On l'emploie également contre le *pica* (aberration du goût).

L'onguent populéum, la glycérine simple ou iodée.

La vaseline (boriquée, soufrée ou saturnée) sur les écorchures.

La liqueur de Vilatte pour les fourchettes échauffées.

L'onguent egyptiac pour les atteintes.

L'onguent vésicatoire sur les coups de pieds près des articulations ou sur les rayons inférieurs.

La pommade soufrée contre les démangeaisons.

Le jus de tabac, le savon noir, les cristaux de soude pour nettoyer les crinières et les queues et détruire les parasites.

Le crézil, désinfectant parfait des plaies, écuries, objets de harnachement.

Le goudron pour les soins à donner aux pieds.

La graine de lin pour rafraîchir les chevaux ; se donne au naturel dans l'avoine ou crevée dans l'eau bouillante (mashs).

La farine de graine de lin pour cataplasmes.

Le son s'emploie également pour cataplasmes, pour les barbotages et surtout sec, mélangé ou non à l'avoine.

L'orge en farine et mieux en grains crevés dans l'eau bouillante pour faire un breuvage rafraîchissant.

L'essence de térébenthine contre les clous de rue et pour frictionner les membres fatigués ou fourbus.

Étude du crottin — Résidu de la digestion le crottin comme l'urine est le meilleur agent de contrôle sur la façon dont s'est opérée cette digestion.

L'urine doit être jaune paille. Lorsqu'elle s'épaissit, tire sur le rouge, l'animal a une irritation interne

Le crottin doit être d'une consistance moyenne, bien moulé ; son volume est variable suivant les animaux.

S'il contient des grains entiers d'avoine ou d'orge l'animal boit son avoine. Examiner la bouche qui doit être le siège d'une irritation au palais, ou gênée par des surdents. Il faut supprimer de suite cette cause, afin d'éviter une irritation du tube digestif.

Après une purgation et aux débuts du vert les crottins sont mous et leur moulage n'existe plus. Il en est de même pendant une maladie inflammatoire du tube diges- tif. La couleur normale est jaune brun. Cette couleur se modifie suivant les aliments donnés au cheval sans qu'il cesse d'être en bonne santé. Ainsi les féveroles rendent les crottins jaune clair. Le vert leur donne une couleur verdâtre. Mais si le crottin est noirâtre, petit, très sec, verni à sa surface ou enveloppé d'une sorte de pellicule, l'entérite est à son début.

Les écuries doivent être d'une propreté rigoureuse. Leur construction et leur aménagement intérieur doivent en faciliter l'entretien. Les lavages phéniqués ou au crézil doivent être faciles. Les parois des boxes, stalles, bat-flancs construits de telle sorte qu'aucun accident ne soit à redouter.

Le sol sera uni, composé d'une matière imperméable empêchant ces foyers d'infection qui gisent sous chaque pavé de nos écuries actuelles.

Selon nous, une écurie bien comprise doit être pavée d'un enduit verni ; les mangeoires en fonte émaillée ou en ciment, revêtue sur les murs de faïence émaillée ou ciment ; elles seront percées de larges baies, bien aérées et plafonnées avec ventilateurs au niveau du plafond.

On parle toujours d'un sol incliné pour faciliter l'écoulement de l'urine, eh bien selon nous c'est un non sens. Le règlement à la main il ne doit pas y avoir d'urine dans une écurie si elle est bien tenue. L'urine ne coule dans la rigole placée derrière les chevaux que si la litière est mal entretenue et c'est alors surtout en été, un foyer d'infection.

La litière est tout dans une écurie, d'ailleurs bien construite sous les autres rapports, et le règlement a été fort sage en donnant sur son entretien les indications les plus minutieuses. Le crottin doit être enlevé dans la journée au fur et à mesure qu'il est produit. Le matin au réveil on enlève celui de la nuit. Quant à la litière, elle se compose de trois couches, l'une inférieure forme matelas absorbant, la seconde intermédiaire isole la couche inférieure de la partie superficielle sur laquelle le cheval repose et qui est toujours sèche et propre.

Tous les mois les couches descendent d'un étage et celle qui était en contact immédiat avec le sol disparaît au fumier. Cette façon de procéder est avantageuse à tous les points de vue.

1° Elle gagne du temps, les hommes ne passant plus leur matinée à faire la corvée complète.

2° Elle économise la paille que nos chevaux touchent en très faible quantité.

3° Elle supprime toute odeur d'ammoniaque, alors qu'une corvée quotidienne sature en permanence l'air de ces vapeurs.

4° Elle permet de combattre la pente stupide qui existe dans toutes nos écuries, et de faire reposer le cheval d'aplomb sur ses quatre membres. Le cheval de troupe passe assez de temps à l'écurie pour qu'on ne lui rende pas ce séjour nuisible, ce qui a lieu avec des écuries en pente.

5° Elle forme sous les pieds de l'animal un lit souple, agréable et sain qui l'engage à se coucher et par conséquent à se reposer.

6° Elle supprime le séjour dans le crottin ou le fumier, et par conséquent la pourriture ou l'échauffement des fourchettes.

Somme toute elle ne présente que des avantages. Enfin elle est réglementaire. Au fait c'est peut-être pour cela qu'on l'emploie si peu.

Antiseptiques et antisepsie Les antiseptiques sont des substances capables d'empêcher dans le corps de l'homme ou des animaux l'effet pathogène des microbes qui interviennent dans les maladies.

Leur action peut s'envisager de deux manières, tantôt comme un obstacle au développement et à la multiplication des microbes, tantôt comme une entrave à la production des sécrétions microbiennes qui, dans bien des cas, sont la cause dominante des troubles caractéristiques des maladies infectieuses.

Les nombreuses recherches sur les microbes ont modifié considérablement les pratiques de la chirurgie et le traitement des plaies qui, à moins de négligence ou de rares exceptions, doivent se cicatriser par première intention.

La médecine vétérinaire, sans être aussi audacieuse que la chirurgie de l'homme, est résolument entrée dans la bonne voie et les succès obtenus sont des plus encourageants.

La castration des juments nymphomanes et des chevaux cryptorchides se fait maintenant presque toujours avec succès.

La difficulté consiste à obtenir partout et toujours une rigoureuse antisepsie, condition indispensable au succès.

La méthode employée est celle dite *listérienne*, du nom du chirurgien qui l'a créée en s'inspirant de Pasteur. Elle comprend :

La destruction des germes. — Avant et pendant l'opération et les pansements.

Enfin l'emploi des moyens convenables pour empêcher l'infection pendant la cicatrisation. De là l'antisepsie préventive ou *asepsie* et l'antisepsie proprement dite.

Pour toutes les plaies dues à toute autre cause qu'une intervention chirugicale, l'antisepsie seule est à mettre en œuvre.

Bien que cette dernière soit seule du domaine des officiers de cavalerie ou des hommes de cheval, nous indiquerons, cependant, les procédés aseptiques, à titre de renseignement utile, sinon pour les employer soi-même, du moins pour en exiger l'application sur des animaux auxquels on tient.

L'opérateur, ses aides, les instruments nécessaires à l'opération, les objets de pansement, la région sur laquelle on doit opérer doivent être débarrassés des germes qui peuvent les souiller.

Voici d'après *Boucha. lat et Vignardou* comment on doit procéder.

« L'opérateur et ses aides, devront retrousser leurs manches le plus haut possible et éviter pendant l'opération que le vêtement touche la plaie et même la région où elle est placée ou pratiquée.

Les mains et les bras seront lavés au savon d'abord puis à la liqueur de Van Swieten (solution au bi-chlorure de mercure). Les ongles surtout seront l'objet d'un nettoyage spécial et complet, l'expérience et les recherches de laboratoire ayant démontré que leur rainure est un foyer d'infection des plus actifs.

« Pendant l'opération, les mains seront de temps en temps trempées dans la liqueur de Van Swieten ou dans de l'eau qui a longtemps bouilli.

« Les instruments seront plongés dans de l'eau bouillie chaude et on les lavera avec du savon ; puis on les plongera ou dans de l'eau bouillie pure ou mieux de l'eau phéniquée à 3 0/0. Jamais ils ne doivent être désinfectés avec la liqueur de Van Swieten qui ronge très vite leur tranchant. Quand ils ne sont pas dans la main de l'opérateur, ils doivent être remis dans la solution phéniquée.

Objets de pansement Asepsiés à l'avance et conservés à l'abri de l'air. On emploie l'étoupe, la ouate ordinaire, la ouate de tourbe depuis quelque temps, chaque fois que c'est possible. Cette ouate est à filaments très courts et permet de confectionner difficilement les plumasseaux ; la toile dite à cataplasmes, les bandes.

Pour les sutures on se sert de :

Tresse dite Bourdonnet,

Fil de Bretagne,

Soie et crin de Florence.

On peut asepsier ces objets par le procédé suivant :

Faire bouillir dans une solution de soude caustique à 5 degrés Beaumé, après les avoir préalablement laissés dans de l'eau bouillante pendant trois ou quatre heures.

L'ébullition dans la soude dure environ une demi-heure.

On lave ensuite à l'eau froide jusqu'à disparition de la réaction alcaline. Les objets sont ensuite exprimés et placés dans de l'hypochlorite de soude liquide ; on les retire, on les lave à grande eau pendant plusieurs heures et on les met alors dans de l'acide chlorhydrique au vingtième pendant une demi-heure ; on lave à grande eau on sèche et on conserve à l'abri de l'humidité.

Les objets sont ainsi rendus hydrophiles. Pour les asepsier on opère comme suit :

L'étoupe, la ouate ou la ouate de tourbe sont placées par couches successives entre des feuilles de papier buvard imprégné d'une solution phéniquée alcoolique.

Acide phénique trois grammes.

Alcool à 90 degrés deux grammes.

Les diverses couches sont disposées dans une caisse dont on ferme les joints avec du papier et le tout est placé dans un endroit où la température soit de 20 à 30 degrés.

L'acide s'évapore et imprègne la matière fibreuse. On conserve dans des vases bien fermés.

Les bandes, la toile, les fils de chanvre, la tresse traités comme il a été dit plus haut sont asepsiés en les trempant dans la liqueur suivante :

Bichlorure de mercure. . .   1 gramme.
Gomme du Sénégal . . . . 10 grammes.
Glycérine. . . . . 10 grammes.
Alcool à 80 degrés. . . . . 100 grammes. (THOMAS).

Eau distillée bouillie quantité suffisante pour avoir un litre et demi de liqueur.

Crins de florence (d'après Thomas). — Laisser huit jours dans l'essence de térébenthine rectifiée, laver ensuite pendant un quart d'heure dans l'éther absolu et conserver dans l'alcool à 95 degrés.

Fils métalliques (d'après Roux). — Les laisser dans la glycérine phéniquée à 10 pour cent.

Au lieu d'acide phénique on peut asepsier les objets de pansement avec le sublimé.

Parmi les solutions à employer nous recommandons la suivante facile à faire et peu coûteuse due à Heinecke :

Sublimé. . . . .   3 grammes 60
Sel de cuisine. . . . . . . 900 grammes.
Glycérine . . . . 600 grammes.
Eau bouillie. . . . .   4 litres 800 grammes.

On y trempe l'étoupe hydrophile, la toile, les bandes, les tresses, le fil de chanvre ; exprimer et sécher à l'étuve.

Tubes à drainage. — Les laisser tout le temps dans une solution de sublimé à un millième.

Région opéra-
toireCouper très ras ou mieux raser complétement les poils à plusieurs centimètres autour de la plaie. Laver à l'eau bouillie et au savon, puis à la liqueur de Van Swieten.

Les plaies avant d'être recouvertes sont lavées avec soin soit avec une solution phéniquée à 5 0/0, soit avec la liqueur de Van Swieten. On les recouvre souvent d'*iodoforme* en poudre ou mieux de collodion iodoformé, puis on fait le pansement.

Pour les plaies accidentelles, celles qui sont septiques sont lavées à l'eau phéniquée et non à la liqueur de Van Swieten, le sublimé étant décomposé par l'albumine du pus.

Cette décomposition n'a pas lieu si l'on ajoute à la liqueur de Van Swieten cinq pour cent d'acide tartrique.

Le pansement pourra être phéniqué ou au bichlorure.

Ce sont les moins coûteux et les plus employés. On peut néanmoins les faire à l'iodoforme, à l'acide salycilique, au sous-nitrate de bismuth, au chlorure de zinc, à l'alcool, à l'acide borique, au chloral, à la naphtaline, au salol.

Le principe est le même : imprégnation par l'un de ces antiseptiques des objets de pansement mais la préparation est plus difficile.

La plaie étant lavée ou simplement recouverte d'une poudre telle qu'iodoforme, naphtaline, acide borique ou par des compresses imprégnées de liqueurs antiseptiques, on procède au pansement avec les objets asepsiés comme il a été dit : ce qui réalise la deuxième condition antisepsie, pendant le pansement.

La dernière, mise à l'abri de la plaie est réalisée par un pansement épais et bien fermé.

Il est recommandable de ne changer les pansements que le plus rarement possible à moins d'indication contraire.

On prendra pour les refaire les mêmes précautions que pour le premier, en n'employant que des matériaux neufs, les anciens devant être détruits ou lavés et préparés de nouveau.

La destruction des microbes par les antiseptiques, malgré sa simplicité apparente est entourée de nombreuses difficultés. Il s'agit, en effet, de détruire des agents infectieux dont la vitalité varie autant que les conditions où ils se trouvent placés. Par conséquent tel antiseptique qui se montrera efficace contre une espèce, ne le sera plus contre une autre ; bien plus efficace contre une espèce sous un certain état, il peut se montrer insuffisant contre la même espèce sous un état différent. On a mesuré la puissance des antiseptiques par comparaison en suivant diverses méthodes.

D'après celle suivie par **M. Miquel**, les antiseptiques sont divisés en six groupes d'après la dose nécessaire pour stériliser un litre de bouillon de bœuf neutralisé.

Il distingue des substances :

	Doses efficaces	(gr.)
1° *Eminemment antiseptiques*. de (Eau oxygénée, bichlorure de mercure, nitrate d'argent).	0,01 à	0,10
2° *Très fortement antiseptiques* de (Iode, brome, sulfate de cuivre).	0,10 à	1,00
3° *Fortement antiseptiques*. . . de (Bichromate de potasse, chloroforme, chlorure de zinc, acide phénique, permanganate de potasse, alun, tannin).	1,00 à	5,00
4° *Modérément antiseptiques* . de (Acides arsénieux et borique, hydrate de chloral, salycilate de soude, sulfate de fer).	5,00 à	20,00
5° *Faiblement antiseptiques*. . de (Borate de soude, alcool).	20,00 à	100,00
6° *Très faiblement antiseptiques* de (Arséniate de potasse, iodure de potassium, sel marin, glycérine).	100,00 à	300,00

Mais ce classement, pas plus que les autres du reste, n'est absolu. On doit se contenter d'admettre qu'il n'y a pas d'antiseptique universel auquel on puisse recourir les yeux fermés.

On aurait tort de croire qu'il suffit d'un jet de vapeurs antiseptiques, d'un coup d'éponge donné avec une solution phéniquée, pour que la virulence des microbes soit anéantie. Leur mode d'application peut en favoriser beaucoup les effets.

Soixante-septième Question

Du pansage — Son moment — Instruments — Son influence
sur la santé — Toilette — Tondage.

« Le pansage est un point fort essentiel pour la con-   Du pansage
dition, la santé et la beauté.

« Pour le pansage, il y a des règles à observer, une
progression à suivre. Bien souvent, nos cavaliers défont
en une seconde ce qu'ils ont mis trois quart d'heures à
faire ; ils laissent le cheval sur un manque de touche et
ce dernier n'a plus l'air d'avoir été pansé.

Pour faire le pansage, il faut que l'homme, après avoir
retiré veste, gilet, bretelles, cravate, retrousse ses manches de chemise jusqu'au-dessus du coude et déboutonne
son col. Si c'est en hiver, l'homme peut prendre un gilet
de tricot fermé sur la poitrine, dont il met le bas dans
l'intérieur du pantalon et retrousse également les manches.

« Il commence par défriser les cuisses et les jarrets
avec une brosse de chiendent pour enlever le crottin collé
sur ces parties. Sur les chevaux gris dont il faut éviter de
laisser tacher le poil on termine ce premier coup de brosse
en employant son bouchon légèrement mouillé ou savon-
neux.

« Il étrille ensuite très légèrement les parties charnues
sans toucher à l'emplacement de la selle.

« On reprend alors le bouchon en chiendent pour le
passer sur la tête, les oreilles et l'avant-main en ayant
bien soin de ménager les yeux. C'est alors le tour de la
brosse en crins passée dans le sens du poil et nettoyée
chaque fois sur l'étrille.

« On continue ensuite par le bouchon de foin bien
propre et très légèrement humecté d'eau. Un bouchon
trop mouillé ternit les poils. Passer l'éponge humide
sur le plat du bouchon suffit. L'homme se mettant devant
le cheval, lui passe ce bouchon sur le front, les joues,
le chanfrein, mettant une main sur le chanfrein au-
dessus des naseaux, sans les comprimer et bouchon-
nant de l'autre, puis les oreilles en les prenant d'une

main à plat, et passant le bouchon dans le sens du poil ; l'homme passe ensuite le bouchon sur toutes les parties de l'avant-main qui ont été déjà pansées avec les autres instruments, en tamponnant fortement toutes ces parties bien dans le sens du poil, en prolongeant l'appui de la main du haut en bas de l'encolure et appuyant le plus possible la main sur le bouchon.

« Passer l'éponge légèrement mouillée sur les yeux la bouche et les naseaux, en faisant pénétrer l'éponge assez avant, pour les bien nettoyer à fond, les essuyer au torchon, et pour terminer cette partie du corps, employer de la même façon que le bouchon de foin, soit la peau de chamois ou l'époussette mise en tampon. Ensuite passer la brosse en chiendent dans sa partie large en appuyant bien sur le toupet et la crinière pour les aplatir et les lisser. Pour en finir avec l'avant-main, passer la paume de la main sur le front, les yeux, le toupet et les oreilles, qu'on prend dans chaque main, en se plaçant devant le cheval, après lui avoir fait baisser la tête, pour lustrer le poil des oreilles, de leur naissance à l'extrémité et faire tomber le poil dans la saison. Le soin des oreilles est important aussi quand le cheval les a eues très mouillées dans un travail énergique. Elles doivent être parfaitement séchées à la base surtout.

« On continue alors le pansage sur tout le reste du corps en suivant la même progression et sans jamais contrarier la direction des poils. Pour la queue, après avoir bien séparé tous les crins pour la nettoyer à fond avec la brosse en chiendent, on termine par le pansage sur la main avec la brosse en chiendent et le bouchon de foin ; puis on prend la queue à sa naissance, à pleine main et la serrant fortement, on descend la main jusqu'au bout pour en bien réunir tous les crins, et leur donner du brillant.

« Les soins à la crinière sont indispensables pour donner de l'élégance et de la distinction à l'encolure. Il est nécessaire, pour donner un beau lustre aux crins, tant de la crinière que du toupet et de la queue, de passer tous les jours le bouchon en foin sur ces parties, dans le sens tombant des crins et non pas les faire tourner en tous sens, comme pour cirer une botte.

« Le bouchon en foin se fait en prenant un lien de botte et en le nouant plutôt un peu allongé que trop rond. Ce bouchon, non seulement, donne beau poil, mais son emploi bien fait est une espèce de massage pour le cheval ; il faut l'employer doucement et avec progression pour commencer afin de ne pas effrayer le cheval par de trop grand gestes. C'est de tous les instruments de pansage, celui qui donne le plus beau poil au cheval.

« Lorsque les chevaux rentrent couverts de boue pendant la mauvaise saison, employer le bouchon en paille de litière pour enlever le plus gros de la boue, puis se servir ensuite de la brosse en chiendent pour décoller les poils et faciliter leur séchage.

« Pour terminer le pansage un homme soigneux doit encore laver tout les jours les pieds et passer la main mouillée sur la paroi, ce qui lui indique si les rivets se sont déplacés ; il lave la sole et la fourchette en examinant si aucun crops étranger ne s'est glissé entre le fer et les talons.

« Pour laver les pieds d'un cheval, on commence par le pied gauche de devant qu'on lève à proximité du récipient qui contient l'eau et non au-dessus afin de ne pas la salir. Puis prenant l'éponge bien pleine d'eau, on la met dans l'intérieur du pied et l'on passe la main mouillée sur toute la muraille. On passe ensuite au pied droit qu'on lave de même. Eviter de serrer trop les pâturons, le cheval se tracasserait. Ce pied terminé, passer l'éponge bien imbibée dans l'eau sur les membres pour les laver à fond, éponger ensuite avec l'éponge pressée. On fait ensuite la même opération aux membres postérieurs. Puis, se servant du torchon ou de la peau, des deux mains, on prend le membre que l'on veut sécher entre ses deux mains, en appuyant et pressant fortement pour faire sortir toute l'humidité du poil, descendant les deux mains garnies du torchon ou de la peau, du genou au pâturon que l'on frotte fortement en travers, quand on est arrivé à cette partie, appuyant la main gauche couverte par le torchon, sur la couronne en avant du pied, et frottant de la main droite en travers du pâturon si c'est un membre gauche, ou inversement si c'est un membre droit. On prend ensuite le torchon des deux bouts, on le tortille des deux mains en le faisant tourner, et on le passe de haut en bas du membre depuis la poitrine jusqu'en bas dans tous les sens, en sciant des deux mains. Les pâturons sont séchés définitivement avec un torchon bien sec afin d'éviter, dans cette partie, le séjour de l'humidité, ce qui amènerait des crevasses. A ce sujet disons que les crevasses se produisent toujours faute de soins. Il n'y a pas de terrains mordants ou autres causes souvent invoquées. Il y a que le cheval est bien ou mal séché après le travail et voilà tout. Une seule cause les provoque en dehors de l'homme d'écurie c'est la mise à l'eau d'un cheval après le 15 octobre jusqu'au mois d'avril. Pendant ce laps de temps, l'eau est si froide que quelles que soient les précautions, il est impossible d'éviter les crevasses.

« Le graissage des pieds est un inconvénient si on ne les lave pas tous les jours avec grand soin. Ces corps gras irritent la couronne et attendrissent trop la corne. Il est préférable de mettre deux fois par semaine du goudron végétal dans l'intérieur du pied (sole et fourchette), et à l'extérieur quand le cheval doit sortir.

« Les nuques doivent être très bien tenues on ne peut y arriver qu'en nettoyant très souvent au savon noir les bridons, licols, etc.

« Le lavage des parties sexuelles et de l'entre-deux des cuisses doit être quotidien sans oublier l'intérieur du fourreau, ce dont on s'aperçoit lorsque le cheval dégaine pour uriner. Pour faire ce lavage avec des chevaux irritables, l'homme doit commencer par placer le seau avec l'éponge devant lui en avant et un peu sur le côté des membres postérieurs, puis mettant une main sur la partie au-dessus du jarret de telle manière qu'il tienne le calcanéum entre le pouce d'une part et les quatre doigts de l'autre, il appuie de haut en bas sur le jarret sans y mettre plus de force qu'il n'est nécessaire pour maintenir le pied sur le sol.

« De même pour laver l'anus commencer par mouiller la base de la queue afin d'éviter une surprise qui se traduit souvent par un coup de pied.

« Il est mauvais de laver complètement un cheval quand on ne peut le sécher de suite, ou de le baigner par dessus le dos pour la même raison.

« Par exemple une pratique à recommander pour un cheval ayant beaucoup sué, c'est de faire précéder le pansage au bouchon de foin du passage sur tout le corps d'une éponge très légèrement humide. Cette opération décolle les poils et empêche le cheval de resuer après le pansage. »   Vte DE CHÉZELLES.

La façon de mettre ou d'enlever la couverture maintient le cheval bien pansé, ajoute même au lustre du poil ou au contraire défait en quelques secondes le pansage le plus réussi.

Tout cheval bien tenu doit être pansé avant le travail dès le matin et à fond au moment où il rentre. Avant de le seller on donne un coup de torchon, on lustre les crins au bouchon humide et on nettoie les pieds. On fait de même chaque fois que le cheval doit être présenté à qui que ce soit.

Pour bien faire le pansage l'homme doit avoir les jambes légèrement écartées, les pieds d'aplomb, le haut du corps un peu penché en avant. Il doit donc se placer à une certaine distance de son cheval. En outre, il sifflera constamment pendant le pansage. Cette coutume lui empêche d'avaler la poussière qu'il retire du corps de l'animal et calme le cheval qui, toujours prévenu, ne songe pas à frapper parce qu'il n'est pas surpris. En procédant ainsi on rend docile au pansage le cheval le plus nerveux.

Les effets de pansage comprennent donc :

1° Une brosse ou mieux deux brosses en chiendent (l'une la meilleure servant pour le corps, l'autre pour les pieds).

2° Une étrille.

3° Une brosse en crins à dos en cuir (pour être souple dans la main de l'homme et fouiller partout).

4° Une grosse éponge.

5° Un torchon en toile.

6° Une peau de chamois.

7° Un cure-pied.

8° Un bouchon de foin.

9° Un seau.

10° Un peigne en corne.

Influence du pansage sur la santé

Le pansage débarrasse le cheval de la sueur et des crasses accumulées par le travail, facilite la respiration cutanée indispensable à son existence en maintenant dans de sages limites les sécrétions sudoripares et sébacées, fait éprouver au cheval un sentiment de bien-être, augmente l'appétit et repose les muscles fatigués. Le pansage tel que nous venons de le décrire est un massage complet.

Toilette — Tondage

« Avec une toilette soignée, il n'est pas de vilains chevaux ! Bien faire la toilette à un cheval ? C'est tout un art, et un art d'autant plus difficile qu'en dehors des connaissances spéciales que réclame son action, il faut encore que le bon goût vienne présider à l'œuvre.

« Donner de la finesse et de la distinction au cheval qui en manque ; corriger ses défectuosités, exagérer ses beautés, tels sont les différents points vers lesquels doit tendre cette opération.

« Celui qui entreprend ce travail doit juger d'un rapide coup d'œil le genre de toilette à faire subir à son client.

« Ne serait-il pas maladroit, en effet, de vouloir jouer au pur-sang avec un cheval aussi commun dans ses lignes que dans sa démarche, et suant la lymphe par tous les pores ?

« La toilette complète du cheval, qui se fait en coupant en arrachant, ou en raccourcissant les poils disséminés à la surface du corps comporte plusieurs opérations successives que l'on peut classer dans l'ordre suivant : *tondre, arranger la queue et la crinière ; faire les crins des membres ; faire les poils des oreilles et des ganaches, arranger les pieds.*

« Les instruments nécessaires sont : une tondeuse ; deux peignes en corne ou en cuivre, l'un à dents assez espacées, l'autre à dents plus rapprochées ; une paire de ciseaux ; un couteau ; un brûloir ; une tondeuse.

« Le tondage consiste à enlever tout le poil du corps, en respectant avec soins les crins de la queue et de la crinière. »

Pour les chevaux de troupe, le tondage est nécessaire à quelques-uns difficiles à sécher, inutile pour les animaux bien tenus à l'écurie ou ayant naturellement beau poil.

On tond les chevaux à l'automne ; quelquefois on renouvelle l'opération vers le mois de janvier.

« Cette opération, d'une façon générale, est nécessaire aux animaux qui ont été mal couverts ou placés dans des écuries froides et dont le poil s'est allongé, outre mesure, ou bien encore sur les sujets communs manquant de sang et chez lesquels, le système pileux s'est très développé.

« Avec sa fourrure, l'animal paraît lourd, les angles saillants produits par les grandes lignes, se heurtant à plaisir chez le beau cheval, sont masqués, et malgré les coups de brosse du domestique et le massage à la serviette chaude, le poil manque de brillant, il est terne.

« Les membres paraissent engorgés ; il le sont souvent effectivement par la crasse qui s'accumule et se cache dans ces régions sous un poil trop long ce qui nuit au fonctionnement de la peau

« La tête lourde paraît mal attachée et manquer d'expression. Après le tondage, surtout s'il est pratiqué par des mains habiles, on voit renaître la finesse, la légèreté, l'élégance et la distinction.

Cette opération est complétée par le passage du brûloir au pétrole ou au gaz, que l'on promène sur les différentes régions du corps dans le but de détruire par incinération les rares poils follets échappés à l'action de la tondeuse. Il faut augmenter la ration des chevaux tondus et les couvrir.

« Un bon cheval a un bel œil et un bon port de queue. Arrangement de la queue
En effet, l'œil, les oreilles et la queue constituent souvent, dans leur ensemble, un miroir dans lequel se reflètent les qualités du bon cheval.

« Avant de procéder à l'arrangement de la queue, à coup sûr un des temps les plus délicats de la toilette, il faut tenir compte de la race à laquelle appartient le cheval, de sa conformation et de la façon dont il porte la queue naturellement au pas et au trot.

« Chez les pur-sang, elle doit être coupée carrément à quatre doigts à peine de la pointe du jarret. Les crins, bien peignés, sont saisis à pleine main gauche immédiatement au-dessous du point où doit être faite l'amputation et tranchés à l'aide d'un couteau bien aiguisé tenu dans la droite, et agissant d'avant en arrière. Une paire de ciseaux sert à régulariser la section.

« Coupée de cette façon, la queue s'harmonise bien avec les grandes lignes du pur sang.

« Pour le courte-queue on sectionne d'abord les nœuds nécessaires puis les crins survivants à l'opération sont coupés carrément, à peu de distance de l'endroit ou a été pratiquée la section. Cette coupe est réservée, pour les poneys et les cobs.

« Chez les sujets plus distingués dans leurs hanches, les irlandais par exemple, la coupe indiquée est en brosse.

« Faire passer le cheval monté au pas et au trot, d'un rapide coup d'œil juger par rapport au sol du degré d'horizontalité de la queue dont les crins, l'opération terminée, doivent présenter une section nette et lui être aussi parallèle que possible.

« Comme précédemment, le tronçon est écourté si le besoin s'en fait sentir. Soigneusement peignée, la queue renversée sur la croupe est, à l'aide de ciseaux, dégarnie sur toute la longueur de sa face inférieure et de chaque côté de sa portion dénudée d'une rangée plus ou moins épaisse de crins, puis ramenée dans sa position normale et maintenue droite par un aide. Alors on sectionne régulièrement d'avant en arrière les crins qui restent pendants de chaque côté avec un peigne et des ciseaux.

« Dans la coupe en balai, les crins plus longs au centre qu'à la périphérie retombent en éventail chez les sujets énergiques. Arracher les crins les plus longs et raccourcir ceux de la périphérie en les cassant sur les dents d'un peigne. Le degré de raccourcissement n'a pas de limites ; on peut par cet artifice obtenir une queue aussi courte que possible, tout en lui conservant son aspect naturel.

« En dehors de la section du tronçon toujours indispensable, la main de l'homme paraît avoir tout respecté.

« Une crinière longue et épaisse fait paraître l'encolure courte et lourde ; une crinière fine, tombant bien et ne descendant pas plus bas que le tiers supérieur de l'encolure, semble donner à celle-ci plus de longueur et de légèreté.

Arrangement
de la crinière

« Si la crinière est trop forte, arracher une partie des crins sans jamais les couper, car en repoussant ils s'élèveraient perpendiculairement à la région sur laquelle ils sont implantés et déshonoreraient pour longtemps le cheval mutilé de la sorte.

« Suffisamment peignés, les crins les plus longs sont saisis à leur extrémité par la main gauche, pendant que la droite les arrache d'un coup sec, après les avoir entortillé à leur naissance sur les dents d'un solide peigne en corne.

« Si la crinière tombe mal sur l'une des faces de l'encolure ou si on veut la changer de côté, on la tresse du côté voulu après l'avoir peignée et mouillée. Les tresses doivent être maintenues par des ficelles et non par de la paille afin d'éviter que les voisins ne mordent la crinière. On la laisse dans cet état pendant quelques jours. Parfois même on ajoute à l'extrémité des nattes, des balles de plomb venant par leur poids forcer les crins à prendre et à conserver une direction nouvelle.

« On arrive beaucoup plus facilement au même résultat en se servant d'un camail spécial en toile, traversé dans sa largeur par des lanières de caoutchouc espacées de dix centimètres environ et cousues dans l'étoffe de façon à faire froncer celle-ci. Par suite de la traction opérée au moment de l'application sur les cordons d'attache, le caoutchouc cède et le tissu reprenant ses dimensions par suite de l'effacement de ses plis, exerce une pression légère, mais constante sur le bord supérieur de l'encolure, dont elle maintient couchés les crins qui ont été préalablement humectés d'eau. On peut du reste improviser un carnail de ce genre avec une serviette et de la tresse de fil.

Faire les crins

« Pour faire les crins des membres, l'opérateur se sert d'une paire de ciseaux et d'un peigne, en agissant de bas en haut, et en coupant du poil ce qui dépasse les dents de ce dernier instrument introduit dans son épaisseur. Les poils coupés moins court au-dessous du genou, masquent le *tendon failli*. On peut aussi faire les crins avec la tondeuse et le brûloir. Ce dernier instrument est presque toujours employé pour faire les poils des oreilles et des ganaches et ceux très longs que l'on trouve en hiver sur les chevaux non tondus, sous le ventre et à la face interne des membres.

« Chez les chevaux de chasse et de cavalerie la toilette est faite d'une façon particulière. Ici, le tondage ne commence qu'au tiers supérieur de l'avant-bras et de la jambe par une ligne oblique de haut en bas et d'avant en arrière, pour être ensuite continué sur le corps où on respecte la place de la selle. — A. Pierre. »

Arrangement
des pieds

Par cette expression il ne faut pas entendre ce que font les marchands qui préparent les pieds pour la vente sans nul souci des inconvénients qui pourraient survenir, mais bien les modifications qu'il y a lieu d'apporter à la ferrure d'un cheval dont on veut utiliser les services. Ce qu'il faut faire, nous ne saurions l'indiquer sans reprendre tout ce qui a été dit à l'article ferrure et maladies des pieds, par conséquent nous y renvoyons le lecteur.

Soixante-huitième Question

Soins à donner aux membres. — Massage. — Bandes. — Frictions. — Douches. — Bains. — Du feu. — Son application. — Feu anglais — Genouillères.

Les membres doivent être toujours tenus très propres (voir pansage). En outre il est d'usage de donner aux membres les soins suivants : *Soins à donner aux membres*

Un massage pratiqué à la main pour activer la circulation et reposer les tendons fatigués. Le massage se fait à sec, à l'alcool camphré, à l'essence de térébenthine, au vinaigre chaud. *Massage*

Ce sont des bandes de flanelle ou de toile. Pour être utile la bande doit être bien mise et ne séjourner autour du membre que le temps voulu pour produire son effet c'est-à-dire *deux heures* environ. L'application se fait aussitôt qu'on a soigné les membres à la rentrée du travail. *Bandes*

Des bandes trop serrées ou maintenues trop longtemps font engorger le membre et ramollissent le tissu au lieu de le densifier. A l'exercice, des bandes mal mises se détachent et peuvent faire tomber le cheval ; aussi quand on n'est pas sûr d'avoir des bandes bien mises, il vaut mieux, pour le travail, prendre une guêtre en cuir, drap ou caoutchouc.

A l'écurie, la bande descend *au-dessous* du boulet. Pendant l'exercice elle doit s'arrêter *au-dessus* afin de ne pas gêner cette articulation.

Suivant que la bande s'arrête au-dessus ou englobe le boulet il faut l'appliquer d'une façon différente. Ainsi quand on doit envelopper le boulet on commence à enrouler la bande par en haut vers le tiers supérieur du canon, chaque tour fait gagner du terrain vers le bas, on arrive au boulet qu'on entoure puis on remonte afin d'attacher un peu au-dessus. Au contraire, si le canon seul est entouré on commence par en bas. Dans les deux cas la bande est roulée les galons à l'intérieur et le nœud doit être fait à l'extérieur du membre.

Les frictions peuvent être *sèches* (main seule), même effet que le massage, *humides* et alors on emploie un lini- *Frictions* ment approprié à l'affection qu'on veut combattre ou *vésicantes*, et alors c'est une variété du feu anglais dont nous parlerons plus bas.

Douches Elles peuvent être percutantes ou en pluie. On les emploie comme moyens préventifs ou curatifs contre les engorgements, contusions et plaies des membres.

Bains Ils sont généraux, très rares, sauf à la mer, ou locaux (Pédiluves, baquets ou seaux). On les emploie pour reposer les membres fatigués et contre les boiteries du pied, clous de rue, etc., etc.

APPLICATION DU FEU

L'application du feu est une opération qui consiste à brûler méthodiquement les tissus au moyen d'instruments appropriés afin de guérir certaines maladies qui siégent principalement sur l'appareil locomoteur. Cette cautérisation se fait au moyen du fer chauffé au rouge et affectant diverses formes.

Cette opération est indiquée dans les cas suivants :

1° *Maladies des tendons et des gaines tendineuses,*
2° *Maladie des articulations,*
3° *Maladie des os (periostoses et ostéites),*
4° *Infiltration du tissu conjonctif,*
5° *Atrophie musculaire,*
6° *Maladies virulentes.*

Le tableau suivant dû à M. Bouley résume les différents procédés de cautérisation employés.

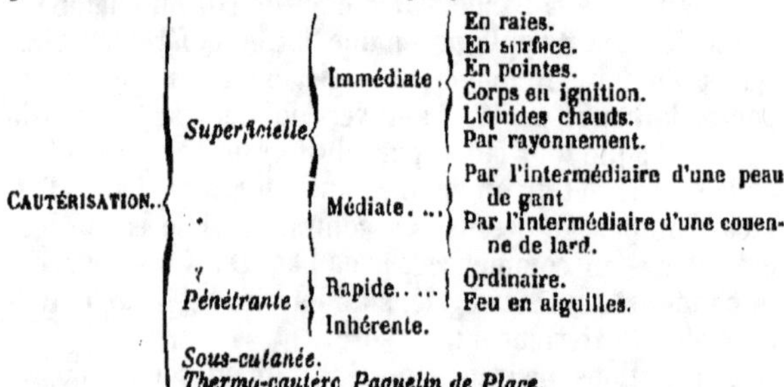

Le feu s'applique de préférence au printemps et en

automne. Pendant les fortes chaleurs de l'été il peut entraîner des accidents graves (plaies articulaires, dénudation d'os, de tendons). En hiver, la réaction inflammatoire est presque nulle et les effets sont insuffisants.

« Il faut, dit M. Bouley, choisir des cautères en rapport « de volume avec l'étendue des surfaces sur lesquelles le « feu doit porter; leur donner une épaisseur de tranchant « variable entre celle d'une pièce de 2 francs pour les « plus petits et celle d'une pièce de 5 francs pour les plus « gros. Plus minces, ils seraient susceptibles de couper « la peau, comme ferait un couteau ; plus épais ils creu- « seraient des sillons trop larges et détermineraient des « cicatrices trop visibles. Le tranchant du cautère doit « être légèrement convexe et à angles émoussés. »

On chauffe les cautères avec de la houille ou mieux du charbon de bois combustible qui ne les encrasse pas.

Lorsqu'il est nécessaire d'appliquer le feu sur plusieurs membres on ne doit jamais procéder dans la même séance à l'application du feu sur les deux membres d'un bipède antérieur ou postérieur. Si la cautérisation est indiquée pour les quatre membres on doit le faire en deux séances. On met le feu par bipèdes diagonaux.

Autrefois on mettait le feu suivant les caprices de la mode ou les fantaisies des propriétaires. Mais les inconvénients consécutifs ont fait abandonner ces procédés. *Dessins du feu*

On doit surtout rechercher pour les *raies* une direction qui les dissimule le plus possible après la cicatrisation.

Il est donc bon de multiplier les lignes légèrement obliques qui se trouvent mieux en rapport avec le sens d'extension de la peau ce qui présente, en outre, l'avantage de croiser assez la direction des poils pour qu'ils viennent les recouvrir parfaitement.

« Il faut commencer le tracé du feu avec des cautères *Température des cautères* « chauffés au rouge sombre et se borner tout d'abord à « roussir les poils afin de pouvoir rectifier le dessin « au besoin. Fixer le tracé en faisant usage d'un cautère « plus chaud qui carbonise les couches superficielles de « l'épiderme. Continuer l'opération en faisant glisser « successivement dans chacune des raies, les cautères

« portés à une température graduellement croissante
« depuis le rouge jusqu'au rouge clair qu'il ne faut jamais
« dépasser. »   (PUECH et TOUSSAINT).

Le feu peut être léger quand les sillons présentent une
teinte jaune-brun.

Le feu peut être ordinaire quand les sillons présentent
une teinte jaune doré.

Le feu peut être fort quand les sillons présentent une
teinte jaune paille.

Dépasser les limites du feu fort c'est produire une brû-
lure profonde qui peut être suivie d'accidents graves et
donne des cicatrices très apparentes, quelquefois on applique des vésicants sur le feu. Ce procédé peut avoir des
inconvénients (chute de peau, cicatrices calleuses, etc.).
Il vaut mieux mettre de prime abord le feu au degré
voulu.

Soins consécutif à l'application du feu — Empêcher les animaux de se frotter (collier à chapelet,
bâton à surfaix, etc.). Il peut y avoir lieu d'appliquer un
bandage ouaté.

Si, après la chute des eschares, les plaies bourgeonnent
il faut les saupoudrer avec de l'alun calciné, du sulfate de
cuivre pulvérisé ou simplement des lotions astringentes.

Exercice modéré, promenades au pas sur terrains doux
pour éviter les engorgements chroniques, conséquence
d'un repos trop complet.

Les chevaux doivent rester à ce régime un temps qui
varie avec l'intensité du feu, le tempérament des animaux, le genre de service. En thèse générale, il est prudent d'attendre :

1° Que les phénomènes inflammatoires se soient complètement dissipés;

2° Que la chute des eschares soit presque terminée.

Le temps de repos relatif est donc très variable,

Accidents — Pendant l'opération. — *Section de la peau.* — On le
reconnaît à l'écartement des raies et à la couleur blanc
nacré du tissu conjonctif sous-cutané mis à nu.

Cautérisation en surface ou feu Gaullet — Voici comment ce praticien opérait.

« Il traçait une première raie de feu puis une autre
« immédiatement à côté et ainsi de suite jusqu'à ce que

« toute la surface à cautériser soit recouverte. Ces pre-
« mières lignes étaient croisées transversalement ou obli-
« quement par d'autres lignes se touchant aussi entre
« elles. Enfin, pour que toute la surface reçoive une im-
« pression aussi égale que possible toutes les parties no»
« touchées étaient brûlées en passant sur les lignes le
« plat du cautère conservant seulement un demi-degré de
« chaleur. »

Au bout de 24 heures quelquefois moins, un engorge- **Effets**
ment inflammatoire, se manifeste, la peau se recouvre
ensuite de petites vésicules séreuses semblables à celles
produites par l'action des cantharides. Trois semaines
environ après la cautérisation les croûtes qui ont succédé
aux vésicules commencent à tomber et l'on aperçoit facilement le poil qui repousse avec sa souplesse et son
égalité première.

L'expérience démontre que dans la cautérisation en
surface il ne faut pas passer le cautère chauffé au rouge
sombre plus de quatre fois sur la même surface sous
peine d'avoir des cicatrices épaisses, colleuses et dénudées.

M. H. Bouley pense que le procédé Gaullet constitue
le meilleur moyen d'appliquer le feu au grasset, à la
pointe de l'épaule et sur les kystes du garrot.

Pour terminer nous ajouterons que le docteur Paul
Bouley, vétérinaire à Paris et M. Naudin, vétérinaire
principal , l'emploient avec succès pour le traitement des
engorgements chroniques des membres résultant de (engorgements tendineux, engorgements consécutifs aux
plaies articulaires etc.)

Le procédé consiste à appliquer le feu en se servant **Cautérisation**
de cautères de forme conique ou olivaire à pointe plus ou **en pointes**
moins mousse. Le dessin du feu en pointe doit présenter **superficielles**
la disposition du quinconce en observant que toutes les
pointes soient exactement placées à la même distance.
L'écartement généralement 10 ou 15 millim. et la profondeur ne dépasse pas le derme.

Les traces de ce feu sont moins visibles et moins disgracieuses que celles de la cautérisation en raies, aussi

est-elle très fréquemment employée surtout pour mettre le feu autour d'une articulation. On applique quelquefois le feu par un procédé mixte qui consiste à tracer des raies plus espacées que dans le feu en raies ; puis on dispose dans les intervalles des pointes de feu en quinconce.

Cautérisation pénétrante rapide C'est le feu en pointe fines et pénétrantes ou feu en aiguilles. On transperce la peau avec un cautère effilé et chauffé au rouge clair.

Ce mode de cautérisation est employé pour les éparvins, suros, etc., les engorgements tendineux, les dilatations synoviales, tendineuses, articulaires.

Ce feu peut se mettre l'animal debout, mais comme les pointes se refroidissent rapidement il faut disposer d'un nombre assez considérables de cautères.

Pour obvier à ce dernier inconvénient on a imaginé différents systèmes très nombreux ; nous ne ferons qu'énumérer les principaux.

Cautère Foucher (pointe en platine) — Louk (en acier). } l'aiguille est fixe, un épaulement limite la pénétration de la pointe.

— à aiguille de rechange.

— Bourguet ou à pointe mobile et chauffage indépendant ; un porte-chaleur dans lequel rentre l'aiguille après chaque piqûre, lui fait reprendre le calorique dépensé on change les porte-chaleurs de temps en temps.

Le thermo-cautère Paquelin de Place, basé sur la propriété qu'a le platine ou tout autre métal de même ordre comme l'acier une fois porté à un certain degré de chaleur de devenir immédiatement incandescent au contact d'un mélange gazeux d'air et de certaines vapeurs hydrocarbonées et de maintenir cette incandescence durant tout le temps du contact avec le mélange.

Cet instrument comporte quatre têtes de cautères permettant d'appliquer le feu en raie, en pointe, à aiguille, enfin le brûle-queue. Il permet de se passer de forge. L'opérateur ne changeant pas d'instrument a toujours le même poids dans la main. L'opération se pratique d'une seule traite avec une température constante.

Pour mémoire nous citerons :

Peu employé { Le feu en raies courtes et interrompues. La cautérisation par des corps en ignition qu'on fait brûler sur la peau.

Cautérisation par des liquides chauds (maladies de poitrine).

— par rayonnement ou objective. Cette opération est très longue car la chaleur doit pénétrer lentement dans les tissus. Ce feu ne laisse aucune trace.

Peu employé { Cautérisation superficielle médiate, on interpose une peau de gant ou une couenne de lard entre le cautère et la peau.

Galvano-cautère — Cet appareil dans lequel le cautère est porté au rouge par le passage d'un courant électrique continu permet de chauffer ou d'éteindre instantanément le cautère à des moments voulus, ce qui permet de l'appliquer sur des points inaccessibles au cautère actuel.

« Par exemple dit Broca, lorsqu'on veut cautériser le « fond d'une cavité on introduit l'instrument à froid ; « puis lorsqu'on est certain de l'avoir bien mis en place « on fait passer le courant et deux ou trois secondes « après la cautérisation commence.

« En outre le calorique renaissant à mesure qu'il se dé-« pense on peut sans retirer l'instrument cautériser très « profondément les tissus. »

L'emploi de ce cautère paraît indiqué pour faciliter l'élimination de parties nécrosées qui occupent le fond de certaines fistules au garrot et y entretiennent une suppuration persistante ; l'ablation des tumeurs se ferait très avantageusement par ce procédé.

Emploi de l'électricité — L'électricité dont l'emploi se répand de plus en plus en médecine a été utilisée par l'art vétérinaire dans le cas de boiteries, de paralysie des nerfs, des membres, de rhumatismes ou de diverses lésions articulaires. On a obtenu généralement de très bons résultats et il n'est pas douteux que cette force dont les effets sont si variés et si puissants verra ses applications se multiplier de plus en plus.

Jusqu'à présent on s'est borné à employer en médecine vétérinaire l'électricité statique (fournie par les machines électriques proprement dites.)

Nous n'entrerons pas dans le détail des appareils qui ont été utilisés, ce qui serait superflu. Nous nous bornerons à relater un fait cité par MM. Puech et Toussaint qui prouve les bons effets qu'on peut attendre de l'électricité.

Un cheval boiteux par suite de paralysie du nerf fémoral a été soumis à douze séances d'électrisation d'une durée de six à huit minutes. Un intervalle de deux à cinq jours séparait chaque séance et deux mois après la première application la guérison était complète.

Dès 1848 M. Goubaux signalait les bons effets de la galvano-puncture chez un cheval atteint de paralysie du nerf huméral postérieur-droit. L'électrisation fut faite pendant dix minutes, à deux reprises différentes, et dix jours après la dernière application le cheval reprenait son service. Ce traitement a été essayé sur les molettes mais les résultats ne sont pas encore très concluants.

Enfin pour terminer nous citerons le bridon de Plac̈e qui permet de faire passer un courant électrique relativement faible à l'aide d'une bobine de Rhumkorff. Ce bridon a pour but de rendre docile au ferrage un cheval qui ne veut pas se laisser ferrer. Le courant produit chez le sujet une sorte de stupeur qui le maintient immobile. Les expériences faites à Saumur ont donné de bons résultats, mais l'emploi de cet appareil n'est pas très généralisé.

Feu anglais — On nomme feu anglais une friction faite avec une pommade ou un liquide vésicant. Ce moyen est moins énergique que le feu ordinaire mais on peut le répéter plusieurs fois. En outre il ne tare pas l'animal.

Les ingrédients employés le plus souvent sont :

La pommade rouge.
L'onguent Méré.
L'ambrocation (liquide).

Ce sont des appareils en cuir et drap placés en avant du genou. Elles préservent les chevaux dans les chutes. On les emploie pour les chevaux menés en main, embarqués en chemin de fer, etc. Les genouillères ont l'inconvénient d'enlever fréquemment le poil au passage des courroies on l'évite en garnissant les courroies d'une bande de feutre ou de drap.

Genouillères

Soixante-neuvième Question

Mise en condition des muscles, des poumons, de l'estomac au point de vue de la qualité du cheval. Soins à donner aux chevaux qui toussent; aux chevaux poussifs. — Emploi du sel de nitre. — Elasticité du rein.

Muscles   Les muscles sont mis en condition *naturellement* par de longues promenades au pas (Waldiég) ; par des Canters et dans le jeune âge, par la mise en liberté dans des paddoks ; *artificiellement* on emploie le massage, les suées et les purgations.

Le massage s'applique à un groupe de muscles ou de tendons dont le développement est resté en arrière par le travail. Les pressions méthodiques et continues que l'on emploie contribuent à activer la circulation et à développer le muscle.

Les suées aident à mettre les muscles en condition, en faisant disparaitre la graisse et tout le poids inutile. On fait suer en donnant un galop lent mais prolongé avec des couvertures. Le cheval est râclé au couteau de chaleur et pansé avec soin. On emploie également les sudorifiques parmi ces derniers la *policarpine* est très employée parce qu'elle respecte les poumons et les membres tout en provoquant une sueur abondante.

Les purgations répétées atteignent le même but mais elles ont l'inconvénient d'agir sur les organes internes, de les irriter et d'affaiblir l'animal.

Poumons   Les poumons, comme nous l'avons vu, représentent la puissance de souffle ; leur congestion qu'on retarde par l'entrainement nuit à l'hématose et empêche le cheval de continuer son exercice. Cette congestion se produit d'autant plus vite que l'animal travaille à une allure plus vive et a cet organe moins bien préparé à fonctionner rapidement.

Pour développer le souffle, il faut tout d'abord éviter par une hygiène bien entendue les maladies de cet organe (bronchite, pleurésie, pneumonie). On développe le souffle par des exercices progressifs de plus en plus longs mais il faut bien se garder de dépasser le but en provoquant l'essoufflement car cet accident plusieurs fois répété peut rendre le cheval poussif.

Les muscles et les poumons, comme du reste toute l'économie, sont des corollaires de l'estomac, foyer de la machine animale. Cet organe a donc une importance considérable. On en développe la puissance par une nourriture variée, abondante et sagement répartie. Eviter de brûler le cheval, de le rebuter en lui donnant des repas trop copieux. Les gros mangeurs sont tous de bons chevaux mais il faut régler leurs repas, les empêcher de se bourrer de paille en leur mettant au besoin une muselière, leur donner souvent et peu à la fois. Cette précaution est d'autant plus nécessaire que le cheval est plus près du sang.

Estomac

(Pour plus amples détails voir nourriture. Façon de la donner.)

L'étendue des organes respiratoires chez le cheval augmente les chances de toux et les expose à de nombreuses maladies qui toutes font tousser.

Cheval qui tousse Cheval poussif

Le coryza excite le nez ; l'angine, la gorge ; la bronchite, la pleurésie, la pneumonie affectent chacune une partie du poumon. L'angine est de toutes ces maladies, celle qui fait le plus tousser, on la traite par des boissons chaudes des barbotages, des fumigations, des adoucissants au miel ou à la mélasse. On met parfois un sinapisme sous la gorge pour amener l'irritation à l'extérieur et on la protège du contact de l'air par un bandage ouaté ou en peau de mouton.

La pneumonie et la bronchite se combattent par des sinapismes sur la poitrine, des expectorants comme le kermès, des excitants tels que l'alcool. On nourrit avec des farineux.

Le cheval poussif éprouve de la difficulté à respirer. On remarque une petite toux sèche, fréquente et facilement provoquée par la pression de la trachée. On calme cette toux par le miel, la mélasse, l'eau arsenicale, la liqueur de Fowler. (Voir maladies du système respiratoire).

Dès que le cheval est dessellé, on bouchonne le rein pour activer la circulation et éviter les gonflements, et on opère un massage lent et prolongé.

S'il existe des plaies ou tumeurs, boutons, etc., on les combat par des solutions antiseptiques et astringentes souvent répétées.

Diurétique qui active la fonction urinaire et rafraîchit le sujet. Nous en avons déjà parlé.

Le rein pressé entre le pouce et l'index qu'on glisse dans le sens du poil doit être souple si l'animal est en santé. Sa raideur indique, prétend-t-on, une maladie des rognons, de la vessie ou des intestins. Nous avons dit ce qu'il fallait en penser.

Soixante-dixième Question

Coliques — Premiers soins — Purgations — Cornage — Ménagements à prendre avec les nouveaux castrés.

Un cheval pris de coliques s'agite dans sa stalle, trépigne, regarde son flanc, se roule. Il se campe fréquemment et fait, sans succès, des efforts expulsifs. Ses mouvements deviennent désordonnés et son corps se couvre d'une sueur froide et abondante. Coliques

Dès qu'un cheval présente ces symptômes, il faut le bouchonner énergiquement avec de grosses poignées de paille sur le ventre et le rein, le promener au pas, puis recommencer le bouchonnage. Administrer des lavements émollients à l'eau de savon, à la mélasse, des boissons calmantes (thé, tilleul).

Le vétérinaire appelé immédiatement complète le traitement et emploie généralement des injections sous-cutanées à l'*Esérine*. Si le crottin est rougi par le sang (tranchées rouges), l'intestin est déchiré en un point quelconque et la mort est presque certaine.

Quoi qu'il en soit, ce qu'il faut retenir, c'est que les coliques sont toujours un accident grave et demandent des soins énergiques et immédiats.

On appelle purgation, un médicament qui provoque une défécation abondante en irritant et contractant de force l'intestin. Les purgatifs les plus communément employés sont : sulfate de soude et l'aloès. Purgations

Le vert a aussi un effet purgatif assez accentué surtout au début du régime.

Les barbotages au son et à la farine d'orge, à l'orge bouilli sont des *laxatifs*.

Le cornage est aigu ou chronique. Cette maladie ayant été étudiée sous ces deux formes en étudiant les voies respiratoires nous n'y reviendrons pas. Différents cornage

Disons seulement que le cornage comprend des degrés nombreux et entraîne des conséquences très variables. Certains corneurs ont gagné des courses ; d'autres peuvent à peine faire un service au pas.

Ménagéments
à prendre avec
les nouveaux
castrés

Après la castration le cheval doit être ménagé jusqu'au moment où il a repris ses forces. Au début on se borne à de petites promenades en main ; éviter les fortes suées ; travail à la longe pour ne pas fatiguer le rein qui s'affaisserait sous le poids. Que de chevaux déformés parce qu'ils ont été montés trop tôt et par des poids trop lourds ?

L'embonpoint du cheval doit servir de base dans l'appréciation du travail à donner. On peut atteler un cheval fraîchement castré, six semaines environ après l'opération, encore faut-il que ce soit à une voiture légère et pour un petit travail.

Quant à le monter il n'y faut pas songer avant 5 ou 6 mois. Quelques sujets demandent même plus longtemps.

Soixante-et-onzième Question

Soins à donner aux blessures du dos, de la gourmette, aux atteintes. — Suros. — Molettes. — Jardes. — Eparvins.

Les blessures du dos sont de diverses sortes et tirent leur gravité de leur profondeur et de leur situation. Elles sont plus graves près des vertèbres que sur les parties charnues. On rencontre sur le dos les *œdèmes*,   Dos.

> la *tumeur sanguine*,
> le *kyste*,
> le *cor*,
> l'*erythème* ou inflammation générale,
> des *boutons* de chaleur,
> des *vers* incrustés dans le derme.

Ces blessures se soignent suivant leur gravité. L'œdème et la tumeur sanguine se combattent par le massage, les lotions à l'eau blanche, à l'alun, à l'eau de savon alcoolisée ou vinaigrée, souvent répétées. Maintenir une éponge ou un paquet d'étoupes ou même un gazon humide de cette lotion sur l'œdème jusqu'à sa disparition.

Le kyste et le cor doivent être éliminés soit à l'aide d'une opération chirurgicale, soit par une application épaisse d'onguent vésicatoire.

L'inflammation du dos et les boutons de chaleur indiquent un échauffement interne qu'il faut combattre par un régime rafraîchissant.

Les vers s'extirpent avec des pinces et la plaie se cicatrise avec un antiseptique.

Parmi ceux qui sont le plus maniables pour employer en route ou en campagne, citons :

> l'eau blanche,
> l'eau phéniquée,
> l'eau boriquée,
> la vaseline boriquée,
> le crézil,
> la poudre de Knaup,
> l'ouate et la poudre de tourbe.

On prévient les blessures sur le dos en maintenant le

rembourrage de la selle en parfait état ; par un entretien constant des couvertures, tapis, etc., qui portent sur cette partie du corps du cheval ; en passant le torchon sur le dos avant de seller, opération qui doit être faite avec beaucoup de soin. Pour éviter de rouvrir une ancienne blessure on pratique une fontaine dans la matelassure afin d'éviter l'appui sur la partie sensible.

Le réglage des allures, leur cadence, la façon de monter à cheval, d'en descendre, de s'y tenir, le choix du terrain, la répartition du poids sont autant de facteurs qui peuvent augmenter ou diminuer dans une large mesure les blessures par le harnachement dans une troupe de cavalerie. Je dis diminuer car vouloir les supprimer complètement serait poursuivre une chimère. Trop de causes provoquent les blessures et parmi elles une que tout le monde doit subir la température.

Du reste notre maitre à tous, de Brack, n'a-t-il pas dit : « Trouver une selle qui ne blesse pas est aussi impossible que faire une chaussure n'écorchant jamais les pieds du fantassin ».

Mais les soins assidus, peuvent diminuer dans une large proportion les chances de blessure, en atténuer la gravité, en effectuer la guérison sans immobiliser le cheval. Bien soignée et surtout prise au début une blessure du dos doit guérir sous le cavalier sans que le cheval cesse de marcher.

Barbe. — Les blessures de la gourmette sont toujours produites par la faute du cavalier qui sert trop cette pièce de harnachement. Laver avec un antiseptique, graisser, supprimer la gourmette pendant quelques jours ; puis la mettre très lâche en la garnissant d'une bande de drap, de cuir, ou mieux de caoutchouc.

Atteintes. — Les atteintes sont produites aux membres antérieurs par les membres postérieurs (rive interne du fer en latéral pendant le galop ou le saut); et aux membres postérieurs par d'autres chevaux. (Voir maladies du pied pour les soins). On évite ou on diminue les chances d'atteintes en employant les guêtres ou les flanelles.

Suros. Jarde, Eparvins. — Voir aux tares.

On nettoie la région, on coupe les poils et on applique un corps gras au-dessous du point d'application. Puis avec la spatule on frictionne ce point afin de développer de la chaleur pour que la peau absorbe mieux l'onguent. On étend alors la pommade (biodure de mercure), sur la partie malade et on frotte de nouveau pendant quelques instants avec la spatule. Le cheval est ensuite muni d'un collier à chapelet ou attaché avec deux longes pour éviter qu'il ne se lèche, ne se gratte ou ne se morde.

Soixante-douzième Question

Hygiène en hiver. — En été. — Pendant la mise en condition.
— En route. — En chemin de fer. — A l'entraînement.

Hiver. Eviter les refroidissements d'où naissent les angines et les fluxions de poitrine ; les écuries auront une température moyenne et devront être exemptes de mauvaises odeurs (se reporter à ce qui a été dit pour l'aération et les litières). Les repas seront plus copieux ; augmenter la ration des chevaux tondus. Les boissons puisées d'avance seront légèrement dégourdies avant d'être présentées au cheval. Il vaut mieux y mettre un peu d'eau chaude que de les placer dans l'écurie où elles se chargeraient de miasmes malsains. Pour les chevaux de troupe remplir les abreuvoirs au moins une heure d'avance. Couvrir les chevaux avec les couvertures de toile et de laine.

Eté. Eviter le travail aux heures chaudes de la journée ; aérer complètement et arroser les écuries pour y maintenir la température fraîche. Panser avec soin à la rentrée du travail ; lavages fréquents de toutes les ouvertures naturelles ; emploi du couteau à chaleur, des bouchons de paille et de foin ; faire le pansage dehors. Bains d'air le soir après soleil couché.

Pendant la mise en condition. Le travail devra être bien réglé, proportionné aux forces croissantes du cheval ; la nourriture appropriée et basée sur la dépense de forces. Surveiller avec grand soin le développement du jeune sujet dans toutes ses fonctions. Examiner ses membres, chaque jour, son appétit. Régler ses repas et leur composition en conséquence. Si l'hygiène est bien suivie pendant cette partie du dressage, le poulain doit se transformer en un cheval solide, fort, vigoureux, prêt à supporter les exigences du dressage sans risquer des tares ou des maladies.

En route. Eviter les blessures en observant toutes les règles données à ce sujet. Allures parfaitement réglées, soins minutieux et intelligents à l'arrivée ; faire manger une poignée de foin avant chaque abreuvoir, rafraîchir la bouche des chevaux si on en trouve l'occasion et qu'il fasse chaud. Donner la plus grosse ration le soir et réserver pour le lendemain cinq cents grammes d'avoine à faire manger avant le départ. Quinze cents grammes sont emportés dans l'étui comme en-cas et pour faire manger à l'arrivée. Pansage très soigné, cantonnement judicieusement choisi, débarassé de tout ce qui peut blesser le cheval et amélioré dans la mesure du possible pour assurer son bien être. Appliquer pour le choix de la nourriture ou l'utilisation des denrées dont on dispose, les principes énoncés à l'article « *Aliments.* »

Quelles que soient l'allure choisie et les dispositions prises par le commandant de la colonne pour faire la route, une halte, quelque temps après le départ, est nécessaire, tant pour laisser uriner les chevaux, que pour serrer les sangles et rajuster le harnachement. En toute saison il est préférable, pour les hommes et pour les chevaux, d'arriver de bonne heure à l'étape, sans cependant partir avant le jour ; les marches de nuit sont toujours très fatigantes, et dans l'obscurité les chevaux sont mal sellés.

Autant que possible éviter d'entasser les chevaux dans les écuries étroites, basses et sombres, et de les mélanger avec des chevaux étrangers.

C'est en campagne surtout qu'il faut redoubler de soins **En campagne.** et d'attention pour son cheval et ne songer à soi qu'après lui avoir donné le nécessaire au point de vue de la nourriture et de la propreté. L'avoine a été choisie comme en cas, parce que c'est l'aliment qui nourrit le plus, se transporte le plus facilement, surcharge moins le cheval et se consomme le plus vite.

Lorsque les fourrages habituels viennent à manquer, on peut remplacer l'avoine ou l'orge par du blé ou du seigle en égale proportion ; ces grains ne donnent pas la même vigueur mais nourrissent autant.

Si ces grains sont en gerbe il en faut 12 à 15 kilos pour équivaloir à une ration complète selon l'arme.

Le maïs peut être utilisé à condition de le casser ou de le faire tremper une heure ; il en est de même du blé noir, des pois, des haricots, des lentilles. Les vesces ne doivent être données qu'en petite quantité, une trop forte ration donnerait le vertige.

Les tourteaux de graines oléagineuses s'altèrent en vieillissant; il faut s'abstenir de les utiliser.

Les pailles de lentilles, vesces, pois peuvent être utilisées en petite quantité, celle de haricots est mauvaise.

Les carottes, betteraves, pommes de terre cuites et écrasées peuvent se donner mélangées de paille ou de foin coupé. On y ajoute un peu de sel.

Eviter que les chevaux ne mangent trop quand ils se trouvent au milieu des moissons sur pied, de crainte de fourbure ou d'indigestion.

A bout de ressources on peut employer les feuilles d'arbres dont les meilleures sont celles d'orme, de peuplier, de saule, de châtaignier, de poirier, de frêne, de vigne. Eviter celles de chêne et ne les donner qu'à défaut de toute autre. On s'abstiendra de faire consommer au printemps les jeunes pousses de ce dernier arbre, car elles donnent aux chevaux le mal de brou ou pissement de sang. Les glands au contraire peuvent toujours être donnés.

Eviter les *ifs*, qui sont un poison pour le cheval.

L'ajonc est bon mais il faut battre au préalable les tiges des plantes pour briser les épines.

Un morceau de pain imbibé d'eau-de-vie ou de vin donne à l'animal assez de vigueur pour faire un dernier effort.

En Algérie ou peut utiliser l'alfa, le thym dont il ne faut pas abuser parce qu'il irrite les organes urinaires ; le drüm, la seura, le ghtaf.

Tous les grains seront donnés dans des musettes ou à la main si les chevaux mangent en plein air car, outre la perte considérable, les animaux avalent beaucoup de terre et de graviers qui finissent par s'accumuler dans le gros intestin et causent des coliques quelquefois mortelles.

Le passage brusque de la pénurie à l'abondance expose

les chevaux à des indigestions très graves ; on réglera alors la distribution des repas de façon à revenir progressivement à une alimentation normale.

Autant que possible abreuver les chevaux avec des eaux salubres, ne pas leur laisser boire celles des sources ayant chaud car elles sont trop froides. Eviter les mares verdâtres et les fossés bourbeux. Une eau est bonne à boire lorsqu'il y a des poissons et des plantes aquatiques.

Ne pas négliger d'abriter les chevaux chaque fois qu'on le peut ; les animaux qui passent la nuit dehors sont plus raides et moins dispos. Le bivouac tue plus de chevaux que l'ennemi.

On fait voyager les chevaux dans des wagons-écurie ou *En chemin de fer.* à bestiaux. Les premiers sont de deux modèles (six places en travers et une au milieu pour les conducteurs ou trois en long). Ce dernier modèle est le meilleur. Ces wagons contiennent un matériel spécial, sous-ventrières, licol, cordes, matelassures, râtelier. Les wagons à bestiaux servent au transport des chevaux de troupe et des chevaux difficiles.

Les tarifs sont : tarif plein, 0 fr. 224 par kilomètre (le *Précautions et* double d'un voyageur de 1re classe), plus un impôt de *renseignements.* 10 0/0, plus 1 fr. de manutention, plus 0 fr. 40 de désinfection. Les chevaux de course paient demi-place et ceux militaires quart de place.

Le chemin de fer éprouve peu les chevaux pour les trajets moyens, mais à la longue les membres s'engourdissent et le cheval a besoin d'être promené au pas à sa sortie de wagon.

Avoir soin de ne pas les laisser souffrir de la soif et les amuser avec quelques poignées de foin.

Le plancher des wagons doit être garni de paille pour éviter les glissades, bien raccordé au quai, etc., etc.

(Voir pour plus de détails le règlement sur les transports par voies ferrées).

A l'entraînement, on exige un maximum de force mus- *Entraînement.* culaire, de fond, d'énergie qu'on développe chez des sujets d'élite, choisis avec soin et, avant tout, bien conformés.

La nourriture doit augmenter en même temps que le travail. Repas fréquents. Pansage soigné. Ecuries bien tenues. Soigner spécialement les membres avant, pendant et après le travail. Flanelles, douches, frictions chaudes, etc., etc.

Soixante-treizième Question

Des boiteries -- Manière de reconnaître leur siège, leur nature, leur traitement.

Les boiteries ne constituent pas par elles-mêmes une **Boiteries.**
maladie, mais sont le symptôme d'une multitude d'affections ; elles occasionnent l'irrégularité de la marche et
l'empêchent même parfois. Les causes en sont multiples
et il est souvent difficile d'en définir le siège.

Congéniales ou acquises, permanentes ou intermittentes, récentes ou anciennes, à chaud ou à froid elles
peuvent provenir de toutes les parties des membres, de
douleurs et suivant leur intensité on dira que le cheval
feint, boîte, boîte tout bas, marche sur trois jambes.

Les moyens d'investigation sont :

1° L'examen du cheval en marche ;

2° L'examen du cheval au repos et en station.

3° L'exploration des divers rayons des membres.

Le cheval obéit à l'instinct qui le pousse à décharger **En marche.**
le plus possible le membre souffrant.

Par suite il fera le lever du membre malade plus vite,
son soutien plus long, son poser plus tardif et plus court.
Le membre correspondant procédera d'une façon inverse

Dans une boiterie antérieure le cheval soulage le membre
malade en faisant refluer une partie de la masse d'abord
sur l'extrémité latéralement opposée, puis sur l'extrémité
diagonalement opposée et non sur sa voisine car les deux
membres antérieurs ne sont pas ensemble à terre. Au
moment où par exemple le membre antérieur gauche
boiteux et au pas arrivera à terre, son voisin sera prêt
à se lever, le membre postérieur droit sera aussi prêt à
se lever mais il arrivera dans le soutien diagonal.

Dans cet instant le cheval élévera son encolure en la
rejetant un peu en arrière à gauche, puis à droite ; il di-
minuera ainsi l'appui sur le membre malade. Le mouvement ascensionnel, quelquefois poussé jusqu'au saut de
pie, augmente avec l'intensité du mal.

Lorsque l'appui se fait sur l'autre membre de devant,

l'animal laisse retomber sa tête et son encolure afin de laisser porter sur la jambe valide, tandis que l'extrémité malade retarde son poser.

Les mouvements très marqués de la tête et de l'encolure font dire quelquefois que le cheval boite des oreilles ; le cheval boite du côté où il baisse le moins l'oreille ; on peut dire encore qu'il boite du côté opposé où il tombe. (S'il tombe à gauche, il boite à droite).

Dans les membres postérieurs, la boiterie se manifeste aussi par un mouvement ascensionnel du membre malade et par l'abaissement de la tête et de l'encolure.

En résumant, on peut dire que toutes les claudications ont pour symptômes l'élévation du corps pendant l'appui et la brièveté de cet appui. Les boiteries de derrière sont caractérisées par l'abaisssement de la tête, celles de devant par son élévation. Quand la boiterie est trop légère pour qu'on puisse la voir au pas, on met le cheval au trot en tenant les rênes longues pour que le cheval ait la tête libre. Le trot est l'allure la plus favorable à la manifestation des boiteries.

Le cheval marchant au trot, on le regarde par derrière, de face, de profil, sur la ligne droite, sur le cercle, en se rappelant que sur le cercle le côté du dedans est le plus chargé. Pour juger par comparaison, on le fait changer de cercle ; le cheval qui feint sur la ligne droite boite bas sur le cercle.

Pour les boiteries de derrière, on met le cheval sur un plan ascendant, pour celles de devant sur un plan descendant.

Au repos. — Tout cheval boiteux soulage le membre malade au dépens du membre sain.

Donc, si à l'écurie un cheval porte fréquemment un membre en avant, le fléchit, cette attitude sera un indice de boiterie. Si deux membres de devant souffrent, l'arrière-main sera plus engagée et réciproquement, dans l'un ou l'autre cas la tête s'élèvera si l'avant-main est affectée et s'abaissera dans le cas contraire.

Exploration. — La boiterie une fois constatée, il faut en déterminer le siège. Pour s'assurer que c'est du pied ou du bas du membre, on fait trotter sur le pavé. Pour vérifier si le cheval boite du haut, on le fait marcher sur un terrain meuble, du sable. Généralement quand un cheval boite de l'épaule, il fauche, il élève à peine le membre et lui fait décrire une courbe en dehors ; l'engorgement du genou, l'inflammation des tendons font aussi faucher.

Si la boiterie vient du pied, la sensibilité est grande sur le terrain dur ; l'appui se fait plus sur les talons que sur la pince s'il est fourbu ; si l'appui se fait sur la pince, ce sont les parties postérieures du pied qui sont malades. (Maladie naviculaire par exemple).

Le point douloureux est souvent visible ; mais quand il n'existe pas de lésions apparentes, on palpe les diverses régions.

Quatre-vingts pour cent des boiteries ont leur siège au pied.

En principe, il faut traiter la cause et non l'effet : *Traitement.*

En appliquant ce principe on a remis droits quantités de chevaux atteints de la maladie naviculaire par la névrotomie haute ou basse suivant le cas. ,

« Les exemples que nous pourrions citer à l'appui de ce que nous avançons, dit **M. Pierre**, sont nombreux. A l'école de cavalerie nous avons pratiqué la névrotomie complète, haute et double, sur un grand nombre de chevaux parmi lesquels deux ont gagné des courses en steeple et un troisième la coupe dans un concours hippique.

« Ce mode de traitement, à la fois rationnel et radical, devrait être plus fréquemment substitué aux sétons et aux pommades trop souvent appliquées sur l'épaule ; on verrait alors disparaître comme par enchantement des boiteries jusque-là réputées incurables.

7ME PARTIE

DES RACES

SEPTIÈME PARTIE
DES RACES

Soixante-quatorzième Question

Des races

On donne le nom de race à une collection d'individus ayant des caractères propres et transmissibles par voie de génération des ascendants aux descendants.

Il y a eu un premier type. Puis suivant les circonstances les milieux, la nourriture, l'éducation ou les soins reçus, ou bien encore les caprices ou les besoins de l'homme, ce premier type s'est modifié et a été le point de départ d'une multitude de variétés.

Le cheval dériverait donc d'un type unique, et dès lors le cheval de course dit *pur sang anglais* aussi bien que le cheval *boulonnais* ou le *poney corse* né sortiraient que d'un même et unique tronc. Le cheval primitif que l'on désigne sous le nom de *cheval arabe* a pris naissance sur le plateau de l'Asie et s'est ensuite répandu sur la surface du globe.

Établissons maintenant ce qu'on entend par *race pure* ou *pur sang*. On appelle race pure toute race formée qui se maintient avec ses caractères propres sans le mélange. d'un élément nouveau. Exemple : la pure race bretonne, percheronne etc.

Le nom de pur sang a été donné à certaines catégories de chevaux formant race et présentant en quelque sorte l'idéal d'un grand nombre de qualités.

Le pur sang en Angleterre n'a été consacré que du jour où son inscription au Stud-Book en a limité le nombre et assuré les titres.

Trois conditions présidèrent à la consécration du pur-sang :

1° Le *pedigree* ou inscription au Stud-book, registre où se trouve établie la généalogie des chevaux.

2° Les *performances*, c'est-à-dire les épreuves subies, les victoires remportées, inscrites dans un autre régistre Racing-Calender.

3° A ces différentes preuves de noblesse il fallait ajouter encore la symétrie dans les formes et l'absence de tares.

Les Anglais n'admettent en fait de race pur sang que celle qu'ils ont créé.

En France on a été plus large et plus logique et on a admis les races de pur sang suivantes :

1° Pur sang arabe et ses trois dérivés ;
2°   —   barbe ;
3°   —   anglais ;
4°   —   anglo-arabe ;

Derrière viennent se ranger des types d'un ordre secondaire issus à la suite des croisements avec des bêtes communes ou améliorées. Ils forment ce que l'on nomme :

1° Les races de demi sang telle que la race anglo-normande.

2° Les races pures ou indigènes telles que boulonnaise, bretonne.

On appelle demi-sang le produit d'un cheval de pur-sang avec un individu de race commune. Exemple : anglo-normand (cheval de pur sang et jument normande).

On appelle trois quart sang le produit d'un demi-sang et d'un pur sang.

Chevaux sauvages Dans les races modernes, on peut distinguer les *chevaux sauvages* et les *chevaux domestiques*.

Ces animaux existent en Asie, dans les deux Amériques et en Afrique.

Asie. — On y trouve le *tarpan*, cheval des steppes de Mongolie, très difficile à dresser et à utiliser. Il ressemble au tartare.

Le muzin, produit des chevaux domestiques du même pays qui sont venus se mêler aux tarpans.

Le cheval tartare, cheval de selle demi-sauvage possédant du sang arabe.

Le cheval nu, espèce rare, sans aucun poils, se trouve en Afghanistan.

31

AMÉRIQUE DU SUD. — Les chevaux errants de ce pays ont pour origine les juments andalouses importées en 1535 par don Pierre de Mendoze et comprennent :

Les cimarrones, chevaux des Pampas, assez forts et très vigoureux. On les dresse rarement. Ils sont bai-châtains ou bruns.

Les mustangs, chevaux moitié domestiques du Paraguay. On les chasse quelquefois pour leur peau et leur chair, mais le plus souvent on utilise leurs services. On a essayé d'en importer en France.

AMÉRIQUE DU NORD. — Les chevaux errants sont plus forts et plus communs dans cette partie de l'Amérique que dans le Sud, bien qu'ayant généralement la même origine. Ils sont plutôt bais.

On trouve également des chevaux sauvages en **Australie** et en **Afrique**. Dans ce dernier pays c'est le poney nommé kumrah.

RACES ORIENTALES

Le nom de cheval arabe s'applique généralement à tous les chevaux nés en Orient, mais on appelle arabe pur sang celui qui a conservé les qualités éminentes de la souche primitive dont il est sorti.

Cheval arabe de pur-sang.

Le pur-sang arabe frappe l'attention par la correction de ses lignes, l'élégance de ses formes et par des indices irrécusables de puissance. Il est généralement gris-truité quelquefois bai ou alezan, rarement noir ; il a le poil fin, soyeux, aux reflets brillants. Sa taille varie de 1 m. 48 à 1 m. 55.

La tête remarquablement belle est l'expression de son intelligence, l'œil est grand, vif et bien ouvert, le front large et carré ; les oreilles sont très mobiles, les hanches larges, la côte arrondie, la queue portée très-haut sur la croupe. Sobriété et docilité à toute épreuve, une aptitude très grande pour le travail et pour soutenir les plus rudes épreuves.

Dans aucune race enfin l'appareil respiratoire et d'innervation n'atteint un aussi grand développement.

Les chevaux arabes sont élevés en **Arabie**, **Syrie** et

Mésopotamie. L'Arabie est aujourd'hui pauvre en chevaux ; il n'y a guère que les tribus du désert qui en produisent.

La Syrie est la contrée d'où sont venus presque tous les chevaux arabes introduits en Europe.

La Mésopotamie est aussi riche en chevaux que la Syrie, mais ses espèces sont moins estimées.

Cheval barbe pur-sang. Le portrait du cheval *barbe* diffère sensiblement de celui qui a été fait du cheval oriental. Ayant pour foyer principal les royaumes de Maroc, Fez et Tripoli, cette race qui a dégénéré sur les côtes d'Alger a, de tout temps, été plus connue en Europe que la race arabe.

Le cheval barbe a généralement une taille moyenne et le front busqué ; l'encolure plutôt rouée que droite ; les membres sont forts mais l'épaule est loin d'avoir cette obliquité du type oriental ; il a la croupe avalée et étroite ses jarrets sont clos, la queue attachée bas.

Sa vigueur est sans pareille, il a un fond énorme et une force qu'il conserve jusqu'à la fin de sa vie.

Il a peu d'aptitude pour le trot mais il galope avec grâce.

Il a une robe assez souvent grise, quelquefois truitée avec des crins noirs.

Chevaux algériens. La population chevaline de l'Algérie n'est pas homogène ; elle présente des différences notables dans les diverses provinces tant sous le rapport du nombre que sous celui de la qualité.

La province de Constantine est aujourd'hui la plus riche en chevaux ; elle possède aussi les meilleurs éléments de reproduction. La province d'Alger est la plus pauvre et ses chevaux sont les moins estimés.

La province d'Oran élève encore de fort beaux chevaux qui peuvent être considérés comme le modèle du cheval de guerre.

La race kabyle ou de la montagne et celle du désert méritent une mention spéciale.

Le cheval kabyle, petit, mais bien proportionné, a la tête forte, l'encolure courte, le garrot saillant, le dos voûté, la croupe avalée, le flanc court, la poitrine profonde et l'épaule oblique. Il est infatigable.

Le cheval du désert est fin et distingué sans avoir la grâce du cheval barbe. Il a la taille élevée, les formes élancées, la tête longue, le garrot saillant, le dos, le rein et la croupe formant une ligne presque horizontale, la croupe un peu étroite, l'épaule longue, la poitrine haute, les membres hauts et grêles, les paturons plutôt droits qu'obliques.

Ces chevaux sont très vigoureux et capables des plus grandes fatigues. Ils sont regardés comme possédant le plus de sang arabe et, s'ils sont moins élégants que les barbes, ils ont plus de fond.

ANGLETERRE

Les Anglais ont créé avec le cheval arabe une race d'élite qu'ils ont qualifiée de l'épithète de pur-sang, pour exprimer les qualités supérieures du sang qui coule dans ses veines et les facultés qui en dérivent. Le pur-sang a été défini le cheval grandi, acclimaté au sol de l'Angleterre, modifié dans ses formes en vue de le doter de cette qualité de supériorité que demandait sa destination spéciale.

Il est remarquable par l'élévation de sa taille ; il offre des lignes dans toute sa charpente osseuse d'une beauté parfaite, sa tête est bien faite, carrée, assez sèche, ses yeux sont pleins de feu et d'une expression très énergique. Son encolure est droite, élégante ; l'épaule est longue, plate et couchée sur le corps, la ligne du dos, du rein se dessine large et bien suivie, la croupe est longue, la poitrine est remarquable. Les grandes proportions des avant-bras, la descente des cuisses, le rapprochement des articulations de terre et la brièveté des canons en font un cheval éminemment propre à franchir une grande distance dans un espace de temps très court.

Les types secondaires excepté les races de gros trait sont fabriqués suivant les besoins à l'aide du pur-sang, mais ils ne tracent pas et ils ne servent pas à former une race de 1/2 sang à part comme sont formées en France nos races 1/2 sang anglo-normand et 1/2 sang anglo-arabe.

Le cheval de pur-sang descend des juments anglaises croisées avec des étalons orientaux dont les principaux sont :

> The White Turk (Jacques Ier) ;
> The Helmsley-Turk ;
> Fairfax's Morocco ;
> Darley Arabian (1712) ancètre des Childers et d'Eclipse ;
> Godolphin Arabian (1731) ; ·
> Bierley-Turk (1789).

Ces trois derniers sont le point de départ du Stud-Book ou livre enregistrant les origines. Le premier volume de cet ouvrage a paru en 1808 et remontait à 1791.

En France, il existe un Stud-Book français rédigé au ministère de l'agriculture par une commission spéciale dite du Stud-Book. Cette commission comprend.

> Un président (le ministre),
> Un vice-président et quinze membres.

Le Stud-Book parait en volumes renfermant plusieurs années.

Eclipse est le fondateur de la grande race.

EXEMPLE D'INSCRIPTION AU STUD-BOOK
NEW-STAR
(M. P. Aumont)

Baie, née en France, chez M. P. Aumont, en 1864 ; son père *Charlatan* ; sa mère *Hervine* par Master-Wags, a produit en 1884 — B. F. Ténébreuse par Mourle et Saxifrage (M. P. Aumont).

> 1885 — vide.
> 1886 — vide.

On appelle *pedegree* les origines d'un cheval, sa généalogie. Exemple :

STUART			
	Le Destrier (étalon)	Flageolet	Plutus. La Favorite par Monarque.
		La Dheune	Black-eyes. Furie par Fitz-Gladiator.
	Stoch hausen (mère)	Stockwell	The Baron. Poca houtas par Glencoe.
		Ernestine	Touchstone. Lady Géraldine par The Colonel.

·On entend par *Performances*, l'énumération des courses, matchs, paris gagnés ou courus honorablement par un cheval. En un mot, ce sont ses états de service.

RACES FRANÇAISES

Les races françaises, autrefois si nombreuses et bien caractérisées, sont profondément modifiées ; leurs caractères premiers ont presque disparu.

Les types anciens n'ayant pourtant pas disparu de partout, jetons un coup d'œil sur le passé.

Autrefois les races françaises étaient divisées en races du Nord, de l'Ouest et du Midi.

Les races du Nord comprenaient : les Boulonnais, le Normand, le Breton, l'Ardennais, le Lorrain, le Comtois et le cheval de Deux-Ponts.

Les races de l'Ouest étaient formées par les chevaux du Poitou, de Saint-Jean-d'Angély, de Fontenay et Saint-Maixent.

Les races du Midi comprenaient les races navarine, limousine, auvergnate, du Morvan et de la Camargue.

La race bretonne était surtout une race de trait possédant des qualités très remarquables.

Les Côtes-du-Nord, le Finistère, l'Ille-et-Vilaine étaient les centres d'élevage. L'espèce bidette qui naît de source dans les pays de montagnes était regardée comme la souche type de la race bretonne.

Les caractères principaux étaient : tête carrée, un peu courte et souvent camuse, orbites saillants, encolure courte et épaisse, poitrine large, épaule un peu courte, garrot bas, jarrets bien soudés, croupe double souvent avalée, queue attachée bas. Energiques et doués d'une très grande force de résistance, ces chevaux ont été presque les seuls à résister pendant la désastreuse campagne de Russie.

Race normande. De tout temps la race normande a joui d'un crédit mérité dans toute l'Europe, et quand le cheval anglais était à peine connu, elle était en possession de fournir des chevaux pour tous les services.

Les variétés les plus distinctes que l'on rencontre encore quelquefois étaient celles du Calvados, de la Manche et du Merlerault.

Le cheval du Calvados, mesurant 1^{m}52 à 1^{m}60, avait les formes rondes, la tête grosse, busquée, le regard indolent, l'encolure assez sortie, le garrot bas, les membres forts, les articulations assez mal soudées; il faisait un très bon carossier et fournissait de bonnes remontes à la cavalerie de réserve.

Les caractères généraux des chevaux de la Manche étaient : tête massive, parfois busquée, yeux annonçant l'énergie, encolure bien proportionnée, garrot un peu bas, bon rein, hanches saillantes. Le cheval de la Manche avait le corps un peu long.

Le département de l'Orne possédait la race de Merlerault qui, par sa distinction et son degré de sang, tenait le premier rang parmi les races normandes.

Le cheval d'Alençon, remarquable pour l'attelage et la selle avait la tête carrée, le chanfrein droit, les yeux bien ouverts, l'encolure élégante, le garrot élevé, le dos bien fait, les hanches un peu fondues, les membres souvent longs et minces, les articulations bien trempées et les poils fins.

Energiques et vigoureux ces chevaux avaient puisé dans le sang arabe des caractères de beauté très remarquables.

Le cheval comtois tenait le milieu entre le cheval de trait léger et le lourd boulonnais ou flamand ; d'une taille de 1 m.60, ayant le corps sans élégance, la tête grosse, camuse, l'encolure courte, le garrot bas, le dos ensellé, les membres peu en rapport avec le corps ; ce cheval que l'on retrouve encore était plutôt fort que vigoureux.

La race ardennaise donnait d'excellents chevaux à la cavalerie légère on les reconnaissait à leurs formes ai   d-leuses à leur excellent ensemble. La solidité de leurs membres, leur constitution robuste faisaient passer sur leur manque de distinction.

De petite taille (1 m. 20) le cheval ardennais était agile, nerveux, dur au travail.

La race lorraine, très nombreuse autrefois, possédait

les qualités suivantes : vigueur remarquable, longévité très grande, membres solides, fond inépuisable. Les défauts étaient une apparence chétive, des membres un peu arqués quoique très solides.

Races de l'Ouest. Les races de l'Ouest se divisaient en race de la Plaine et du Marais ; elles représentaient le cheval lourd, commun, épais, avec un rein long et une forte tête.

Les caractères de cette race sont encore aujourd'hui assez incertains mais elle s'améliore chaque jour sous l'influence de l'anglo-normand introduit comme reproducteur.

Races du Midi. La race navarine issue de l'andalouse peuplait la plupart des provinces sud-ouest de la France, les hautes et basses Pyrénées et le Gers. Elle avait beaucoup de ressemblance avec le cheval arabe et l'andalou et sa réputation pour la selle était très grande. Le cheval de Tarbes mesurait 1 m. 50 à 1 m. 53 ; sa tête était petite légère, expressive ; son encolure légère et bien sortie : il avait le poitrail large, le rein court, la croupe tranchante, la queue bien attachée. Les membres étaient secs et un peu grêles.

Doux, sobres, rustiques et d'un tempérament sanguin, ces chevaux représentaient le véritable type du cheval de selle de l'époque.

De l'union du pur sang anglais avec la jument de tarbes est sorti le cheval Bigourdan cheval souvent manqué, décousu, ayant une tête expressive, une belle encolure, un beau garrot mais un mauvais rein, les membres grêles et un tempérament nerveux.

Le cheval de l'Ariège n'était et n'est encore qu'un cheval de montagne ; petit, vigoureux disgracieux sans garrot et avec une forte tête, les jarrets clos, il est infatigable.

Le pays d'*Auch*, comme celui d'*Agen* produisait des chevaux semblables à ceux de Tarbes, peut être un peu moins distingués mais mieux membrés,

L'introduction de l'étalon anglais a donné des produits bien moins bons que ceux résultant des croisements arabes.

La race limousine se distingue par les caractères suivants :

Tête fine, sèche, un peu longue ; encolure légère avec le coup de hache, hanches saillantes, les membres un peu grêles mais bien trempés ; elle rendait de bons services.

L'ancien *cheval de l'Auvergne* était considéré comme une dégénération de celui du Limousin. De petite taille, il avait le corps bien fait, les hanches saillantes, la croupe tranchante, les membres secs et la tête expressive.

Ces chevaux étaient sobres, énergiques, un peu têtus et très propres au service de la selle.

Les chevaux du Morvan, très estimés pour la cavalerie légère, étaient rustiques, sobres, robustes et vivaient en troupeau à l'état demi-sauvage.

Le cheval de l'Anjou manquait de taille et d'étoffe, mais était dur au travail et avait de bonnes allures et le caractère doux.

Voyons maintenant le présent.

Le cheval actuel dont nous allons nous occuper se retrouve partout, car il tend à se rapprocher d'un même modèle pour les mêmes services. Et encore en raison de la nature du climat différent du Nord et du Midi, il offrira plusieurs types dérivant de deux types supérieurs.

1° Le pur-sang anglais qui sera la reproduction du Nord ;

2° Le pur-sang arabe qui sera la reproduction du Midi.

Ces deux types supérieurs donnent naissance à deux types secondaires qui sont les créateurs et les régénérateurs de nos races usuelles.

Ce sont :

Le 1/2 sang anglo-normand pour le Nord ;

Le 1/2 sang anglo-arabe ou cheval Bigourdan pour le Midi.

En dehors de cette division on rencontre encore, soit quelques spécimens de race indigène dont le nombre tend à diminuer chaque jour, soit quelques races répondant à ces conditions spéciales ; tels sont les chevaux de gros trait ou les diverses espèces de poneys.

RACES DU NORD

Le 1/2 sang anglo-normand est le résultat du croisement d'un étalon de pur-sang anglais avec une jument du pays. *Demi-sang anglo-normand.*

Aujourd'hui l'étalon 1/2 sang anglo-normand a affirmé sa puissance comme reproducteur à la condition toutefois d'être retrempé de temps en temps dans le pur-sang et ses qualités sont incontestables comme bête de service.

L'étalon anglo-normand convient en général pour tout le Nord et les régions moyennes et s'y élève parfaitement.

Les traits principaux de la race actuelle sont :

La tête un peu massive, quelquefois encore légèrement busquée. Les formes souvent un peu trop empâtées ; encolure trop épaisse, corps trop long, membres pas toujours en rapport avec le poids à supporter.

Cette critique ressemble dans bien des points comme on le sait à celle du passé.

Voyons les qualités : Il est grand, bien découplé, a une puissante ossature, des muscles, de l'énergie et est susceptible de produire non seulement un parfait cheval d'attelage, mais encore un parfait étalon pour la reproduction du cheval de guerre. C'est ce qu'il est en train de devenir aujourd'hui.

Ce portrait ne convient pourtant pas à tous les chevaux anglo-normands car suivant les centres de production et d'élevage, il existe de grandes différences.

Le cheval de la plaine de Caen a plus d'énergie, plus de sang ; les chevaux d'Alençon ou Saint-Lô sont loin de lui ressembler et le type primitif se retrouve chez eux dans l'ensemble de la conformation.

RACES DU MIDI

Le cheval de pur sang anglais tel qu'il était sorti d'Angleterre était en réalité un cheval forgé pour le sol crayeux et le climat brumeux des Anglais. *Pur-sang anglo-arabe.*

Pour que son ossature et sa charpente pussent garder le développement qu'elles avaient acquis, il fallait le placer dans des conditions à peu près semblables.

D'autre part, le cheval de pur sang oriental ou barbe

quoique réussissant merveilleusement dans le midi était devenu trop petit pour les besoins de l'époque.

On tenta la combinaison d'un moyen terme.

La célèbre jumenterie de Pompadour supprimée en 1852 fut reconstituée en 1874 avec 60 juments achetées sur les marchés de Syrie, d'Arabie et de Perse. On lui donna la mission de produire le pur sang arabe et anglo-arabe.

Aujourd'hui il faut attendre la consécration du temps pour prononcer un jugement certain sur l'avenir de cette race, mais l'issue ne peutêtre douteuse et de même que le pur-sang anglais a servi à créer le demi sang anglo-normand, de même le type supérieur du pur sang anglo-arabe servira à créer un type intermédiaire qui sera le cheval du midi ou le 1/2 sang anglo-arabe.

Voici le portrait du pur sang anglo-arabe :

Moins long et moins haut que l'Anglais,

Puissance comme ressort inférieure,

Il tient de la sobriété et de la résistance de l'Arabe,

Souvent gris mais les plus beaux types sont truités ou bais foncés ou alezans.

Rayons moins longs mais mieux soudés,

En un mot c'est par excellence le cheval de cavalerie légère et de tous les attelages ne dépassant pas un certain poids.

RACES DE GROS TRAIT EN FRANCE

Le cheval de gros trait se trouve un peu partout, mais la région nord et les régions moyennes sont les centres où il se développe le mieux. Il lui faut de l'humidité et des herbages poussant au gras.

Race flamande.

Aucune race française ne parvient à une taille aussi élevée que le cheval des Flandres qui atteint souvent 1 m. 80.

Son aspect général trahit la lymphe coulant à pleine peau ; la tête est longue, l'encolure épaisse ; le garrot est bas ; les côtes sont plates, la croupe est double et avalée ; les pieds sont immenses, les membres très forts, la robe est généralement foncée.

Comme toutes les races de gros trait la race flamande tire sa principale force non pas de sa puissance musculaire et nerveuse mais de son poids énorme.

Son principal centre de production est Boulogne. Le type de cette race est bien meilleur que le précédent. Race boulonnaise

Le cheval boulonnais mesure de 1^m60 à 1^m66. Il a une grande énergie unie à une grande douceur. Sa robe est généralement grise. Il a la tête carrée, l'encolure épaisse, la crinière double, de puissantes articulations, de gros membres, un tempérament résistant.

Cette race se divise en race de trait au pas et au trot.

C'est notre meilleur type de beaucoup dans le genre gros cheval. Sa taille varie de 1^m50 à 1^m60 ; il présente les caractères suivants : tempérament sanguin, tête carrée, couleur grise, dos et croupe un peu bas, hanches peu sorties, corps trop long. Race percheronne.

Les centres de production sont :

Mortagne (Orne).

Nogent-le-Rotrou, Dreux, Châteaudun (Eure-et-Loir).

Mondoubleau (Loir-et-Cher).

Mamers et St-Calais (Sarthe).

La race percheronne qui comprend le gros et le petit percheron, est propre à la selle et au trait rapide.

Ane et jument. *Bardot* l'inverse. Mulets.

Grande production en Poitou. Centre principal (Niort).

Dus à certaines conditions climatériques spéciales. Poneys.

Autrefois en Bretagne, certaines espèces dites bidets, étaient fort recherchées à cause de leur allure l'*amble* (artificielle au début), devenue naturelle par hérédité.

Les principales races de poneys qu'on rencontre en France sont : dans la Camargue, les Landes, la Bretagne (plateau d'Arrey) à Montfort, Chateaubriant et dans quelques îles (Oléron, Ré, Noirmoutiers, la Corse).

Leur type est toujours le même ; ils sont plus ou moins originaux, mais ne présentent pas un ensemble agréable.

RACES ÉTRANGÈRES

Outre le pur-sang dont nous avons parlé précédemment, on trouve : Angleterre.

Les poneys d'Islande, d'Ecosse, du Pays de Galles, des Shetland.

Le hunter cheval de chasse, produit par le croisement du pur-sang et des juments du pays. C'est le plus beau type de cheval. Il a les belles lignes du pur-sang mais plus de force, de puissance, de gros. En un mot, c'est le vrai cheval de service qu'on s'efforce maintenant de produire en France.

Le hunter irlandais, plus petit que le précédent, provient du croisement du pur-sang avec les poneys irlandais. Il est remarquable comme moyens et puissance de saut.

Le Cleveland, bai, carossier du Yorkshire.

Le Norfolk, trotteur célèbre ayant beaucoup de gros.

Le Black-horse, produit d'étalons et de juments importés des Flandres. C'est un cheval énorme utilisé pour les camionnages.

Le Suffolk ou Suffolk-Punch et le Clydesdale sont aussi des chevaux très puissants utilisés pour le gros trait.

Allemagne.

En Allemagne on peut citer :

Le cheval de Trakehnen (produit au haras de ce nom). C'est un cheval de selle avec de la taille et de la distinction.

Le cheval wurtembergeois qui a beaucoup de sang oriental ainsi que le cheval *bavarois*.

Le *cheval danois* qu'on élève dans le Holstein.

Le *cheval hanovrien*.

Le *mecklembourgeois*,

Ces trois dernières races sont demi-légères, également propres à la selle et à l'attelage de luxe. Elles remontent une grande partie de la cavalerie allemande. Un certain nombre de sujets sont vendus à Paris comme grands carossiers. Ces races ont été beaucoup améliorées au point de vue des allures et du modèle par des étalons anglo-normands.

Les chevaux de trait allemands sont ceux de Salzbourg, de la Bohême, et du Wurtemberg.

Autriche.

Le cheval hongrois est le modèle parfait du cheval de selle avec le type oriental. La Hongrie élève des chevaux de toutes les tailles et aptes à toutes les destinations dans ses grands haras de Kisber, Babolna, Mezohegyes et Fogaras.

A *Kisber* on produit le pur-sang et le demi-sang, leur meilleur étalon fut Kisber pur-sang gagnant du Grand prix de Paris en 1876.

A *Babolna*, on trouve le cheval arabe.

A *Mezohegyes*, les *Gidrans*, anglo-arabes, fils de Gidran (arabe) et les *Nonius*, carossiers, fils de Nonius (normand).

Le reste de la population chevaline autrichienne se rapproche du modèle hongrois. C'est du reste la Hongrie qui remonte toute la cavalerie autrichienne.

En Russie on trouve :

Russie.

Le trotteur Orloff, produit d'étalons arabes avec des juments danoises du haras de Khrenovaya fondé en 1778 par le comte Orloff. Ce trotteur a l'aspect d'un cheval très près du sang anglais. Il est de première vitesse au trot et ce n'est que récemment que nos trotteurs sont arrivés à l'égaler.

Le cheval cosaque. Ce type comprend un grand nombre de variétés qui toutes ont peu de taille et sont d'un modèle oriental à peu près pur.

Cheval de Frédericksbourg. C'est une race pleine de *Danemark.* sang et de distinction produite par le croisement d'étalons orientaux, puis dans la suite anglais avec les juments danoises. Cette race est entretenue au haras de Frédéricksbourg fondé à la fin du XVIe siècle.

On trouve en outre en Danemark le cheval danois proprement dit, plus fort et plus grand que le précédent. C'est le même type que celui qu'on rencontre dans le nord de l'Allemagne.

Jadis le cheval andalou, qui ressemblait beaucoup à *Espagne.* notre cheval limousin, jouissait d'une grande réputation. Il a presque disparu.

L'Italie possède comme races légères les Sardes, les *Italie.* siciliens, les napolitains. Ces chevaux sont de petite taille.

Le cheval de Toscane a le type allemand.

Le cheval crémonais est un animal de trait.

Hollande.   Le cheval hollandais est un carrossier à grosse tête, portant beau, trottant du genou, avec une queue mal attachée et une robe presque toujours noire. Il est mou et lymphatique.

Cette race a eu pendant quelques années une certaine vogue pour les attelages de luxe.

Belgique.   Les provinces de Hainaut et de Namur produisent des chevaux de gros trait et de trait léger.

Les chevaux brabançons, hesbignous et du Condroze sont des animaux très forts, communs et lourds.

Suisse.   La Suisse produit le cheval du *Laumont* et de *Schwitz* qui sont des animaux de gros trait et le cheval noir d'Erlenbach qui est un peu plus léger.

Soixante-seizième Question

Société d'encouragement pour l'amélioration des races de chevaux en France.

Cette Société fut fondée en 1833, en même temps que le Jockey-club. Son but est d'améliorer les races de chevaux en France par l'étalon de pur-sang éprouvé sur les champs de course. La Société fit d'abord courir au Champ-de-Mars, puis à Chantilly et après 1857 à Longchamps. La Société n'admet que des chevaux *entiers* ou des juments de pur-sang, ne donne que des *courses plates* sur les hippodromes de Longchamps, Chantilly, Fontainebleau et subventionne beaucoup d'autres réunions.

Elle possède un bulletin officiel et a son siège à Paris au Jockey-club.

Les principales épreuves de la Société sont :

1° Pour chevaux de *deux* ans

Prix du premier pas à Caen	8.000 fr.
Grand prix de Dieppe	8.000 fr.
Prix de Deauville	8.000 fr.
1er, 2e et 3e Criteriums à Fontainebleau	4.000 fr.
Grand Criterium à Longchamps	10.000 fr.

2° Pour chevaux de *trois* ans

Les poules d'essai pour poulains et pouliches.
Le prix de Diane (pouliches), à Chantilly.
La grande poule des produits, à Longchamps.
Le prix du Jockey-club (Derby), à Chantilly (2.400 mètres).
Le Grand-Prix de Paris 100.000 francs. Il se court à Longchamps l'un des premiers dimanches de juin et est international.
Les chevaux de 4 ans et au-dessus peuvent prendre part à un certain nombre d'épreuves. Certaines leurs sont exclusivement réservées comme le prix Gladiateur (6.200 m.) et celui du Cadran (4.200 m.).

Voici la liste des vainqueurs du Grand-Prix depuis sa fondation.

1863 H. Saville, The Ranger, anglais.
1864 H. Delamarre, Vermout, français.
1865 Cte de Lagrange, Gladiateur, français.
1866 Duc de Beaufort, Ceylon, anglais.
1867 De Montgomery, Fervacques, français.
1868 Marquis d'Hastings, The Harl, anglais.
1869 A. Lupin, Glaneur, français.
1870 Major Fridolin, Sornette, français.
1872 H. Saville, Crémorne, anglais.
1873 Delamarre, Boïard, français.
1874 Marshall, Trent, anglais.
1875 A. Lupin, Salvator, français.
1876 A. Baltazzi, Kisber, allemand.
1877 Cte de Lagrange, Saint-Christophe, français.
1878 Prince Soltykoff, Thurio, anglais.
1879 Blanc, Nubienne, français.
1880 Brever, Robert the Devil, anglais.
1881 J.-R. Keene, Foxhall, américain.
1882 Bymil, Bruce, anglais.
1883 Duc de Castries, Frontin, français.
1884   do   Little-Duke, français.
1885 Cloete, Paradox, anglais.
1886 R.-C. Viner, Minting, anglais.
1887 P.-Aumont, Ténébreuse, français.
1888 P. Donon, Stuart, français.
1889 H. Delamarre, Vasistas, français.
1890 Baron de Schickler, Fitz Roya, français.
1891 Edmond Blanc, Clamart, français.
1892   Rueil, français.
1893 Baron de Schickler, Ragotzki, français.
1894   do   Dolma-Bagtché, français.

Depuis trente-un ans que le Grand Prix est institué, les Français l'ont gagné dix-neuf fois.

Mais ce qui donne une idée plus exacte des progrès de notre élevage, c'est cette constatation, à savoir que depuis les dix-huit dernières années les Français ont gagné douze fois. Les Anglais n'ont jamais gagné comme nous huit années de suite.

SOCIÉTÉ DE DEMI SANG

La Société d'encouragement à l'amélioration du cheval de demi-sang français a été fondée à Caen en 1864. Les courses au trot avaient commencé depuis longtemps :

à Tarbes (1806)
Saint-Brieuc (1807)
Aurillac, Strasbourg, Poitiers (1820)
Nancy (1828)
Caen (1837)
Saint-Lô (1838)
Rouen (1843)

Mais sans unité de direction.

Cette société possède l'hippodrome de Vincennes et subventionne un grand nombre de réunions en province.

Elle donne des courses au trot, et en dehors de ses réunions classiques, des courses plates et d'obstacles.

Les trotteurs les plus connus sont :

Pourquoi-pas, Joliette, Kozyr, Capucine, Galant II, Finlande, Fuchsia, Faust, etc. etc.

SOCIÉTÉ DES STEEPLE-CHASE DE FRANCE

Cette société fondée en 1863, donnait, au début, des courses d'obstacles à Vincennes. Depuis 1873, elle possède le champ de courses d'Auteuil. Ses épreuves les plus importantes sont :

Le grand steeple-chase de Paris, 6,000 m. handicap.

La grande course de haies handicap.

(Handicaper c'est égaliser les chances en chargeant plus ou moins les chevaux suivant leur valeur).

Le grand prix d'Automne.

Le prix de la Croix de Berny, à Auteuil.

Le grand steeple-chase de Deauville.

Dans les courses d'obstacles, tous les chevaux (hongres, et demi-sangs), sont admis.

En dehors des sociétés dont nous venons de parler, il convient en outre de citer :

La société de Sport de France qui donne des courses de gentlemen à Vincennes, Fontainebleau, Saint-Germain La Marche.

Les sociétés Suburbaines : courses plates à Maisons-Laffitte et Saint-Ouen. Courses d'obstacles à Saint-Ouen, le Vésinet, Saint-Germain, Enghien, Maisons-Laffitte, Colombes, La Marche.

Les sociétés de Province dont le nombre augmente chaque jour.

Toutes les sociétés ont adopté les règlements des trois grandes sociétés dont nous avons parlé en première ligne et qui possèdent chacune un bulletin officiel.

En outre la *Chronique du Turf* mentionne les résultats des courses au galop et la *Statistique des Courses au trot* donne ceux des courses à cette allure.

Soixante-dix-septième Question

Education du jeune cheval dans le but des courses. — Entraînement sommaire.

En raison des épreuves qui lui sont imposées à l'âge de deux ans, le poulain de pur-sang doit commencer son éducation de très bonne heure, aussi après l'avoir habitué à l'avoine dès sa plus tendre enfance l'envoie-t-on à l'entraîneur vers le mois de septembre qui suit sa naissance. C'est alors un Yearling.

On l'habitue au séjour dans l'écurie, aux soins de l'homme ; on lui fait le passage des sangles à l'aide d'un surfaix serré progressivement et on commence son dressage par le travail à la longe. Viennent ensuite les promenades au pas. Pour ces exercices il est monté par des gamins très légers. Au bout de quelque temps, on lui donne ses premiers galops derrière un maître d'école qui mène chaque lot.

Cette première éducation terminée, on procède à des essais sommaires que l'entraîneur dirige seul.

Après cette première épreuve qui a pour but d'éliminer de l'écurie d'entraînement les bouches inutiles, on réforme les poulains jugés les moins bons et on laisse reposer les autres qu'on conserve pour les épreuves sérieuses.

Vers le mois de février, reprennent les exercices de l'entraînement en vue des courses de deux ans qui commencent au mois d'août.

Le travail de ces jeunes animaux s'appelle alors entraînement proprement dit. On peut le définir ainsi :

Série d'exercices ayant pour but, par un travail et une hygiène bien entendus, d'amener un cheval à son maximum de force et de vitesse.

Ces exercices comprennent des promenades au pas dit d'entraînement qu'on prolonge beaucoup ; quelques temps de trot et des galops de plus en plus sévères comme longueur et comme train.

Le travail au pas et au trot donne du muscle, le travail au galop développe le souffle.

Autrefois que les réunions étaient moins nombreuses ou entraînait surtout au pas et au trot au grand avantage des membres ; mais à notre époque où tout se fait à la vapeur en attendant que ce soit à l'électricité, l'entraînement se fait surtout au galop d'où claquages nombreux ; mais il faut aller vite.

Les suées et les purgations complètent le travail et concourent à la densité des muscles en les débarrassant ainsi que les organes respiratoires de la graisse qui les encombre.

Un cheval entraîné doit avoir tous ses muscles fermes, bien dessinés, une allure franche, un branle de galop bien réglé avec point d'appui franc sur la main, travailler près de terre sans jamais dépenser en hauteur ou en lutte avec son jockey la moindre force qui serait perdue pour la progression en avant et être débarrassé de tout poids inutile. Mais bien qu'amené à ce degré qu'on nomme *condition*, tout cheval, quelle que soit son origine, qui manque de cœur, ne fera jamais rien.

Et comme le cœur ne s'acquiert pas, il faut renoncer à employer un sujet de ce genre sur un hippodrome.

Pendant l'entraînement les membres surtout sont l'objet de soins aussi minutieux qu'éclairés.

Quant au travail imposé au cheval, nous ne saurions l'indiquer ici où ce n'est guère la place. Nous renvoyons au cours d'Equitation qui traite cette question avec tous les détails qu'elle comporte.

Mais avant de terminer nous engageons vivement tous ceux qui voudront se faire une idée exacte de ces questions si intéressantes et si complexes de lire l'ouvrage de M. de St-Albin « Les courses de chevaux en France ».

Soixante-dix-huitième Question

Des Haras.

Les haras sont des établissements dans lesquels on entretient des étalons ; quelquefois aussi les juments et leurs produits.

La célèbre jumenterie de Pompadour est le seul établissement de l'Etat où les étalons et les juments se trouvent réunis comme reproducteurs.

Au contraire dans les haras particuliers ce fait est courant. Ces derniers établissements sont en assez grand nombre mais ils ne s'occupent guère que de l'élevage du cheval de Pur-sang en vue des courses.

On appelle ainsi l'institution chargée de diriger les haras et par suite les étalons nationaux. Son but est l'amélioration des races françaises surtout en vue de produire le cheval de guerre. *Administration des Haras.*

En 1665, Colbert jetait les premières bases de cette institution en créant les étalons nationaux mais c'est à Napoléon Ier (1806) que revient l'honneur d'avoir créé l'administration des haras.

Après avoir passé par bien des phases diverses, l'administration des haras, dirigée par un *Conseil supérieur*, comprend un certain nombre de fonctionnaires qui suivant leur grade, portent le titre de :

Inspecteur général
     —   d'arrondissement
Directeur
Sous-Directeur
Surveillant

Tous ces fonctionnaires sortent de l'école des Haras située au Pin, dépendant du Ministère de l'Agriculture.

On compte actuellement en France vingt-deux haras ou dépôts d'Etalons, divisés en 6 arrondissements.

Nomenclature des dépôts :

Région du Nord — St-Lo, Le Pin, Lamballe.

Région de l'Ouest — Blois, Angers, La Roche-sur-Yon, Hennebon, Libourne, Saintes.

Région de l'Est — Roziéres, Compiègne, Cluny, Montierender, Besançon, Annecy.

Région du Midi — Aurillac, Pau, Perpignan, Rodez, Tarbes, Villeneuve-sur-Lot.

Région du Centre — Pompadour (près Limoges.)

Les étalons sont de pur-sang Anglais, Arabe, Anglo-arabe, de demi-sang et de trait.

A l'époque de la monte, ils sont envoyés en station par groupes de deux, trois, quatre ou plus suivant le besoin dans certaines localités désignées d'avance. C'est au directeur qu'il appartient d'envoyer à chaque station les étalons pouvant contribuer au but poursuivi.

La monte des étalons de l'Etat est constatée pas une pièce nommée *carte de saillie* permettant d'affirmer l'origine du produit.

Cette certitude n'est cependant pas absolue, car les marchands peu scrupuleux falsifient les cartes comme l'animal lui-même.

Outre les étalons appartenant à l'Etat et dont le nombre serait insuffisant il existe quatre autres catégories de ces animaux. Ce sont :

1° *Les étalons primés ou approuvés*. — Ces étalons appartenant à des particuliers sont approuvés par l'administration qui leur accorde en même temps des primes en argent variant de 300 à 3000 francs.

2° *Les étalons autorisés*. — Ces étalons ne touchent pas de primes, mais leurs produits concourent aux encouragements de l'administration en prenant part aux épreuves qu'elle offre.

3° *Les étalons rouleurs*. — Ces derniers sont la plaie de l'élevage. Ils vont de ferme en ferme proposer leurs services pour un prix infime qu'on ne paye qu'en cas de succès, de sorte que le paysan rapace et indolent le préfère aux étalons de l'état.

Jadis ces rouleurs n'étaient soumis à aucun contrôle. Mais la loi du 14 août 1885 relative à la surveillance des étalons défend d'employer à la monte tout étalon non muni d'un certificat constatant qu'il n'est atteint ni de cornage, ni de fluxion périodique.

Ce certificat est délivré tous les ans par une commission. De plus tout étalon employé à la monte est marqué au feu sous la crinière.

L'application de cette loi a soulevé des résistances nombreuses et cependant elle est loin de supprimer tous les abus.

4° *Etalons départementaux.* — Ces étalons sont la propriété des départements et destinés surtout à la production du cheval de trait. Ils suppléent à l'insuffisance du nombre et de la qualité des étalons de l'Etat pour cette catégorie.

L'Algérie possède trois dépôts : Blidah, Mostaganem, La Hélick près Bône et une jumenterie à Tiaret. Ces établissements sont dirigés par le service des remontes.

Les étalons des tribus font aussi la monte. Ils sont beaucoup plus nombreux que ceux de l'Etat.

Pour compléter cette question des Haras, nous reproduisons ci-dessous un article de la *France Militaire* dont les renseignements sont des plus utiles.

« Conformément aux prescriptions de l'article 1er du règlement général des haras du 1er septembre 1883, le directeur des haras a établi à la date du 1er juillet 1892, dans un rapport spécial qui vient d'être livré à la publicité, les résultats obtenus en 1891 par l'administration et l'industrie particulière.

Nous extrayons de ce rapport les intéressants renseignements ci-après :

D'après la loi organique du 28 mai 1874, l'effectif normal des étalons nationaux est de 2,500. La loi du 26 janvier 1892 prescrit d'élever progressivement ce chiffre à 3,000.

Au 1er janvier 1891, l'effectif était exactement de 2,500 têtes réparties comme suit :

Pur sang anglais.	180
Pur sang arabe.	104
Pur sang anglo-arabe.	167
Demi-sang.	1.738
Trait	311
	2.500

L'effectif légal de la jumenterie de Pompadour est de 60 têtes. Au 31 décembre 1891, ce chiffre se décomposait ainsi :

Juments de pur sang anglais. 14
— — arabe 28
— — anglo-arabe. 18

60

La production de 1891 a été de 19 poulains et de 23 pouliches.

Dans la jumenterie comme pour la remonte des dépôts d'étalons, la nécessité d'une mission en Orient s'impose chaque année plus impérieusement. Les ressources en chevaux de sang oriental sont à peu près nulles en France.

Service de la monte par les étalons de l'État

Le mouvement ascensionnel du nombre des juments saillies accusé dans les années précédentes s'est encore accentué en 1891.

142,292 juments ont été saillies par 2,457 étalons, qui ont fait la monte complète.

Le produit total des recettes de monte en 1891 s'est élevé à 981,933 francs en augmentation de 50,328 francs sur l'année précédente.

Service de la monte par les étalons approuvés

L'action des étalons appartenant aux particuliers et ayant reçu un brevet d'approbation ou d'autorisation s'ajoute à celle des étalons nationaux. On sait que l'étalon approuvé par l'Etat est celui qui possède toutes les qualités désirables dans un bon reproducteur. C'est l'étalon améliorateur, et, pour reconnaître ses services, l'Etat lui alloue chaque année une prime calculée d'après son espèce et son mérite.

En 1891, le brevet d'approbation a été obtenu par 1,248 étalons, savoir :

Étalons de pur sang. 153
— de demi-sang. 489
— de trait 606

Total. 1,248

Le taux des primes allouées pour chaque catégorie de reproducteurs est le suivant :

Etalons de pur sang. . . . . . 800 à 2,000 fr.
— de demi-sang. . . . . 500 à 1,000 —
— de trait . . . . 300 à 500 —

Les étalons saillissant à un prix supérieur à 100 francs reçoivent le brevet sans prime.

1,225 étalons ont sailli 66,380 juments.

Service de la monte par les étalons autorisés

L'admission au brevet d'approbation reconnaît aux reproducteurs qui le reçoivent l'aptitude au perfectionnement de l'espèce ; la délivrance du certificat d'autorisation s'applique à des étalons moins bien doués, mais utiles encore et susceptibles de maintenir le niveau de la production.

Le nombre de reproducteurs qui ont reçu cette attache officielle s'est élevé à 149 (pur sang 13, demi-sang 18, trait 118).

144 de ces étalons ont sailli 6,767 juments.

Concours régionaux hippiques

1,152 animaux ont été présentés aux concours régionaux hippiques de Pau, Bar-le-Duc, Avignon, Bourg, Versailles, Niort, Aurillac et Saint-Brieuc. Sur ce nombre, 536 ont obtenu des prix.

Les sommes consacrées en 1891 à ces encouragements s'élèvent à 1,215,539 francs dont voici la provenance :

Fonds de l'Etat. 747.850
Fonds des départements 467.689

En outre, 53,800 francs ont été distribués comme primes, sur la proposition directe des inspecteurs généraux des haras, à des juments disséminées dans le centre et le midi de la France et suitées d'un produit arabe ou anglo-arabe de pur sang.

Concours de dressage

Des subventions pour primes de dressage ont été accordées dans les centres importants d'élevage de Caen, Alençon, La Roche-sur-Yon, Rochefort et Brest.

Courses

Le nombre des hippodromes, qui était de 281 en 1890 n'est que de 277 en 1891.

La dotation a augmenté de 405,101 francs et était de 9,153,156 francs en 1891. Elle est probablement destinée à s'élever encore, moins, il faut le dire, sous l'effort des tendances vers l'amélioration chevaline que par le désir de faire profiter les localités de toutes les conséquences vivifiantes d'une réunion de courses.

Les subventions se décomposent ainsi :

Etat . . . . Fr.	488.800
Départements	210.655
Sociétés	6.948.965
Sociétés (en dehors de leurs hippodromes).	769.450
Villes	407.835
Divers (comices agricoles, particuliers, compagnies de chemins de fer, etc.) . . .	327.451
Total . . . . Fr.	9.153.156

Il a été distribué en outre, en Algérie, 50,000 francs, comme prix, primes aux étalons, etc.

Renseignements commerciaux

Les importations et les exportations de chevaux constatées par l'administration des douanes pour l'année 1891 sont les suivantes :

Importations :

Chevaux entiers	1.449
— hongres	11.862
Juments	1.708
Poulains	988
Total	16.007

Exportations :

Chevaux entiers	1.088
— hongres	12.716
Juments	8.351
Poulains	1.947
Total	24.103

La différence en faveur des exportations est donc de 8.096.

La valeur des animaux importés et exportés serait, d'après les évaluations données par la même administration : de 20,948,700 francs pour les importations et de 32,390,070 francs pour les exportations ; d'où une différence en faveur de notre commerce de 11,441,370 francs.

Nos exportations de chevaux, en 1891, sont encore supérieures à nos importations ; mais, depuis 1889, elles diminuent sans cesse, tandis que les importations augmentent.

Voici, pour les dix dernières années, les différences relevées entre les importations et les exportations :

1882 excédent des importations.	. . . .	7.283
1883 — —	. . . . .	1.942
1884 excédent des exportations.	. . . .	3.329
1885 — —.	. . . . .	13.481
1886 — —	. . . . .	16.646
1887 — —	. . . . .	24.360
1888 — —	. . . . .	25.818
1889 — —	. . . . .	23.705
1890 — —	. . . . .	14.160
1891 — —	. . . . .	8.096

Cette baisse, depuis 1889, s'explique par la diminution des demandes de l'Amérique du Nord et la fermeture complète des nombreux Etats de l'Amérique du Sud.

L'Amérique a réduit ses achats parce qu'elle trouve, maintenant, chez elle, une partie des ressources dont elle a besoin.

Il n'est pas inutile de rappeler également que les Anglais nous font, depuis longtemps, la concurrence de l'autre côté de l'Atlantique en faisant reproduire dans tous les journaux américains les types de leurs différentes races de chevaux. Les Allemands agissent de même. Nos éleveurs feraient bien de les suivre sur ce terrain et de saisir l'occasion qui leur est offerte par la prochaine exposition de Chicago pour montrer que leurs produits sont supérieurs à ceux de leurs concurrents étrangers.

Les Américains attachent une très grande importance aux papiers d'origine, et, à ce point de vue, la publication du *Stud Book* des chevaux français de demi-sang, prescrite par l'arrêté du Ministre de l'Agriculture du 30 avril 1887, ne peut-être qu'une excellente mesure.

A cause des taxes douanières, les ventes de chevaux et de mulets à destination de l'Espagne ont diminué, en 1891, dans une assez forte proportion. »

(France Militaire, 26 mars 1893).

HARAS ÉTRANGERS

Auriche.

Dès 1815, on trouvait en Autriche des haras ayant comme objectif la remonte de l'armée. Actuellement encore le personnel de cette administration est militaire, même l'inspecteur général.

La Commission supérieure des Haras, qui dirige, se compose de cinq membres.

On garde les meilleurs produits comme étalons et on utilise les autres pour les écuries impériales, la Remonte. Tous ceux qui ne sont acceptés dans aucune des catégories précédentes sont vendus dans le commerce.

L'empereur possède lui-même en personne quelques haras (Kladrud, Sippiza). Un grand nombre de particuliers sont dans ce cas.

Les haras nationaux comprennent 485 stations. On approuve des étalons comme en France.

En Hongrie, l'organisation est la même qu'en Autriche. Chaque haras appose sur ses étalons une marque particulière.

Allemagne.

La population chevaline de l'empire allemand est de 3.522.316 têtes.

L'action directe de l'Etat a amené la création des haras provinciaux (Landgestüts) approvisionnés par les haras principaux (Hauptgestüts).

Les administrations des haras sont civiles.

L'Allemagne possède sept haras principaux :

Deux-Ponts, Marbach, Redefin, Trakehnen, Graditz, Berberbeck, Achselschwang et vingt-huit haras provinciaux simples dépôts d'étalons.

L'effectif de ces derniers est de 3.089, d'après le rapport de M. Cornette.

L'administration des haras fonctionne comme chez nous, mais sous la direction militaire. *Russie.*

Les grands propriétaires ont des haras. Les haras nationaux n'existent pas et l'Etat se tient en dehors de la question d'élevage. *Angleterre.*

Ce sont des établissements ayant pour but de rendre le cheval de l'éleveur propre à rendre des services. On dresse à la selle et à la voiture. *Ecoles de dressage.*

Ces établissements sont subventionnés par l'Etat, les départements ou les villes. Ils sont assez nombreux. Citons parmi les principaux :

Caen, Sées, Rochefort-sur-Mer.

Ce sont des expositions où une part est réservée à la production chevaline. Il y en a un certain nombre en France dont le siège change chaque année. On y distribue des primes plus ou moins élevées afin d'encourager l'élevage. *Concours régionaux.*

Soixante-dix-neuvième Question

Elevage — Hérédité — Influence de l'étalon — Epoque de la
naissance — Différentes sortes d'élevage : à l'écurie, mixte,
dehors.

Elevage. L'élevage est une des branches les plus importantes de
l'amélioration des races et par suite de l'industrie chevaline.

Les ingénieurs chargés de diriger les machines vivantes
ne doivent pas être moins instruits de leur spécialité que
ceux qui dirigent des travaux d'art. Pour perfectionner
un instrument il faut avant tout le bien connaître.

N'est donc pas éleveur qui veut, car le bon éleveur doit
avant tout être un homme de cheval.

Le choix des producteurs est de la plus haute importance pour avoir un beau produit qu'une hygiène bien
entendue amènera au summum de la vigueur en développ-
pant ses qualités naturelles ou diminuant ses défauts.

La science de l'amélioration des races, malgré ses
difficultés, a ses règles, ses préceptes qui conduisent toujours au succès ceux qui les ont étudiés et les comprennent.

Pourquoi les éleveurs anglais réussissent-ils à transformer les espèces animales pour satisfaire à tous leurs
besoins? Uniquement parce qu'ils s'appuient avec méthode et persévérance sur les lois de la transformation
des espèces si bien posées par Darwin.

En résumé, pour faire de l'élevage, il faut : la volonté,
le savoir et l'intelligence du métier, la persévérance de
suivre jusqu'au bout une ligne judiciairement tracée, l'argent pour attendre l'effet produit.

Travailler ainsi c'est non seulement travailler pour
l'armée mais pour tous, car un pays qui sait produire de
bons chevaux n'a pas besoin de faire exprès le cheval de
guerre ; il le trouve, sans le chercher, dans le courant de
sa production, incessamment stimulée par la certitude
d'une consommation immense et permanente.

Hérédité. On désigne par ce mot le pouvoir qu'ont les ascendants de transmettre à leurs descendants, par voie de génération, ce qu'ils possèdent. L'hérédité s'exerce sur le caractère, la conformation, la taille, la structure intime, les qualités, les défauts, les maladies.

Certains ascendants font toujours pareil à eux ; d'autres, au contraire, ne transmettent régulièrement que certaines parties.

Souvent l'hérédité saute une ou plusieurs générations, surtout pour les robes et les maladies.

Parmi ces dernières sont héréditaires : la phtisie, la pousse, le cornage, la fluxion périodique, la myopie, les tics, les maladies de l'intestin, de la vessie, du foie, les tares dures des membres.

Concourant tous les deux à former le produit dans des proportions très difficiles à établir, il est presque impossible de déterminer cette influence d'une façon exacte. Le poulain tiendra plus de l'un ou de l'autre, suivant les circonstances d'âge, d'énergie, de santé, d'origine.

Influence de l'étalon et de la jument.

On admet cependant, d'une façon générale, que l'étalon transmet son caractère.

Leur choix doit être fait d'après le produit que l'on désire.

L'étalon se rapprochera de la perfection et bien entendu sera exempt des maladies ou tares héréditaires. (Loi du 14 août 85).

Sa taille sera proportionnée à celle de la jument. Dans l'élevage des chevaux de course on sacrifie beaucoup à l'origine et aux performances de l'étalon.

La jument doit présenter, outre les qualités requises pour l'étalon un bassin bien développé ainsi que des organes digestifs en bon état pour nourrir son produit.

Malheureusement il n'en est que rarement ainsi.

Certes, avec des filles, petites-filles et arrière-descendantes de bonnes juments, accouplées à des étalons bien tracés, on obtiendrait à coup sûr des poulains qui ne démentiraient pas leur origine, mais neuf fois sur dix quelle bête donne-t-on à l'étalon ?

Une jument avec une tête énorme, des épaules sans ligne, des genoux mal conformés, tarés, des pieds défectueux, des jarrets coudés, un flanc de vache, etc. et le produit, comme on aurait dû s'y attendre, est un ignoble *veau*.

Combien en recevons-nous dans les régiments, surtout de légère, remontés par Fontenay ou la Normandie ?

Époque de la naissance. Elle se fait généralement au printemps. Comme nous l'avons dit précédemment on cherche à faire naître les chevaux de course le plus près possible du mois de janvier.

Différents modes d'élevage. 1° *A l'écurie* mauvais de tous points et peu pratiqué.

2° *Dehors* les animaux mis à l'herbage jusqu'à la vente ne mangent que peu d'avoine, sont soufflés et gras Leur tempérament a souffert le plus souvent à une époque où au contraire il aurait fallu le fortifier. Ces animaux sont longs à se remettre, sujets aux affections gourmeuses graves, aux hydropisies et dilatations synoviales.

Au point de vue moral ils sont sauvages, peureux et difficiles à dresser d'abord parce qu'ils souffrent, ensuite parce qu'ils se défient des cavaliers et de tous les objets extérieurs.

Cet élevage est cependant pratiqué fréquemment. Les poulains ne sont jamais rentrés et ne mangent de l'avoine que très rarement. Dans ce cas on leur donne dans des auges disposées dans les prairies ou sous des abris.

3° *Mixte.* C'est le meilleur de tous. Avec ce système les poulains passent la journée à l'herbage et rentrent à l'écurie la nuit, quand le temps est mauvais, qu'il fait froid et à l'heure des repas pour manger l'avoine.

33

Quatre-vingtième Question

Des vices rédhibitoires

On appelle vices rédhibitoires des vices cachés qui permettent à l'acheteur de rendre un cheval au vendeur dans certains délais.

Les vices rédhibitoires sont déterminés par la loi du 2 août 1884 qui abroge celle du 20 mai 1838.

Cette loi est ainsi conçue :

« ARTICLE PREMIER. — L'action en garantie, dans les ventes ou échanges d'animaux domestiques, sera régie, à défaut de conventions contraires, par les dispositions suivantes, sans préjudice des dommages et intérêts qui peuvent être dus s'il y a dol.

« ART. 2. — Sont réputés vices rédhibitoires.......... savoir :

Pour le cheval, l'âne et le mulet

La morve,
Le farcin,
L'immobilité,
L'emphysème pulmonaire,
Le cornage chronique,
Le tic proprement dit, avec ou sans usure des dents,
Les boiteries anciennes intermittentes,
La fluxion périodique des yeux.

« ART. 3. — L'action en réduction de prix, autorisée par l'article 1644 du Code civil, ne pourra être exercée dans les ventes ou échanges d'animaux énoncés à l'article précédent, lorsque le vendeur offrira de reprendre l'animal vendu, en restituant le prix et en remboursant à l'acquéreur les frais occasionnés par la vente.

« ART. 4. — Aucune action en garantie, même en réduction de prix, ne sera admise pour les ventes ou pour les échanges d'animaux domestiques, si le prix, en cas de vente, ou la valeur, en cas d'échange, ne dépasse pas cent francs.

« ART. 5. — Le délai pour intenter l'action rédhibi-

toire sera de neuf jours francs, non compris le jour fixé
pour la livraison, excepté pour la fluxion périodique,
pour laquelle ce délai sera de trente jours francs, non
compris le jour fixé pour la livraison.

« Art. 6. — Si la livraison de l'animal a été effectuée
hors du lieu du domicile du vendeur ou si, après la livraison et dans le délai ci-dessus, l'animal a été conduit
hors du lieu du domicile du vendeur, le délai pour intenter l'action sera augmenté à raison de la distance, suivant
les règles de la procédure civile.

« Art. 7. — Quel que soit le délai pour intenter
l'action, l'acheteur, à peine d'être non recevable, devra
provoquer, dans les délais de l'article 5, la nomination
d'experts, chargés de dresser procès-verbal ; la requête
sera présentée, verbalement ou par écrit, au juge de paix
du lieu où se trouve l'animal ; ce juge constatera dans son
ordonnance la date de la requête et nommera immédiatement un ou trois experts, qui devront opérer dans le
plus bref délai.

« Ces experts vérifieront l'état de l'animal, recueille-
ront tous les renseignements utiles, donneront leur avis,
et, à la fin de leur procès-verbal, affirmeront, par ser-
ment, la sincérité de leurs opérations.

« Art. 8. — Le vendeur sera appelé à l'expertise, à
moins qu'il n'en soit autrement ordonné par le juge de
paix, à raison de l'urgence et de l'éloignement.

« La citation à l'expertise devra être donnée au vendeur dans les délais déterminés par les articles 5 et 6 ;
elle énoncera qu'il sera procédé même en son absence.

« Si le vendeur a été appelé à l'expertise, la demande
pourra être signifiée dans les trois jours à compter de la
clôture du procès-verbal, dont copie sera signifiée en
tête de l'exploit.

« Si le vendeur n'a pas été appelé à l'expertise la demande devra être faite dans les délais fixés par les articles 5 et 6.

« Art. 9. — La demande est portée devant les tribunaux compétents, suivant les règles ordinaires du droit.

« Elle est dispensée de tout préliminaire de conciliation et, devant les tribunaux civils, elle est instruite et jugée comme matière sommaire.

« ART. 10. — Si l'animal vient à périr, le vendeur ne sera pas tenu de la garantie, à moins que l'acheteur n'ait intenté une action régulière dans le délai légal, et ne prouve que la perte de l'animal provient de l'une des maladies spécifiées dans l'article 2.

« ART. 11. — Le vendeur sera dispensé de la garantie résultant de la morve ou du farcin pour le cheval, l'âne et le mulet, s'il prouve que l'animal, depuis sa livraison a été mis en contact avec des animaux atteints de ces maladies.

« ART. 12. — Sont abrogés tous règlements......... etc., etc.

En outre les maladies contagieuses comme la morve, le farcin, la dourine, sont régies par la loi sur la police sanitaire des animaux du 21 juillet 1881.

Quatre-vingt-unième Question

Examen du cheval en vente

D'après l'excellent livre de M. Pierre, il faut suivre pour cet examen l'ordre indiqué dans le tableau suivant :

1° à l'écurie	en place.	
	à la sortie de l'écurie (sous la porte).	
2° à la montre	**A.** Examen d'ensemble	Ayant pour but d'apprécier : 1° Le service auquel le cheval est propre ; 2° La conformation générale ; 3° Le degré de sang ; 4° La trempe probable.
	B. Examen de détail	1° de face de haut en bas ; 2° de biais (côté droit), en se plaçant en avant ; 3° de profil (côté droit) ; 4° de biais (coté droit), en se plaçant en arrière ; 5° par derrière de haut en bas ; 6° de biais (côté gauche), en se plaçant en arrière ; 7° de profil (côté gauche) ; 8° de biais (côté gauche), en se plaçant en avant ; 9° faire lever les pieds l'un après l'autre et examiner en même temps les organes génitaux
	C. En action	En main { au pas (faire avancer, reculer tourner). / au trot (sur la terre et sur le pavé). Monté { au pas / au trot / au galop } voir seller et monter soi-même.
	D Toiser — Signaler — Noter.	

« Nous envisagerons, seulement le service de la selle, d'abord parce que cette spécialité nécessite une conformation meilleure que les autres, ensuite parce qu'un beau cheval de selle peut toujours faire un bon cheval de trait si on sait proportionner sa masse au poids qu'on lui donne à tirer. Avant d'énumérer les différentes parties du cheval qu'il faut regarder dans les positions successives qu'occupe celui qui examine un cheval, disons de suite que pour bien juger il faut :

« Connaître à fond le *squelette* et l'*extérieur*, les rapports intimes de l'un et de l'autre qui permettent de voir chez le jeune cheval le plus gras comme le plus maigre, les grandes lignes de la charpente osseuse et ce qu'il deviendra lorsque cette charpente sera garnie de muscles denses, c'est-à-dire lorsque l'animal sera en *chair*, en *condition*.

« Etant donné un cheval quelconque, il faut le juger à première vue, en cinq minutes, et deviner en quelque sorte de quoi il est capable, pour conclure de là sa valeur réelle et marchande.

« Pendant l'examen du cheval, on doit y concentrer toute son attention, garder un calme inaltérable et ne rien *laisser paraître de ses impressions*.

« La première impression est toujours la bonne. (RIVET).

« Une tête légère, fine et expressive, une encolure longue et bien greffée, un garrot haut et prolongé en arrière ; un dos bien soutenu, des reins courts et puissants, une croupe et une épaule longues et obliques, une poitrine profonde et bien descendue, des fesses et des cuisses puissamment musclées, des avant-bras et des jambes longs et bien garnis de muscles, des tendons secs et bien détachés, des paturons de bonne longueur et de bonne direction, des articulations larges, enfin de bons pieds.

Conformation générale.

« *Légèreté de l'avant-main, puissance de l'arrière-main,* c'est-à-dire une tête légère autant que possible, mais surtout une encolure longue et bien sortie, une croupe puissante, des cuisses et des fesses bien descendues et bien musclées.

« *La situation du garrot le plus en arrière possible* car elle a deux conséquences très importantes :

1° Elle permet à l'épaule de s'étendre et de s'incliner ;

2° Elle recule l'emplacement de la selle et place le passage des sangles bien en arrière des coudes.

« *L'angularité des formes* parce que c'est la conformation du cheval taillé à coups de hache.

« La sécheresse et le heurt des lignes doivent surtout se faire remarquer à l'angle de l'épaule qui doit être basse, bien détachée des muscles de la base de l'encolure et faire saillie en dehors ; à l'angle de la hanche ; à la partie inférieure des membres où la peau doit dessiner nettement la forme des os, des tendons et des ligaments sous-jacents.

Degré de sang. « C'est là un des points les plus importants. Un cheval peut être bâti d'une façon irréprochable, s'il manque de sang, il ne sera jamais qu'une rosse incapable de faire un bon service.

« *Le sang rachète tout.*

« Exemples de Tambour-Battant trotteur et Triboulet,
de Zéthus trotteur et Jacinthe,
de Mascotte qui fit 40 kilomètres en 1 heure, 30 minutes et 45 secondes à l'âge de 19 ans.

Trempe probable. « Par là, nous voulons parler de la densité plus ou moins grande des tissus, qui ne peut arriver que par le travail et une bonne nourriture libéralement distribuée.

« Le cheval qui a travaillé est dur, ferme au toucher. Chez lui les muscles, développés par la gymnastique fonctionnelle, font saillie sous la peau, tandis que chez celui qui a vécu dans une douce oisiveté, ils sont peu volumineux, flasques et paraissent être en gélatine.

« De ces deux sujets, le premier est prêt à rendre de suite des services qui deviendront chaque jour plus importants avec un bon régime. Le deuxième est incapable quant à présent, de fournir un travail un peu sérieux, bien qu'ayant fait le vide dans le coffre à avoine de son propriétaire. » (PIERRE.)

Avant de passer à l'énumération de ce qu'il faut voir dans chacune des situations qu'on occupe pour l'examen de détail il est bon de citer quelques expressions en usage pour apprécier un cheval :

A de l'ensemble, bonnes proportions ;

Bien suivi, ses lignes se continuent sans contrastes ;

Décousu, quand il n'y a pas de proportion entre les différentes parties (devant et derrière par exemple).

Roulé, ramassé, s'il est trapu, bien charpenté ;

Près de terre, quand les membres sont courts ;

Haut-perché, si les membres sont trop longs.

Ficelle, quand sa conformation est grêle ;

Le beau dessus { disent que la ligne du dessus ou les
Le beau dessous { membres sont beaux et réguliers ;

A de la branche, encolure longue, garrot bien sorti et prolongé en arrière ;

Du cachet ou peu de cachet suivant sa distinction ;

A de l'arabe ou de *l'anglais* si sa conformation se rapproche de ces types ;

A de l'espèce s'il est gracieux, élégant ;

A de la lame lorsqu'il a de belles lignes ;

De la noblesse, quand tout chez lui respire l'élégance ;

A du sang, lorsqu'il se rapproche du cheval de sang ;

Beau coleur, beaucoup de dehors bien que mauvais cheval ;

Bien soudé, articulations larges et épaisses ;

En ligne, si les membres se portent en avant dans un champ parallèle à l'axe du corps, si les membres postérieurs couvrent les antérieurs et réciproquement suivant qu'on l'examine en avant ou en arrière.

Il est droit, pour exprimer qu'il ne boîte pas.

La lame use le fourreau, système nerveux irritable, le cheval fatigue inutilement.

Il a du gros, quand il est fortement charpenté et que les muscles sont en rapport avec les os.

1° *En place à l'écurie.*

> Son mode d'attache,
> Attitude générale,
> Ses oreilles (leurs mouvements),
> Le pansage,
> Le gingembre,
> Le reculer,
> Le tourner,
> La docilité.

2° *Sur le pas de la porte.*

> Les yeux,
> Les naseaux,
> L'âge,
> La bouche,
> L'auge,
> Le pouls,
> La nuque.

3° *A la montre*. — Examiner de suite comment *il se place* et quels sont ses aplombs puis on appréciera :

L'*ensemble* Harmonie générale,

       Hauteur,

       Longueur,

       Ampleur,

       Dessus et dessous,

       Physionomie,

       Finesse,

       Elégance,

       Race,

       Sang.

Les détails. L'animal sera examiné dans tous les sens comme il a été indiqué dans le tableau placé en tête, dans l'ordre ci-après :

A. *Membres*. — Les parcourir de bas en haut et isolément (pied, boulet, canon, genou et avant-bras, jarret et jambe). Les voir ensemble et horizontalement (pied de devant et de derrière, genou et jarret, avant-bras et jambe, bras et cuisse) ; les deux jambes de devant, puis les deux de derrière.

B. *Corps*. — Zône supérieure (encolure, garrot, dos, rein, croupe).

Zône inférieure (poitrail, épaule, poitrine, ventre, flancs).

Nota. — Explorer avec la main l'aine, les organes génitaux, pincer le rein, soulever la queue (anus et vulve).

Juger la docilité tout en faisant cet examen.

C. *Tête*. — (Expression, proportions, revenir sur l'œil, les naseaux, la bouche, l'âge, l'auge ; provoquer la toux, explorer les jugulaires).

4° *En action*. — Voir le cheval sous toutes ses faces et apprécier ses allures, sa vitesse, sa légèreté, son élégance, son fond. Faire arrêter, reculer, tourner, etc. Respiration et flanc (cornage et pousse). Dressage, docilité.

A. *En main*. — (Pas et trot sur terre ferme et pavé.) Boiteries, flanc.

B. *Monté*. — (Selle, bride, sanglage, caractère, docilité, dressage, allures au trot et au galop, bouche, respiration, flanc.)

C. *Attelé*. — Harnacher, atteler, brider, docilité, conduite, dressage, force, vitesse, pas et trot.)

Lorsqu'il ne s'agit que de l'acquisition d'un seul cheval, il n'est généralement pas utile de résumer ses appréciations par des notes concrètes, exprimant par leur ensemble les aptitudes constatées. Mais il en est tout autrement lorsqu'on se propose d'acheter ou de comparer un nombre assez considérable de sujets. En pareil cas, les notes sont indispensables autant pour établir et faciliter le classement des animaux que pour permettre à celui qui les a jugés de fournir sur leur compte des renseignements précis. A ce point de vue, chacun est à même de faire une *notation*, c'est-à-dire de grouper à sa guise les divers éléments qu'il a recueillis et de leur donner l'importance relative qu'il croit la plus juste.

Nous donnons ci-dessous un exemple dû en partie à M. Barrier mais modifié par M. Pierre.

EXEMPLE DE NOTATION

	COEFFICIENTS	NOTES
Conformation { ensemble	1	4
Conformation { détails (membres, corps, tête)	1	4
Aplombs	1	5
Allures	1	5
Sang et fond	1	4
Essai, caractère, docilité, dressage	1	1
Nombre de votes	6	23
Aptitudes résultant de la moyenne. (total des points divisés par 6).		3,83

Nota. — L'échelle des points, employée po ' noter chaque sujet, va de 0 à 5 ; mais on peut la modifier à volonté.

MODÈLE DE CARNET D'ACHAT

SIGNALEMENT (Nom, sexe, âge, taille, robe, particularités)	CONFORMATION		APLOMBS	ALLURES	SANG ET FOND	ESSAI, CARACT., DOCILITÉ DRESS.	TOTAL	MOYENNE	PRIX	LIEU et DATE DE L'ACHAT	NOM et DOMICILE du VENDEUR	OBSERVATIONS
	ENSEMBLE	DÉTAILS										

« Les notes écrites sont, si je puis dire, moins brutales et font peut-être mieux ressortir les beautés et les défectuosités que présente l'animal à juger. On peut, en effet, par l'habitude et le choix des expressions employées, arriver à compléter très heureusement son signalement et en faire un portrait très ressemblant.

« Après avoir exprimé sa pensée sur l'ensemble du cheval que l'on qualifie suivant le cas de très-joli, joli, assez joli, vilain, etc., on passe en revue toutes les grandes lignes, en signalant surtout les diverses parties du trone remarquables au point de vue esthétique et celles qui sont défectueuses.

« Souvent même les beautés sont indiquées par la dénomination seule des régions précédées d'une préposition ou d'un article. Ainsi, on dira d'un sujet qu'il a de l'encolure, du garrot, des hanches, de la poitrine, de la culotte, etc., pour montrer que ces parties sont bien développées.

« Les détails des membres sont ensuite synthétisés de la même façon, en indiquant les tares sérieuses qu'ils présentent, et les allures caractérisées de très belles, belles, assez belles, mauvaises, etc.

« L'appréciation générale est enfin résumée par les expressions de très bon, bon, assez bon, passable ou mauvais.

« Quelques exemples feront mieux comprendre.

N° 1. Grand beau cheval de pur-sang ; plein d'espèce et de distinction dans sa tête et son encolure ; beau garrot, belle ligne du dessus, des hanches, de l'épaule, du corsage, bons membres, très belles allures. Très bon.

N° 2. Jolie petite jument bien suivie dans son ensemble, mais manquant de lignes ; bons membres, bonnes allures. Bonne.

N° 3. — A de la physionomie, tête expressive, encolure un peu courte mais bien sortie, garrot haut, dos mou, rein un peu plongé, croupe haute et arrondie, épaule longue et oblique, poitrine profonde et bien descendue, manque un peu de boyaux, genous effacés, jarrets droits bons pieds, allures étendues. Bon.

Nº 4. Fait en deux morceaux, le devant d'un cheval de selle, le derrière d'un cheval de trait; bons membres, boulets antérieurs compromis, assez bonnes allures. Passable.

Nº 5. Cheval très commun, n'ayant rien du cheval de selle. Mauvais.

Nº 6. Remarquable par la puissance de son arrière-main, la légéreté et l'élégance de son avant-main; près de terre, très beaux membres, brillantes allures, Excellent. »   (PIERRE).

Quatre-vingt-deuxième Question

Des remontes en France et à l'étranger — Leur but — Leur organisation.

Le service des remontes est une institution hippique ayant pour but de fournir à l'armée les chevaux et mulets dont elle a besoin. Ce service procède en temps de paix par achats directs et au moment d'une guerre par voie de réquisition, l'effectif d'animaux entretenus en permanence restant bien au-dessous des besoins d'une campagne. But.

En outre les officiers de remonte doivent diriger les éleveurs et encourager la production.

Au lendemain de 1870, cette administration comme toutes les institutions militaires de l'époque, demandait un remaniement complet.

On a reconnu cette nécessité, tracé un plan et laissé le tout dans l'oubli. Il a fallu un concours de circonstances presque exceptionnel et une polémique présente à toutes les mémoires pour que le service des remontes fut réorganisé sur des bases plus pratiques et plus économiques.

Jadis, il existait quatre circonscriptions de remonte (Caen, Fontenay, Tarbes, Mâcon) et vingt dépôts. Organisation.

Les 2e et 4e circonscriptions ont été supprimées à partir du 1er janvier 1891. Les dépôts de Guingamp et Angers qui faisaient partie de la 2e, ont été rattachés à la 1re ; les autres dépôts de la 2e (St-Jean-d'Angély et Fontenay) ainsi que ceux de la 4e, relèvent directement de l'inspection des remontes.

Ces achats se font par les soins d'un comité composé de *trois* membres. Achats.

1° Un officier supérieur hors cadre, président ;

2° Un capitaine détaché ;

3° Un officier de cavalerie ou d'artillerie du grade de capitaine ou lieutenant (acheteur temporaire) détaché de son corps pendant la période active des achats, c'est-à-dire du 1er octobre au 15 mai.

En dehors de la période indiquée ci-dessus, le comité

pourra être complété par le vétérinaire ou l'officier comptable du dépôt, afin de permettre l'achat en tout temps au chef-lieu du dépôt.

Si les achats doivent être faits à l'extérieur, le comité s'adjoint suivant les distances, soit le vétérinaire du dépôt ou celui du dépôt de transition le plus voisin, ou un officier pris dans un régiment à proximité.

L'économie réalisée par ce système permet d'entretenir 700 jeunes chevaux en plus de l'effectif budgétaire et d'éliminer des formations de guerre les chevaux de cinq ans.

Les animaux sont tous achetés à trois ans et demi pour la cavalerie et confiés jusqu'à cinq ans aux fermes d'élevage.

Les chevaux de trait de l'artillerie sont achetés entre quatre et cinq ans, de façon à participer de suite au service dans les batteries.

Si les comités rencontrent des chevaux d'âge, ils les achètent et les envoient directement au corps.

Les comités font afficher leur passage assez longtemps à l'avance pour que tout le monde soit prévenu. Chaque membre examine le cheval présenté, le note et fixe un prix. Le président fait la moyenne qui est offerte au vendeur, en utilisant ou non la majoration dont le président dispose seul.

Les prix moyens sont :

Troupe	Réserve.	1160	*Tête*	Réserve.	1400
	Ligne. .	1030		Ligne. .	1260
	Légère .	910		Légère .	1140

Le nouveau système est basé sur :

1° L'achat des chevaux à trois ans ;

2° La conservation des jeunes chevaux dans les dépôts de transition ;

3° Les réformes annuelles fixes ;

4° L'abolition des achats à l'étranger.

Chaque régiment reçoit en outre des chevaux de même espèce ; à cet effet chaque dépôt a un certain nombre de régiments à pourvoir et les conserve toujours. La remonte est de ce fait assez uniforme et les chevaux du même pied ce qui les conserve plus longtemps.

En Algérie trois dépôts Blidah, Constantine et Mostaganem sont chargés d'assurer la remonte des régiments et différents services stationnés en Algérie. *Algérie.*

REMONTES A L'ÉTRANGER

Le système de remonte n'est pas identique dans tous les états Allemands. Il y a comme chez nous, dit le capitaine Sainte-Chapelle, un directeur au ministère de la guerre ; six commissions en Prusse, correspondant à six zônes. Ces commissions achètent environ 7,000 chevaux par an surtout dans la Prusse orientale. Les chevaux sont achetés de 3 à 4 ans, de mai à septembre. Les corps prennent livraison de leur remonte à partir du 1er juillet. *Allemagne.*

Chaque dépôt conservant de jeunes chevaux a un personnel très restreint. Les animaux sont libres dans de grandes bergeries ou des paddocks et vivent des produits de la ferme où ils sont élevés et préparés par l'apprivoisement, au service de l'armée.

Les chevaux nécessaires à l'armée sont généralement achetés à l'âge de 4 ou 5 ans, soit directement par les corps de troupe, soit par des commissions permanentes d'achat qui les livrent immédiatement aux régiments destinataires. Il n'y avait pas jusqu'à ces dernières années de dépôts de remonte en Autriche-Hongrie. En 1879 on en a créé un en Bohême à titre d'essai ; puis on a établi un second dépôt en Transylvanie et dernièrement un troisième en Hongrie. *Autriche.*

Les chevaux de l'armée sont achetés par des officiers remonteurs appartenant aux cadres des dépôts des troupes à cheval. Ces officiers parcourent le pays, achètent les chevaux, les paient immédiatement avec les fonds qu'ils ont reçus à cet effet au commencement de leur tournée et ramènent les animaux qu'ils ont ainsi réunis au dépôt dont ils dépendent. *Russie.*

Les Italiens ont, comme procédés d'achat, le système des commissions régimentaires qui achètent les chevaux adultes, et les commissions des dépôts d'élevage, qui opèrent chaque année, vers le mois d'octobre et se borne à acheter des poulains dans les limites des fonds attribués aux dépôts. *Italie.*

Appendice

Sous ce titre nous donnons quelques renseignements utiles à connaître sur les moyens de contention généralement employés pour pratiquer aux chevaux certaines opérations graves, sur les anesthésiques dont l'emploi se multiplie pour éviter les souffrances du sujet pendant les opérations et enfin nous terminons par un mot sur les alcaloïdes qui s'affirment de plus en plus comme le médicament de l'avenir et dont il nous paraît indispensable d'expliquer la raison d'être.

MOYENS DE CONTENTION DES CHEVAUX POUR CERTAINS PANSEMENTS OU OPÉRATIONS

Ces moyens sont de trois sortes :

1° Les moyens *bénins*. Caresses de la main sur les diverses parties du corps et principalement la nuque et l'encolure.

L'influence de la voix, des gestes ou du regard de l'homme qui a l'habitude de soigner le cheval.

L'application d'une couverture sur la tête pour supprimer la vue momentanément. Capote à lunettes, tablier dans le même but.

Rotation sur un cercle étroit pour amener l'étourdissement.

On peut en outre ranger dans cette catégorie les agents anesthésiques que le vétérinaire seul doit employer en raison des dangers que présente leur emploi par des mains inexpérimentées.

2° Moyens *dérivatifs ou de torture*. Tord-nez, tord-oreilles, caveçon, morailles, mors d'Allemagne.

Leur usage est basé sur le fait qu'une douleur vive, provoquée artificiellement, atténue celle produite par l'opération.

3° Moyens *mécaniques* ou de *contention*. Entraves, travails, etc.

Le cheval peut être fixé debout ou couché.

Contention debout.

(*a*) Placer l'animal sur un sol ferme et uni, non pavé et non glissant, recouvert de paille, fumier, etc.

34

(*b*) fixer la tête soit par un aide vigoureux, soit à un corps résistant (anneau, poteau, etc.)

(*c*) limiter ses mouvements.

Les appareils les plus connus et que nous nous contenterons de citer sont :

Le collier à chapelet,

Le trousse-pied,

Bâton à surfaix,

La plate-longe,

Les entravons,

Les travails qui comprennent : l'ancien travail à poteaux, le lit-muraille à bascule de M. Daviau, de Marseille permettant d'opérer l'animal sur une table qui, d'abord verticale pour fixer aisément le cheval, bascule ensuite et l'amène à hauteur de l'opérateur, étendu sur une véritable table à opération.

Le travail à bascule de M. Vinsot, vétérinaire à Chartres ; cet appareil composé d'une partie fixée solidement à un mur (potence) et d'une partie mobile (travail analogue au travail à poteaux), permet d'opérer le cheval debout en lui immobilisant à terre où au soutien l'un ou l'autre membre ou couché par une bascule de toute la partie mobile.

Hippo-lasso ou lasso-dompteur de Raabe et Lunel.

C'est une véritable camisole de force.

Cet appareil composé d'une bricole et d'une avaloire placées au niveau de la jonction des membres, avec le tronc, et reliées entre elles de chaque côté par une lanière en cuir qui permet le serrage, agit à la façon d'un moufle ce qui permet d'obtenir des effets considérables avec des efforts de traction très légers.

« Sous son action dit H. Rodet (*Journal de Méde-*
« *cine, vétérinaire de Lyon,* 59 p. 479). Le bipède
« antérieur et le postérieur se rapprochent peu à peu
« l'un de l'autre ; la base de sustentation se rétrécit
« graduellement, l'équilibre devient de plus en plus
« instable et si l'on continue à agir, on voit bientôt l'ani-
« mal étonné, réduit à l'impuissance, s'affaisser sur lui-
« même et se coucher sur le flanc pour éviter une chute

« imminente. Mais il n'est pas nécessaire d'aller jusque
« là pour dompter l'animal le plus méchant, car aux
« premières tractions opérées sur les longes de l'appareil,
« ses efforts, ses moyens de défense se trouvent com-
« plètement paralysés. »

Le cheval est abattu et maintenu couché quand l'opération est longue, douloureuse, ou porte sur une région qu'il
faut immobiliser sous peine de courir les chances de léser
des organes importants.

L'abatage se fait au moyen d'un jeu d'*entravons*,
d'une plate-longe,
d'une capote.

Les entravons sont de divers systèmes ou même impro-
visés. Un anneau sert à fixer les entravons ensemble.

Le cheval est couché sur un lit de paille, de fumier,
de tan, de sciure de bois, etc. (Corps doux formant matelas).

Ce lit doit être assez vaste pour que le cheval y repose
tout entier.

On ne doit pas le jeter violemment par terre mais diminuer peu à peu la base de sustentation afin de le forcer
à se coucher, une légère poussée l'y oblige. Les aides
placés à la tête et à la queue maintiennent ces parties très
fixes pour empêcher l'animal de se débattre.

Nous n'en dirons pas plus, cette opération étant du
domaine du praticien.

L'abatage mal fait peut amener des fractures ou fêlures
(tête, orbite, hanches), des luxations de la colonne vertébrale, des déchirures musculaires, quelquefois la paralysie momentanée, rarement persistante, la rupture des
viscères, l'asphyxie par serrage de la sous-gorge, de la
plate-longe à l'encolure, ou l'obstruction des narines.

Les appareils à bascule suppriment ce danger, diminuent le nombre d'aides nécessaires, augmentent la sécurité de l'opérateur et par suite la rapidité de l'opération.
Ils ont l'inconvénient de coûter très cher.

Anesthésiques. Bien que ces procédés ne soient pas du domaine de
l'officier, ils ont pris une telle extension qu'il est nécessaire d'en dire un mot.

On nomme anesthésiques des composés qui produisent l'insensibilité et la résolution musculaire. Les plus employés sont le chloroforme, l'éther, le chloral.

Grâce à leur emploi, on évite l'épuisement nerveux provoqué par une douleur vive, les blessures et les fractures déterminées par la violence des réactions des animaux

Ils sont indiqués dans les opérations graves, telles que :

    Réduction d'hernie inguinale étranglée,
    Névrotomie,
    Ponction de la cornée,
    Opération de la cataracte,
    Ablation de tumeurs,
    Javart cartilagineux,
    Clou de rue pénétrant, etc.

On les emploie pour des opérations plus simples (castration, feux, etc.), quand on opère sur des animaux de prix.

Ils ont souvent permis de réduire des chevaux méchants pour les ferrer.

Par contre, il faut éviter de les employer dans les maladies des voies respiratoires et les affections du cœur qui prédisposent à la syncope. L'animal anesthésié doit avoir l'estomac vide, car la réplétion de cet organe favorise mécaniquement l'asphyxie.

L'anesthésie peut être locale ou générale.

L'anesthésie locale s'obtient avec des pulvérisations d'éther (pulvérisateur Richardson) ou des injections sous-cutanées de chloroforme ou de chlorydrate de cocaïne ou de morphine (seringue Pravaz).

L'anesthésie locale n'est pas susceptible de déterminer la mort, mais l'insensibilité est insuffisante ce qui en restreint l'emploi. Cette méthode ne trouve son application que dans les opérations très simples (ponction d'un kyste, d'un abcès, application de l'épingle pour fermer la plaie d'une saignée).

On pourrait peut-être l'étendre à d'autres cas car dans la plupart des opérations c'est l'incision de la peau qui est plus difficile à cause de sa vive sensibilité qui provoque toujours des défenses. M. H. Bouley a conseillé l'anesthésie locale comme moyen de diagnostic pour certaines maladies telles que la maladie naviculaire et pour préciser le siège de certaines boiteries. Il est certain que la possibilité de supprimer la douleur sur un point déterminé permettrait de reconnaitre exactement le siége du mal.

On peut l'employer également après une opération pour calmer ou éteindre la douleur provoquée par la fièvre de réaction et pour le traitement de certaines plaies.

L'anesthésie générale s'obtient par la pénétration dans le sang de chloral, d'éther ou du chloroforme seuls ou associés à la morphine pour en précipiter les effets ;

Pour le cheval on emploie le chloroforme ou le chloral. L'éther ne les endort que très difficilement, aussi est-il peu employé.

Il existe plusieurs appareils pour l'inhalation des matières anesthésiques, mais le procédé le plus simple dû à M. H. Bouley, consiste à introduire deux petites éponges imbibées du liquide choisi dans les narines et maintenues en place par un aide de telle sorte que l'air puisse pénétrer librement dans les cavités nasales. Quand les éponges paraissent désséchées, on les imbibe sur place en versant une nouvelle quantité de liquide anesthésique.

L'anesthésie du cheval est complète au bout de 5 ou 6 minutes.

Pour que l'anesthésie puisse être pratiquée sans danger, il faut que les vapeurs d'éther ou de chloroforme soient mélangées d'une certaine quantité d'air.

Lorsqu'on ajoute à l'air, en proportions croissantes des vapeurs anesthésiques, il arrive un moment où l'animal est anesthésié. Si on augmente la proportion, l'animal succombe. L'intervalle compris entre la dose anesthésique et la dose mortelle est appelée *zône maniable* par P. Bert. Cette zône généralement fort étroite varie avec les sujets et les vapeurs inhalées.

Pendant l'anesthésie les animaux peuvent succomber par suite de *syncope respiratoire* due à l'influence des

nerfs laryngés sur l'activité des centres respiratoires, ou de *syncope cardiaque* (arrêt du cœur).

Cette dernière est excessivement grave.

Pendant l'anesthésie le degré de sensibilité de la cornée donne la mesure de la sensibilité générale.

ALCALOIDES

On entend par là des alcalis végétaux ou bases orga-niques, possédant l'action physiologique toxique ou thé-rapeutique de la plante dont on les tire. *Définition.*

Les anciens chimistes avaient cherché, sans pouv. . . arriver du reste, à extraire de chaque corps ce qu'ils ap-pelaient la *quintessence* c'est-à-dire : isoler et tirer des médicaments le ou les produits auxquels ils doivent leurs propriétés.

C'est à notre siècle que revient l'honneur de cette dé-couverte. En 1816 le premier alcaloïde, la morphine, fut découvert dans l'opium. Plus tard on étudia toutes les plantes vénéneuses et dans chacune on put arriver à isoler un produit et même dans certains deux ou plusieurs, auxquels il était hors de doute que ces plantes devaient leur action.

Cette découverte fit faire un grand pas à la médecine en permettant d'utiliser des produits d'une composition immuable et dont on peut régler à volonté le dosage et obtenir ainsi un résultat plus sûr.

De plus les alcaloïdes renfermant sous un petit volume des propriétés considérables, permirent une nouvelle mé-thode de traitement ; c'est depuis qu'on les connait en effet, que les injections hypodermiques sont entrées dans la pratique, où elles rendent chaque jour des services in-contestables et incontestés.

Ces injections ont pour but de faire pénétrer sous la peau préalablement divisée, une solution médicamenteuse douée d'une grande activité. C'est ainsi qu'on emploie, sous forme de solution aqueuse ou alcoolique, les alca-loïdes végétaux et leurs sels : morphine, atropine, stri-chnine, aconitine, etc., etc. *Injections hypodermiques.*

En médecine vétérinaire on y a recours en cas de tétanos, vertige, coliques morve.

M. Tabourin qui a étudié les injections hypodermiques d'une manière toute particulière, conseille de choisir pour les pratiquer les régions du corps ou le tissu cellulaire est lâche et abondant comme au poitrail, à l'encolure, sur la région costale.

On se sert d'une aiguille à séton et d'une seringue ordinaire ou mieux d'une seringue Pravaz qui permet d'opérer sans aiguille à séton.

Dans ce dernier cas, l'opération consiste à piquer la peau à l'aide de la canule qui sert de trocart et à enfoncer cet instrument dans le tissu conjonctif sous-cutané ; puis, on visse le corps de pompe sur cette canule, et l'on abaisse lentement la tige du piston. On peut de la sorte injecter, autant de fois qu'on le désire, le contenu de la seringue. Quand l'injection est terminée, il suffit de retirer la canule à pointe acérée qui fait office de trocart ; la piqûre qu'elle a produite s'efface d'elle-même.

FIN

TABLE DES MATIÈRES

DEUXIÈME PARTIE

Extérieur

TROISIÈME PARTIE

Des Mouvements

QUATRIÈME PARTIE

De l'âge

CINQUIÈME PARTIE

Des Robes

SIXIÈME PARTIE

Hygiène

SEPTIÈME PARTIE

Des Races

SAUMUR — E. ROLAND, IMPRIMEUR-ÉDITEUR, 46, RUE SAINT-JEAN.

LA TÊTE
De profil

En dessous

En dessus

A Protubérance occipitale
B Apophyse basilaire
C Cavité glénoïde
D Sphénoïde supérieur
D' Sphénoïde inférieur
E Orbite
F Ptérigoïdien
G Vomer
H Palatins
I Cavités nasales (ouverture)
K Molaires
L Maxillaires supérieurs
M Maxillaires inférieure
N Incisives

A Cavité cérébrale
B Lame perpendiculaire de l'Ethmoïde
C Sinus Frontaux (côté droit)
D Sinus Sphénoïdaux
E Volutes Ethmoïdales
F Cornet Ethmoïdal
G Cornet Maxillaire
H Vomer

A Protubérance occipitale
B Pariétaux
C Frontaux
D Grands sus-nasaux
E Petits sus-nasaux
F Grands sus-maxillaires
G Petits sus-maxillaires
H Temporaux
I Apophyse orbitaire
K Zygomatique
L Lacrymaux
M Trou sourcilier

OSTÉOLOGIE

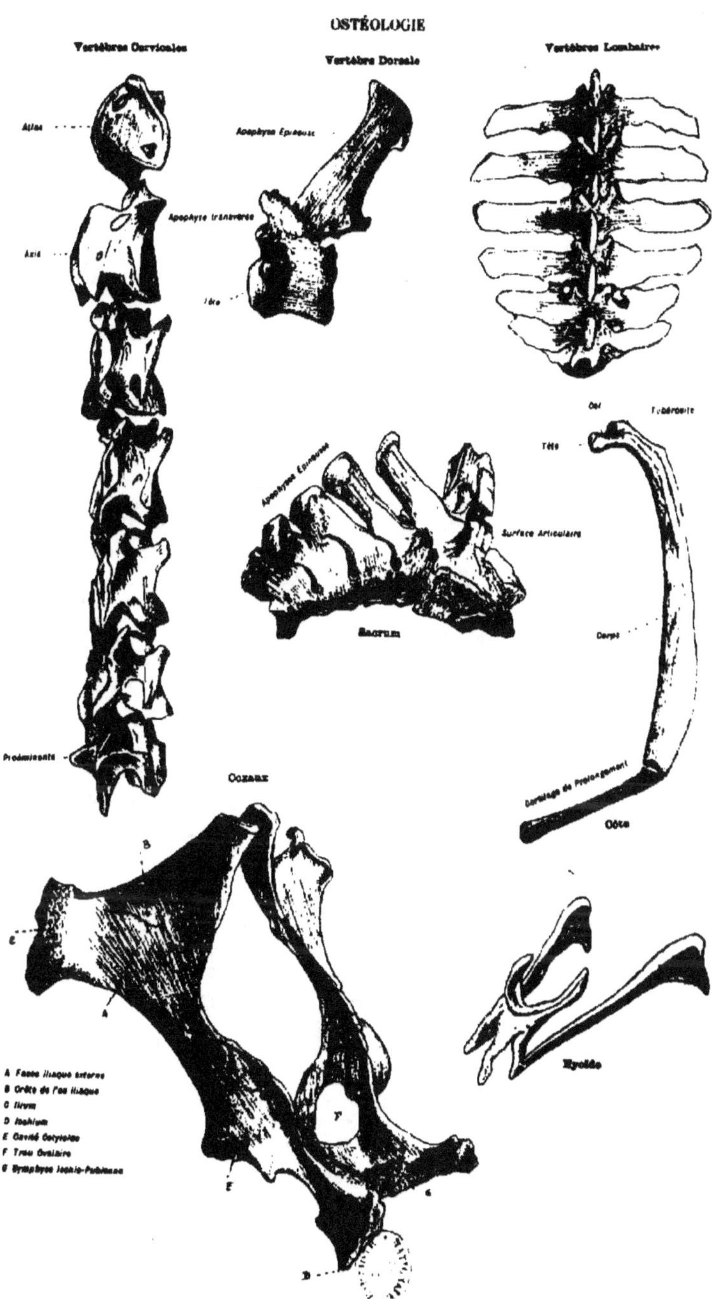

Pl. III

Antérieur
Postérieur
Membre antérieur
1. Épaule (scapulum)
2. Humérus
3. Radius
4. Cubitus
5. Sus-carpien
6. Os du carpe.
7. Métacarpe.
8. Métacarpien rudimentaire
9. Grand sésamoïde.
10. Première phalange.
11. Deuxième phalange.
12. Troisième phalange.
13. Acromion.
14. Olécrane.
Membre postérieur
1. Onut
2. Ischium.
3. Fémur.
4. Rotule.
5. Péroné.
6. Tibia.
7. Calcanéum.
8. Astragale
9. Os du tarse.
10. Métatarse.
11. Métatarsien rudimentaire.
12. Grand sésamoïde.
13. Phalanges
14. Pubis
Les Phalanges
(INSERTION NORMALE)
Jarret disséqué
PROFIL (FACE INTERNE)
Jarret
(VU DE DERRIÈRE)
A Courbe.
B Éparvin
A
B

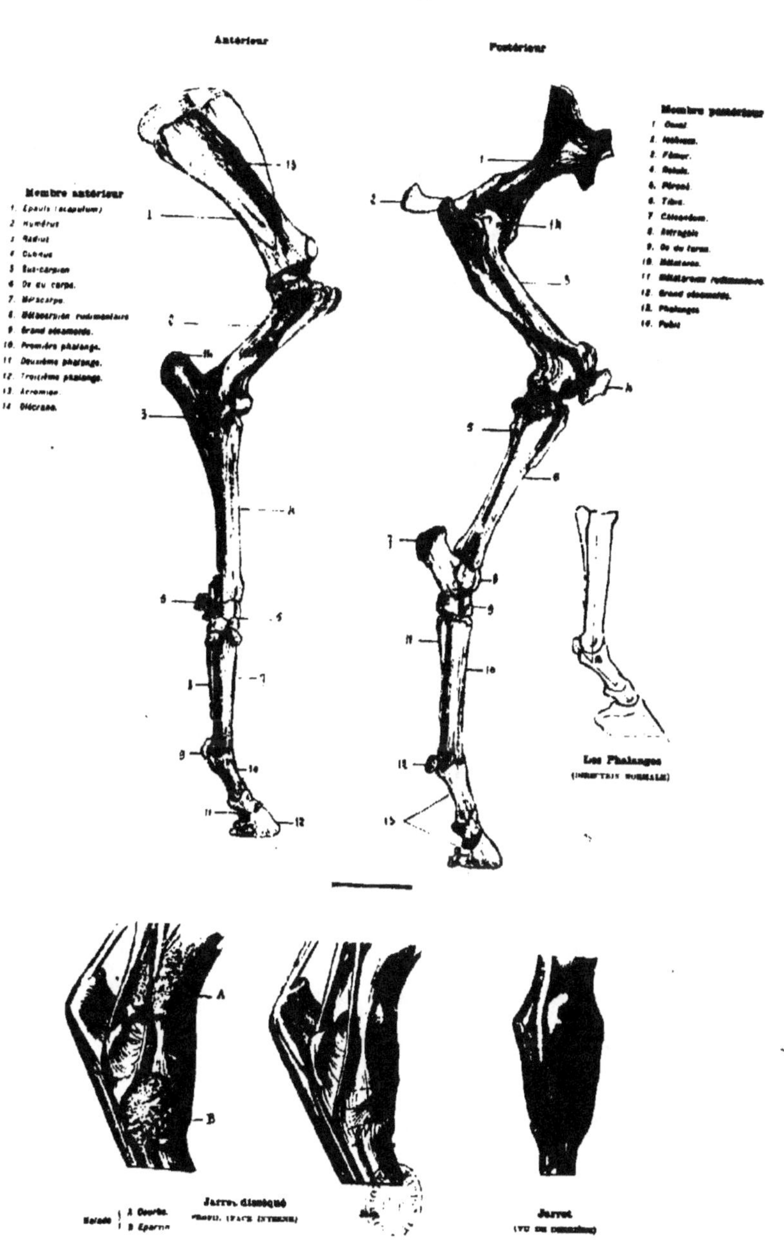

Pl. IV

Peau vue au Microscope

A Tissu sous-cutané
D Derme - E Epiderme
S Glande sudoripare
C Canal de cette Glande
O Orifice de ce Canal
V Glande sébacée
T Tige d'un poil
B Bulbe - F. Follicule
R Racine

CERVEAU

Vu en dessous

Vu en dessus

A Bulbe rachidien
B Pyramides du Bulbe
C Faisceaux latéraux
D Protubérance annulaire
E Pédoncules
F Glande pituitaire
G Hémisphères
H Lobules olfactifs
I Nerfs optiques
J Trou crânienne
K Cervelet
M Lobe moyen du Cervelet
N Lobes latéraux
O Scissure interlobaire
P Lobules Ethmoïdaux

APPAREIL DE L'OUIE
COUPE PAR UN PLAN VERTICAL

a Conduit auditif interne
b, m. Oreille moyenne ou Caisse
L Limaçon - f o Fenêtre ovale
Fr Fenêtre ronde
p Promontoire - I Labyrinthe
pt Portion pétrée du temporal
t. Tympan - te Canal guttural
   ou Trompe d'Eustache

ŒIL

A Cornée transparente
H Cornée opaque
D Iris
E Cristallin
B Humeur aqueuse
I Humeur vitrée
J Choroïde
K Rétine
M Nerf optique
N Cercle ciliaire
O Procès ciliaire

Disposition des Osselets

t Tympan - a. Point où le Marteau touche le Tympan
a. Marteau - b. Enclume - c. Lenticulaire - d. Etrier
e Cadre osseux sur lequel est fixée la Membrane du Tympan

Oreille Interne

a Limaçon - f. Fenêtre ronde
a 1re Spirale du Limaçon
b 2e Spirale - c 3e Spirale
d Vestibule - f Fenêtre ovale
i Canal sem. circulaire vertical
inférieur - j Vertical supérieur
h Horizontal

SYSTÈME DU GRAND SYMPATHIQUE

A Ganglion cervical supérieur
B. Ganglion cervical inférieur
C Ganglion cervical moyen
D Portion cervicale de la Chaîne sympathique
E Portion dorsale de cette Chaîne
F Plexus Solaire
G Rein (relevé)
H Capsule surrénale
I Portion lombaire de la Chaîne sympathique
K Plexus Pelvien
L Nerf Pneumogastrique
M Cœur
N Estomac
O Moelle dont être dépouillée de son étui osseux pour montrer
   la ramification des Nerfs
P Cerveau
Q Œsophage

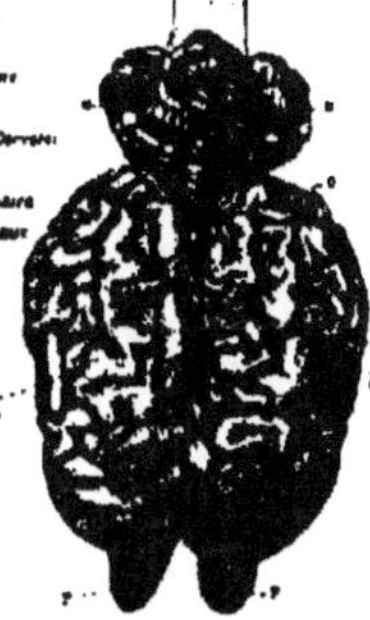
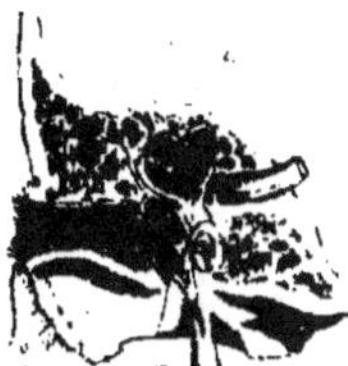
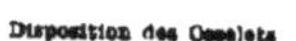
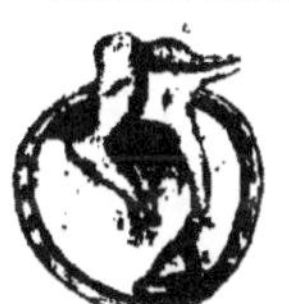
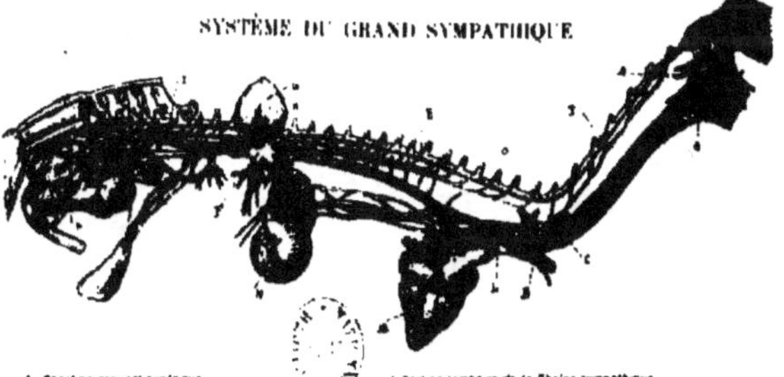

INTESTINS DU CHEVAL

L'Animal est renversé sur le dos. La tête est dans la direction A. Les fig. 1, 2, 3, montrent le développement des 3 sections de la masse intestinale.

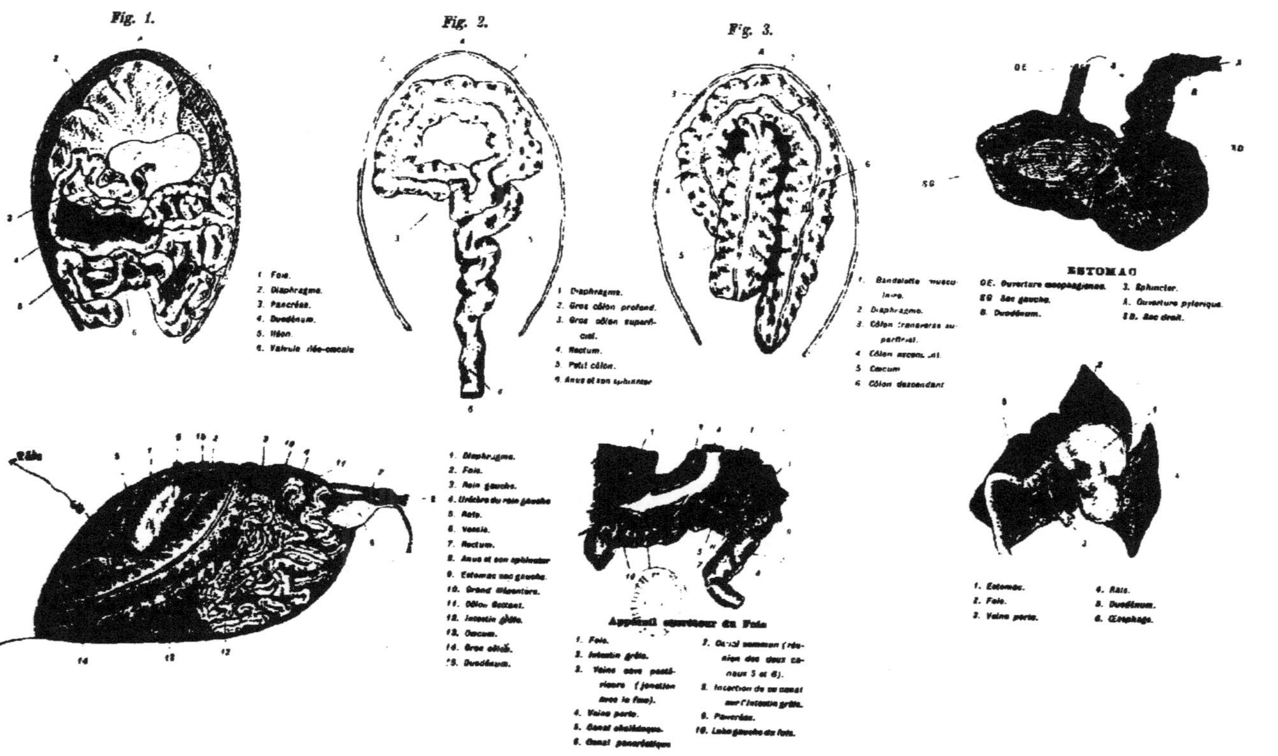

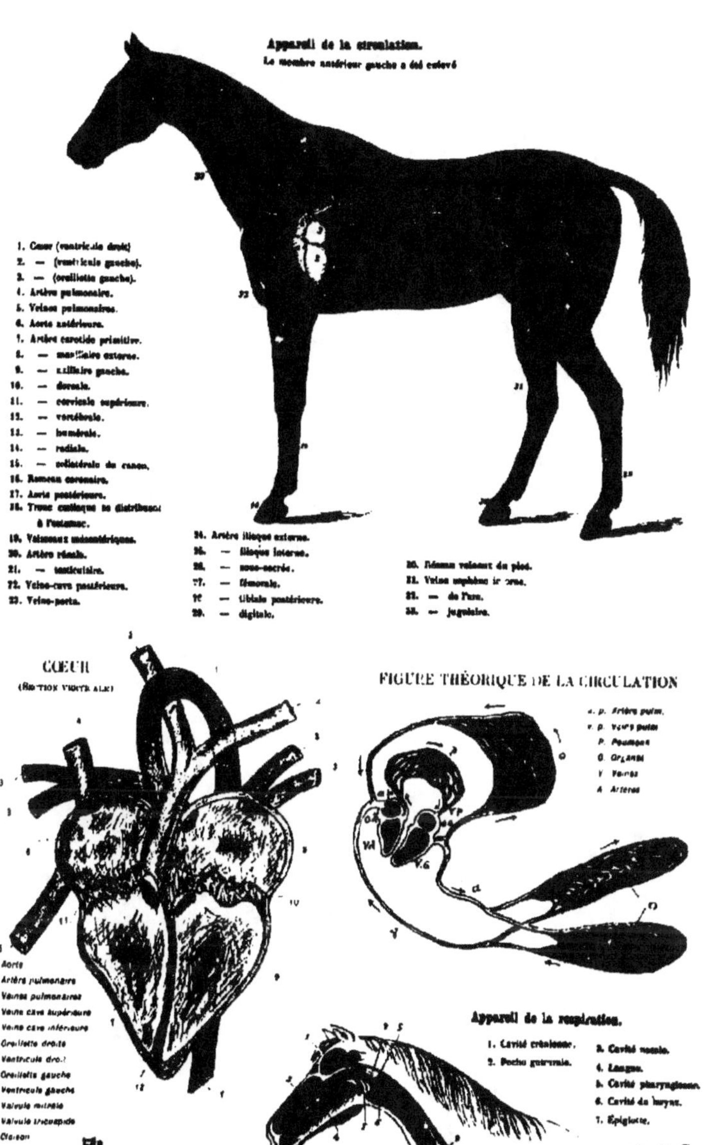

Appareil de la circulation.
Le membre antérieur gauche a été enlevé

1. Cœur (ventricule droit)
2. — (ventricule gauche).
3. — (oreillette gauche).
4. Artère pulmonaire.
5. Veines pulmonaires.
6. Aorte antérieure.
7. Artère carotide primitive.
8. — maxillaire externe.
9. — axillaire gauche.
10. — dorsale.
11. — cervicale supérieure.
12. — vertébrale.
13. — humérale.
14. — radiale.
15. — collatérale du canon.
16. Rameau coronaire.
17. Aorte postérieure.
18. Tronc cœliaque se distribuant à l'estomac.
19. Vaisseaux mésentériques.
20. Artère rénale.
21. — testiculaire.
22. Veine-cave postérieure.
23. Veine-porte.
24. Artère iliaque externe.
25. — iliaque interne.
26. — sous-sacrée.
27. — fémorale.
28. — tibiale postérieure.
29. — digitale.
30. Réseau veineux du pied.
31. Veine saphène interne.
32. — de l'axe.
33. — jugulaire.

COEUR
(Section verticale)
1 Aorte
2 Artère pulmonaire
3 Veines pulmonaires
4 Veine cave supérieure
5 Veine cave inférieure
6 Oreillette droite
7 Ventricule droit
8 Oreillette gauche
9 Ventricule gauche
10 Valvule mitrale
11 Valvule tricuspide
12 Cloison

FIGURE THÉORIQUE DE LA CIRCULATION
a. p. Artère pulm.
v. p. Veines pulm.
P. Poumons
O. Organes
V. Veines
A. Artères

Appareil de la respiration.
1. Cavité crânienne.
2. Poche gutturale.
3. Cavité nasale.
4. Langue.
5. Cavité pharyngienne.
6. Cavité du larynx.
7. Épiglotte.
8. Trachée.
9. Œsophage.
10. Bronche gauche coupée.
11. Bronche droite ou rameuse
12. Le poumon droit.
13. Poumon gauche vu en dessus.
14. Sternum.
15. Côtes. — 15' Section des côtes gauches.
16. Cœur.
17. Aorte postérieure.
18. Aorte antérieure.

Régions extérieures du cheval.

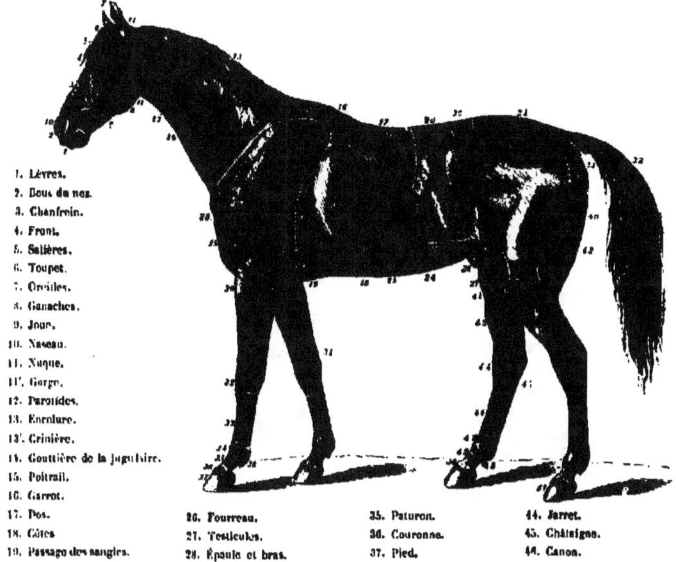

1. Lèvres.
2. Bout du nez.
3. Chanfrein.
4. Front.
5. Salières.
6. Toupet.
7. Oreilles.
8. Ganaches.
9. Joue.
10. Naseau.
11. Nuque.
11'. Gorge.
12. Parotides.
13. Encolure.
13'. Crinière.
14. Gouttière de la jugulaire.
15. Poitrail.
16. Garrot.
17. Dos.
18. Côtes
19. Passage des sangles.
20. Reins.
21. Croupe.
22. Queue.
23. Anus.
24. Flancs
25. Ventre.

26. Fourreau.
27. Testicules.
28. Épaule et bras.
29. Coude.
30. Avant-bras.
31. Châtaigne.
32. Genou.
33. Canon.
35. Boulet.

35. Paturon.
36. Couronne.
37. Pied.
38. Ergot et fanon.
39. Hanche.
40. Cuisse.
41. Grasset.
42. Fesse.
43. Jambe.

44. Jarret.
45. Châtaigne.
46. Canon.
47. Boulet.
48. Ergot et fanon.
49. Paturon.
50. Couronne.
51. Pied.

Le Squelette.

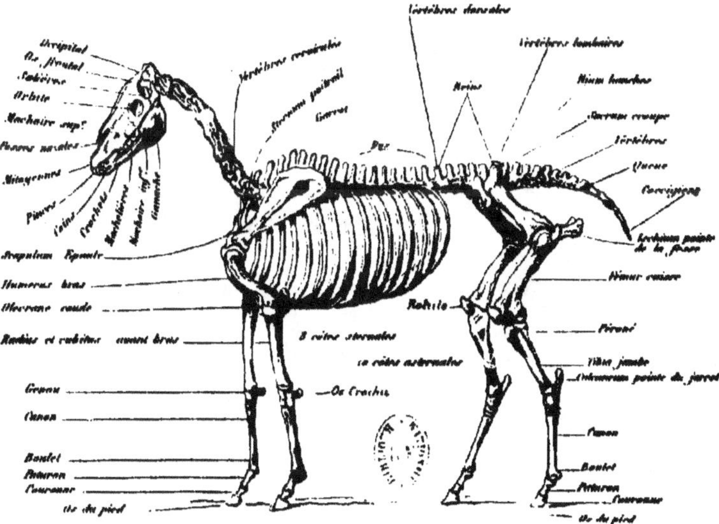

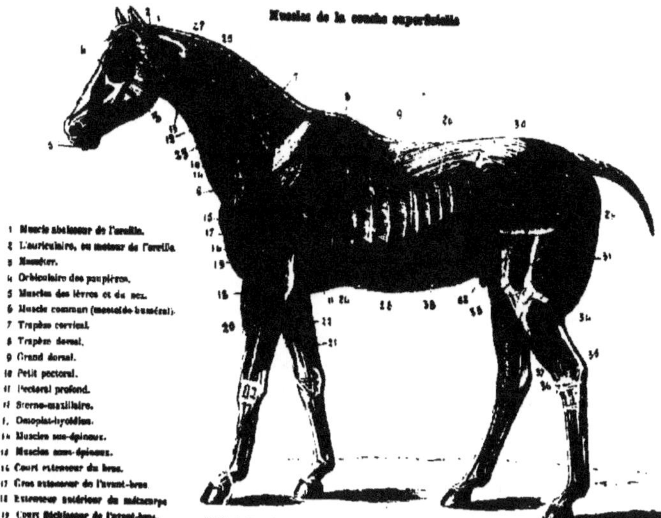

1 Muscle abaisseur de l'oreille.
2 L'auriculaire, ou moteur de l'oreille.
3 Masséter.
4 Orbiculaire des paupières.
5 Muscles des lèvres et du nez.
6 Muscle commun (mastoïdo-huméral).
7 Trapèze cervical.
8 Trapèze dorsal.
9 Grand dorsal.
10 Petit pectoral.
11 Pectoral profond.
12 Sterno-maxillaire.
13 Omoplat-hyoïdien.
14 Muscles sus-épineux.
15 Muscles sous-épineux.
16 Court extenseur du bras.
17 Gros extenseur de l'avant-bras.
18 Extenseur antérieur du métacarpe.
19 Court fléchisseur de l'avant-bras.
20 Extenseur antérieur des phalanges.
21 Fléchisseur externe du métacarpe.
22 Extenseur latéral des phalanges.
23 Angulaire de l'omoplate.
24 Grand dentelé.
25 Releveur propre de l'épaule.

26 Petit dentelé.
27 Splénius.
28 Muscles intercostaux.
29 Long vaste.
30 Moyen fessier.
31 Demi-tendineux.
32 Droit antérieur de la cuisse.

33 Vaste externe.
34 Jumeaux de la jambe.
35 Fléchisseur profond des phalanges.
36 Extenseur latéral des phalanges.
37 Extenseur antérieur des phalanges.
38 Grand oblique du bas-ventre.

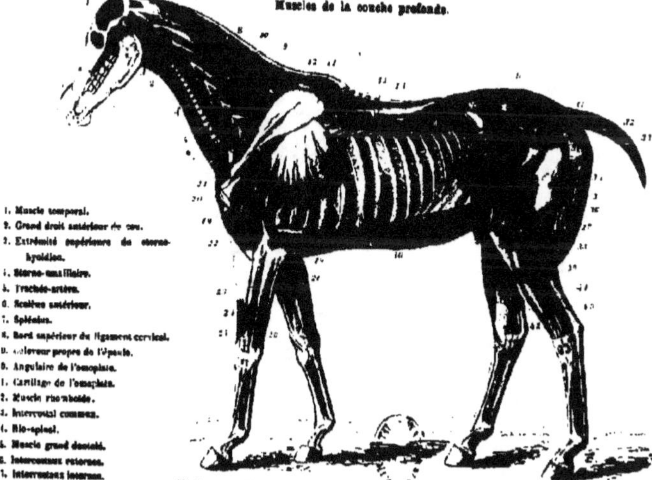

1. Muscle temporal.
2. Grand droit antérieur de cou.
3. Extrémité supérieure du sterno-hyoïdien.
4. Sterno-maxillaire.
5. Trachée-artère.
6. Scalène antérieur.
7. Splénius.
8. Bord supérieur du ligament cervical.
9. Releveur propre de l'épaule.
10. Angulaire de l'omoplate.
11. Cartilage de l'omoplate.
12. Muscle rhomboïde.
13. Intercostal commun.
14. Ilio-spinal.
15. Muscle grand dentelé.
16. Intercostaux externes.
17. Intercostaux internes.
18. Grand droit de l'abdomen.
19. Pectoral profond.
20. Court abducteur du bras.
21. Long fléchisseur de l'avant-bras.
22. Court fléchisseur de l'avant-bras.
23. Extenseur latéral des phalanges.
24. Tendon de l'extenseur antérieur du métacarpe.

25. Extenseur oblique du métacarpe.
26. Portion superficielle du fléchisseur profond.
27. Portion moyenne du fléchisseur profond.
28. Petit oblique de l'abdomen.
29. Grand fessier.
30. Sus-coccygiens.
31. Coccygiens latéraux.
32. Coccygiens inférieurs.
33. Muscle droit antérieur.

35. Vaste externe.
36. (Le demi-tendineux et le long vaste
37. Demi-membraneux,   sont enlevés.)
38. Jumeaux de la jambe.
39. Soléaire.
40. Fléchisseur profond des phalanges.
41. Extenseur latéral des phalanges.
42. Fléchisseur du métatarse.

TARES DURES

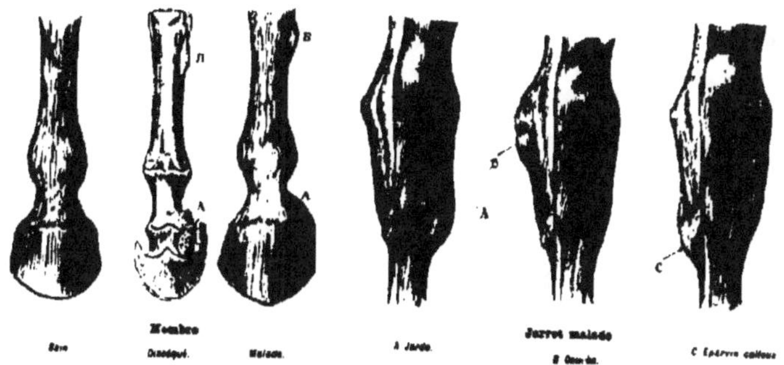

TARES MOLLES

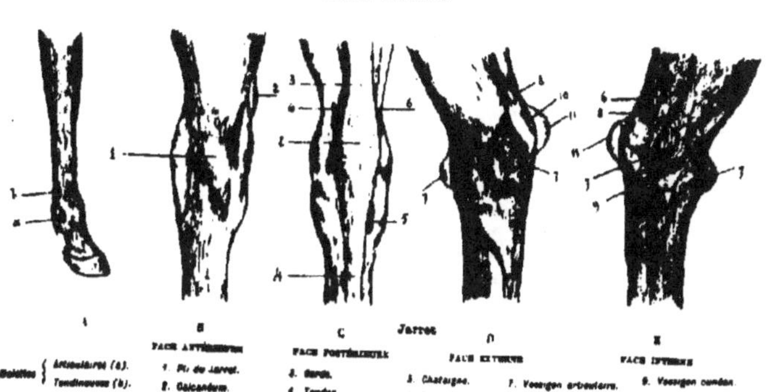

APLOMBS POSTÉRIEURS

(PROFIL)

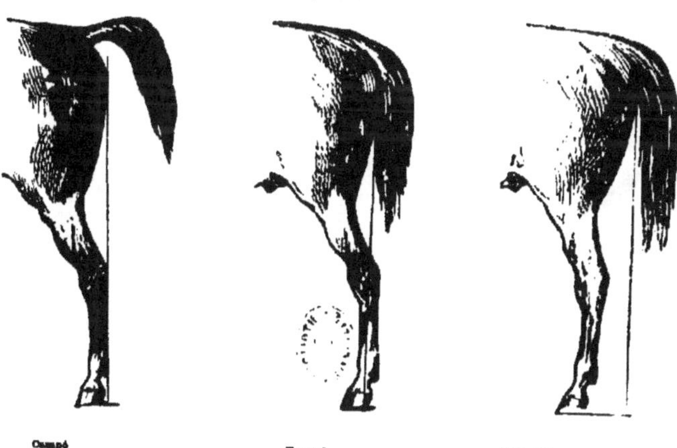

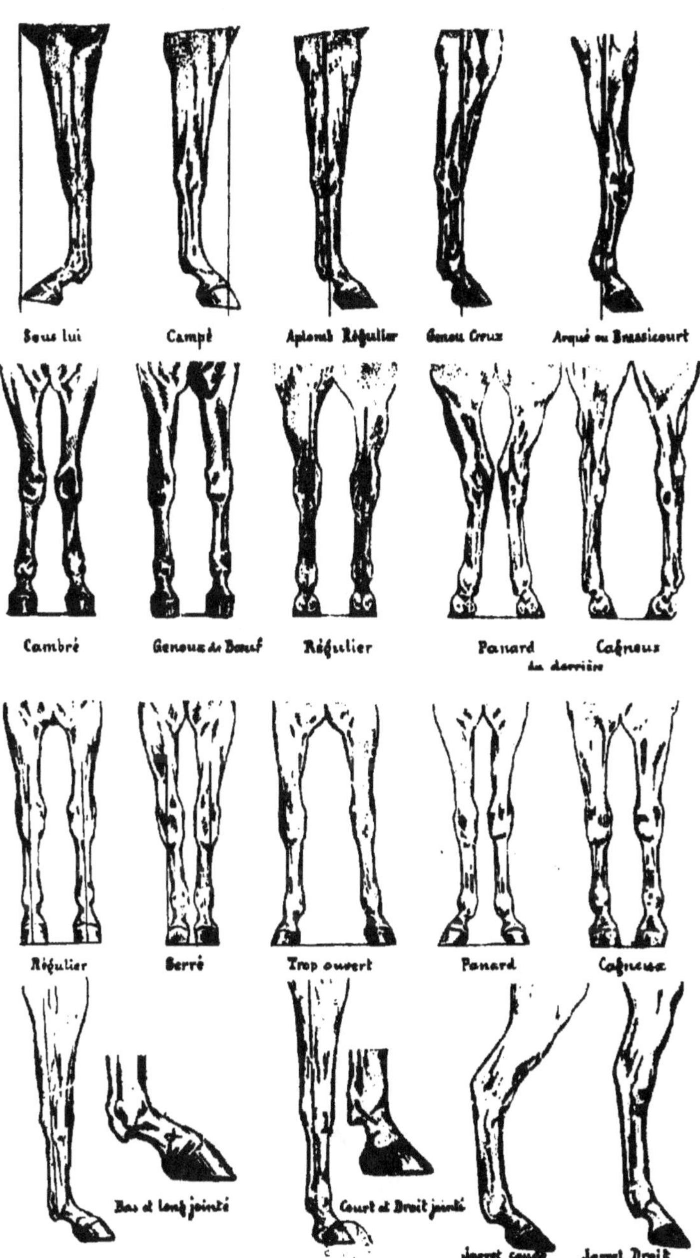
Sous lui
Campé
Aplomb Régulier
Genou Creux
Arqué ou Brassicourt
Cambré
Genoux de Bœuf
Régulier
Panard
du derrière
Cagneux
Régulier
Serré
Trop ouvert
Panard
Cagneux
Bas et long jointé
Court et Droit jointé
Jarret coudé
Jarret Droit

ANATOMIE DU PIED.

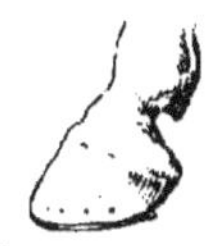 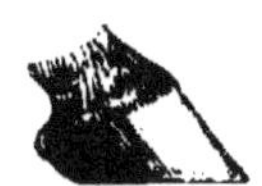 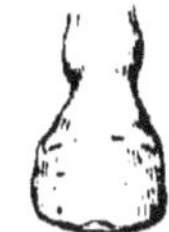 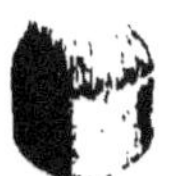 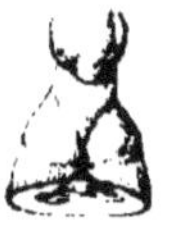 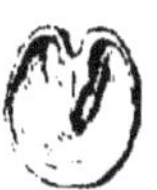

Pied vu de profil — *quartier.* — *vu de face* — — *vu par derrière* — *vu par dessous*

Les quatre faces du sabot

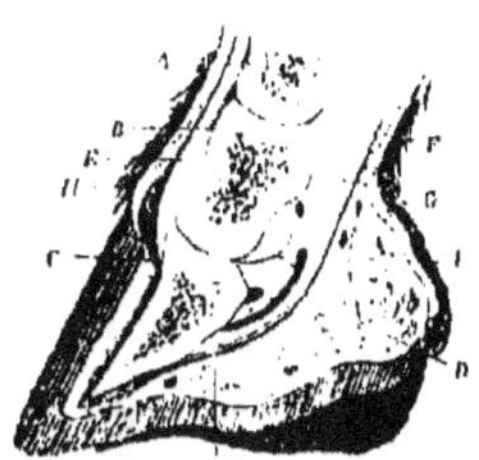

A Première phalange.
B Deuxième phalange.
C Troisième phalange.
D Petit sésamoïde.
E Tendon extenseur.
I Coussinet plantaire.
Tendons fléchisseurs { G G' Perforant. / H Perforé. }

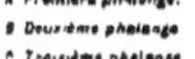 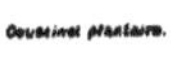

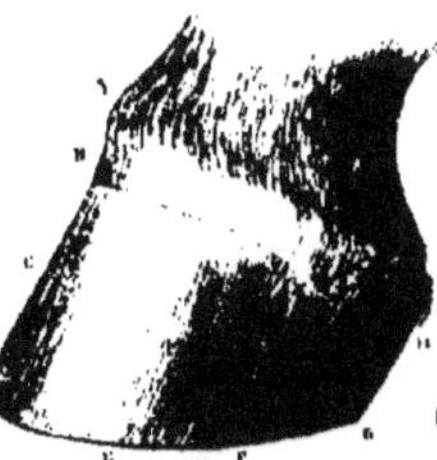

A Couronne.
B Bourrelet.
C D E F G H } Boîte cornée vue extérieurement

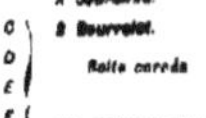

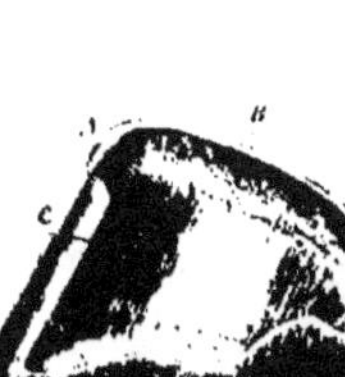

Boîte cornée
(VUE INTÉRIEUREMENT)
A Bord supérieur.
B Biseau.
C Tissu kéraphylleux.

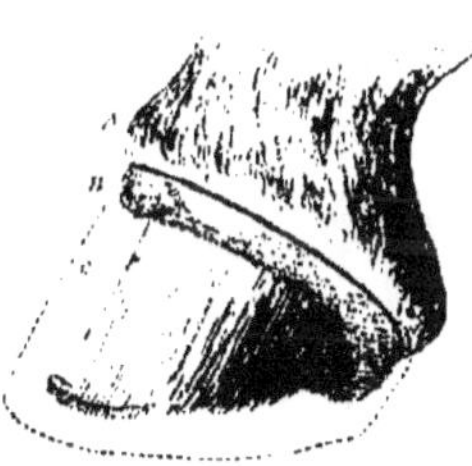

Pied débarrassé de la boîte cornée
A. Couronne.
B Bourrelet.
C. Tissu podophylleux.

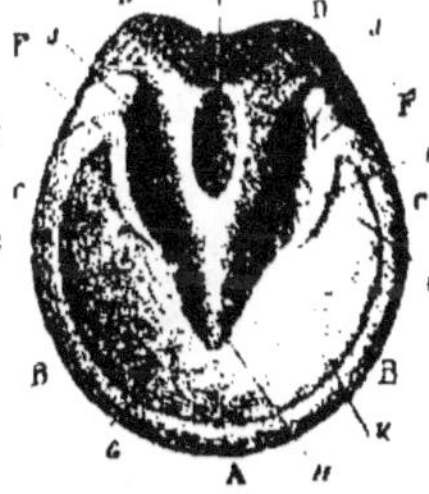

Sabot vu en dessous

A Pince.	B Mamelles
C Quartiers.	D Talons.
E Barres.	F Arc-boutant.
G Sole.	H Pointe de la fourchette.
I Lacune médiane.	J Lacunes latérales.

K Sillon circulaire.

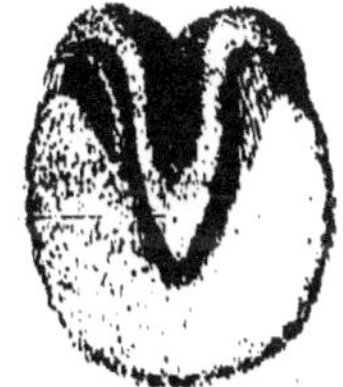

Vue inférieure du sabot
LA CORNE ENLEVÉE
pour montrer les différentes parties du
tissu velouté.

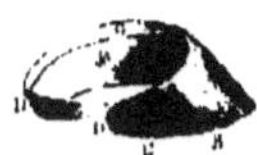 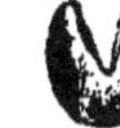 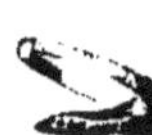 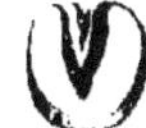  

Les trois parties constituantes du sabot :

Muraille. — *Sole* — *Fourchette et périople* — Pied à talons bas.

 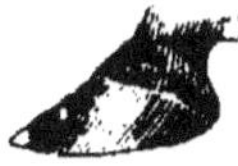 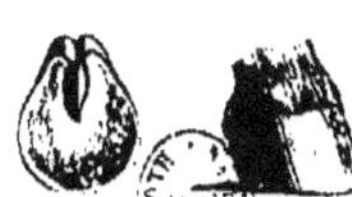 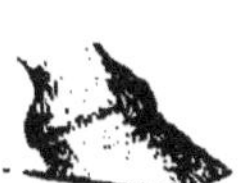 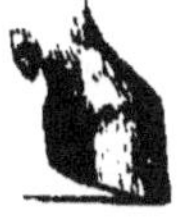

Beau pied. — Pied plat. — Pied à talons serrés, encastelé. — Pied à talons hauts. — Pied cerclé. — Pied placard ou rampin.

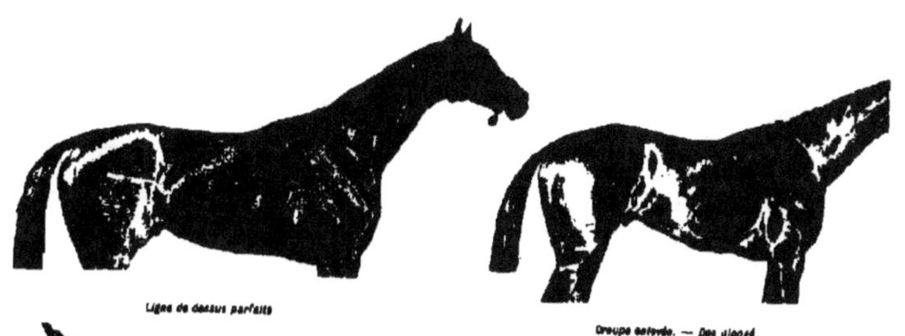

Ligne de dessus parfaite

Croupe enlevée. — Dos plongé
Ventre levretté

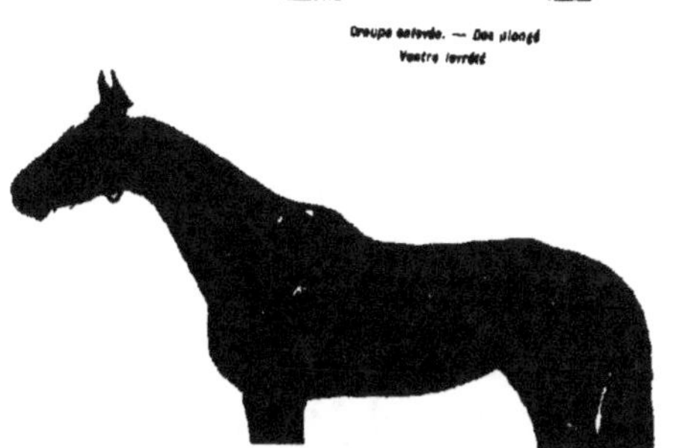

Épaule droite et courte

Encolure bien sortie. — Beau Garrot
Rein trop long. — Croupe avalée

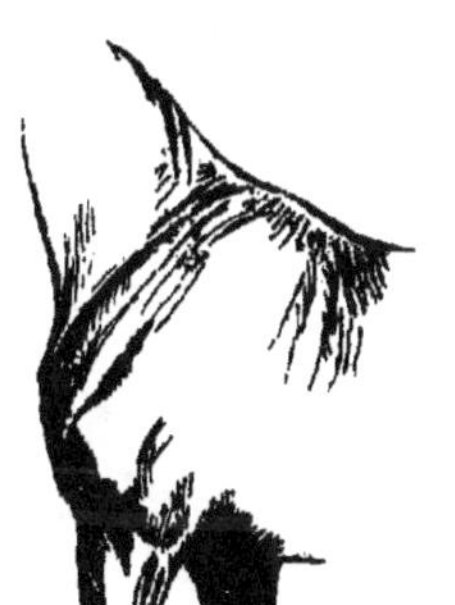

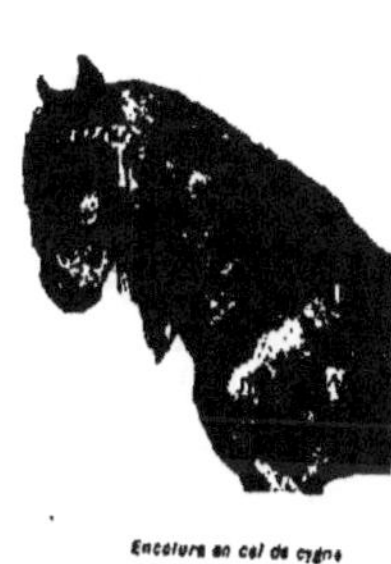

Encolure en col de cygne

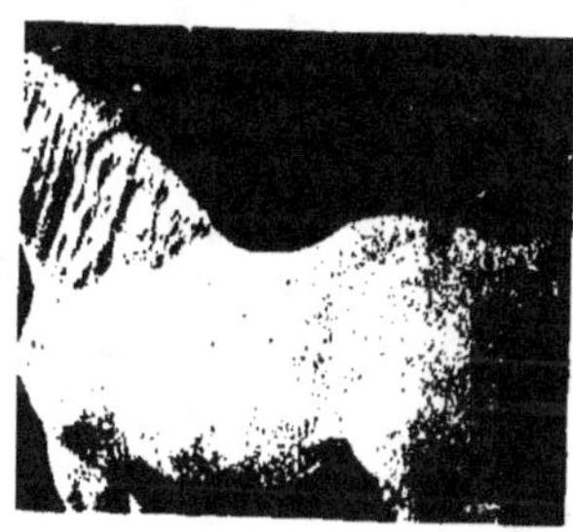

Croupe double. — Dos ensellé

Épaule oblique et longue

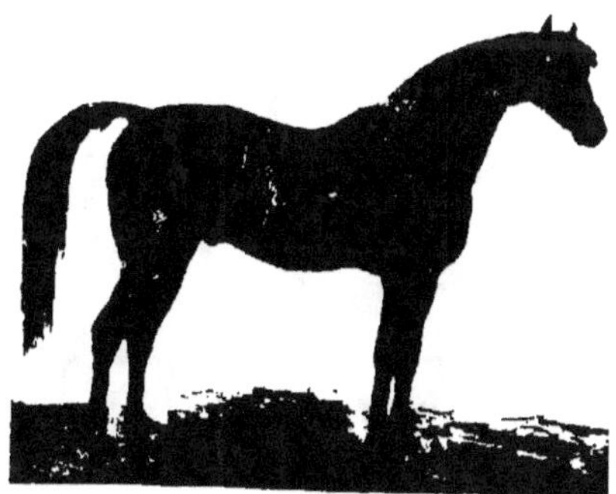

PUR SANG ARABE

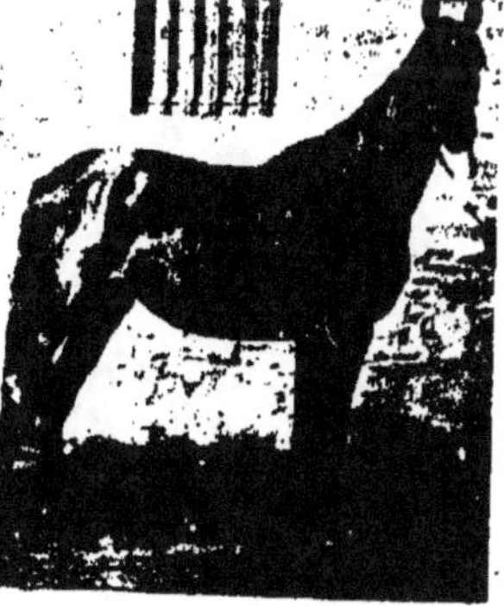

RACE DE CORLAY

Pl. XIII

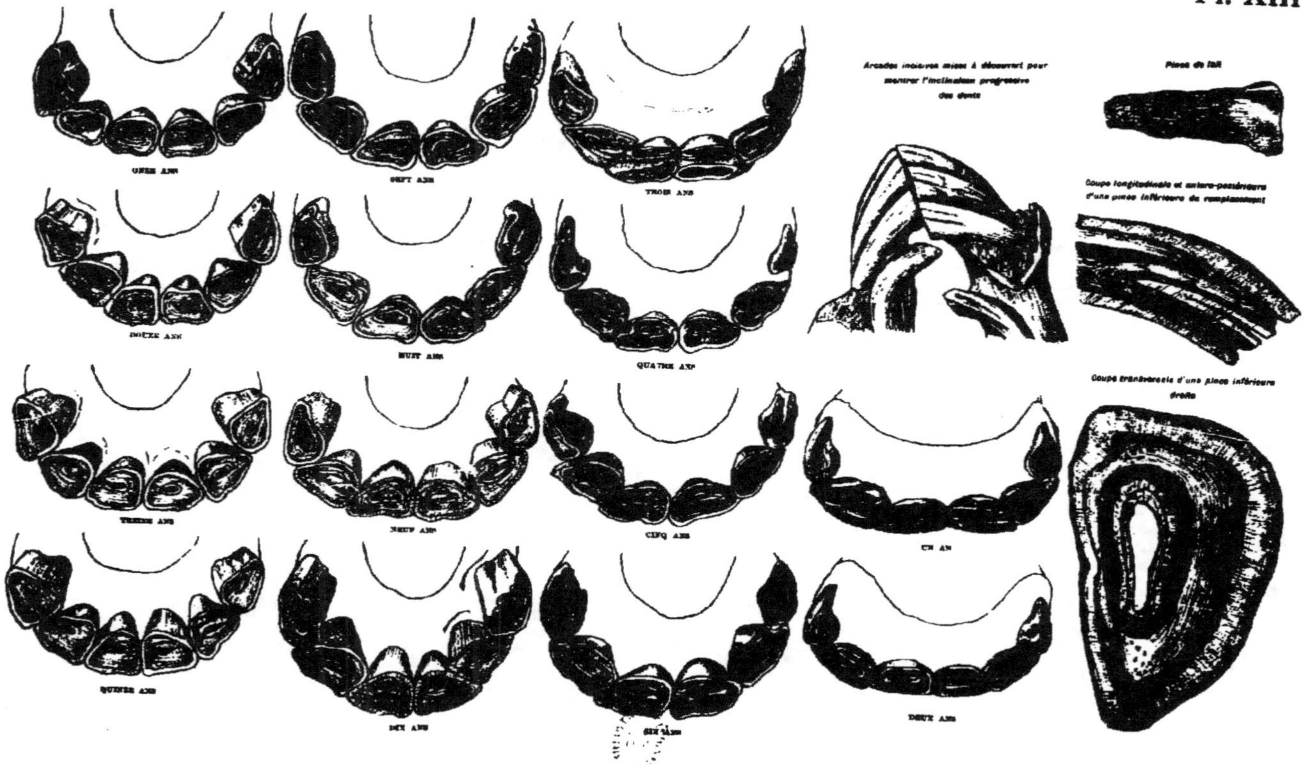

ONZE ANS
SEPT ANS
TROIS ANS

DOUZE ANS
HUIT ANS
QUATRE ANS

TREIZE ANS
NEUF ANS
CINQ ANS
UN AN

QUINZE ANS
DIX ANS
SIX ANS
DEUX ANS

Arcades incisives mises à découvert pour montrer l'inclinaison progressive des dents

Pince de lait

Coupe longitudinale et antéro-postérieure d'une pince inférieure de remplacement

Coupe transversale d'une pince inférieure droite

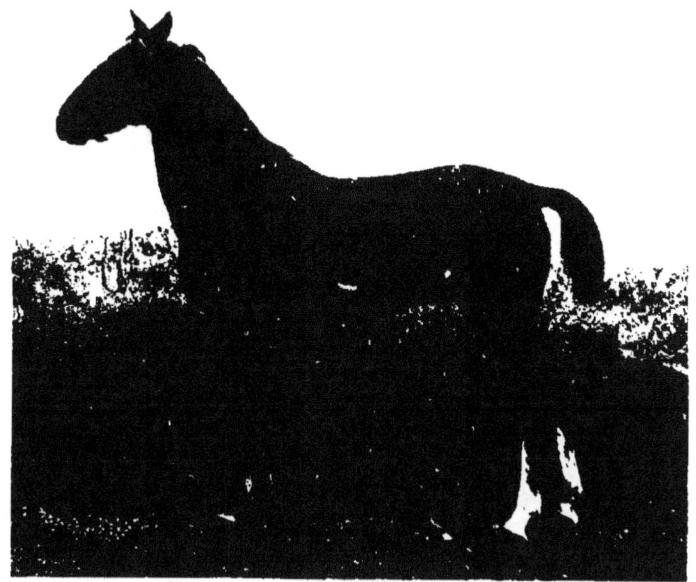

CHEVAL BRETON

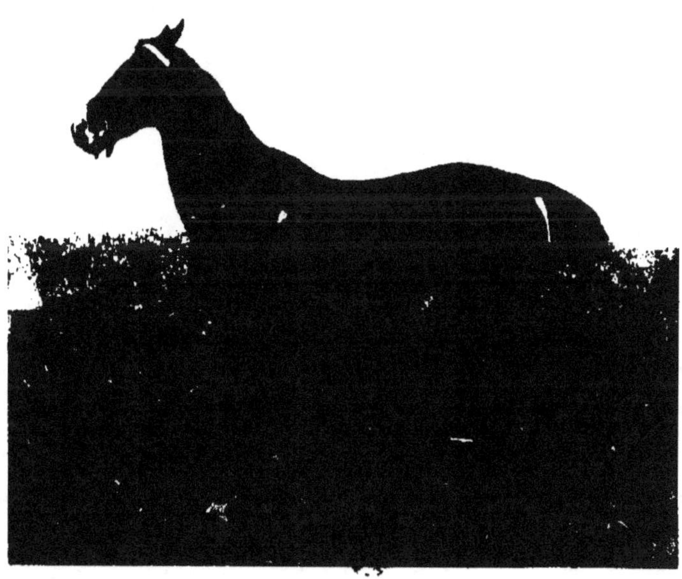

CHEVAL ANGLO-ARABE

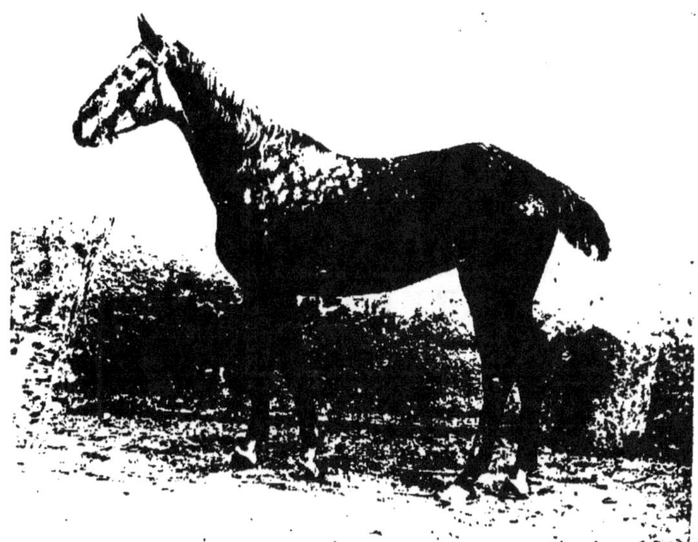

CHEVAL NORMAND

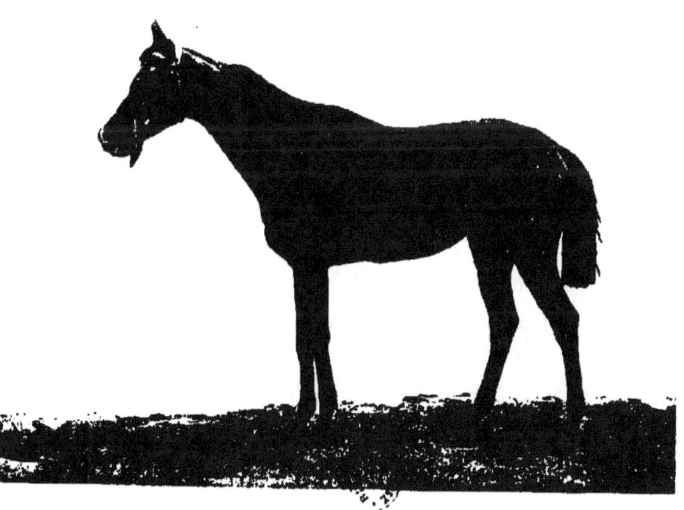

PUR SANG ANGLAIS

FERRURE

Principaux Outils employés en Maréchalerie

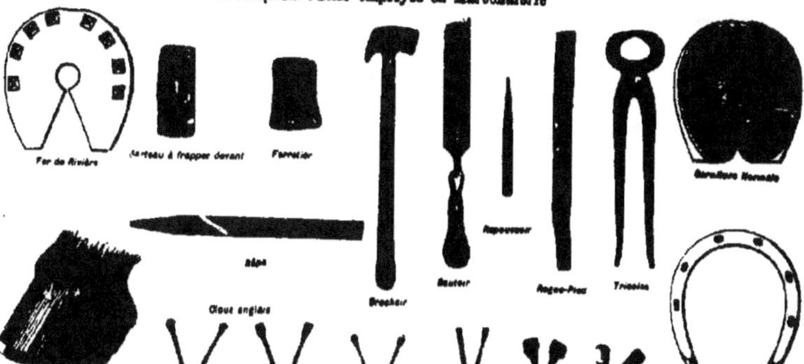

FERS

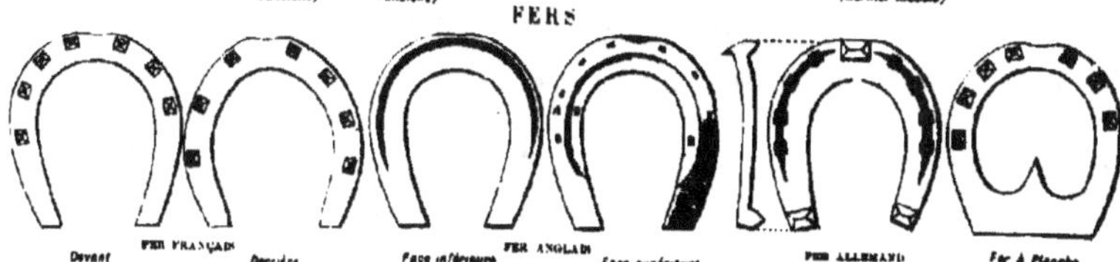

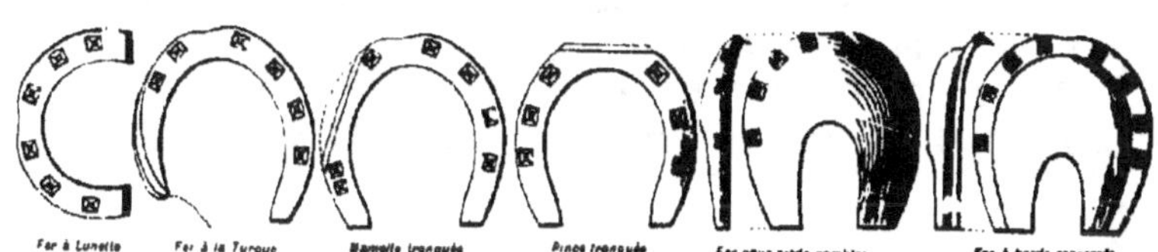

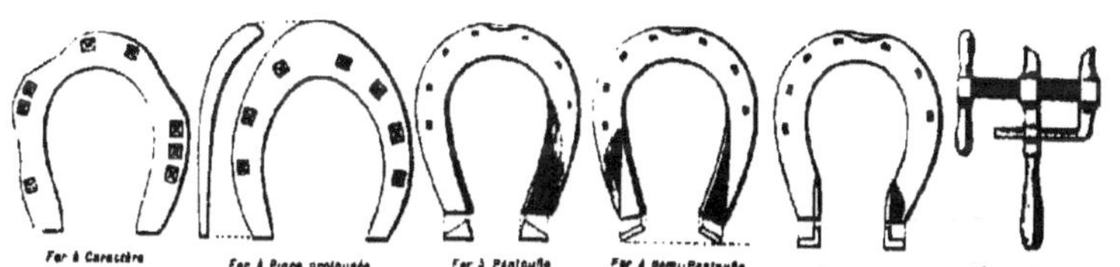

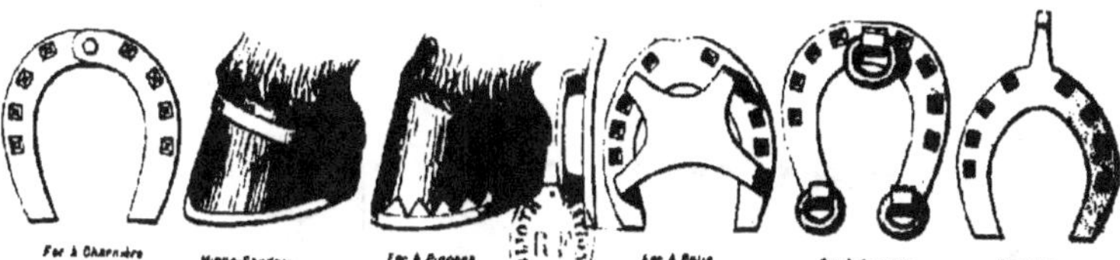

MIRE ISO N° 1
NF Z 43-007
AFNOR
Cedex 7 - 92080 PARIS-LA-DÉFENSE

graphicom

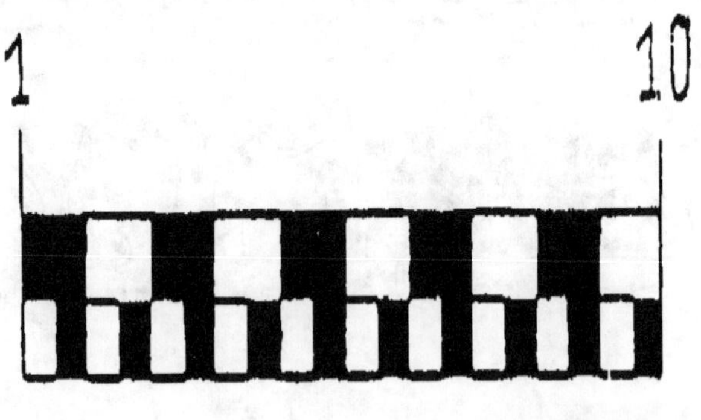

BIBLIOTHÈQUE
NATIONALE

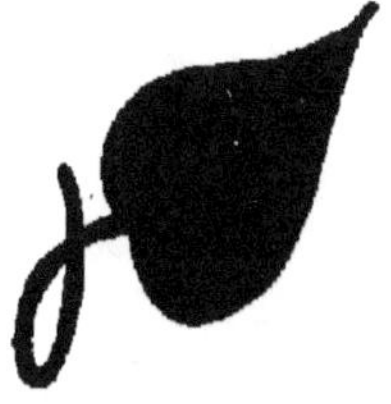

CHÂTEAU
de
SABLÉ

1987